병원과 경영 워크북

HEALTH CARE MANAGEMENT WORKBOOK

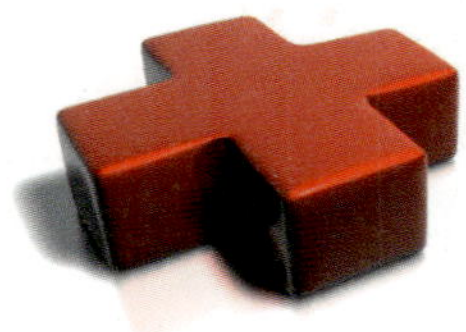

홍상진

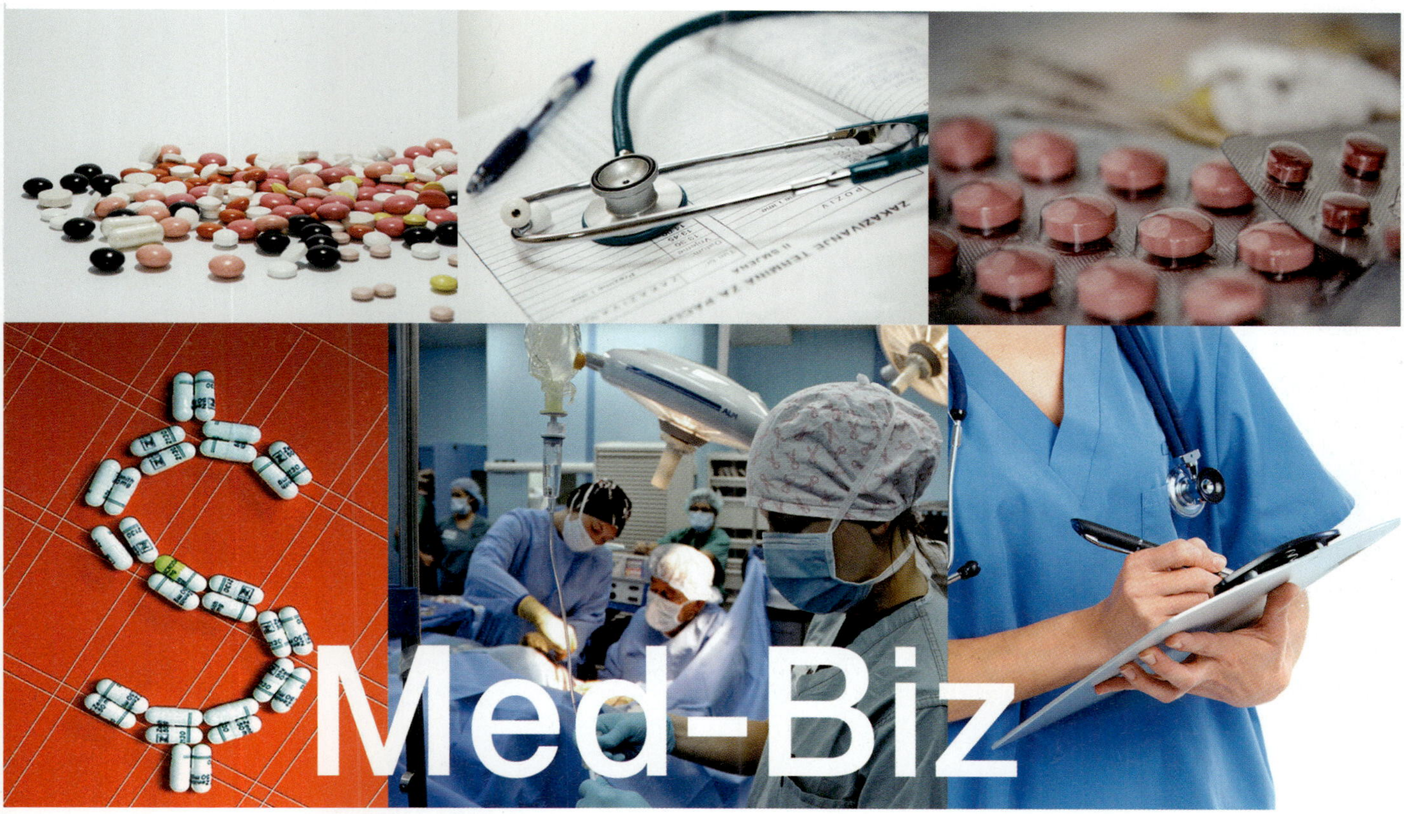

이번 학기 스스로 평가해 보는 나의 성과

성명(학번) :

(1 : 낮음(적음)~5 : 높음(많음))

구분	교재에 대한 이해도					학습량					교재 이외의 적극적 찾아보기					성과 (100점 기준)
	1	2	3	4	5	1	2	3	4	5	1	2	3	4	5	
제1장																
제2장																
제3장																
제4장																
제5장																
제6장																
제7장																
제8장																
제9장																
제10장																
제11장																
제12장																
종합																

* 평가 결과는 절취하여 학기 말에 제출할 것

장별 운영계획

Ⅰ. 수업 방식에 대하여

좋은 강의가 반드시 좋은 학습으로 이어지는 것은 아닙니다. 무엇보다 학생들 스스로의 학습 없이는 대부분 공염불에 그치는 경우가 더 많습니다. 이 책은 '수업을 하지 않는 게 더 좋은 강의'일 수 있고, 교수님의 역량보다 '학생들의 수용 능력이 더 중요'할 수 있다는 생각에 근거하고 있습니다.

이 책의 제목에서 알 수 있듯이 워크북의 가장 큰 장점은 학생들이 주도적으로 학습한다는 것입니다. 스스로 학습하고 고민하며 노력한 것만이 학생들에게 남을 것입니다. 읽고 밑줄 치고 지우거나 덧붙이며 또 다른 무엇을 찾아가는 과정으로 구성된 이 책은 기존의 교과서가 채워 주지 못한 새로운 경험을 제공할 것입니다. 따라서 담당 교수님의 역할은 해당 장을 적절한 분량으로 나눠 첫 시간에는 어디까지 하자거나 잠시 쉬었다 하자는 등의 진행자 역할과 학생들의 필요시 도움을 주는 조언자의 역할도 좋다고 봅니다. 다만, 본 워크북의 내용에 덧붙여 설명해 주실 내용이 있다면 그때그때 진행을 잠시 중단한 뒤 수업형태의 설명이 가능하겠습니다.

Ⅱ. 평가 방식에 대하여

조별 운영 및 조별 자체 평가를 기본으로 하실 수 있으며, 중간고사와 기말고사로 시험을 볼 수 있습니다. 기말 리포트는 병원 경영에 관련된 자유주제로 제13장을 쓰도록 학기 초에 고지할 수 있습니다. 형식은 본 교재와 유사한 방식으로 하되, 다양한 독서와 참고문헌을 활용한 글쓰기를 경험하게 되겠지요.

매주 혹은 격주 등의 방식으로 조별(4~5인) 워크북 검사를 학생들 자체적으로 실시할 수 있습니다. 이 과정에서 자습 부분을 빠짐없이 채워 넣었는가를 보는 완성도 검사와 기재한 내용을 평가하는 내용 평가 등이 가능합니다. 두 가지 모두 학생들 스스로 할 수 있으며 이 과정에서 다른 사람의 글을 평가하는 시각을 키울 수 있습니다.

조금 변형된 방법으로는 담당 교수님께서 보시기에 중요해 보이는 문제를 몇 가지 짚어 주시고 학생들이 조별로 완성도와 내용 평가 등을 하는 방식도 생각해 볼 수 있겠습니다. 이런 방식으로 진행하면 매주 학생들은 완성도 혹은 내용 평가를 통해 자신의 점수를 가져갑니다. 그 결과를 합치면 중간고사 혹은 기말고사 대체로 충분한 의미가 있다고 봅니다. 중간이나 기말에 국한된 것이 아니라 매주 혹은 격주마다 진도 관리를 하게 되어 학기 내내 학습 분위기를 유지할 수 있습니다.

학생들은 특히 평가에 민감합니다. 하지만 조별로 각 조원들이 매시간 자체 평가하고 그것이 모여 최종적으로 성적이 결정되는 방식으로 이어진다면 평가에 불만을 가지는 학생은 크게 줄어들 것입니다. 다만, 조별 구성을 한두 번 정도 바꿔 주시는 것이 좋습니다. 아울러 조별 대항을 통해 해당 조 전원에게 가점을 주는 식으로 조별 팀워크를 강화하는 방법도 생각해 보시면 좋겠습니다.

머리말Preface

현대 경영학은 20세기에 시작된 비교적 최신의 학문이다. '최신'이란 세련되었다는 뜻도 있지만, 다른 한편으로 '얼마 되지 않은, 혹은 갓 나온'이란 뜻이니 경영학은 아직 어린 학문이라는 말이 전혀 틀린 것은 아니다. 오늘날과 같은 현대 경영학의 시작이 정확히 언제부터라고 말하기는 쉽지 않지만, 대부분의 역사학자들은 20세기의 가장 영향력이 있던 혁신가인 프레데릭 W. 테일러를 그 시작으로 보고 있다. 경험과 데이터에 근거한 작업 설계를 통해 노동생산성을 크게 높일 수 있을 것이라 확신한 테일러는 오늘날 과학적 관리 이론의 아버지로 불리고 있다. 경영 혹은 관리 부문에 그가 기여한 내용을 구체적으로 살펴보면 쓸데없는 일, 미숙한 작업, 엄격하지도 현실적이지도 않은 성과 기준, 업무와 근로자 능력 간 부조화, 근로 의욕을 떨어뜨리는 시스템 등을 개선하고자 몸소 나섰던 그였다. 과학적 관리법은 포드 자동차의 자동화 설비에 접목되어 이른바 '포드 시스템'에 결정적으로 기여한 바 있다.

이에 비해 경제학의 역사는 상대적으로 깊다. 경제학의 아버지라 불리는 애덤 스미스가 〈국부론〉을 출간한 해는 1776년이었으니, 경제학의 시작은 18세기! 경영학에 비해 빨라도 한참 빠르다. 그래서 경영학은 아직 갈 길이 먼 학문이다. 그러니 그 기원을 경영학에 두고 있는 병원 경영은 어려도 한참 어린 셈이다. 그래서 가야 할 길이 더 먼 학문이 바로 병원 경영이다. 움직이지 않고는 나아갈 수 없는 것이 길이다. 한 발 한 발 스스로 내딛은 길만이 내 길이 될 뿐이다. 여러분이 내딛은 만큼 여러분의 길이 되는 것이다. 과연 여러분은 어디까지 내딛으려 하는가?

평균수명이 100세에 가까워진다고 하니, 이십 대인 학생들 앞에 남은 삶은 적어도 70년 이상이 된다는 계산이 선다. 그럼에도 불구하고 학생들 대부분이 4년 혹은 6년 뒤 있을 취업에만 몰두할 뿐, 취업 이후 30~40년의 삶에 대한 생각은 못하는 것 같다.

학생들 탓만은 아니다. '대학 갈 때까지 조금만 더 참자'며 자식들을 달랬을 부모님 책임도 있겠고, '대학 붙고 나서'라거나 심지어 '대학 가서 마음대로 하라'는 식으로 피 끓는 학생들을 달랬던 고교 시절 선생님도 예외는 아니다. 고민 끝에 내놓은 학생들의 꿈이란 게 '졸업과 동시에 취업'이거나 심지어 '졸업 전 취업' 같은 것이다. 구체적인 실천 전략으로는 '성적 관리' '스펙 쌓기' '어학연수' 등이 주요 아이템으로 등장한다.

직장의 좋고 나쁨 혹은 급여 수준의 아쉬움이 있을지언정 졸업 후 몇 년 지나면 더 이상 취업 문제는 문제도 아닌 게 되어 버린다. 그때쯤이면 대부분 취업해 있을 테니 말이다. 이건 무슨 말인가 하면, 졸업 후 여러분들이 맞이하게 될 고민은 지금과는 전혀 다른 것들이 차지하게 될 것이라는 사실이다.

그럼에도 학생들의 시선이 4~6년 앞에서 그친다면 대단히 안타까운 일이다. 취업 이후 살아 내야 할 시간이 70년이나 된다. 엄청난 시간이 남아 있는데, 평생에 걸쳐 여러 번 삶의 길이 바뀔 수도 있는데 몇 년 뒤 한두 번쯤 써먹을 스펙이나 자격에만 올인하는 건 위험한 선택이다. 60년, 70년 두고두고 유용한 것들로 무장하는 것이 훨씬 더 현명한 선택이다. 성적보다는 실력이고 지식보다는 지혜를 길러야 한다.

병원 경영을 둘러싼 환경이 예사롭지 않다. 보건의료를 포함한 건강이 우리 삶에 차지하는 중요성 그 이상으로 경제 전반에 차지하는 비중 또한 나날이 높아지고 있다. 아울러 끝을 가늠할 수 없을 정도로 깊어가는 지식, 정보 및 첨단 기술 등은 보건의료의 모습을 급격하게 바꾸어 놓을 것으로 전망되고 있다. 기존 의료 혹은 현재 의사들이 수행중인 활동의 80%가 없어질 것이라는 다소 과장된 예상까지 나오는 것을 보면 보건의료 분야의 파괴적 혁신은 피할 수 없는 현실이 되고 있다. 보건의료의 전 분야에서 이와 같은 대폭적인 뒤바뀜이 일어나는 변혁의 시대에 기존의 지식이나 낡은 틀에 안주한다는 것은 무척 위험한 일이다. 20년 뒤 가장 앞선 분야가 될 이 부문에서 일하게 될 여러분들이라면 이에 걸맞은 남다른 준비가 필요하지 않을까. 워크북이라는 다소 낯선 이 책의 제목만큼이나 책의 내용과 구성 또한 기존 교재의 틀을 벗어나려 힘썼다. 여러분들은 저자의 이러한 의도가 무엇 때문이라고 생각하는가.

다음 내용은 한 경제 전문가의 글이다. 특이한 점은 저자가 우리 경제의 현실을 실감나게 표현하기 위해 의학 용어의 사용도 마다하지 않았다는 점이다. 그 결과 한국 경제의 실상은 한층 더 생동감을 얻고 있다. 경제학을 전공하는 사람의 글이 이럴진대, 병원 경영인을 꿈꾸는 여러분이라면 전공 분야는 물론, 다양한 분야의 지식 습득에도 게을리하지 말아야 할 것이다. 다음 내용을 읽고 논리 전개상 없어도 될 부분이 있다면 과감히 지워 가며 읽어보자. 1/3 혹은 절반 정도까지 줄여 볼 수 있을까?

(① ②)

'한국 경제'라는 중환자가 어느 날 응급실에 실려 왔다. 이 50대 환자는 이미 10년 전인 1998년에도 비슷한 증상으로 대수술을 받고 1년여에 걸쳐 입원 생활을 하며 투병한 뒤 살아난 적이 있다. 당시 수술은 완벽하지 않았다. 그래서 2차 수술이 필요했지만 '한국 정부'라는 의사는 어려운 수술을 기피하고 환자에게 강심제를 투여했다. 시간이 지나자 이 환자의 상태는 점점 좋아지는 것처럼 보였다. 특히 1999년에 놓아 준 'IT(정보 기술) 버블'이라는 강심제는 상당히 효과가 좋았다. 힘이 없어 축 처져 있던 환자가 갑자기 건장한 청년처럼 동네를 활보하기 시작한 것이다. 그런데 시간이 갈수록 부작용이 나타났다. 상체는 갈수록 살이 찌는데 하체는 마르기 시작한 것이다. '양극화'라는 신종 만성 질병 때문이었다. 그러면서 다시 체력이 떨어졌고, 그럴 때마다 수술 당시 치료하지 못했던 속병 증상이 툭툭 불거지곤 했다. 2002년경 다시 병원을 찾은 환자에게 의사는 '카드빚 버블'이라는 강심제를 놔 주었다. 'IT 버블'만큼은 아니지만, 이 강심제도 상당히 효과가 좋았다. 다시 원기가 살아난 환자는 정상적인 생활을 하는 듯했다. 그런데 1년여쯤 후 '카드빚 버블'이라는 강심제의 부작용으로 앓아눕게 되었고, 의사는 다시 응급 처방을 했다. 이 과정에서 환자의 하체는 더욱 부실해졌고, 발목 아래가 곪기 시작했다. '카드빚 버블'이라는 강심제를 맞으면 몸속에서 '신용 불량'이라는 독소가 생겨나는데, 그 탓이었다.

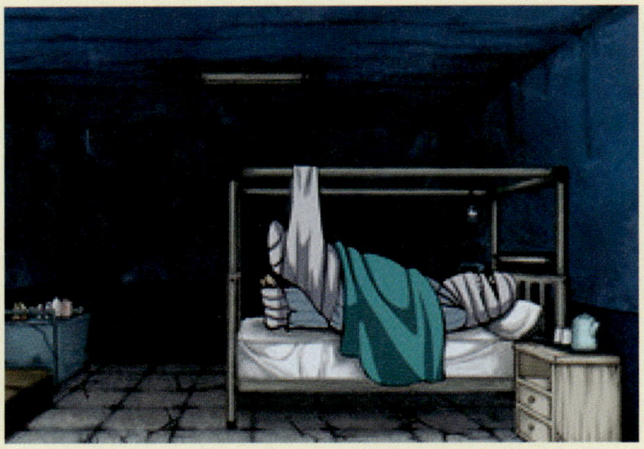

와병중인 한국 경제(출처 : 박유임간지(http://cafe.naver.com/aniworkzone/279))

그러는 동안 환자의 가족들이 차츰차츰 의사의 실력을 의심하기 시작했다. 환자의 가족들은 "환자가 괜찮아졌다고 하는데 왜 조금만 지나면 다시 문제가 생기느냐?"고 따지고 들었다. (…) 환자의 가족들로부터 강력한 항의를 받아 궁지에 몰린 의사는 다른 묘책을 생각해 냈다. 이때쯤 환자의 몸에는 '부동산 버블'이라는 종양이 자라고 있었다. 환자의 가족들은 잘 몰랐지만, 이 종양의 증식을 방치하면 나중에 치명적인 중병을 앓게 된다. 경우에 따라서는 사망할 수도 있다. 이 종양은 증식 과정에서 '자산 효과'라는 호르몬을 분비하는데, 이 호르몬은 일시적으로 환자의 체력과 기분을 좋아지게 한다. 적어도 종양이 말기 단계에 이르기 전까지는 그렇다.

종양이 자라고 있다는 것을 알게 된 환자의 가족들은 의사에게 "종양이 더 커지기 전에 빨리 치료해 달라"고 요구했다. 하지만 의사는 종양을 치료하는 척하면서, 실제로는 그 종양을 조금씩 더 키웠다. 종양 치료에 그다지 효과적이지 않은 몇몇 약을 처방하면서 뒤로는 '가계 부채'와 '개발 호재'라는 각종 종양 증식 약물을 환자의 몸속에 투여한 것이다. 그러면서 환자의 가족들에게는 "이 종양은 잘못하면 환자가 죽을 수도 있으니 서서히 치료해야 한다"고 핑계를 댔다. 환자의 가족들은 의심스러웠지만 환자가 겉보기에는 멀쩡해 보이니 그러려니 했다.

그러던 중 2008년 어느 날, 드디어 '부동산 버블'이라는 종양 증식이 한계에 이르러 온갖 급성 증상을 드러내기 시작했다. '환율 폭등'이라는 고열 증상이 주기적으로 나타나고, '신용 경색'이라는 심혈관이 막히는 증상도 나타났다. 환자는 급격히 체력이 떨어져 다시 병원 응급실로 실려 왔다. 더 이상 '부동산 버블'이라는 종양을 근본적으로 제거하는 수술을 미룰 수 없는 시점에 이른 게 분명했다. 그러지 않고서는 근본적인 체질 개선이 불가능해 보였다. 하지만 이 시대착오적인 의사는 다시 급성 증상만 가라앉히는 요법을 썼다. 체온 강하제를 써서 고열을 잡고, 혈관 확장술을 써서 심혈관을 다시 뚫었다. 이에 더해 '100조 원 감세'와 '토건 부양책'이라는 강심제를 써서 가뜩이나 비대해진 환자의 상체를 보양했다. 또 '환율 효과'라는 환각제를 써서 환자의 몸 상태가 좋아진 것처럼 느끼게 했다. 더 큰 문제는 급성 증상의 발현을 가라앉힌다는 명목으로 '가계 부채'라는 종양 증식 약물을 더 주입한 것이다. 급성 증상은 줄었지만 종양은 다시 증식되고 있었다(선대인. 위험한 경제학. 더난출판, 2009, p.31~?).

위 내용 중 ① 여러분이 가장 공감하는 부분을 찾아 그 내용을 그대로 옮겨 보자. 그리고 여러분이 ② 해당 부분에서 특별히 공감하는 이유가 무엇인지 생각해 보자.

①

②

여러분 스스로 위 글의 ① 제목을 붙여 보자. 다음으로 그것을 발표하고 다른 사람이 정한 제목도 들어 본 후 토론을 통해 ② 최종적으로 확정된 새로운 제목이 무엇인지 적어 보자.

이 책은 일반적인 교과서가 아니다. 병원 경영을 꿈꾸는 병원 경영 전문가가 되기 위해 적극적으로 스스로를 연마하는 지적 작업의 도구라고나 할까. 이 책의 제목이 워크북workbook인 것은 단순히 읽고 암기하는 차원이 아니라 적극적으로 읽고 밑줄 치고 자신만의 답을 찾아 적는 활동을 강조하기 위해서다. 이 과정에서 여러분들은 기존의 교과서에서 느낄 수 없었던 다양한 경험을 하게 될 것이다. 워크북은 여러분에게 정답을 요구하는 것이 아니다. 매순간 여러분의 마음속에 담긴 생각이나 진심을 글로 적고 이를 주위 사람들과 함께 나누면 그뿐이다. 단순해 보이는 이 과정을 통해 여러분 스스로 찾아내려는 노력과 함께 나눈 그 결과물들이 평생토록 여러분의 삶에 큰 힘이 되어 줄 것이라 확신한다. 부디 이 워크북이 병원 경영을 꿈꾸는 여러분들에게 실질적인 도움이 되길 바란다.

여러분의 적극적인 참여와 활용을 바라며

저자 씀

차 례

제 1 장 경제 경영, 병원 경영

제 2 장 병원 경영의 이해

제3장 병원과 환경

제4장 진료과와 병원의 미래

제5장 의료 서비스의 이해

제6장 의료인과 병원인 되기

제7장 의사소통

제8장 의료 마케팅

제10장 병원 건축

제11장 사인 시스템

제12장 병원의 사회적 책임

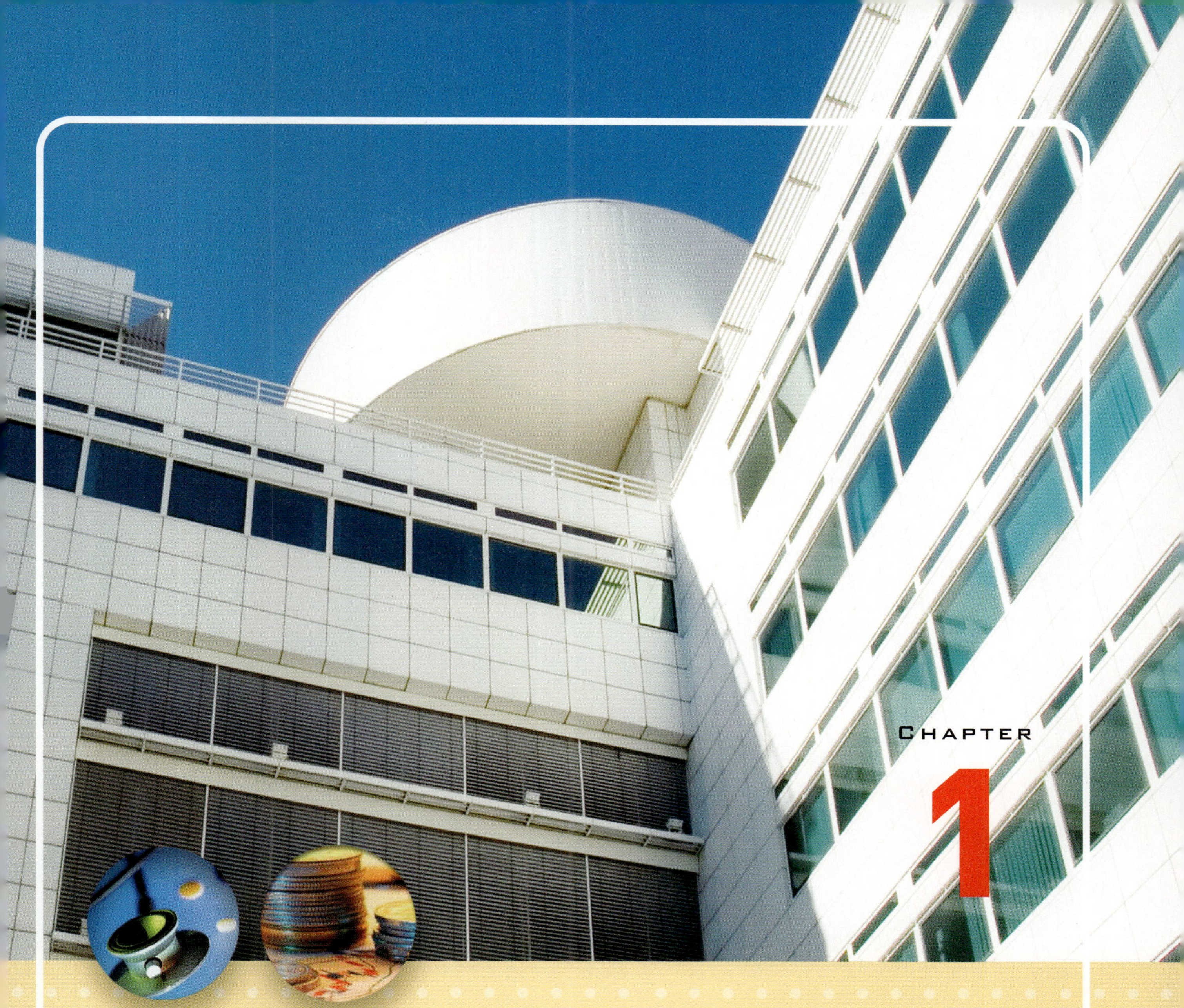

CHAPTER

1

경제 경영, 병원 경영

'수염이 석 자라도 먹어야 산다'거나 '금강산도 식후경'이라는 말이 그냥 나온 게 아니다. 우리의 삶이 물질적 수단에 크게 의존하고 있기 때문이다. 절약과 검소한 삶을 표방하는 봉쇄封鎖 수도원도 예외는 아니다. 세상을 등지고 침묵과 기도만을 추구하는 이들의 영성靈性 생활도 물질적 뒷받침이 없다면 오래 지속될 수 없을 것이다.

한때 선거철마다 흔했던 구호 중 하나가 "못살겠다, 갈아 보자!"였다. 서민들의 삶이 파팍해질[1] 정도로 경제를 망가뜨린 지도자를 그냥 내버려두는 유권자는 어디에도 없다. 저조한 경제 실적이 정치판을 뒤집는 건 예나 지금이나 마찬가지다. 미국 대통령 선거에서 1992년에 처음 나왔던 "멍청아! 문제는 경제라고It's the economy, stupid!"라는 구호가 아직도 사용되는 걸 보면, 경제와 정치는 불가분不可分[2]의 관계가 확실하다. 결국 정치는 경제를 이끌고 경제는 다시 정치를 먹여 살리는 한 몸인 것이다. 그렇다면 '경제'라는 단어는 어디서 유래된 것일까?

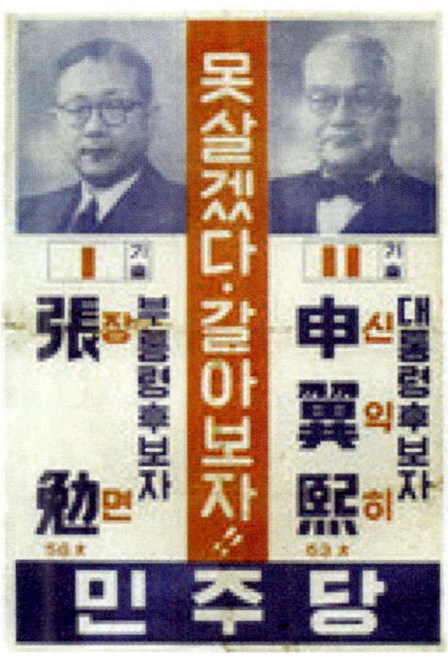

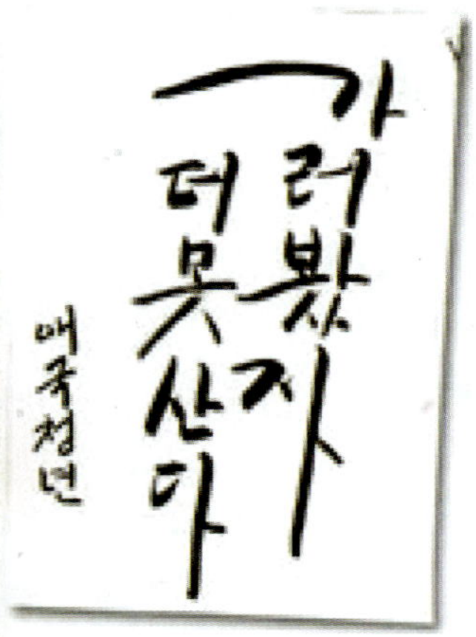

경제란 세상을 잘 다스려 백성을 구제한다는 '〈경세제민〉經世濟民'에서 나온 말이며, '경제'를 뜻하는

1) 메마르고 기운이 없음
2) 도저히 나눌 수 없음, indivisibility

영어 '이코노미economy'는 그리스어 오이코스oikos와 노모스nomos의 합성어다. 오이코스란 가정家庭을, 노모스란 경영 또는 관리management를 뜻하는 말로, 모든 경제 활동이 일어나는 가장 기본적인 단위인 가정을 경제라는 용어의 어원으로 삼은 것은 딱히 이상할 것도 없다.

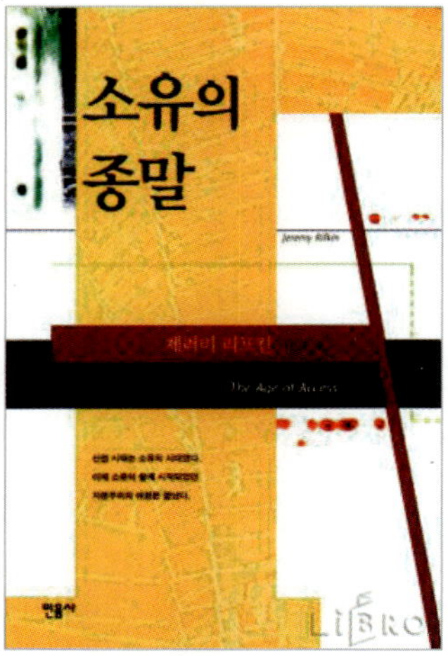

노동사를 연구하는 해리 브레이버먼은 1900년까지만 하더라도 인구가 밀집되어 있었던 도시 지역에서조차도 대부분의 생산 활동은 가정에서 이루어졌다는 사실을 일깨워 준다. 펜실베이니아처럼 석탄 산업과 철강 산업이 발전한 지역에서도 양식糧食은 주로 집에서 생산했다. 절반이 넘는 집에서 가축을 키우고 채소를 심었다. 감자만 시장에서 사다 먹는 정도였다. 미국 인구 통계국에 따르면 1889년과 1892년 사이에 조사 가구의 절반 이상이 아직도 집에서 빵을 만들어 먹고 있었다. 남자 옷은 주로 상점에서 사 입었지만 여자 옷과 아이 옷은 집에서 처음에는 손으로 나중에는 재봉틀로 만들어 입었다.[3]

위의 내용은 제레미 리프킨의 〈소유의 종말〉 중 일부를 옮겨 본 것이다. 당시의 가정을 현대 가정과 비교해 볼 때 ① 아직까지 남아 있는 부분과 ② 사라진 부분이 무엇인지 생각해 보자.

①

②

경제[4]라는 단어의 사전적 의미는 '인간의 생활에 필요한 재화나 서비스를 생산·분배·소비하는 모든 활동, 또는 그것을 통해 이루어지는 사회적 관계'라 정의할 수 있다. 여기서 재화財貨란 음식이나 옷, 집, 자동차처럼 눈에 보이는 물건을 말하며, 서비스는 용역用役이라는 표현을 쓰기도 하는데 의사의 진료, 서비스 코디네이터의 설명, 마트에서 상품을 판매하는 일처럼 인간의 여러 가지 활동을 말한다. 재화와 서비스를 통틀어 '상품'이라고 표현한다.

〈소유의 종말〉에서 언급하고 있는 1900년대 사회의 재화나 서비스의 수준은 물론 양적인 측면에서도 21세기 사회의 그것과 큰 차이가 있다. 그럼에도 불구하고 변하지 않는 것도 있기 마련이다. 단출한[5] 살림살이라면 새로 시작하는 부부라는 유추가 가능할 테고, 깔끔하게 정리된 살림살이를 통해 안주인의 알뜰살뜰함을 읽을 수 있다. 이와 마찬가지로 한 나라의 경제 사정을 보면 그 나라가 어떤 나라인지 알 수 있다. 과연 그러한 표징表徵[6]에는 무엇이 있을까?

3) 제레미 리프킨. 소유의 종말. 민음사, 2001, p.122

4) 가장 인기 있는 경제학 교과서를 쓴 그레고리 맨큐G. Mankiw는 경제를 '살아가면서 상호작용하는 사람들의 집단'이라고 정의하고 있는데, 이 정의에 따르면 사회현상 모두가 경제라고 말하는 듯싶다.

5) ① 식구가 적어 홀가분하다 ② 간편하다

가정과 국가의 살림살이 지표

	가정의 살림살이	국가의 살림살이(경제 사정)
① 규모		
② 살림 솜씨		

1 경제 행위와 경제학經濟學

경제 행위란 재화와 용역을 획득하고 사용하는 것과 관련된 인간의 모든 행위를 말한다. 경제학은 재화와 용역에 관련된 인간의 모든 행위에 관심을 두고 있다. 구체적으로 '욕망과 희소성'에 따른 경제 행위가 빚어내는 다양한 문제를 해결하려는 과정에서 등장한 사고 체계思考體系라 할 수 있다. 1934년, 영국의 경제학자 로빈스Lionel Robbins는 인간의 욕망은 무한한데 그것을 충족시켜 줄 자원은 유한하다는 사실에 착안해 '어떻게 하면 희소한 자원을 가장 효율적으로 사용할 수 있는가?'라는 문제를 연구하는 학문이 경제학이라고 정의했다.

우스갯소리로 경제학의 범위를 '경제학자가 관심을 가지는 모든 것' 혹은 '경제학은 경제학자가 하는 것Economics is what economists do'이라 할 정도로 경제학의 영역은 넓고 깊다. 경제학의 관심사인 재화를 획득하는 방법이 끊임없이 발전해 왔고, 경제학의 주체인 사람들의 삶은 물론, 사람들 사이의 관계도 한층 더 복잡 다양해지고 있기 때문이다. 실제로 과거에는 경제학이 아니라고 생각한 분야 중 경제학의 한 분야로 받아들여지고 있는 것으로 교육 경제학, 의료 경제학, 범죄 경제학, 가족 경제학 등이 있다. 경제 행위 과정에서 온갖 골칫거리들이 생겨나면서 이른바 '경제 문제'를 다루는 경제학자들의 역할이 더욱더 빈번해진 결과인 것이다.

다만 이와 같은 경제 문제 해결이 단지 경제학자들에게만 맡겨진 것은 아니다. 실례로 2002년 노벨경제학상 공동 수상자 중 한 사람인 대니얼 카너먼Daniel Kahneman은 프린

6) 외면으로 드러나는 표적, sign

스턴 대학교의 심리학자였다. 그는 인간의 행위를 결정하는 것은 객관적 상황에 대한 경제학적 논리가 아니라 심리적 해석이라는 이론으로 노벨상을 수상한 것인데, 경제학에 심리학을 적용해 '행동 경제학'의 새로운 지평을 스스로 열었다. 더 이상 경제는 경제학자만의 전유물이 아니다. 아무나 경제학자가 될 수는 없지만 노력 여하에 따라 누구라도 경제적 식견을 가질 수는 있다. 굳이 경제학 과목을 수강하지 않더라도 스스로 할 수 있는 방법은 많다. 쉬운 경제학 책부터 시작해 난이도를 높여 나가는 식으로 단계를 밟아 나갈 수 있는가 하면, 신문 경제면을 꾸준히 보는 것만으로도 남다른 통찰력을 쌓을 수 있을 것이다.

인터넷 서점 등을 통해 경제 또는 경제학과 관련하여 눈여겨볼 만한 책 세 권을 찾은 후 이에 대해 소개해 놓은 글을 요약해 옮기거나 해당 부분을 복사해 붙여 보자. '유시민' '장하준' '스티븐 레빗' '토마 피케티' '팀 하포드' 등의 키워드를 참고하라.

①

②

③

1) 미시微視 경제학micro-economics vs. 거시巨視 경제학macro-economics

경제학은 연구의 범위에 따라 '좁고 깊게 보는' 미시 경제학과 '넓게 멀리 보는' 거시 경제학으로 나눌 수 있다. 미시 경제학은 개인이나 기업이 어떤 동기와 목적에 의해 움직이며, 결과로 나타나는 재화나 용역(서비스) 및 생산 요소의 가격과 수급 량이 어떻게 달라지는지에 관심이 있다. 이와 달리 거시 경제학은 개인이나 기업 등 경제의 개별 주체가 아니라 한 나라의 전체 재화 및 서비스 총량과 같은 국가 차원의 흐름을 더 궁금해한다.

가격과 물가의 차이를 이용해 미시 경제학과 거시 경제학의 차이를 살펴보자. 가격은 개별 상품의 가치를 의미하는 반면, 물가란 여러 상품 가치의 평균이라고나 할까. 따라서 가격이 올랐다는 의미와 물가가 올랐다는 의미는 전혀 다르다. 물가가 올랐다는 의미는 여러 가지 상품의 가격 인상을 의미하는 것이기 때문이다. 미시 경제학이 가격에 관심을 가진다 치면 거시 경제학은 물가의 동향에 촉각을 곤두세우는 식이다.

아래 내용은 노벨 경제학상을 수상한(2008년) 폴 크루그먼[7]의 글이다. 〈기대감소의 시대The Age of Diminished Expectation〉란 책에서 인용한 이 글을 읽고 그가 말하고자 하는 핵심이 무엇인지 이를 ① 한 문장으로 줄여 본 후 ② 핵심 단어 하나로 표현해 보자.

7) MIT(경제학) 출신으로 프린스턴 대학 교수로 재직

정부가 근로자에게서 돈을 거둬 은퇴자에게 돈을 주는 기계가 될 것이라는 전망은 과장이 아니다. 숫자로 보면 간단하다. 연방정부는 예산의 18%는 국방비로 쓰고, 15%는 국가부채의 이자를 갚는 데 쓴다. 남은 67% 중 절반은 은퇴자에게 시행하는 두 가지 정책에 쓴다. 노인들에게 소득을 제공하는 국민연금과 의료를 제공하는 노인 의료보험이다. (…) 국민을 세대별로 분류해, 은퇴해서 국민연금을 수령하는 세대를 1세대, 아직 일하면서 국민연금을 납부하는 세대를 2세대라고 이름 붙이면, 2세대가 낸 돈이 1세대의 연금이 되고, 3세대가 낸 돈이 2세대의 연금이 된다. 노동인구만 꾸준히 증가하면 이 구조는 영원히 계속될 수 있다. 그러나 미국의 노동인구는 꾸준히 증가하지 않았다. 베이비붐 세대 취업으로 1960년대 말부터 1980년대 초까지 노동인구가 빠르게 증가했으나, 그 뒤로는 증가 속도가 느려졌다. 따라서 베이비붐 세대가 은퇴하면 국민연금과 노인 의료보험의 혜택을 보는 인구는 폭증하는 반면, 두 사회보장제도에 돈을 납부하는 노동인구는 정체할 것이다. 심각한 재정 위기가 올 것이 불 보듯 뻔하다.[8)]

①

②

2) 시장市場 vs. 보이지 않는 손invisible hand

경제학의 선구자인 애덤 스미스Adam Smith는 1776년에 출간한 자신의 저서 〈국부론國富論 · The Wealth of Nation〉에서 "우리가 식사를 마련할 수 있는 것은 정육점 주인, 양조장 주인, 빵집 주인의 자비심 때문이 아니라, 자기 자신의 이익에 대한 그들의 관심 때문이다. 우리는 그들의 자비심이 아닌 그들의 이기심에 호소하며, 그들에게 우리 자신의 필요성이 아닌 그들의 이익을 이야기한다."고 말한 바 있다.

자비심이 아니라 이익을 추구하려는 사람들의 동기에 의해 우리들이 안심하고 끼니를 마련할 수 있다는 것은 무슨 뜻일까. 이는 경제 주체들의 동기(잘살고 싶다는 이기심)로 인해 자연스럽게 시장이 형성된다는 것이다. 게다가 그 시장에서 '보이지 않는 손'이 작용해 수요와 공급의 적점(균형)을 찾으며 이는 궁극적으로 사회 전체의 효용效用 · utility 증대로 이어진다는 사실이다. 여기서 효용이란 소비에서 얻을 수 있는 만족이나 행복 혹은 충만감 등을 나타내는 경제학적 표현이다. 다음 시간까지 경제학적 관점에서 '수요 · 공급 · 균형 · 효용'의 뜻에 대해 알아보도록 하자.

8) 기대감소의 시대. 황금사자, 2009, pp.114~116

① 수요 :

② 공급 :

③ 균형 :

④ 효용 :

시장 혹은 보이지 않는 손의 역할은 매우 중요하다. 따라서 시장의 기능을 왜곡한다든가 보이지 않는 손의 작용을 저해하는 조치는 심각한 부작용을 초래하기도 한다. 한때 정부는 수요에 비해 턱없이 부족한 설탕의 민주적(?) 배분을 위해 배급제를 실시한 적이 있다. 직매소를 통해 1인당 일정량만 살 수 있도록 함으로써 일부에 의한 독점을 막고 저렴한 가격에 좀 더 많은 사람들이 설탕을 구입할 수 있도록 하기 위해서였다. 하지만 결과는 정책 의도와 전혀 다르게 나타났다. 아래 글을 읽고 다음과 같은 문제에 대해 생각해 보고 그 결과를 빈칸에 적어 보자.

① 시장경제 원칙에 어긋난 '가격 통제 정책의 한계'에 대하여 생각해 보자.
② 이와 비슷한 일들이 일어난 경우로 여러분이 알고 있는 사례를 찾아보자.
③ '3분粉 파동'이 무엇인지 좀 더 자세히 알아보자.

①

②

③

1963년 6월 8일, 서울의 어느 길거리. 길게 줄을 서서 사람들이 사려는 것이 무엇일까. 설탕이다. 생활이 조금씩 나아지면서 입맛의 변화로 사람들은 단것을 찾기 시작했고 빵과 과자, 커피 소비량이 늘어나면서 설탕의 수요도 증가했다. 그러나 원료를 수입에 의존해야 하는 설탕의 공급은 늘 부족했다. 특히 1962년 말부터 원료인 원당이 수입허가 품목으로 바뀌고 외화 유출을 막고자 구매액이 대폭 삭감되었다. 이런 사정은 밀가루와 시멘트도 마찬가지여서 이른바 '3분粉 파동'이 일어났다.

당시 설탕 제조업체는 제일제당과 삼양사 두 곳뿐이었다. 설탕의 수급이 원활하지 못하자 당국은 가격을 통제할 목적으로 직매소를 두어 일종의 배급제를 시행했다. 서울에는

(① ②)

아무리 경제 자유를 존중하는 체제에서도 반드시 정부가 개입해야만 해결할 수 있는 경제 현상이 있다. 대표적인 사례가 바로 공공재와 독점 산업이다. 공공재는 크게 철도, 항만, 도로, 교량에서부터 시작하여 작게는 공원의 분수, 가로등에 이르기까지 각양각색이다. 그러나 공공재는 모두 같은 특성이 있다. 어떤 특정인에게 귀속하지 않고 어느 한 사람이 자기 것이라고 배타적으로 사용할 수도 없다. 가로등을 보라. 길거리를 지나는 사람은 모두 밝은 불빛의 혜택을 본다. 멀리 사는 사람이나 가까운 사람이나 사용료를 한 푼도 안 낸 사람도 건달도 순진한 처녀도 모두 그곳을 지나기만 하면 빛 가운데로 걸어갈 수 있다. 반면 사유재는 소유자만이 독자적으로 쓸 수 있다. 이처럼 공공재는 소비에서 배타적으로 제외되는 사람이 아무도 없다. 이것을 경제학에서는 공공재 소비의 비非배타성이라고 한다. 공공재는 말 그대로 여러 사람이 공동으로 사용할 수 있기 때문에 붙여진 특성이다.

이런 공공 서비스를 시장에 맡기면 어떻게 되겠는가? 소비자는 필요하지만, 기업은 공공재를 만들어 낼 인센티브가 없다. 기업은 이윤을 남길 수 있어야만 시장에 뛰어든다. 그러나 공공재 시장에서는 생산비조차 건지기 어렵다. 사용료를 받을 사람이 마땅치 않기 때문이다. 그렇다고 가로등마다 수금원을 배치할 수도 없다. 결국, 누구도 비용을 내지 않고 가로등의 혜택만을 즐긴다. 그래서 공공재를 정부가 간여하지 않고 시장에 맡기면, 거리에서 불빛을 찾아볼 수 없게 된다. 원하는 사람은 많은데 공급할 기업이 없으니 시장은 실패로 돌아간다. 이런 부문에는 반드시 정부가 개입하여 시장 기능을 보완해야만 한다. 따라서 공공재는 사용료를 받도록 민영화하거나 정부가 직접 공급해야만 한다.[9]

위 내용 중 ① 여러분이 가장 공감하는 부분을 찾아 그 내용을 그대로 옮겨 보자. 그리고 여러분이 ② 해당 부분에서 특별히 공감하는 이유가 무엇인지 생각해 보자.

①

②

여러분 스스로 위 글의 ① 제목을 붙여 보자. 다음으로 그것을 발표하고 다른 사람이 정한 제목도 들어 본 후 토론을 통해 ② 최종적으로 확정된 새로운 제목이 무엇인지 인용문 상단에 적어 보자.

9) 정갑영. 열보다 더 큰 아홉 : 당신의 기대가 경제를 바꾼다. 21세기북스, 2012, pp.285~286

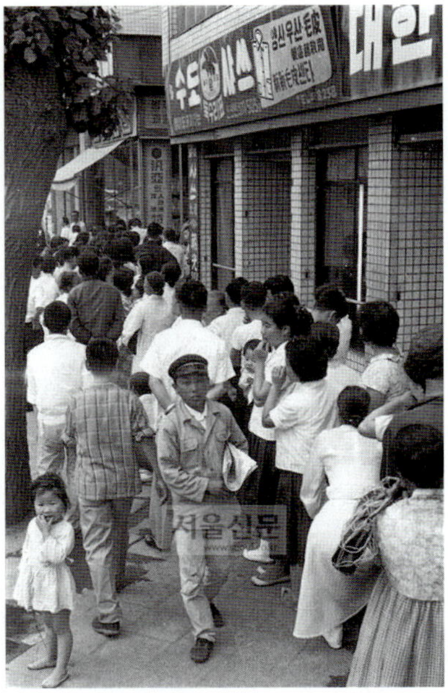

종로 5가 등 다섯 곳에 직매소가 있었다. 직매소에서는 가격을 당국이 정해 놓되 일정한 시간에 한 사람당 한 근(600g)만 살 수 있도록 했다. 설탕 회사들은 가격을 통제받는 직매소에는 적은 양을 주고 그렇지 않은 대리점에는 물량을 많이 주었다. 당시 직매소 판매 가격은 37원이었고 대리점을 통한 시중 가격은 그보다 훨씬 높았다. 그러니 직매소에서 설탕을 파는 시간이 되면 사람들이 장사진을 치기 마련이었다.

설탕 가격은 부르는 게 값이었다. 1960년대 초에 30㎏짜리 설탕 한 포대 값은 쌀 3가마 값과 비슷했다. 설탕 값은 하루가 멀다 하고 올랐다. 1963년 6월 6일 오전까지만 해도 한 근에 50원 하던 것이 다음 날 75원으로 하루 만에 무려 50%나 뛰었다. 정부는 이듬해 설탕 값을 시장 기능에 맡겨 두려고 직매소를 폐지했는데, 설탕 한 근 값은 160원으로 두 배가 더 뛰었다.

설탕은 값만큼이나 귀한 존재였다. 1960년대 명절 선물 인기 순위 1번이었다. 손님에게 차를 대접하듯 설탕물을 내놓기도 했다. 설탕 배급을 받으러 가다가 교통사고로 사망한 사람이 있었는데, 설탕 회사가 위로차 전달한 물건이 설탕이었다.[10)]

2 경제 체제의 이해

* **고군분투**孤軍奮鬪
도움을 받지 못하는 고립된 군대가 많은 수의 적군과 용감하게 잘 싸움, 남의 도움을 받지 않고 적은 인원으로 힘에 벅찬 일을 잘해 나감

오늘날 세계 각국은 선진 경제를 건설하기 위해 각기 다른 고속도로로 고군분투*하고 있다. 그런데 대부분의 정치, 경제, 사회 지도자들은 간단한 사실 하나를 명확하게 이해하지 못하고 있다. 그것은 선진 경제를 건설하기 위해서는 선진 사회가 필요하다는 사실이다. 모든 경제는 그것이 속한 사회의 산물이고 사회의 주요 제도들에 의해 영향을 받는다.[11)]

서양 속담에 "You are what you eat"라는 말이 있다. 무엇을 먹느냐에 따라 나의 모습이, 나의 생각이 결정된다는 뜻이다. 마빈 해리스라는 꽤 저명한 인류학자는 〈음식문화의 수수께끼〉라는 책에서 '당신이 무엇을 먹는지 말해 준다면, 당신이 어떤 사람인지(혹은 당신이 누구인지) 알 수 있다'고 말한 바 있다. 무엇을 먹느냐 하는 것이 단순한 먹거리의 차원이 아니라 우리 삶의 구조 전체를 떠받치고 있다는 것이다. 우리가 무엇을 먹느냐에 따라 우리의 실체가 정해지고 드러나듯이 한 사회가 어떠한 경제 체제를 표방標榜[12)]하느냐 하는 것은 그 사회를 이해하는 데 아주 중요한 실마리가 될 수 있다.

10) 서울신문, 2013. 2. 16. DB를 열다
11) 앨빈 토플러, 하이디 토플러. 부의 미래. 청림출판, 2006, p.59
12) 무슨 명목을 붙여서 어떤 주의·주장을 내세움, standing for

1) 자본주의Capitalism와 사회주의Socialism

한 나라의 경제 체제를 구별하는 손쉬운 기준이 되었던 자본주의資本主義와 사회주의社會主義 체제라는 용어가 그 효력을 잃어 가고 있다. 명실상부名實相符[13]한 사회주의 체제를 표방하는 중국이지만 경제에 관한 한 '자본주의보다 더한 자본주의' 성향을 보인다는 점에서 보듯 자본주의와 사회주의의 구분은 점점 더 어려운 일이 되고 있다.

하지만 사유재산제도私有財産制度와 경제적 자유라는 잣대를 들이대면 체제의 구별이 한결 쉬워진다. 사유재산이란 재산의 소유, 사용 및 처분이 소유주의 재량裁量[14]에 있는 것인데, 사유재산제도는 개인에게 이를 제도적으로 보장한다는 뜻이다. 그런가 하면 경제적 자유란 경제생활을 영위하는 데 따른 계약·영업·직업 선택·이주移住 등에 대한 의사 결정이 자유롭다는 뜻이다. 종합해 볼 때 자본주의 사회란 사유재산제도와 경제적 자유를 근간根幹[15]으로 법이 허용하는 범위 내에서 가능한 한 자유로운 경쟁과 이를 통한 경제 주체별 이익과 행복 추구가 허용되는 사회라 할 수 있다.

자본주의는 시민혁명과 산업혁명을 계기로 18세기 영국에서 정착된 이래 19세기 초 프랑스로 이어졌고, 19세기 후반에야 유럽 전역으로 퍼져 나갔다. 결정적으로는 2차 세계대전 이후 새로 생겨난 국가들 중 상당수가 자본주의 체제를 표방함으로써 비로소 세계적으로 확대되었다.

인류의 역사를 놓고 볼 때, 자본주의는 비교적 최신의 개념이다. 이에 비해 사회주의는 인류의 역사만큼이나 오래된 것이라 해도 과언이 아니다. 어찌 보면 사회주의란 인간의 본성에 기인한 것일지도 모른다. 이는 사회주의가 사회 평등과 재산의 공동소유를 통해 이상적理想的인 사회를 건설하고자 하는 인류의 오랜 꿈에 기원을 두고 있기 때문이다.

18세기 산업혁명은 급격한 생산력 향상을 가져왔으나 그 결실의 분배는 공정하지 못했고, 노동자 계급의 생활은 더더욱 피폐疲弊[16]해졌다. 보다 못한 마르크스Karl Marx는 유물사관唯物史觀[17]과 잉여가치론剩餘價値論[18]을 내세우며 자본주의는 끝내 붕괴되고 그 폐허 위에 새로운 사회주의(사회경제 체제)가 건설될 것이라 주장했다. 마르크스와 엥겔스는 〈공산당선언*共産黨宣言·Manifest der Kommunistischen Partei〉을 통해 사회주의의 사상적 체

13) 실상이 이름과 어긋나지 않음, being true to the name
14) 짐작하여 헤아림, discretion
15) 뿌리와 줄기, root and trunk
16) 지치고 쇠약해짐
17) 인류의 역사는 관념이 아니라 물질적인 것, 즉 경제 관계의 측면에서 보고 거기에서 일어나는 계급투쟁이 근본이 된다는 역사관
18) 자본주의가 노동자들의 노동이 빚어낸 잉여가치를 착취함으로써 자본을 확대재생산하는 성격을 가지고 있다는 것으로 자본가들의 반 도덕성을 지적

* 공산당선언

국제적인 노동자 조직이었던 〈공산주의자 동맹〉 제2차대회(1847)의 의뢰로, 마르크스와 엥겔스가 저술한 이론적·실천적 강령綱領. 1848년 2월 런던에서 독일어로 발간되자 삽시간에 영어·프랑스어·러시아어로 번역되어 각국에 소개되었다. 가장 핵심적인 부분은 87쪽의 다음 내용이다. –공산주의자들은 이제까지의 모든 사회 질서를 강제력으로 전복시킴으로써만 자신들의 목적을 달성할 수 있다는 것을 공공연하게 선언한다. 지배 계급들로 하여금 공산주의 혁명 앞에서 전율하게 하라. 프롤레타리아들은 혁명에서 족쇄 말고는 잃을 것이 아무것도 없다. 그들은 세계를 획득하지 않으면 안 된다. 만국의 프롤레타리아여, 단결하라–.

계를 구체화하였고 이어 1867~1894년에 〈자본론〉을 탈고脫稿함으로써 사상으로만이 아니라 하나의 경제 이론으로 이를 체계화시켰다.

개념적으로 볼 때, 레닌은 자본주의 붕괴 후 곧바로 이어지는 단계를 '사회주의'라 하였고 이러한 사회주의가 보다 심화된 단계를 '공산주의communism'라 표현했다. 공산주의는 사회주의보다 사람들을 더욱더 강제强制[19]하는 특징을 가지고 있어 경제적이면서 정치적인 제도라 할 수 있다. 공산주의에서는 정부가 거의 모든 경제적 의사 결정을 하고, 거의 모든 생산 요소를 소유한다. 따라서 사회주의란 좁은 의미에서는 공산주의의 전 단계 또는 그보다 낮은 단계를 의미한다. 하지만 두 개념을 모두 포함하는 보다 넓은 의미로 사용되기도 한다.

경제 체제로의 사회주의는 '생산 수단의 공동 소유'란 면에서 자본주의의 '개인적 소유'와 비교된다. 그런가 하면 능력에 따른 노동과, 노동에 따른 분배 과정을 거쳐 궁극적으로 '능력에 따른 노동과 필요에 따른 분배', 즉 '능력만큼 일하고 필요한 만큼 가져가는 것'을 지향한다는 점은 자본주의와 크게 다른 부분이다.

사회주의 경제는 '시장 기능이 아닌 중앙의 계획에 따른 생산'과 '이윤 추구에 따른 생산이 아니라 사회적으로 결정된 욕구의 충족을 위한 생산'이라는 점도 자본주의와 명확히 구별된다. 사회주의하에서도 기업가들이 기업을 소유하거나 경영하는 사례가 점차 늘고 있지만, 전체 경제에서 차지하는 비중이 지배적인 것은 아니다. 무엇보다도 이들 기업에 대한 엄청난 세금과 관리 감독이 뒤따르는 것은 분명해 보인다. 이러한 경향은 자본주의 체제가 부의 창출을 중요시하는 반면, 사회주의 체제는 부의 공평한 분배를 더 중요시 여기는 등 두 체제 간 궁극적 지향점이나 가치가 서로 다르기 때문이다.

(1) 책에서 만난 자본주의 : 〈삼총사Les Trois Mousquetaires〉

〈몽테크리스토 백작〉으로 잘 알려진 19세기의 작가 알렉상드르 뒤마Alexandre Dumas, 1802~1870의 또 다른 작품 〈삼총사〉! 아래 내용은 소설 〈삼총사〉 중 자본주의의 실체가 그대로 드러나는 부분이다. 짧은 글 속에 담겨 있는 자본주의의 속성이 무엇인지 생각하며 읽어 보자.

> "이 다이아몬드 목걸이를 보고, 한 개 값이 얼마나 나갈지 말해 주게." 세공사는 다이아몬드 목걸이의 우아한 세공을 훑어보더니, 가격을 계산한 다음, 조금도 망설임 없이 대답했다. "하나에 천5백 피스톨입니다. 전하."
> "이것과 똑같은 것을 두 개 만드는 데 며칠이나 걸리겠나? 보다시피 두 개가 모자란다네."

19) 권력이나 완력으로 남의 자유의사를 누르고 억지로 어떤 일을 행하게 함, compulsion

"여드레는 걸릴 것입니다. 전하."
"하나에 3천 피스톨씩 줄 테니까, 모레까지 해주게."
"그렇게 하겠습니다."
"자네는 소중한 사람이야, 오레일리. 하지만 내 주문은 그게 다가 아닐세. 이 목걸이는 다른 사람 손에 들어가면 안 되는 물건이니까, 이 집 안에서 작업해야 해. (…) 그러니까 자네는 내 포로일세. 이젠 내 집에서 나가고 싶어도 그렇게는 안 돼. 자, (…) 불편을 주는 만큼 당연히 보상도 해줘야겠지. 이건 천 피스톨짜리 어음일세. 다이아몬드 값 외에, 나 때문에 겪는 불편을 보상하는 값일세."
다르타냥은 이 귀족이 숱한 사람과 거액의 돈을 마음대로 움직이는 것을 보고 놀라움을 금할 수 없었다.[20]

위의 인용문을 읽고 〈가격 결정 · 자본 · 노동력 · 동기부여〉와 같은 내용 중 여러분이 찾아낸 것들은 무엇인가. 위에 언급한 내용 이외에 찾아낸 것은 또 무엇인가?

(2) 책에서 만난 사회주의 : 〈대륙의 딸들〉

아래 글은 장융張戎의 〈대륙의 딸들〉 1권에 나오는 내용인데, 이 글의 시대적 배경은 마오쩌둥*이 중국을 지배하던 바로 그 시기다. 사회주의하에서 운영된 일차 보건의료 체계의 핵심 '맨발의 의사*bare foot doctor'에 대한 내용을 담고 있어 매우 흥미로운 부분이다. 순수했을 당초의 의도와 달리 실제로 정책이 시행되는 과정에서는 상상하지도 못할 일들이 벌어질 수도 있음을 깨닫게 해준 인상적인 대목이었다.

1971년 초에 당국에서는 인민공사 진료소에 '맨발의 의사'를 고용하도록 명령했다. 그 이름은 의사들이 흙을 사랑해 흙바닥에서는 신을 신지 않는 농민들처럼 살아야 한다는 뜻에서 비롯된 것이었다. (…) 맨발의 의사에 대한 선전은 마오의 정치 책략 중 하나였다. (…) 그러나 그는 정권의 우두머리로서 책임을 느끼지 않았고, 더 많은 병원을 건설하거나 더 많은 의사를 양성해서 상황을 개선하려는 실제적인 행동을 취하지 않았으므로 문화혁명 동안 의료상황은 더욱 악화되었다. (…) 마오는 농부들에게 마법의 치료법을 제공했다. 즉 일반 대중을 '의사'로 만드는 일이었다. 바로 맨발의 의사였다.

* 마오쩌둥Mao Zedong
모택동毛澤東이라고 불렀으나 원음 표기 원칙에 따라 마오쩌둥, 줄여서 마오라 불리는 중국의 정치가이자 중국의 영원한 아버지. 장제스가 이끄는 압도적인 전력의 국민당 정부와의 내전에서 승리하며 이들을 대만으로 쫓아냈다. 그에게는 사회주의 국가인 오늘의 중국, 즉 중화인민공화국 정부를 세운 공이 있는 반면에 자신의 권력을 강화하기 위해 문화대혁명을 일으킴으로써 중국 사회를 크게 퇴보시켰으며 인민들에게 큰 고통을 안겼다는 과오가 있다.

* 맨발의 의사bare foot doctor
중국 혁명 중에서 1953년경 상해 시에서 처음으로 생겨난 반농 반의의 의사. 2~3명이 제일선 의료 담당자로 상주하며, 교대로 농업에 종사했다. 투약만이 아닌 주사를 포함한 간단한 처치나 가족계획 지도 외에 특히 질병 예방 활동, 의사가 부족한 현실에서 일차 건강 관리자의 역할을 담당했다.

20) 삼총사(1권). 시공사, 2011, pp.350~352

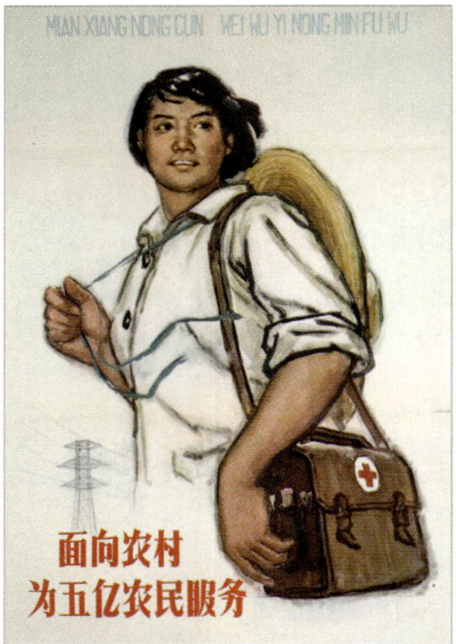
MIAN XIANG NONG CUN WEI WU YI NONG MIN FU WU
面向农村
为五亿农民服务

미국 국립의학도서관U.S. National Library of Medcine 소장 맨발의 의사 포스터

"공식적인 훈련은 전혀 필요 없다." 그는 말했다. "의사들은 실습을 통해 배우면서 수준을 끌어올려야 한다." 1965년 6월 26일, 그는 보건과 교육에 관한 지침이 될 만한 발언을 했다. "책을 많이 읽으면 그만큼 어리석어진다."

나는 전혀 훈련도 받지 않고 일하기 시작했다. 진료소는 내 오두막에서 걸어서 한 시간쯤 걸리는 언덕 꼭대기에 서 있는 커다란 강당 안에 있었다. 바로 옆은 할당량이 정해진 성냥, 소금, 간장 등을 파는 가게였다. 수술실 하나가 내 방이 되었다. 나의 직업적인 의무는 막연한 상태였다. 내가 읽은 유일한 의학 서적은 〈맨발의 의사 입문서〉였다. 나는 그 책을 열심히 공부했다. 그 책에는 이론은 없고 증상에 대한 개요와 그에 대한 처방뿐이었다.[21]

일반 대중을 '의사'로 만드는 사회주의식 방식에서는 공식적인 훈련 대신 실습을 통해 알아서 크는 법뿐이었다. 게다가 이들의 교재라고는 〈맨발의 의사 입문서〉가 전부였다. 사회적 기득권자로서의 의사가 아니라 '인민'에게 봉사해야 하는 보통 사람으로의 의사, 하지만 시설 및 장비의 뒷받침이 곤궁하기 이를 데 없었던 초기 사회주의 체제 아래 있던 의사들이었던 것이다. 치열한 경쟁을 뚫고 혹독한 수련을 통해 최신의 의술로 무장한 요즘의 의사와는 상당한 차이가 있는 의사가 바로 '맨발의 의사'였다. 여기서 말하는 ① '맨발의 의사'가 생겨난 이유는 무엇인지 생각해 보고 ② 이들의 양성 과정에 대해 살펴보자. 아울러 ③ 의사의 '사회적 지위'에 대하여 우리나라와 비교해 보자. 차이가 있다면 그 이유는 무엇 때문이라고 생각하는가?

①

②

③

2) 혼합경제Mixed Economy

경제 체제는 특정 국가의 이념과 지향점에 따라 서로 다르다. 그럼에도 불구하고 기존 체제의 문제점을 보완하고 개선해 가는 과정에서 조금씩 고쳐 가기 마련인데, 경

21) 장융. 대륙의 딸들(1권). 금토, 1999, pp.222~223

우에 따라서는 조정의 차원을 크게 넘어 원래의 지점이나 모습에서 한참을 벗어나게 되기도 한다.

사회주의 정부는 그들이 자랑해 마지않던 사회보장 프로그램을 대폭 줄이고 있다. 재정적인 부담이 가장 큰 이유다. 어떤 다른 나라에서는 사회주의를 내려놓고 신자유주의 정책을 적극적으로 덧붙이기도 한다. 재정 부담을 줄일 수 있기 때문이다. 그러는 가운데 그야말로 시스템과 시스템이 뒤섞이는 '혼합경제' 형국이다.

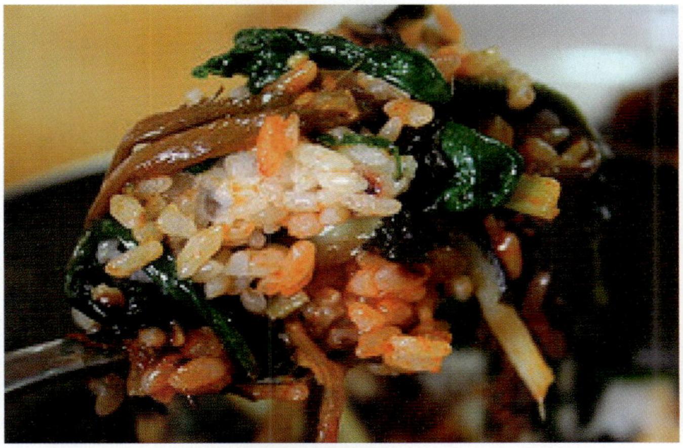

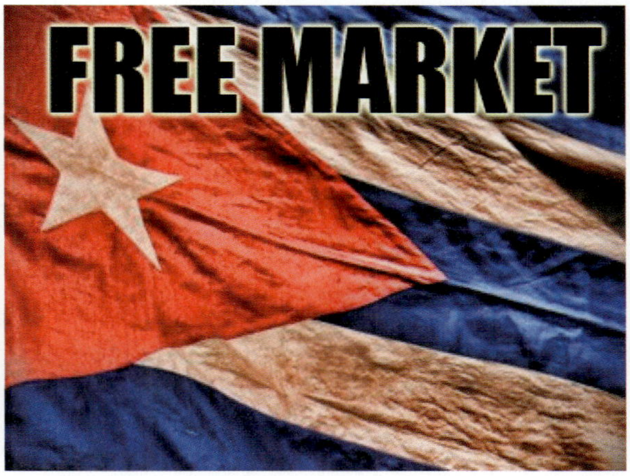

각각의 그림이 혼합경제를 뜻하고 있음을 설명할 수 있을까(출처 : 좌측은 〈리뷰하우스〉, 우측은 〈VETERANS TODAY〉)

혼합경제는 기본적으로 자원의 배분이 시장에 의해 일어나지만 일정 부분 정부의 개입이 이루어지는 경우를 말한다. 자본주의의 대표적인 국가라 할 만한 미국도 다양한 사회주의 정책을 적절히 활용하고 있다. 퓨전의 시대요 통섭의 시대다 보니 자본주의와 사회주의를 구분 지으려는 노력이 무의미해지는 그런 시대가 되었다.

체제 간에 서로 섞고 섞이는 이유는 무엇일까. 그것은 보다 더 나은 최적해最適解를 찾는 과정에서 나타나는 자연스러운 결과일지도 모른다. 혼합경제라는 용어의 이면에는 '어떤 경제든 무슨 상관이랴. 잘 돌아가는 게 관건'이라는 생각이 담겨 있다. 이런 입장은 21세기 사회주의의 총 본산이라 할 중국도 예외가 아니다. 모두가 알고 있듯이 중국은 계획 경제 체제이고, 국유 기업 체제이며, 온갖 제약이 있다. 그러나 현재 중국의 실상은 자본주의다. 어떤 면에서 볼 때 중국은 세계에서 가장 자본주의적인 국가에 속한다. 세계적인 투자가인 짐 로저스가 "캘리포니아 주가 중국보다 공산주의 성향이 더 강하다. 매사추세츠 주도 중국보다 더 사회주의적이다. 나는 중국에서 사업하기가 더 좋다고 말하는 기업가들을 많이 만났다. 일단 허가를 받으면, 그다음에는 매우 자유롭기 때문이다. 허가를 받기도 그다지 어렵지 않다."[22]고 말하는 곳이 바로 중국이다.

22) 짐 로저스. 세계 경제의 메가트렌드에 주목하라. 이레미디어, 2013, p.257

* 흑묘 백묘론黑描白描論
덩샤오핑의 지도 체제 아래에서, 1978년 12월에 개최된 중국공산당 제11기 중앙위원회 제3회 전체 회의에서 제안되었고, 그 후 시작된 중국 국내 체제의 개혁 및 대외 개방정책이다. 마오쩌둥 시대의 대약진 운동, 문화대혁명으로 피폐해진 경제를 다시 살리기 위해, 시장경제 체제로의 이행을 내세운 개혁 개방의 기본 원칙은 선부론先富論으로, 먼저 부유해질 수 있는 조건을 정하고 부유해져서, 그 영향으로 다른 것이 풍요해지면 좋다고 하는 생각이다.

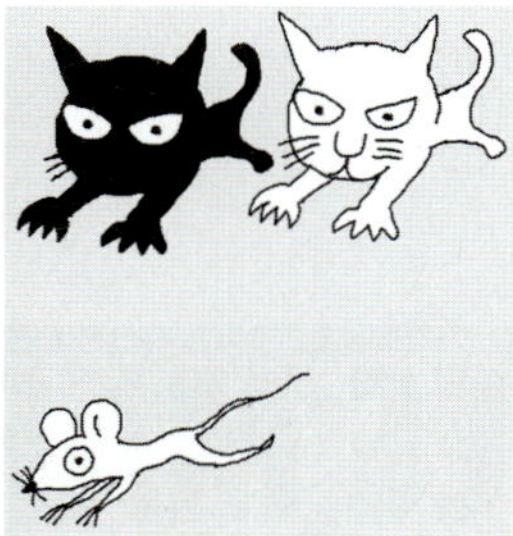

(출처 : 조선일보)

지금은 고인이 된 중국의 지도자 덩샤오핑! 오늘의 경제대국 중국을 일으킨 실질적인 주인공으로 여겨지는 그가 1978년도에 개혁 개방을 시작할 당시 내부적으로 엄청난 비판과 저항에 부닥쳤다. 사회주의 순수성을 훼손한다며 강하게 저항한 당내 비판 세력에 대하여 덩샤오핑이 꺼내 놓은 전략은 '흑묘 백묘론*黑描白描論'이었다. 검은 고양이든 흰 고양이든 쥐만 잘 잡으면 되지 고양이 색깔이 무슨 상관이냐는 것이었다.

흑묘 백묘론은 사회주의 체제를 유지하되, 경제발전도 함께 추구하려는 덩샤오핑의 의지를 단적으로 보여주는 상징적 표현이었다. 이후 흑묘 백묘론은 중국의 현대화를 위해 시도되었던 수많은 정책의 든든한 뒷받침이 되었다. 사회주의 이념을 넘어 체제 유지에 위협이 될 정도로 파격적인 정책들이 흑묘 백묘론이라는 뒷받침하에 그 당위성을 인정받았던 것이다.

의료산업 활성화에 대한 담론이 깊어지고 있다. 향후 국가경제를 이끌어 갈 주요 전략 분야의 하나로 서비스 산업의 육성과 그 구체적 실천 방안의 하나로 의료산업을 적극적으로 키워야 한다는 주장이 있다. 영리 병원과 민간 보험의 활성화 등 의료 민영화가 이편에 선 사람들의 주장이다. 반면에 의료는 국민 모두가 누려야 할 기본권이란 시각에서 산업적 시각이 아니라 복지와 사회보장의 관점에서 보아야 한다는 저편의 사람들은 공공투자를 통한 의료 서비스 질 향상과 건강보험 보장성 확대 및 궁극적으로 '건강보험 하나로' 모든 것이 가능하게 하자는 주장을 내세우고 있다.

중요한 것은 민영(흑묘)이든 공영(백묘)이든 간에 국민들의 건강권이 보장되어야 한다는 것인데 이에 걸맞은 적절한 흑묘 백묘론은 과연 무엇일까. 다음 내용을 살펴보고 이와 유사한 혹은 이와 다른 입장의 글을 찾아본 후, 여러분의 생각을 정리해 보자.

* OECD
경제협력개발기구, Organization for Economic Cooperation and Development의 약자

의료비 지출이 너무 많아지는 것은 좋지 않다. 미국처럼 의료비 규모가 전체 GDP의 20%에 육박하는 극단적인 경우를 제외하더라도, 의료비 지출 규모가 지나치게 비대해질 경우 국가경제의 활력 저하나 전체 경제 구조의 왜곡을 가져올 수 있다. 하지만 우리나라는 2009년 현재 GDP의 6.9%만을 의료비로 쓰고 있어서, OECD* 평균인 9.6%에 비해 2.7%p나 적다. 우리나라의 연간 GDP를 약 1,200조 원이라고 가정하면, 의료비 비중이 1%p 늘어난다는 것은 약 12조 원 규모의 내수 시장이 생겨난다는 의미이기도 한 것이다. GDP 중 의료비의 비중이 OECD 평균 수준으로 높아질 경우 확대되는 시장 규모는 30조 원을 훌쩍 넘는다. 시장 규모의 확대는 곧 일자리 증가로 이어질 가능성이 높다. 의료 시장의 규모가 커지는 동시에, 해외 환자의 유치나 국산 의약품 및 의료기기의 수출까지 늘어난다면, 국가경제에 오히려 큰 활력을 불어넣을 수도 있다. 정부가 의료산업 선진화를 지속적으로 모색하는 것도 비슷한 맥락이다.

우리나라가 OECD 평균 수준으로 의료 서비스 분야의 고용을 확대할 경우 약 44만 명 이상의 신규 고용 창출이 가능할 것이라는 전망도 있다. 전체 고용 인구 중 보건의료 분야 종사자의 비율이 OECD 평균은 6.12%인 반면 우리나라는 3.1%에 불과하다는 사실을 근거로 한 추계다. 물론 적은 비용으로도 모두가 충분히 만족할 만큼의 의료 서비스를 누리고 있다면, 굳이 시장 규모를 확대할 필요는 없다. 하지만 모두 느끼다시피 우리 국민들은 현재 제공되고 있는 의료 서비스의 질적, 양적 수준에 불만이 많다. 간호나 간병 서비스를 비롯하여 국민들이 확충을 바라는 의료 서비스는 그 범위가 넓다. 사람들의 편익이 증가하고, 사회안전망이 확충되고, 일자리가 늘어나는 등의 조건이 모두 갖추어진다면, 어느 정도의 의료비 증가는 우리 사회가 충분히 감당할 수 있으며, 경우에 따라서는 필요한 일일 수도 있다. 아직 매우 미흡하다고 할 수 있는 응급 의료 체계의 확충이나 환자 안전 보장을 위한 새로운 시스템 도입에도 필연적으로 추가적인 비용과 인력의 투입이 필요하다.[23]

① 의료 민영화, 의료산업 활성화를 주장하는 기사를 찾아보자.

② 건강보험 하나로 측의 주장이 담긴 기사를 찾아보자.

③ 영화 보기

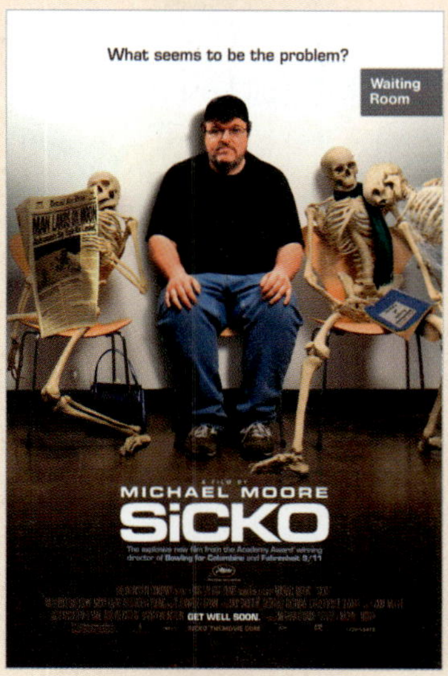

마이클 무어 감독의 '식코SICKO'

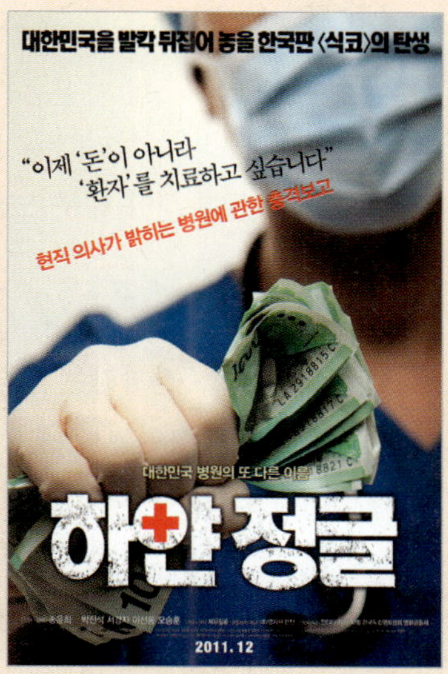

송윤희 감독의 '하얀 정글'

23) 박재영. 개념 의료. 청년의사, 2013, pp.396~398

3 의료 체계

병원은 의료 체계라는 큰 틀의 영향 아래 놓여 있으며 그러한 의료 체계 역시 그 국가가 지향하는 이념(이데올로기) 및 국가 체제의 영향을 받을 수밖에 없다. 예를 들어 시장경제 체제를 강조하는 나라에서의 병원 간 경쟁은 지극히 일상적일 것이다. 이들 나라의 경우 최고 수준의 의료 기술과 남다른 서비스를 갖추기 위해 병원들이 기울이는 치열한 노력은 상상을 뛰어넘을 정도다. 이러한 환경은 병원들을 자극하고 더욱더 분발하게 만드는 원동력이 되기도 하지만, 이 과정에서 동반되는 높은 의료비는 사회적 문제가 되기도 한다.

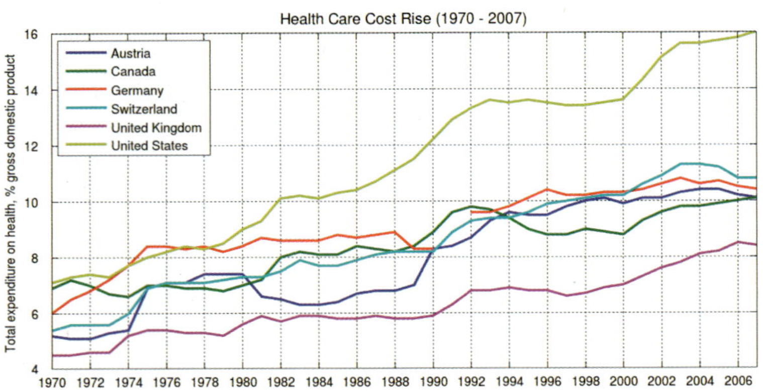

유난히 증가해온 미국 보건의료비(출처 : 위키피디아)

대표적인 예로 미국에서는 단순 자연분만에 대한 병원비가 9,000~17,000달러가 든다. 우리 돈으로 1,000~2,000만 원 정도 되는 셈이다. 병원비가 이처럼 비싸다 보니 의료보험료도 비쌀 수밖에 없다. 〈USA 투데이〉지誌에 의하면 2009년 당시 민간 의료보험의 가구당 보험료는 1만 3,375달러, 1인당 기준으로는 4,824달러였다. 우리 돈으로 환산하면 가구당 연간 1,500만 원, 1인당 550만 원을 의료보험료로 내는 것이다. 미국의 국민소득이 우리나라보다 대략 2배 정도 높은 것을 감안하더라도 무척 높은 수준임을 알 수 있다.(사회보험* 형태인 우리나라에서는 저렴한 건강보험료를 납부하는 반면 민간 보험이 대부분인 미국이라 건강보험료라는 표현 대신 의료보험료란 표현을 썼다)

* **사회보험**Social Insurance
사회보장 정책의 주요 수단으로 근로자나 그 가족을 상해 · 질병 · 노령 · 실업 · 사망 등의 위협으로부터 보호하기 위하여 실시하는 것. 자유의사에 의해서 가입하는 것은 아니며 보험료도 개인 · 기업 · 국가가 서로 분담하는 것이 원칙으로, 보험료도 위험 정도 대신 소득에 비례하도록 하여 소득의 재분배 기능을 가진다.

미국과 달리 보편적 체제를 견지하는 국가의 경우 병원에 대해 '산업'이라는 표현을 적용하는 것에 대해 신경질적이거나 부정적인 반응을 보이는 것이 일반적이다. 이는 무엇보다도 의료를 산업으로 바라보는 시각에 대한 거부감이 지배적이며, 다른 한편으로는 의료란 인간이 누려야 할 중요한 기본 권리라는 생각이 자리 잡고 있기 때문이다. 하지만 이러한 체제도 허점은 있기 마련이다. 완벽한 제도란 모든 국가들이 꿈꾸는 궁극의 목표일 뿐, 실제로는 그 어떤 나라, 그 어떤 국가도 실현하기란 불가능하다. 다만, 꾸준히 그 길을 향해 나아갈 뿐이다.

경제 분야와 마찬가지로 의료 분야에서도 흑묘 백묘론은 여전히 유효하다. '쥐 잡는 게 매'라는 말처럼, 어느 나라를 막론하고 자본주의와 사회주의의 장점을 취해 만들어 놓은 의료 시스템을 흔히 찾아볼 수 있기 때문이다. 이러한 현상은 각국이 기존의 자국 의료 시스템이 가진 미비점을 보완하려는 한편, 자신에 맞는 최적 시스템을 찾아가려는 과정에서 나온 자연스런 현상이다.

세계보건기구World Health Organization, WHO는 세계 의료 체계를 자유 의료경영 체제, 공적보험 체제, 보편적 의료 서비스 체제, 공공 지원 체제 등 네 가지로 분류하고 있다. 하지만 실제로는 이에 딱 맞는 의료 시스템을 찾기란 거의 불가능하다. 각국의 의료 시스템이 효과와 효율을 극대화하는 최적의 시스템을 갖추기 위해 끊임없이 뒤섞이며 변화하고 있기 때문이다.

1) 자유 의료경영 체제Free Enterprise System

자유 의료경영 체제의 가장 대표적인 예로 자격을 갖춘 의사 개인이 운영하는 병의원에서 자유롭게 치료 행위에 대하여 결정하고 시술에 따른 보상을 받는 행위별 수가제 fee for service를 들 수 있다. 이러한 자유 의료경영 체제의 또 하나의 특징은 의료산업이 치열한 경쟁의 논리 아래 놓여 있다는 것이다.

의료 관련 업체들을 살펴보자. 미국에서도 예전에는 블루크로스, 애트나, US 헬스케어 등이 고작이었다. 하지만 이제는 의료 이용에 앞서 아래 나와 있는 의료관련 기업이나 의료단체 중 하나를 택할 가능성이 크다. 선택의 폭이 다양한 자유 의료경영 체제인 만큼, 의료 소비자들의 고민은 더 커지고 있다. 미국의 〈유에스 뉴스 앤 월드 리포트U.S. News & World Reports〉는 소비자들의 의료기관 선택에 도움을 주고자 정기적으로 최고의 병원을 선정해 발표하고 있다. 기사는 병원 전체 및 진료 과목별 순위 등 병원에 대한 세세한 내용을 담아 한눈에 보기에도 어느 병원, 무슨 과가 좋은지 쉽게 알 수 있다. 다음은 미국의 주요 의료 관련 기업 및 단체들이다.

- 의료 관련 기업 : 메드파트너, 시그나, 프루케어, 컬럼비아, 카이저, 웰포인트, 쿼룸, 옥스퍼드, 아메리케어, 멀티플랜
- 의료 단체 : HMOHealth Maintenance Organization, PROPeer Review Organization, PHOPhysician Hospital Organization, PPOPreferred Provider Organization

KAISER PERMANENTE®

미국만이 아니다. 〈http://hospitals.webometrics.info/en〉을 찾아 ASIA를 누른 후 대한민국 국기(Republic of Korea)를 눌러보자. 생각지도 못했던 자료들이 보이지 않는가? 일본은 물론 중국 병원의 순위까지 한눈에 볼 수 있다. 자료의 타당성이나 객관성에 대한 부분은 이견이 있을 수 있지만, 어찌되었든 이러한 정보가 일상화되어 있다는 것을 보면 의료 부문의 경쟁도 상당하다는 것을 알 수 있을 것이다.

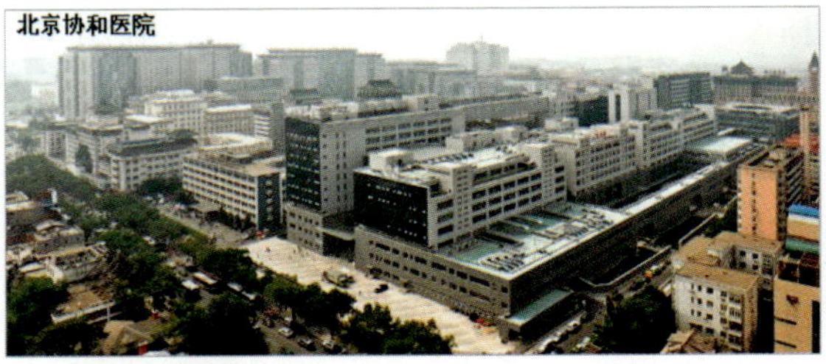

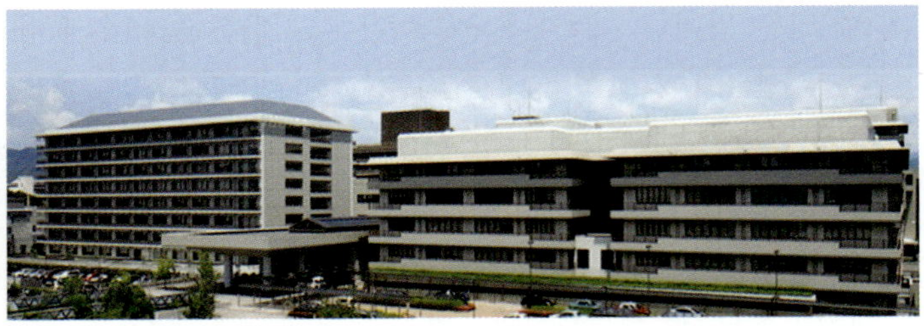

북경 협화의원과 교토대학병원 전경. 중국에선 병원을 의원이라 부르며, 2,200개의 병원이 있고 이 중 1,000병상 규모의 병원이 1,000곳에 달한다. 가장 큰 곳은 8,000개의 병상을 갖추고 있다고 한다.(출처 : http://www.pumch.cn/Item/9637.aspx, http://www.kuhp.kyoto-u.ac.jp)

이러한 경쟁의 결과는 환자 입장에서 이익이 되기도 하지만 때로는 피해가 되기도 한다. 단적인 예로 경쟁을 통해 의료는 발전하며 그 혜택은 고스란히 환자들에게 돌아온다. 이런 경쟁을 마다할 이유는 없다. 하지만 의료기관의 과도한 홍보비 지출과 고가 의료장비의 경쟁적인 구입 등은 결국 그 비용이 소비자들의 부담으로 돌아갈 수밖에 없어 지나친 경쟁의 어두운 면이라 할 수 있다.

어느 나라를 막론하고 의료산업을 온전히 자유 의료경영 체제에만 맡겨 두는 나라는 거의 없다. 여러분은 그 이유가 무엇 때문이라고 생각하는가? 의료산업을 온전히 자유 의료경영 체제에만 맡기지 않는 것은 무엇 때문인지 세 가지 정도의 이유를 생각해 보자.

2) 공적 보험 체제Social Insurance System

자본주의 사회에서는 개인의 자유를 보장하고 시장경제 체제라는 큰 틀 속에서 일상생활의 모든 문제를 해결한다. 그러나 시장을 통해 해결되지 않는 부분 또는 시장에만 맡겨 둘 수는 없는 부분이 있다. 생명과 건강 등 인간의 생존과 관련된 부분일수록 더 그렇다. 이러한 영역에 대해서는 정부에 의한 주도적 혹은 보완적 조치가 이루어지는 것이 일반적이다. 이러한 경우의 가장 대표적인 영역 중 하나가 바로 의료 부문이다.

(① ②)

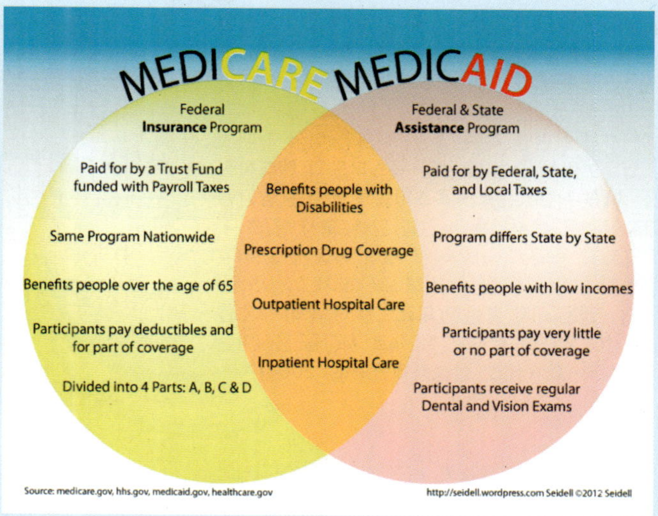

미국은 국민 대다수가 민영 보험회사에 의존하는 유일한 선진국이다. 그 결과는 복잡하고 비싸고 불공평한 보험 제도로 나타났다. 하버드 의과대학과 캐나다 보건정보협회의 연구에 의하면 미국의 의료보험 비용 중 30퍼센트 이상, 다시 말해 연간 1인당 1천 달러 이상이 행정 비용에 지출된다. 이는 캐나다의 두 배에 달하는 수치다. 3퍼센트에 달하는 메디케어의 행정 비용은 대형 보험회사(5~10퍼센트)보다 적고 소수 그룹 시장의 회사들(보험료의 25~27퍼센트)에 비하면 훨씬 적다. 꼼꼼한 항목별 비교 결과 의회예산처는 메디케어의 행정 비용이 실제 지출의 2퍼센트 이하에 불과하다는 것을 발견했다. 반면 메디케어 산하의 개인보험 옵션인 메디케어 어드밴티지Medicare Advantage의 행정 비용은 11퍼센트였다. 메디케어가 그 뛰어난 교섭력을 제약회사와 의료보험사에 사용한다면 의료비를 더욱 낮출 수도 있을 것이다.

메디케어를 확대함으로써 절약할 수 있는 비용은 매년 580억 달러에서 4,000억 달러로 추산되며, 이는 연방정부의 예산을 파탄시키거나 높은 세금을 부과하지 않아도, 의료보험을 필요로 하는 많은 이들에게 보험료를 보조하고 공동 부담금과 보험료를 낮춰 주기에 충분한 액수다.[24)]

위 내용 중 ① 가장 핵심적인 부분을 찾아 그 내용을 그대로 옮겨 보자. 그리고 ② 메디케어와 달리 민간 보험회사의 행정 비용이 특별히 비싼 이유는 무엇 때문인지 그에 관한 자료를 찾아보자.

①

②

여러분 스스로 위 글의 ① 제목을 붙여 보자. 다음으로 그것을 발표하고 다른 사람이 정한 제목도 들어 본 후 토론을 통해 ② 최종적으로 확정된 새로운 제목이 무엇인지 적어 보자.

마지막으로 National Health Insurance(NHI)란 무엇이며 이러한 방식의 장단점에 대해 잘 설명해 놓은 글을 찾아서 붙여 보자.

24) 로버트 라이시. 위기는 왜 반복되는가. 김영사, 2011

* 메디케어Medicare
미국의 메디케어는 근로자의 소득에서 일정 금액을 정부에 보험금으로 내다가 65세 이후부터 정부의 의료 보험 혜택을 받을 수 있는 형태다. 즉 개인이 부담한 보험금을 정부가 관리해 주는 경우다. 미국 정부는 보험금을 민간 보험회사에 위탁해 관리하기도 하는데, 정부 보험금 자산 운용을 맡은 민간 보험회사들은 메디케어에 자사 플랜을 끼워 넣기도 한다. 미국 최대의 민간 의료보험회사 중 하나인 옥스퍼드의 텔레비전 광고는 이를 잘 보여준다. 옥스퍼드의 광고는 당당한 포즈로 강물을 응시하는 노인과 함께 교사, 간호사, 건축 근로자 등의 모습을 비춰 주며 이렇게 말한다. "그동안 각 분야에서 열심히 일해 오신(65세 이상 노인) 분들, 당신들은 이제 훌륭한(의료보험 혜택의) 보호를 받을 자격이 있습니다."(최진희. 의료 시장을 움직이는 생각의 시작, C.A.R.E. 삼성경제연구소, 2008)

* 메디케이드Medicaid
메디케어가 노령층을 '돌보기' 위한 것이라면 메디케이드는 저소득층을 '돕는' 보험이다. 다만 메디케어는 각 개인이 보험금을 부담하는 데 반해, 메디케이드는 그야말로 무료 의료지원 제도라는 점에서 차이가 있다. 병원은 메디케이드 대상자의 진료비를 정부에 청구하게 되어 있는데, 정부 보상비의 경우 한계가 있는 탓에 일반적으로 의료 수준은 낮은 편이다.
한편 미국은 불법 체류자라 할지라도 응급 상황일 경우에 한해 기본적인 의료를 받을 권리를 인정하고 있다. 그에 따라 신분을 막론하고 메디케이드 수혜 자격을 주는데, 해외에서 미국을 찾은 방문자들이 제도를 악용해 출산과 같은 수천만 원에 이르는 의료비를 내지 않는 경우가 있어 세금을 내는 미국인들의 불만이 높다. (최진희. 의료 시장을 움직이는 생각의 시작, C.A.R.E. 삼성경제연구소, 2008)

* 빈곤선貧困線 · povert line
빈곤과 비빈곤의 경계선으로 생존에 필요한 최저 소득으로 보는 절대개념과 필요한 의 · 식 · 주 및 오락, 교육 등 기본수요 충족으로 보는 상대개념이 있다. 빈곤선 이하의 소득수준인 자에 대해 생활보호 대상자로 분류하고 경제적 지원 등 사회보장 차원의 도움을 제공하고 있다.

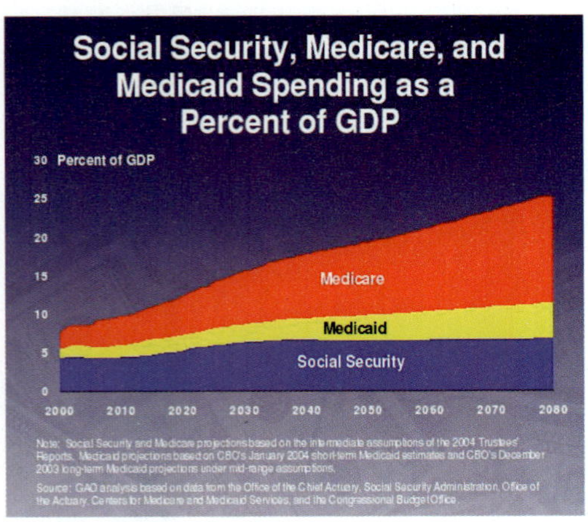

미국의 메디케어, 메디케이드 그리고 사회보장 지출 예측 결과(출처 : U.S. Government Accountability Office)

정부 등 공공기관이 보험을 운영하는 경우로는 우리나라의 국민건강보험National Health Insurance, NHI이나, 65세 이상의 노인 인구와 장애인, 말기 신부전증 환자를 대상으로 하는 미국의 메디케어*Medicare가 좋은 예다. 우리나라의 국민건강보험은 운영예산 일부를 국고國庫에서 지원하고 있고, 메디케어는 그 재원財源이 소득에 따라 부과하는 사회보장세와 연방정부의 지원을 바탕으로 하고 있다. 아울러 빈곤층, 노인, 장애인 등 일부 취약계층에 대해서는 정부가 주도하는 공적 부조公的扶助 · public Assistance 방식으로 의료보장 제도를 병행하여 운영하고 있다.

3) 보편적普遍的 의료 서비스 체제Universal Access System

국민 모두에게 빠짐없이 의료보장의 혜택을 주려는 보편주의 원칙은 의료 정책이 추구하는 최우선의 목표가 되어 왔다. 하지만 목적을 달성하기 위한 방법에 있어서는 다양한 시도와 접근이 이루어져 왔다.

보편적 체제하에서는 더 좋은 의료 기술과 더 나은 서비스를 향한 열정이 끓어넘치지는 않는다. 의과대학은 최고의 인재들이 엄청난 경쟁을 뚫고 들어가는 곳이 아니다. 병원 역시 최첨단으로 무장한 인텔리전트 시설이 아님은 물론이다. 그러다 보니 느릿느릿 더디 가는 의료와 성에 차지 않는 서비스가 일반적이다. 그럼에도 불구하고 이러한 시스템에 익숙해 있는 대다수 국민들은 이를 불편해하기보다는 따뜻한 시선으로 바라보며 자랑스럽게 여기고 있다.

'보편적' 혹은 '보편주의universalism'란 표현에서 알 수 있듯이 직업, 신분, 계층, 인종, 성별 등의 차이를 구별하지 않고 국민이라면 누구나 혜택을 받을 수 있는 것이 보편적 의료 서비스 체제다. 꿈과 같은 이런 제도의 든든한 배경에는 세금이 자리 잡고 있다. 본 제도의 운영이 국민들이 납부한 '세금'을 주요 재원으로 하여 이루어지는 시스템이기 때문인데, 영국, 캐나다, 중국, 러시아 등이 대표적이다.

극빈자 등 저소득층의 의료를 책임지는 우리나라의 의료급여 제도와 미국의 메디케이드*Medicaid가 이에 속한다. 메디케이드는 저소득층의 의료보장을 위한 무료 의료 제도로 빈곤선*貧困線 · povert line 이하 인구집단에 대하여 제한적 수준의 의료를 제공하고 있다.

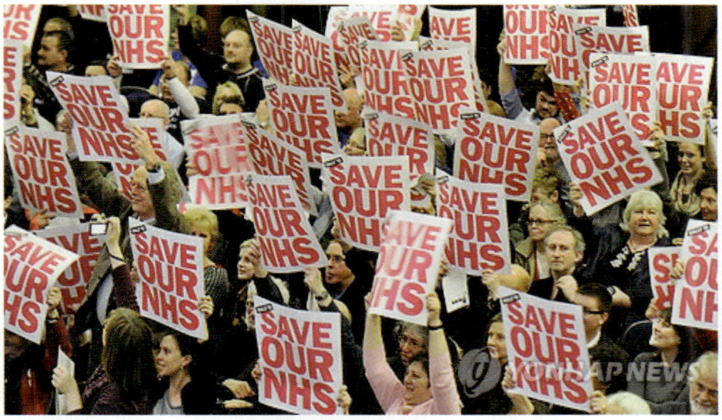

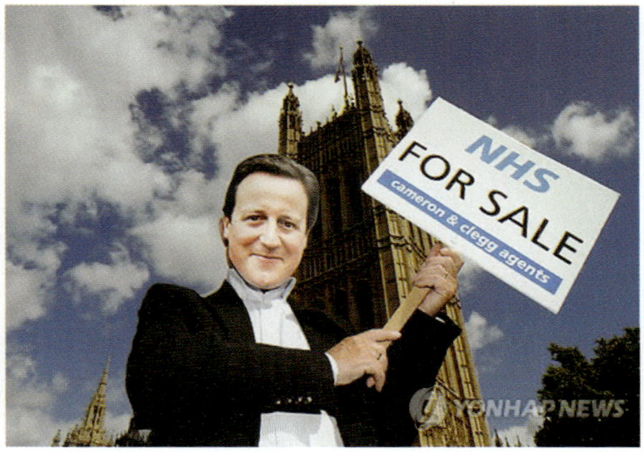

NHS 옹호자와 반대자들

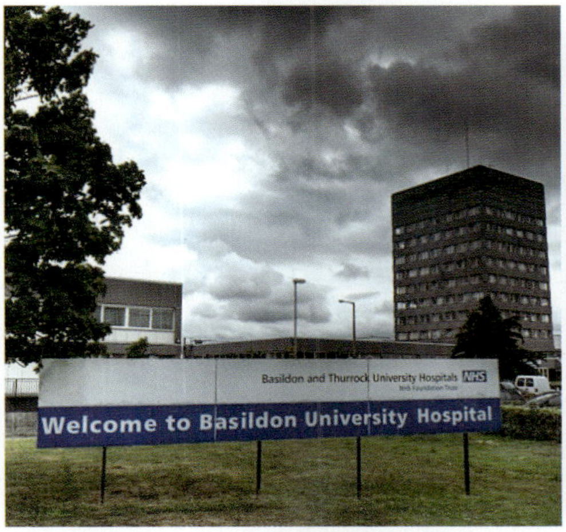

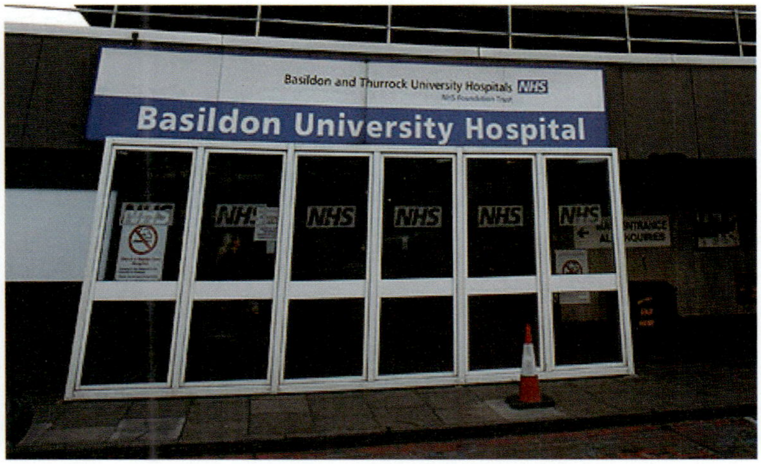

게으른 간호사와 불결한 환경 탓에 70여 명의 환자가 사망했을 것으로 추정되는 NHS 산하 바실돈Basildon병원과 이를 기사화한 데일리메일(www.dailymail.co.uk/news/article-1231197/70)과 이보다 5년 전인 2009년에 문제점을 지적한 가디언 지(http://www.theguardian.com/society/2009/nov/26/essex-hospitals-deaths-hygiene-inquiry)에 게재된 사진[25]

국민이라면 누구에게나 혜택을 주려는 제도의 취지趣旨와 달리 전 국민을 대상으로 하는 영국의 국민보건 서비스National Health Service, NHS*는 그 보편성에도 불구하고 국민들의 불만이 끊이질 않는다. 무료로 운영되는 제도의 특성상 정부는 좀 더 비용 효과적이며 더 나아가 비용 절감은 물론 비용 증가를 억제하기 위한 여러 가지 방안을 모색하고 있다. 그리고 그 정책의 방향은 내버려두는 방식의 자유가 아니라 좀 더 살펴보고 신경 쓰는 관리에 초점을 맞추고 있다. 영국 정부의 경우 오랜 대기 시간 문제를 해결하기 위해 경쟁과 자유 및 선택을 통해 자신들의 자랑인 국민보건 서비스를 개선해 나가고 있다.

* NHS는 조세를 재원으로 하며 '필요한 모든 사람들에게 포괄적 보건의료 서비스를 무상으로 제공'하는 것을 원칙으로 한다. 하지만 마거릿 대처 총리가 재임하는 동안에는 긴축재정 등으로 오랜 대기 시간, 시설 낙후, 의료수준 저하 등 만신창이가 되었다. 흔히 언급되는 영국 의료의 문제점들은 대부분 이 시기에 불거진 것들이었다. 하지만 토니 블레어 총리가 재임하는 동안에는 영국 정부의 과감한 투자와 민자 유치를 비롯한 시장화 정책 등에 힘입어 NHS에 대한 영국 국민의 만족도가 매우 높아졌다. 그러나 데이비드 캐머런 총리가 등장한 이후 좀 더 급진적인 NHS 개혁방안을 내놓았고, 영국에서는 이에 대한 사회적 갈등이 빚어지고 있다.(박재영. 개념의료. 청년의사, 2013)

National Health Service(NHS)란 무엇이며 이러한 방식의 장단점에 대해 잘 설명해 놓은 글을 찾아서 붙여 보자.

25) 2014년 기사(11월 24일)를 찾아 해당 사이트에 올라 있는 주요 문제점The Key Findings을 알아보자.

4) 공공 지원 체제Public Assistance System

공공 지원 체제란 정부가 직접 병원을 운영하는 경우로, 제3세계의 많은 국가들이 이를 따르고 있다. 하지만 기본적 의료 서비스 제공 수준에 머문 곳이 대부분이다. 전역轉役 군인을 위해 미국 국가보훈부Dept. of Veterans가 운영 중인 재향군인 병원Veterans Hospital[26], 북미 인디언을 위한 원주민 의료 서비스 센터Native American Medical Center, 우리나라의 보훈병원 등이 이에 속한다고 볼 수 있다.

(① ②)

아테네 에반겔리스모스 병원에서 관상동맥 우회수술을 받은 ㄱ씨(67)는 지난 13일 중환자실에서 사망했다. ㄱ씨의 가족들은 ㄱ씨가 지난달 말 심장마비 증세가 나타나 이 병원에 입원했으나 급행료가 없어서 즉각 수술을 받지 못했다고 말했다. 이들은 심장외과 의사가 수술 대가로 1,500유로(약 210만원)를 요구했으며 돈을 주지 않으면 ㄱ씨를 퇴원시킬 것이라고 말했다고 주장했다.

이에 ㄱ씨 가족은 이 병원 심장외과 과장 ㄴ씨를 뇌물 요구 혐의로 고소했으며 경찰은 ㄴ씨를 체포했다. 경찰 조사 결과 ㄱ씨는 1,500유로를 내지 못해 18일 동안 수술을 기다렸으며 ㄱ씨의 친척이 500유로를 건네기로 ㄴ씨와 합의하고서야 수술 일정이 확정됐다. ㄱ씨는 결국 다른 의사로부터 수술을 받았으나 수술 후 2~3시간 만에 다시 심장마비가 발생해 숨졌다. 경찰은 수술 지연이 사망에 영향을 미쳤는지를 조사하고자 부검하기로 했다.

테살로니키 대학이 지난해 발표한 보고서를 보면 그리스 공립병원을 이용한 300명을 대상으로 설문조사한 결과 응답자의 39%가 입원을 앞당기거나 진료 대기 시간을 줄이고자 의사에게 뇌물을 제공했다고 답했다. 반면 급행료를 건넸을 때 의사가 거부한 사례는 겨우 3%였으며 의사가 요구한 급행료를 거절한 이용자 역시 13%에 그쳤다. 그리스의 공공 의료기관은 국가에서 운영하기 때문에 비용이 거의 들지 않지만 경제위기로 환자들이 몰려 진찰을 받기까지 상당한 시간이 걸리기 때문에 급행료가 관행으로 자리 잡았다.[27]

위 내용 중 ① 여러분이 보기에 가장 인상적인 부분을 찾아 그 내용을 그대로 옮겨 보자. 그리고 ② 이러한 일들이 발생하는 보다 근본적인 이유가 무엇인지 생각해 보자.

①

②

여러분 스스로 위 글의 ① 제목을 붙여 보자. 다음으로 그것을 발표하고 다른 사람이 정한 제목도 들어 본 후 토론을 통해 ② 최종적으로 확정된 새로운 제목이 무엇인지 적어 보자.

26) 우리나라의 경우 보훈병원이 이에 해당
27) 경향신문, 2014. 7. 16.

한 가지 시스템에만 의존하는 나라는 없다. 한국만 하더라도 민간 병의원이나 손해보상 보험사 시장에서는 자유 의료경영 체제를 취하고 있고, 건강보험 운용에서는 공적 보험 체제를, 보건소나 국립의료원 같은 공공 의료기관의 운영에서는 공공 지원 체제를 찾아볼 수 있다.

한 가지 공통적인 것은 자유 의료경영 체제를 제외하고 나머지 체제 모두에 최대 공공조직이라 할 수 있는 정부가 어떤 형태로든 개입하고 있다는 점인데, 이때 정부는 ① 스스로 보험회사가 되어 국민에게 의료비 지급 용도로 돈을 받아 자금을 운용하거나, ② 세금으로 의료비를 내주거나, ③ 직접 치료해 주는 방식으로 관여한다. 그러나 여기에는 정부의 개입이 의료의 질을 높이는 데에는 한계가 있다는 지적이 나타나곤 한다. 자유경쟁 시장에 비해 동기 유발 요인이 적어 효율성에 한계가 있다는 것이다.[28)]

4 주요 경제 지표

자살률이 현재 삶의 고된 정도를 보여주는 것이라면, 출산율이란 미래에 대한 희망을 나타내는 지표일 것이다. 삶의 고된 정도에 따라 자살률이 달라지는가 하면, 미래의 삶이 행복할 것인가의 여부에 따라 출산율이 달라지기 때문이다. 자살률과 출산율 등 두 지표를 통해 특정 사회 구성원들의 현재 만족도와 미래에 대한 기대 정도를 알 수 있다면, 경제에 대해서도 이 같은 진단과 예측을 가능하게 하는 지표가 있지 않을까?

외환위기 이전 우리나라의 잠재성장률은 생산 인구가 지속적으로 증가하고 설비 투자가 늘어난 데 힘입어 7%라는 비교적 높은 수준을 유지했으나 세계 금융위기 이후 2008~2009년에는 2.7~2.9%까지 하락했다. 게다가 경제협력개발기구(OECD)에서는 2030년의 잠재성장률이 1%까지 떨어질 것으로 전망하고 있다.

OECD의 잠재성장률 전망이 이처럼 낮은 것은 노동공급 둔화, 설비투자 위축, 서비스 산업의 저低 생산성 등이 원인이다. 잠재성장률이 1%대로 떨어질 경우 우리 경제는 높은 국가 채무와 지금보다 훨씬 더 심각한 실업 문제 등으로 상당한 어려움을 겪을 수밖에 없다.

가계 소득 부진에 따른 정부의 세금 수입(이하 세수稅收) 감소에도 불구하고 인구 구조 변화에 따른 복지수요는 지속적인 세출 증가를 야기할 것이다. 부족한 재원은 국가

28) 최진희. 의료 시장을 움직이는 생각의 시작, C.A.R.E. 삼성경제연구소, 2008, p.34

채무로 메꿔야 할 것이고 그 부담은 다음 세대가 짊어질 수밖에 없다. 이것이 조만간에 맞이하게 될지도 모를 우리 경제의 어두운 시나리오다. 잠재성장률 하나만 가지고도 나라의 빚(국가 채무), 실업, 세수 감소 등의 문제를 예측할 수 있다. 그렇다면 잠재성장률 외에 우리 경제를 제대로 반영하는 지표에는 무엇이 있을까?

한 나라의 경제 시스템을 이해하기 위해 GDP(국내총생산)와 같이 경제 규모를 파악하는 데 필요한 지표가 있는가 하면, 실업률이나 물가지수와 같이 경제 상황을 알려주는 동태적 지표도 있다. 아울러 생산성이나 효율성 지표와 같이 경제 시스템의 건전성을 보이는 지표가 있는가 하면 거시적 관점에서 재정 및 통화通貨[29] 정책 동향으로 경제 실체의 진면목을 여실히 보여주는 지표도 있다.

〈국가 채무 · 실업률 · 조세 수입〉 중 하나를 정해 이것과 성장률의 관계에 대해 알아보자. 관련 내용을 담은 글을 찾아 붙여도 좋다.

1) 국내총생산國內總生産 · gross domestic product, GDP

1960년대 초 한국 경제는 아프리카의 가나 수준이었으나 40여 년 뒤 상황은 완전히 달라졌다. 전 세계 국가 중 GDP 기준으로 세계 10위권 경제 규모의 나라가 된 것이다. 1인당 GDP가 2만 달러를 넘는 우리나라와 달리 382달러에 불과한 아프리카의 가나! GDP는 이처럼 각국의 경제 규모를 단박[30]에 보여주는 효과적인 지표다. 하지만 이런 GDP도 한계는 있다. GDP가 모든 것을 말해 주는 것이 아니기 때문이다. 왜 그런지 다음 내용을 통해 GDP의 한계에 대해 생각해 보자.

> 어떤 사람이 유독성 폐기물로 가득 찬 트럭을 훔친다. 도둑이 신호 위반을 하고 달리자 경찰이 트럭을 쫓아간다. 도둑이 너무 급하게 모퉁이를 도는 바람에 트럭이 전복된다. 유독성 폐기물이 쏟아져 동네 전체에 퍼진다. 구급차가 몰려오고 대규모 구출 작전이 벌어지고 병원에는 다 수용할 수 없을 정도로 환자가 넘치고 유독성 폐기물을 치우는 데만 백만 달러가 들어간다.
>
> 이런 참사가 헤드라인을 장식하는 동안 GDP는 여기에서 발생하는 부수입만 계산한다. 늘어난 구급차와 병원 수익, 공공 서비스 초과근무 수당, 외신들의 임시 숙소와 여행

29) 한 나라에서 통용되고 있는 화폐를 통틀어 이르는 말
30) 그 자리에서 바로, 한 번에, instantly

경비로 벌어들인 수입, 거액의 폐기물 처리 계약 등. GDP는 끔찍한 병에 걸린 자녀를 바라보는 아버지들의 깊은 절망감이나 유독성 폐기물이 토양과 대기, 동물에게 미친 영향, 지역 사회가 받은 심리적 스트레스는 측정하지 않는다.[31]

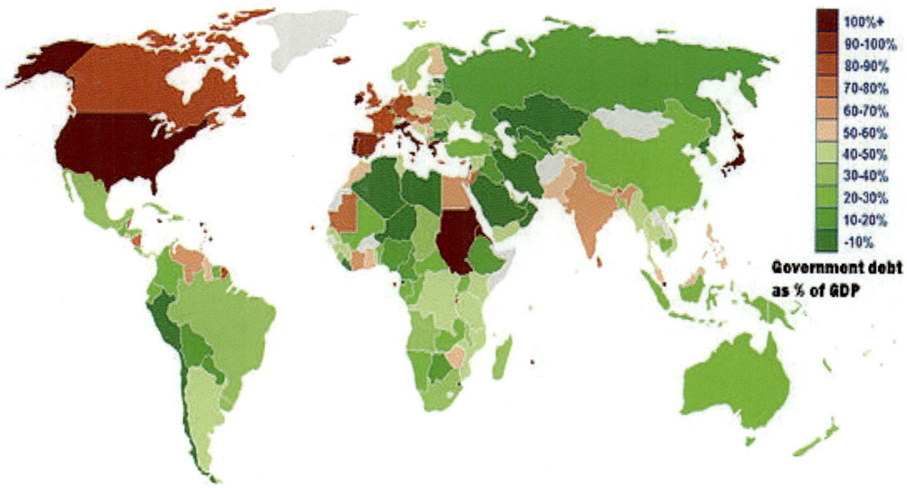

GDP 대비 부채 비율. 붉은색에 가까울수록 GDP 대비 부채비율이 높아지며 짙은 녹색으로 갈수록 비율은 낮아진다.(위키피디아 2009년 자료 기준)

그야말로 GDP의 모순이 아닐 수 없다. 삶의 질 향상과 무관한 GDP, 심지어 삶의 질 향상과 역행하는 GDP 증가라면 더더욱 문제다. 복지 개선과 같은 실질적인 삶의 질 향상으로 이어지지 못한 채 물질 소비의 거품이 이어져 국내총생산과 복지의 괴리乖離[32]가 곳곳에서 발생되고 있다. 선진국들에 대한 연구 조사에 따르면, 일반적인 인식과 달리 국내총생산이 높다고 해서 국민들의 복지 상태가 더 나아지지는 않는다고 한다.[33] 이에 대하여 ① 'GDP의 한계와 그 대안'이란 주제로 100자 이내로 자신의 생각을 적어 보자. 아울러 ② 우리나라 GDP에서 가장 큰 부분을 차지하는 분야는 무엇인지 알아보자.

①

②

2) 실업률失業率 · unemployment rate

불경기recession와 불황depression의 차이점은 딱 하나뿐이다. 불경기는 옆집 사람이 직업을 잃는 것이고 불황은 내가 일자리를 잃는 것이다. 실업이 야기하는 문제는 생각보다

31) 레이첼 보츠먼, 루 로저스. 다음 10년을 지배할 머니 코드 위(WE) 제너레이션. 모멘텀, 2011, p.288
32) 서로 등져 떨어짐. 따로따로 갈라짐
33) 오토 샤머, 카트린 카우퍼. 본질에서 답을 찾아라. 티핑포인트, 2014, p.21

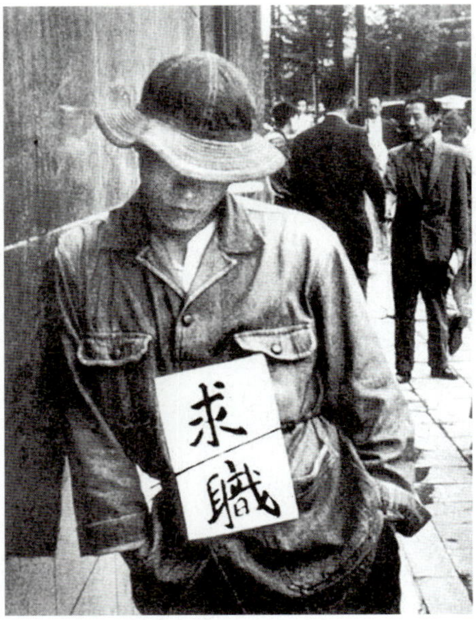

1950년대 한 남자 실업자가 서울 명동에서 '구직' 팻말을 두르고 있다.(고 임응식 작가의 사진)

깊다.[34)]

청년 실업이 문제다. 미국 발發 청년들의 사회 개혁 요구인 '월가를 점령하라Occupy Wallstreet'는, 우리 식으로 표현하자면 88만원 세대의 세상 바꾸기 운동이다. 유럽의 경우 청년 실업률이 40% 이상이고, 중동 지역은 50%를 넘어서고 있어 이들의 목소리는 전 세계적으로 한층 더 거세질 전망이다. 물론 모든 원인을 '현재'의 실업 탓으로만 돌릴 수는 없을 것이다. '미래'에 대한 불안 또한 크기 때문이다. 그럼에도 불구하고 청년들이 일어선 가장 큰 이유 중 하나가 '취업난'이라는 점은 분명하다.

행동 경제학자*인 크리스토퍼 럼Christopher Ruhm은 실업률이 1퍼센트 상승할 때마다 자살 건수는 1.3퍼센트 증가한다는 사실을 발견했다. 주민들의 실업 상태가 오래 지속되면 자살률이 더욱 치솟는 것은 물론이다. 그렇다면 실업 문제는 더 이상 일자리만의 문제에 국한되는 것이 아닌 셈이다. 오히려 그보다는 사람들의 생명과도 관계가 있는 매우 민감한 주제가 분명하다. 장래에 대한 불안과 실업에 이를지도 모른다는 생각이 극심한 취업난에 시달리는 젊은이들이 'We are 99%!'를 부르짖으며 전 세계적으로 들고 일어난 것은 실업과 생명의 연관성을 감안해 볼 때 어찌 보면 당연한 것일지도 모른다.

* 행동 경제학Behavioral Economics
경제학에 심리학을 수혈한 접근법으로 경제 주체의 복잡한 심리와 행동에 대하여 연구한다. 2002년 심리학자인 대니얼 카너먼이 노벨경제학상을 받음으로써 집중 조명되고 있다.

지난 40년간 줄어드는 제조업 분야의 일자리를 대신하여 1990년대 후반까지 전문 서비스업이 이 자리를 메워 왔다. 하지만 최근 들어 보건의료 분야가 새로운 일자리 창출을 이끌고 있다. 미국의 자료를 인용해 보면 보건의료 분야는 미국 내 가장 많은 일자리를 제공하는 분야일뿐더러 세계에서 가장 급속하게 성장하고 있는 분야라는 것이다. 구체적으로 향후 10여 년간 보건의료 분야의 일자리는 지금보다 두 배 이상 성장할 것으로 이는 다른 어떤 분야보다도 빠른 것으로 평가하고 있다.[35)] 다만, 염려스러운 것은 보건의료 분야의 급격한 혁신의 소용돌이 속에서 기존의 지식과 기술에 대한 변화 요구가 높아지게 될 경우 비자발적 실업 중 하나인 기술적 실업* 가능성을 배제할 수 없다는 점이다.

* 기술적 실업
기술 혁신과 기업의 노동 절약적 신기술 도입에 따른 실업

3) 물가지수物價指數 · price index

재화나 용역의 가치를 화폐의 형태로 나타낸 것이 '가격價格'이다. 음료수나 과자 또는 버스 승차와 같이 일상생활에서 빈번하게 구입하는 것들은 횟수 면에선 대단하지만

34) 데브 팻나이크. 와이어드. 이상, 2010, p.181
35) U.S. Bureau of Labor Statistics, Occupational Outlook Handbook, March 29, 2012. 2020년까지 미국에서 헬스케어 부문 일자리가 25퍼센트 내지 31퍼센트가량 증가할 것으로 예상

금액으로는 큰 부담이 없다는 특징이 있다. 한편, 세탁기와 청소기 혹은 에어컨처럼 어쩌다 한 번 사게 되는 물건도 있다. 이러한 품목은 구입 횟수는 얼마 되지 않지만, 그 비용은 만만치 않은 게 사실이다.

그런가 하면 드물지만 계절에 따라 가격이 들쭉날쭉한 품목이 있다. 과일이나 채소 같은 품목처럼 계절적 요인이나 수급 상황에 따라 가격이 요동치는 것들이다. 그렇다면 이런 다양한 가격 변화를 종합해서 소비자들이 느끼는 부담을 한 마디로 나타내는 방법은 없을까.

이런 차원에서 등장한 개념이 '물가物價'다. 이 개념을 이용해 여러 가지 재화나 용역의 가격을 종합해 쉽게 알 수 있도록 일정 기준에 따라 지수로 바꾼 것이 바로 '물가지수'란 개념이다. 물가지수의 특징은 특정 기준연도를 100으로 하여 해당 기간 동안 물가가 얼마나 변했는지 쉽게 알 수 있다는 점이다. 예를 들어 소비자 물가지수가 104라 한다면(기준 연도 2010년) 2010년 대비 물가가 4% 올랐다는 뜻이다.

(1) 소비자물가지수

대표적인 물가지수로 소비자물가지수와 생산자물가지수가 있다. 하지만 어떤 물가지수든 기본 목적은 돈의 구매력 변화를 측정하는 데 있다. 통계청이 매달 내놓는 소비자물가지수는 소비자가 실제로 사들이는 481개의 상품 및 서비스의 거래가격을 조사해 만드는데, 이를 위해 전국 37개 도시에서 조사하고 있다.

소비자물가 동향

구분	2006	2007	2008	2009	2010	2011	2012	2013
소비자물가	2.2	2.5	4.7	2.8	3.0	4.0	2.2	1.3
-농축수산물	-0.1	1.9	0.5	6.4	10.0	9.2	3.1	-0.6
-공업제품	2.0	1.9	7.8	2.5	3.2	4.9	2.8	0.9
-집세	0.4	1.8	2.3	1.6	1.9	4.0	4.2	2.7
-공공서비스	3.5	3.1	2.5	2.0	1.2	-0.4	0.5	0.7
-개인서비스	3.0	3.1	4.7	2.8	2.2	3.7	1.1	1.6

(2) 빅맥 지수 vs. 신라면 지수

영국의 〈이코노미스트〉지誌는 매년 빅맥Big Mac 지수를 통해 국가별 물가 수준과 살림살이 형편 등을 쉽게 가늠할 수 있도록 편의를 제공하고 있다. 2014년 빅맥 지수에 따르면 우리나라의 최저임금은 2014년 기준 5,210원으로 빅맥(개당 4,300원)을 1.2개 구매할 수 있을 뿐, 콜라와 프렌치프라이가 곁들여진 빅맥 세트(5,200원) 메뉴 구입은 불가능하다. 물론 런치타임(10시 30분~14시) 할인 시간을 이용하면 보다 저렴하게 구입할 수도 있다. 이에 반해 미국은 7.25달러로 빅맥(개당 4.2달러) 1.7개를 살 수 있으며, 일본은 빅맥(개당 320엔) 2.3개를 살 수 있었다. 최저임금이 가장 높은 곳은 프랑스(9.22유로)로

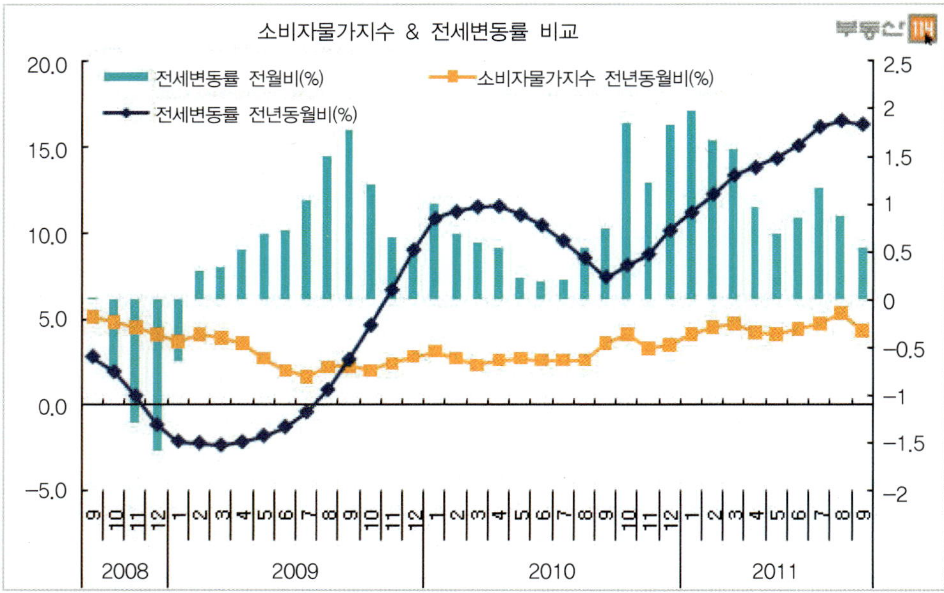

소비자물가지수와 전세변동률 비교(출처 : 부동산114(www.r114.co.kr) 리서치센터 이다혜)

3.49유로인 빅맥 2.6개를 살 수 있었다.

이처럼 빅맥 지수를 적용해 보면 여러 나라의 실질 임금 수준을 한눈에 비교할 수 있다는 장점이 있다. 우리나라의 최저임금 수준이 아주 낮다는 것을 쉽게 알 수 있었던 것도 '지수'라는 간단한 잣대가 있어 비교가 용이했기 때문이다.

세계의 빅맥 지수

순위	국가명	빅맥 지수($)	기준연월	순위	국가명	빅맥 지수($)	기준연월
1	노르웨이	7.76	2014. 07	23	네덜란드	4.64	2014. 07
2	스위스	6.83	2014. 07	24	오스트리아	4.56	2014. 07
3	베네수엘라	6.82	2014. 07	25	터키	4.42	2014. 07
4	스웨덴	5.95	2014. 07	26	그리스	4.11	2014. 07
5	브라질	5.86	2014. 07	27	포르투갈	4.04	2014. 07
6	핀란드	5.52	2014. 07	28	대한민국	4.00	2014. 07
7	캐나다	5.25	2014. 07	29	코스타리카	4.00	2014. 07
8	프랑스	5.25	2014. 07	30	에스토니아	3.90	2014. 07
9	이탈리아	5.18	2014. 07	31	싱가포르	3.80	2014. 07
10	덴마크	5.15	2014. 07	32	헝가리	3.77	2014. 07
11	이스라엘	5.13	2014. 07	33	칠레	3.72	2014. 07
12	벨기에	4.98	2014. 07	34	필리핀	3.70	2014. 07
13	유럽연합	4.95	2014. 07	35	일본	3.64	2014. 07
14	뉴질랜드	4.94	2014. 07	36	페루	3.59	2014. 07
15	독일	4.94	2014. 07	37	아랍에미리트	3.54	2014. 07
16	영국	4.93	2014. 07	38	리투아니아	3.49	2014. 07
17	우루과이	4.92	2014. 07	39	체코	3.46	2014. 07
18	스페인	4.91	2014. 07	40	멕시코	3.25	2014. 07
19	오스트레일리아	4.81	2014. 07	41	타이	3.12	2014. 07
20	미국	4.80	2014. 07	42	파키스탄	3.04	2014. 07
21	아일랜드	4.70	2014. 07	43	폴란드	3.00	2014. 07
22	콜롬비아	4.65	2014. 07	44	사우디아라비아	2.93	2014. 07

* 빅맥 지수는 빅맥 가격을 달러로 환산한 가격을 의미함(출처 : The Economist)

우리나라의 고유한 지수도 있다. '신라면 지수'로 2009년 10개국의 신라면 가격을 미국 달러로 환산한 것인데, 2009년 기준 신라면 지수를 보면 한국 0.57달러, 미국 0.89달러였으며 중국이 가장 싼 0.44달러인 반면 독일은 가장 비싸 1.34달러로 조사되었다. 전 세계 70여 개국에 판매되고 있는 신라면은 품질이나 중량 및 재료 등이 표준화되어 있어 각국의 물가 수준을 비교하는 데 도움이 된다. 이러한 지수들의 공통적인 한계점은 나라마다 크게 다른 임금 수준을 제대로 반영하지 못한다는 점일 것이다.

4) 인플레이션에서 스태그플레이션까지

> 예를 들어 우리가 보유한 IBM의 주가가 100달러에서 200달러로 상승했다고 가정하자. 만일 달러의 가치가 50% 하락한다면, 우리가 달러 기준으로는 돈을 벌었을지 몰라도, 실제로는 전혀 돈을 번 것이 아니다. 우리는 전에 사던 만큼 스카치위스키를 살 수도 없고, 도요타 자동차를 살 수도 없다. 수입 가격이 둘 다 두 배로 올랐기 때문이다. 수입품 구매 기준으로 우리의 형편은 전혀 나아지지 않았다. 석유도 마찬가지다. 모든 제품의 가격이 그대로 유지되더라도, 달러의 가치가 하락하면 우리의 생활수준은 낮아지게 된다.
>
> 달러의 가치가 하락하면, 수입 타이어의 가격이 상승할 뿐 아니라, 미국산 타이어 가격도 상승한다. 수입 고무의 원가가 상승했기 때문이다. 달러의 가치가 하락하면, 국제 시장에서 달러를 받고 석유를 파는 사우디아라비아 족장들은 달러로 더 높은 가격을 치러야 하기 때문이다. (…) 이제 악몽 같은 인플레이션이 시작된다. 우리는 IBM 주가가 두 배로 뛰어서 부자가 되었다고 생각하지만, 주위를 둘러보면 모든 물가가 상승했다. 휘발유 가격도 올랐고, 식품 가격도 올랐다. 우리가 가진 달러는 다른 통화, 쌀, 금 등 모든 것에 대해 가치가 계속 떨어진다. 달러의 가치 하락은 미국인의 모든 일상생활에 광범위하게 영향을 미칠 뿐 아니라, 나머지 세계에도 광범위하게 영향을 미친다. 이것이 경제학의 기본이다.[36)]

물가지수는 인플레이션$_{\text{inflation}}$, 디스인플레이션$_{\text{disinflation}}$, 디플레이션$_{\text{deflation}}$, 스태그플레이션$_{\text{stagflation}}$ 정도를 측정하여 경제가 얼마나 건강한지를 보여주는 척도$_{\text{尺度}}$다. 인플레이션이란 제품이나 서비스 가격이 상승하고 돈의 가치는 떨어지는 경우를 말한다. 1차 세계대전 당시 패전국이었던 독일은 1923년 당시 인플레이션이 최고조에 달하는 하이퍼인플레이션$_{\text{hyper inflation}}$에 놓이게 되었다. 그해 10월 19일, 1달러에 120억 마르크를 기록하던 환율은 사흘 후 500억 마르크로 치솟았고, 빵 하나를 사려면 계산대에 무려 17억 마르크를 올려놓아야만 했다. 심지어 난방을 위해 종이돈을 태우는 일도 서슴지 않았다. 돈 값이 헐값이 되었기 때문이다.

이런 상황에서 정부가 취할 수 있는 정책 중 하나가 디스인플레이션이다. 이는 인플레이션을 완화한다(디스인플레이션)는 표현 그대로 시중에 넘쳐 나는 돈을 거둬들임

36) 짐 로저스. 세계경제의 메가트렌드에 주목하라. 이레미디어, 2013, pp.54~55

으로써 서서히 상황을 수습해 가는 경제정책이다. 이를 위해 정부에서는 신규 통화 발행을 억제하고 금리 인상을 통해 풀린 돈을 다시 은행을 통해 거둬들이기도 한다. 상황에 따라서는 재정 혹은 금융 긴축 정책을 통해 돈줄을 틀어막기도 하는 적극적 정책도 마다하지 않는다.

디플레이션이란 산출량의 저하, 실업의 증가 등 경제 활동의 침체 또는 저하를 의미하는 말이다. 디플레이션이 일반화되면 통화량이 줄어드는 현상이 나타난다. 시중에 흐르는 자금이 얼어붙다 보니 경제 활동은 침체되고, 돈이 귀하다 보니 물가가 실제로 하락하게 된다. 하지만 좋은 의미의 물가 하락이 아니라 소비할 돈이 없어 소비 수준이 비정상적으로 위축되는 것이기에 문제인 것이다.

스태그플레이션이란 경제가 나빠지는 스태그네이션stagnation · 경기침체임에도 불구하고 물가가 오르는 인플레이션 상황이 동시에 일어나는 경우로 이 두 단어를 합성한 게 바로 스태그플레이션이다. 불황기에는 물가가 하락하고 호황기에는 물가가 상승하는 게 정상이다. 하지만 호황기는 물론 불황기임에도 물가가 만성적으로 계속 상승하여, 불황과 인플레이션이 공존하는 복합적인 상황이 빈번하게 나타난다면 이는 바로 스태그플레이션이 일상화된 것이다.

5) 생산성* productivity

* 애덤 스미스는 〈국부론〉에서 핀 제조 공장을 예로 들어 핀의 제작 과정을 여러 단계로 나누어 10명이 나눠 하게 될 경우 하루에 4만 8,000여 개의 핀을 제작할 수 있는 반면에, 이를 혼자서 할 경우 20개를 만들기도 쉽지 않다며 분업이 생산성 향상에 큰 영향을 끼친다고 주장한 바 있다.

1926년, 헨리 포드는 근로자들의 노동 시간을 하루 10시간에서 8시간으로 줄이는 한편, 6일제 근무를 5일제로 바꾸었다. 그 유명한 주당 40시간 노동제를 채택한 것이다. 더 놀라운 것은 '모델 T' 자동차를 생산하면서 '5달러 임금 정책'을 선언했다. 이는 당시 일반적인 임금 수준의 두 배 이상 되는 것으로, 업계와 자본가들은 크게 반발했다. 포드 자동차가 과도한 인건비에 결국 문을 닫을 것이라는 악담이 이어졌다. 근로자들의 근무 시간을 줄이는 가운데 임금을 두 배 가까이 높게 지급하는 회사의 운명은 어떻게 될까?

관건은 생산성이었다. 일주일에 하루 더 쉬는 5일제 근무를 통해 체력적으로 더욱더 안정화된 근로자들의 생산성은 높아져 생산량이 증대되었고 그러다 보니 생산 원가는 자동적으로 줄어들었다. 시장 임금의 두 배를 지급하는 것 이상의 효과가 되돌아왔던 것이다. 구체적으로 살펴보면, 대량생산 시스템인 컨베이어 식 조립라인을 통해 자동차 한 대의 조립 시간은 기존의 12시간 30분에서 2시간 40분으로 단축되었고 그 결과 자동차 가격은 3분의 1수준으로(혹자에 따라서는 15% 수준으로)까지 뚝 떨어졌다. 그 결과 모델 T는 1908년에 처음 출시되어 1928년에 생산이 중단될 때까지 20년간 총 1,500만 대라는 엄청난 판매 기록을 세우며 미국의 자동차 시대를 열었다.

연장 근무, 잦은 야근, 휴일 근무도 마다하지 않는 '열정'을 부추기던 때가 있었다. 하지만 그 이면에는 자기 개발 부진 혹은 재충전 실패, 가정을 잊은 가장, 은퇴 후 가족과의 소외 문제가 함께 존재한다. 병원도 예외가 아니다. 더 많은 진료, 더 많은 실적의 이면에는 연장 진료와 공휴일 진료 그리고 심지어 24시간 진료가 도사리고 있다. 연일 계속되는 고된 노동을 끝까지 버텨낼 수 있는 사람(혹은 조직)이 있을 리 없다. 지나침의 문제는 어디서든 결국에는 드러나기 마련이다.

무지막지하게 몰아붙이던 시대가 저물고 있다. 대신 스마트하게 일해야 하는 시대가 다가오고 있다. 몇 시간을 일했느냐가 중요한 것이 아니라 어떤 성과를 냈느냐가 더 중요한 시대, 그야말로 생산성의 시대가 온 것이다.

일반적으로 생산성이란 투입 대비 산출물(혹은 성과)의 정도를 말한다. 따라서 생산성이나 성과를 올리기 위해서는 불필요한 '움직임'과 성과로 이어지는 '일'을 구별해야 한다. 성과와 관계없는 일을 처리하느라 쓸데없는 데다 시간을 뺏겨서도 안 된다. '바쁘게 일하고 있다'는 착각에서 벗어나야 하며, 시간을 효율적으로 활용하는 방법을 찾아야 한다. 바쁘게 일하는 것보다 더 중요한 것이 해야 할 일을 하는 것이다.

> 근로 시간과 비교하여 생산량을 파악할 수 있는 노동생산성 지수를 보면 우리나라는 매년 증가하고 있다. 2000년을 100으로 했을 때 2006년엔 151.1로 늘어나서 1.5배나 향상되었다. 증가의 주된 요인은 IT기업의 생산성 향상과 관련이 있다. 그럼에도 여전히 외국과 비교하면 매우 낮은 편이다. 국제노동기구의 조사에 따르면 미국의 노동생산성을 100으로 했을 때 우리나라는 68 수준이었다. 미국과 비교해 근로 시간이 1.5배나 더 많으니 당연한 결과다. 어떻게 보면 우리의 노동생산성은, 기름만 먹고 많이 가지는 못하는 연비 높은 고급 승용차 같다.[37]

(1) 맥도날드

맥도날드 매장은 끊임없이 생산성 향상을 추구한다. 산뜻해 보이지만 푹신하지는 않은 매장의 플라스틱 의자가 그 첫 번째다. 맥도날드 매장은 왜 편안하고 푹신한 의자를 거부할까. 불편한 의자일수록 오래 머물기 힘들다. 오래 앉아 있기가 불편하다 보니 고객들은 용무를 마치기 무섭게 일어난다. 당연히 매장 체류 시간은 줄어들고 빈자리가 끊이질 않는다. 다음 손님이 와서 앉을 자리가 군데군데 생기다 보니 손님은 쉬지 않고 이어지고, 어디 그뿐인가. 포근하기보다는 차가운 조명에 간간이 쓸고 닦으며 테이블을 차지하고 있는 손님들을 압박하는 종업원의 움직임. 정교하게 계획된 이 모든 조합의 결과 맥도날드의 생산성은 유지되고 향상된다.

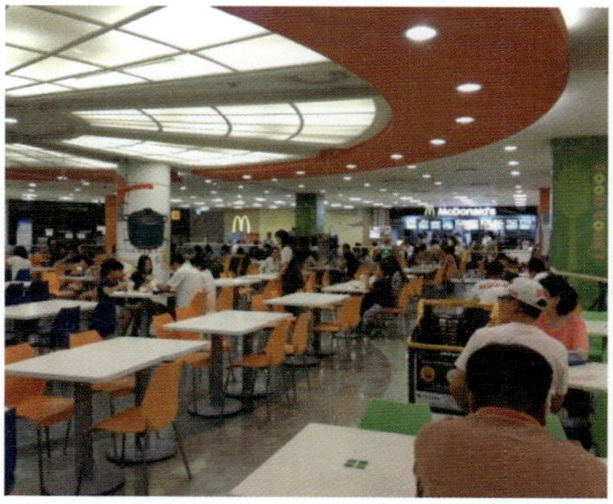

정교하게 계획된 맥도날드 매장

37) 구정화. 퍼센트 경제학. 해냄, 2009, p.171

아래 예시문을 읽고 그 내용을 바탕으로 생산성이란 단어를 넣은 문장을 하나씩 만들어 보자. 첫 번째 예시는 단순한 근로 시간의 차이를 언급하고 있다. 하지만 두 번째 예시는 절대적 시간 외에 집중력 또는 학습법에 따라 생산성이 달라질 수 있음을 의미한다. 마지막 예시는 생산성이라는 것이 어느 하나에만 공을 들인다고 되는 것이 아닐뿐더러 근본적인 해결책은 더 큰 차원의 사회적 뒷받침(여기서는 번역 시스템)이 필요하다는 것이다. 왜냐하면 한 나라의 생산성 수준은 그 나라의 전반적인 수준 혹은 구체적인 시스템의 정도에 의해 크게 영향을 받기 때문이다.

2000년 OECD 통계에 의하면 미국 근로자들은 연간 1,877시간을 일해 독일 근로자보다 10주, 영국 근로자보다 4.5주를 더 일한다. 긴 근무 시간으로 유명한 일본의 경우도 연간 근무 시간이 1,840시간으로 미국 근로자보다 37시간 더 적다.

①

한국청소년정책연구원에 따르면, 우리나라 학생들은 하루 7시간 50분, 1주일에 평균 49.4시간을 공부에 쓴다. 이는 OECD 평균(33.9시간)보다 15시간이나 많다. 그럼에도 불구하고 핀란드 학생(6시간 6분)이나 일본 학생(5시간 20분)과 학업성취도 면에서 큰 차이가 없다.

②

일본은 결코 영어를 잘하는 나라가 아니다. 대학생들의 영어 실력만 놓고 보면 우리나라 학생들보다 더 낫다고 보긴 어렵다. 그러나 대학 경쟁력이 우수하다. 이유는 질 높은 번역 문화 때문이다. 대다수 국민들이 일본어로 최신의 학문을 신속하게 접하고 공부할 수 있기 때문이다.

③

(2) 패디 치과

서비스 부문의 경우 새로운 기술의 도입이 서비스의 질을 높일 수는 있으나 언제나 서비스의 생산성을 높이는 것은 아니다.[38] 예를 들어 컴퓨터 단층 촬영computed tomography, CT, 자기공명 영상magnetic resonance imaging, MRI 장치의 도입이 환자 치료에 도움이 되긴 하지만 환자 수 자체를 늘리는 건 아니다. 그러나 분명한 건 이들 장비의 도입으로 의료 서비스가 한결 더 정교해지고 나아진다는 사실이다. 다만, 생산성이라는 지표만으로 이런 부분의 개선 또는 향상 정도를 온전히 반영하지 못할 뿐이다.

38) CT, MRI, PET-CT(양전자방출 단층촬영기)와 같은 첨단 의료기기가 서비스의 질을 높이려는 이유만으로 도입된 것은 아님. 실제로 이러한 장비를 통해 해당 병원은 다른 병원과의 차별적 우위를 점하기도 하며, 병원의 수익 창출에도 큰 기여를 하였기 때문임

생산성 지표는 기술 발전에 따른 질적인 향상 부분을 제대로 반영하지 못하는 아쉬움이 있으므로 이를 반영한 새로운 지표의 적용이 필요하다. 그렇다면, 생산성의 유혹을 과감히 벗어던진 패디 치과를 살펴보자. 〈포춘〉지가 '성공한 치과'로 뽑기도 했던 이곳 사례를 통해 ① 생산성 대신 패디 치과가 선택한 것은 무엇인지, 그리고 ② 패디 치과의 새로운 선택은 또 다른 형태의 생산성이라 볼 수는 없는 것인지 여러분의 생각을 정리해 보자.

> 환자가 어느 정도 늘자 패디는 바빠지기 시작했고 기다리는 환자를 맞기 위해 빨리빨리 치료를 했다. 조금 더 중요한 환자였지만 기본적인 치료만 하게 되었고 환자들과 이야기할 시간도 없었다. 여러 환자를 열심히 치료한 것 같은데 한 번 왔던 환자가 재방문하는 일이 별로 없었다. 반면 환자들의 불만이 자주 제기되니 패디 박사 자신도 괴로웠다. (…) 그는 치과 간판을 떼어 내고 전화번호부에서 패디 치과를 삭제하고 오로지 고객 추천에 의한 고객만을 치료하기로 했다. 병원 문에 '초대 고객만 받습니다(Invitation only)'라는 푯말을 붙이고 접수대를 없애고 그 자리에 에스프레소 커피 기계를 갖다 놓았다. (…) 고객들은 편안한 분위기에서 인간적인 교감을 통해 의사를 신뢰할 수 있었다. 치료를 할 때도 고객과 대화를 하고 고객 특성에 맞는 적절한 치료를 하므로 고객 만족도가 높았다. 고객들은 가족이나 친지들에게 패디 치과에서의 즐거운 경험을 이야기하기 시작했다. 만족한 고객이 또 다른 고객을 확보해 주었다. 고객의 추천은 계속 늘어나 지금은 패디에게 새로운 고객을 추천해도 좋은지를 허락받아야 할 정도이다.[39]

① 생산성 대신 패디 치과가 선택한 것은 무엇인가?

② 패디 치과의 새로운 선택은 또 다른 형태의 생산성이라 볼 수 있다고 보는가. 그렇다면(혹은 그렇지 않다면) 그 근거는 무엇 때문인가?

③ 생산성과 효율성 등 두 가지를 동시에 만족시킨 사례에 대해 알고 있다면 이에 대해 간략히 적어 보자.

6) 재정 정책財政政策 · fiscal policy 및 통화 정책通貨政策 · monetary policy

재정이란 국가 또는 공공 단체가 스스로를 유지하고 그 목적을 달성하는 데 소요되는 경비를 조달하고 이를 관리 · 지출하는 일체의 작용이다. 재정 정책이란 경제를 안정

39) 김영한. 넛지 마케팅. 한국경제신문, 2010, pp.186~188

시키기 위해 세금이나 정부 지출을 줄이거나 늘리는 방법을 사용하는 것이다. 한편, 통화란 교환의 매개물媒介物로 일반에 유통되는 화폐貨幣·currency를 말하는 것으로, 통화 정책이란 통화의 공급이나 이자율을 관리하는 것이다.

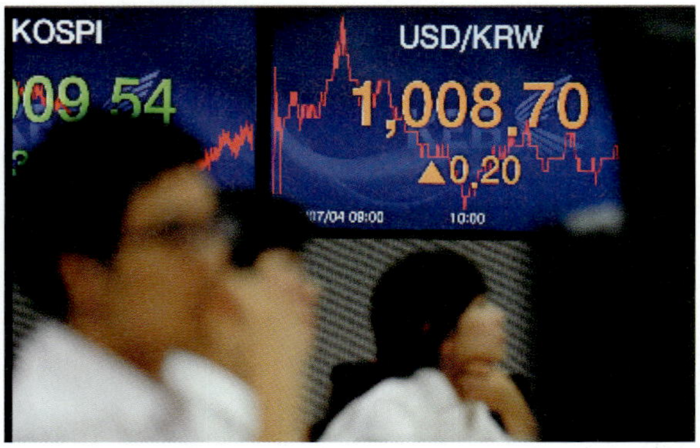

KOSPI, USD/KRW, 녹색과 주황색 그리고 주황색 삼각형의 뜻은?

예를 들어 대출 이자율이 오르면 금융기관에서 돈 빌리는 비용이 늘어난다. 이럴 경우 대출은 줄어들고 신규 투자는 억제되어 경기는 침체recession되고 심할 경우 불황不況·depression에 빠지게 될 것이다. 반대로 이자율이 떨어지면 은행에서 돈 빌리는 게 한결 쉬워지고 그 부담도 줄어들게 된다. 따라서 대출이 증가하고 신규 투자는 늘어나 경기는 활성화된다. 경기가 좋아지면 통화량은 다시 늘어나 시중에 돈이 많이 돌게 된다. 기업들은 돈 구하기가 한결 더 쉬워지게 됨에 따라 투자는 늘고, 그 결과 경제는 한층 더 빨리 성장하게 될 것이다. 하지만 언제까지나 이와 같은 장밋빛이 계속되는 것은 아니다. 시중에 너무 많은 돈이 풀리다 보면 물가 인상을 피할 수 없게 된다. 이는 물건에 비해 통화량이 상대적으로 많아졌기 때문인데, 그러면 정부는 다시 이자율을 높여 시중에 풀린 돈이 은행으로 향하도록(예금 증가) 조절할 것이다. 이른바 통화 정책을 시행하는 것이다.

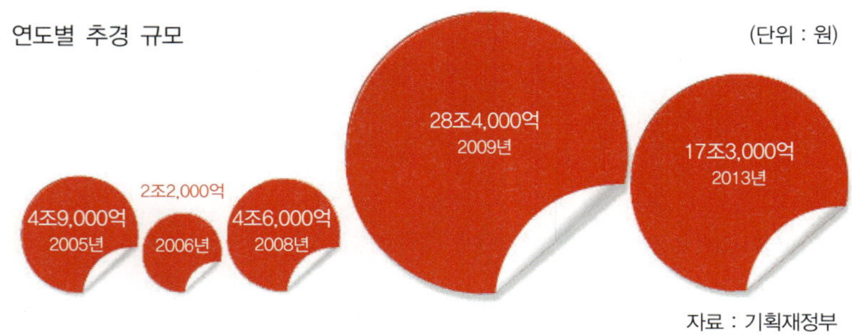

추경이란 무슨 뜻일까?

이 같은 통화 정책을 통하여 어느 정도 경제 흐름의 완급緩急 조절이 가능하다. 경제공황 당시 미국의 F. 루즈벨트[40] 정부의 대규모 공사 발주 배경에는 이 같은 정책적 의도가 있었던 것이다. 정부에 의한 경기부양 정책은 불황을 극복하는 주요 수단의 하나로 여전히 유효하다. 다만 그 정도와 의도가 우려되는 점 또한 분명하다.

4대강 사업 등 국가가 주도하는 대규모 기간 사업의 발주, 선거철에 임박해서 몰리는 대형 국책사업의 시행 또는 계획 발표 등을 온전히 통화 정책의 일환일 뿐이라고 말하기는 힘들다. 그럼에도 불구하고 이런 사례에서 알 수 있듯이 통화 정책의 효과가 아주 실재적이라는 점만은 분명해 보인다.

> 가계 부채 문제가 심각하다는 데 공감합니다. 우리나라 국내총생산(GDP)이 1,200조 원가량 되는데, 가계 부채가 900조 원을 넘으니 일단 절대 규모로도 크죠. GDP 대비 가계 부채 비율이 약 80%로, OECD 평균 수준을 웃돈다고 합니다. (…) 경기가 더 나빠지

40) 두 사람의 루즈벨트 대통령이 있음. 26대 Theodore Roosevelt(1901~1909년 재임)와 미국 역사상 유일한 4선 대통령이었던 32대 Franklin Roosevelt(1933~1945)

고 부동산 가격이 떨어져 주택 담보 대출이 대거 부실해지면 가계 부채 문제가 경제를 흔들 가능성이 있다고 봅니다. (…) 은행에서 대출을 줄이니까 금리가 비싼 제2금융권과 대부 업체 등에서 대출이 크게 늘었다는 점도 불안한 요소입니다.

양적인 면뿐만 아니라 질적인 부분에서도 걱정되는 점이 많은데요, 전문가들의 분석을 보니 우리나라 가구의 가처분소득 대비 부채 비율이 150%를 넘어, 서브 프라임 위기 당시 미국보다 높고, (…) 가계 부채 중 가장 큰 비중을 차지하는 주택 담보 대출의 90% 이상이 변동 금리 대출이라, 경제 상황에 따라 금리가 올라가면 빚을 갚아야 하는 사람들의 부담이 더욱 커질 수 있다는 위험성이 있어요. 선진국의 경우 고정 금리 대출이 더 많아요. 또 우리는 원리금을 분할 상환하는 것이 아니라 일정 기간 이자만 내고 나중에 한꺼번에 갚아야 하는 거치식 일시 상환 대출이 약 80%를 차지하고 있다고 합니다. 어느 순간 가계 부채 문제가 한꺼번에 터질 가능성이 높은 구조죠.41)

(1) 가계 부채 문제

위 글에서 가계 부채와 관련하여 여섯 가지 정도의 문제를 지적하고 있다. 구체적으로 어떤 내용인지 차례대로 하나씩 찾아서 적어 보자.

① 절대 규모 :

② 부동산 가격 :

③ 제2금융권 등의 대출 :

④ 가처분소득 대비 부채 비율 :

⑤ 금리 대출 방식 :

⑥ 상환 방식 :

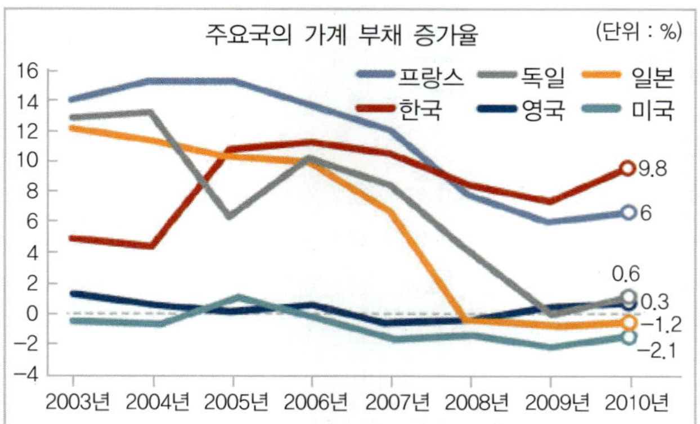

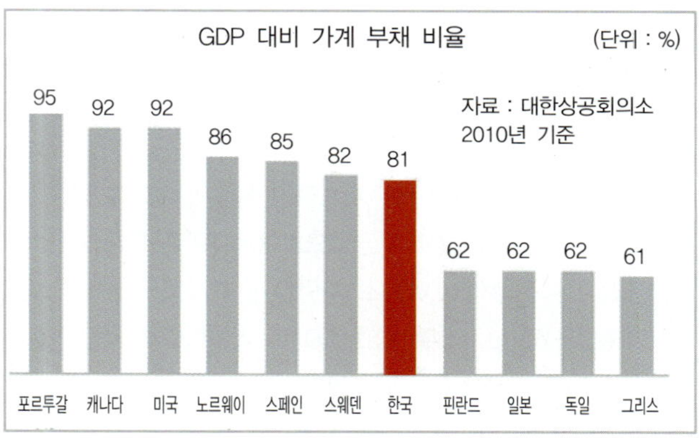

우리나라의 국내총생산(GDP) 대비 가계 부채 비율은 OECD 평균치를 훨씬 웃도는 한편, 증가율 또한 간과할 수 없을 정도다.
(자료 : OECD 자료를 활용한 매경 이코노미)

41) 안철수 지음, 제정임 엮음. 안철수의 생각. 김영사, 2012, pp.178~179

(2) 가계 부채 문제의 파장

찾아낸 여섯 가지 문제들이 불러올 또 다른 문제점(기존의 문제로 인해 초래될 새로운 문제들)과 예방법에 대해 생각해 보자.

①번 문제

②번 문제

③번 문제

④번 문제

⑤번 문제

⑥번 문제

현재 가치와 미래 가치

한꺼번에 700만원을 예금하면 만 3년 후 800만원을 지급하겠다는 은행 상품이 새로 나왔다. 문제는 향후 3년간의 금리가 매우 유동적이어서 3%에서 7%까지 폭이 매우 크다는 사실이다. 두 가지 이자율을 감안하여 여러분의 돈 700만원을 은행에 넣어 둘지 여부를 결정해 보자. 여러분의 돈을 은행에 3년간 맡겨 둬도 좋은 경우는 다음 중 어느 경우이며 그 이유는 무엇 때문인가?

현재 가치 vs. 미래 가치

구분	1년 후	2년 후	3년 후
금리 7%시			
금리 3%시			

*현재 가치=미래 가치/(1+이자율)^{기간} $PV=FV/(1+r)^N$임을 참고할 것

1962년에 창업한 월마트는 지속적인 성장세 덕분에 상장上場 첫해의 월마트 주식 100주는 2000년도에 24만 주(정확하게는 204,800주)로 불어났으며 금액으로는 1,125만 달러에 달했다. 32년간 월마트에서 근무한 후, 2004년 초에 은퇴한 테리 잉글리시는 전형적인 아칸소 사람답게 자금을 신중하게 관리했다. 보유한 월마트 주식은 그의 재직 기간 중 9번에 걸쳐 액면 분할되었다. 100주가 51,200주로 늘어났으며 액면가額面價만으로도 200만 달러가 넘었다. 그는 아직 48세밖에 안 되었지만 지속적으로 성장세를 탔던 월마트에서 일한 덕분에 백만장자가 되었다. 퇴직한 그는 이렇게 말했다. "전 월마트를 사랑합니다. 그 회사를 사랑하죠. 보통 사람들이 일하는 회사거든요. 전 그 회사 사람들을 사랑해요. 그런데 왜 은퇴했냐고요? 32년 근무하고 나서 완전히 지쳤거든요."[42)]

42) 찰스 피시먼. 월마트 이펙트. 이상, 2010, p.62

위 내용 중 밑줄 친 부분의 뜻에 대해 자세히 알아보자. 아울러 주식 수를 기준으로 1962~2000년 기간(38년) 중 월마트의 연평균 증가율을 구해 보자.

① 상장上場 :

② 액면가額面價 :

③ 1962~2000년 기간의 연평균 증가율 :

미래가치									
공식 : 미래가치(FV) = a × (1+r)^n									
계산예	현재 1억원의 10년후 가치 (실제 적용을 위해선 녹색부분 조건만 변경하십시오)								
조건	금액(a)	100,000,000	금리(r)	5%	기간(n)	10 년	120	개월	년복리
162,889,463									

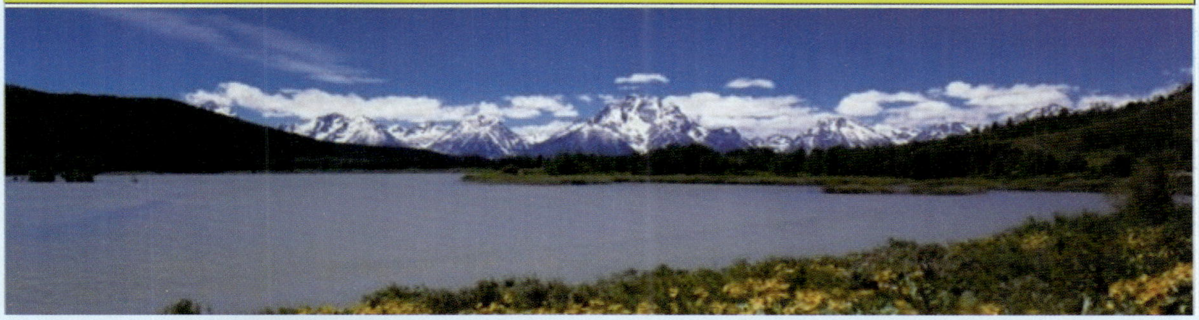

현재가치									
공식 : 현재가치(PV) = a ÷ (1+r)^n									
계산예	10년후 1억원의 현재 가치 (실제 적용을 위해선 녹색부분 조건만 변경하십시오)								
조건	금액(a)	100,000,000	금리(r)	5%	기간(n)	10 년	120	개월	년복리
61,391,325									

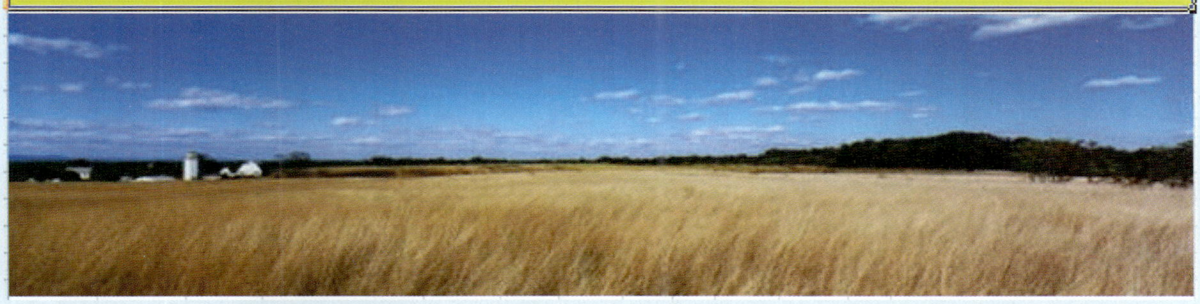

(출처 : 세상사는 이야기(http://blog.naver.com/blosh/70187661176))

타임지 선정 가장 영향력 있는 경영학 서적 25종(TIME, Aug.9, 2011)

아래 원서 중 우리글로 번역된 책을 찾고, 그 책의 우리말 제목을 해당 책의 영문 표기 옆에 적어 보자.

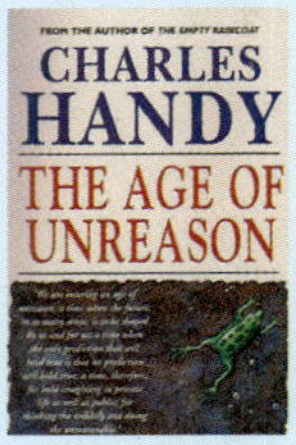

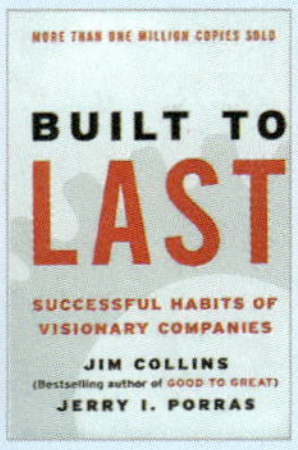

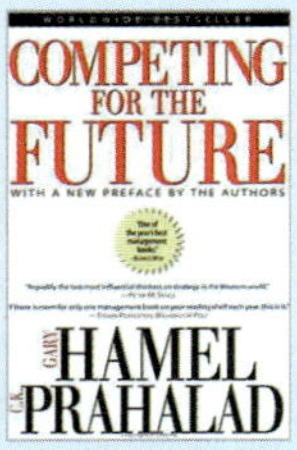

1. The Age of Unreason (1989), by Charles Handy
2. Built to Last : Successful Habits of Visionary Companies (1994), by Jim Collins and Jerry Porras
3. Competing for the Future (1996), by Gary Hamel and C.K. Prahalad

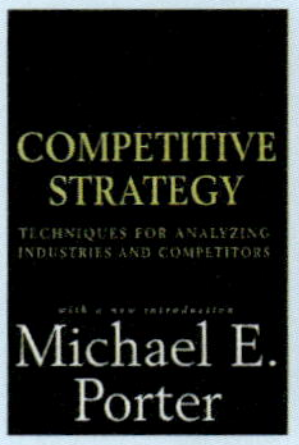

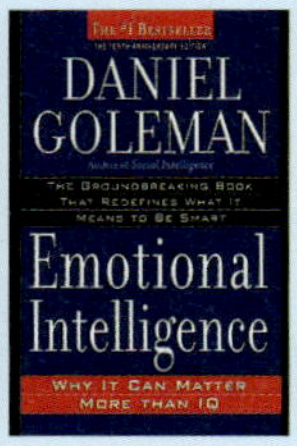

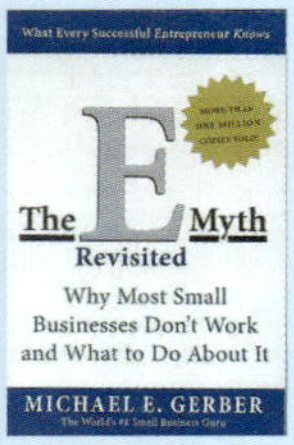

4. Competitive Strategy : Techniques for Analyzing Industries and Competitors (1980), by Michael E. Porter
5. Emotional Intelligence (1995), by Daniel Goleman
6. The E-Myth Revisited : Why Most Small Business Don't Work and What to Do about It (1985), by Michael E. Gerber

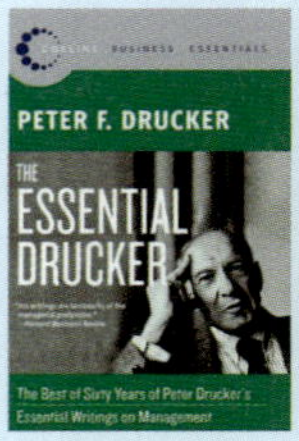

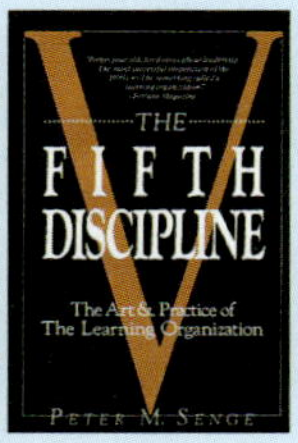

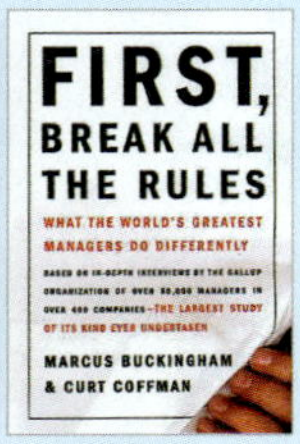

7. The Essential Drucker (2001), by Peter Drucker
8. The Fifth Discipline : The Art and Practice of the Learning Organization (1990), by Peter Senge
9. First, Break All the Rules (1999), by Marcus Buckingham and Curt Coffman

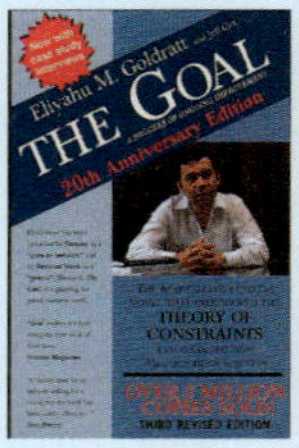

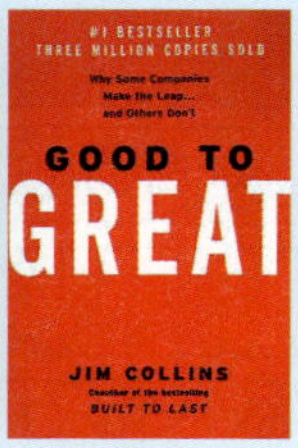

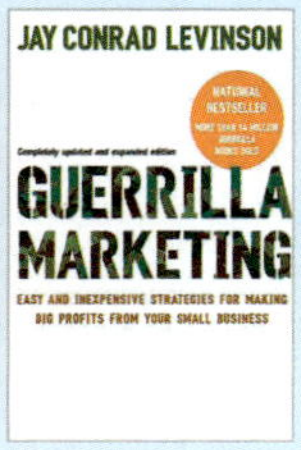

10. The Goal (1984), by Eliyahu Goldratt
11. Good to Great : Why Some Companies Make the Leap ... and Others Don't (2001), by Jim Collins
12. Guerilla Marketing (1984), by Jay Conrad Levinson

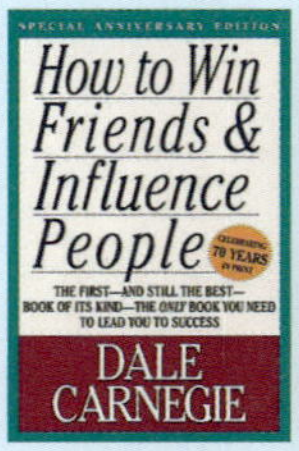

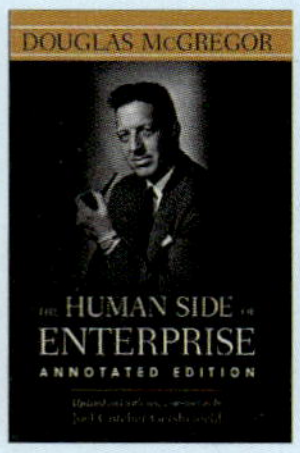

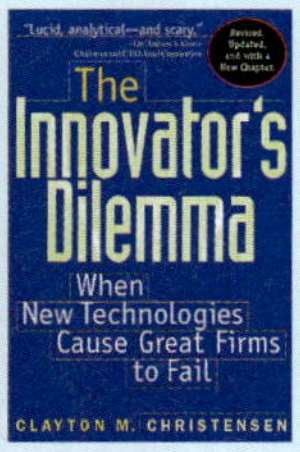

13. How to Win Friends and Influence People (1936), by Dale Carnegie
14. The Human Side of Enterprise (1960), by Douglas McGregor
15. The Innovator's Dilemma (1997), by Clayton Christensen

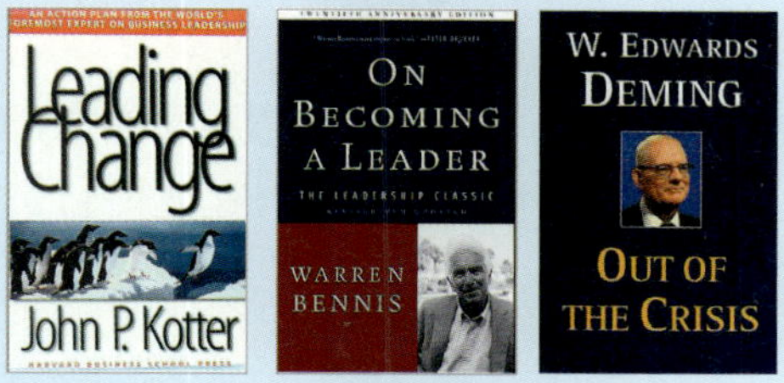

16. Leading Change (1996), by John P. Kotter
17. On Becoming a Leader (1989), by Warren Bennis
18. Out of the Crisis (1982), by W. Edwards Deming

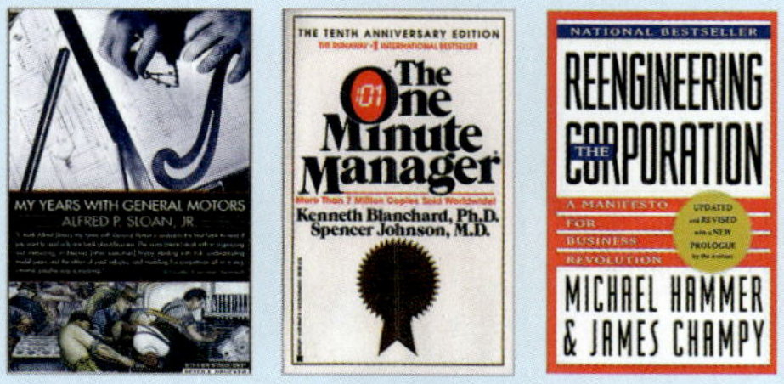

19. My Years with General Motors (1964), by Alfred P. Sloan Jr.
20. The One Minute Manager (1982), by Kenneth Blanchard and Spencer Johnson
21. Reengineering the Corporation : A Manifesto for Business Revolution (1993), by James Champy and Michael Hammer

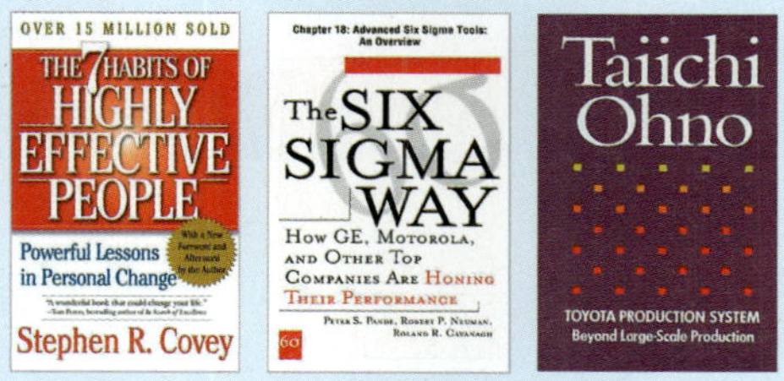

22. The 7 Habits Of Highly Effective People (1989), by Stephen R. Covey
23. The Six Sigma Way : How GE, Motorola and other Top Companies are Honing Their Performance (2000), by Peter S. Pande, Robert P. Neuman and Roland R. Cavanagh
24. Toyota Production System (1988), by Taiichi Ohno

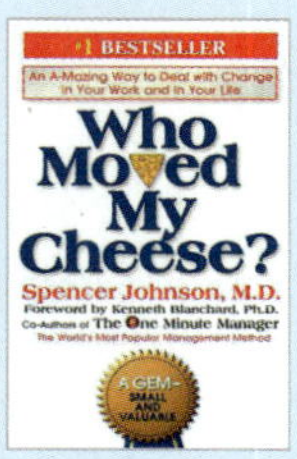

25. Who Moved My Cheese? (1998), by Spencer Johnson

찾아볼 영상

TED : 레베카 오니 <과연 우리의 보건의료 체계가 우리의 건강을 지켜줄까?>
Rebecca Onie <what if our healthcare system kept us healthy?>

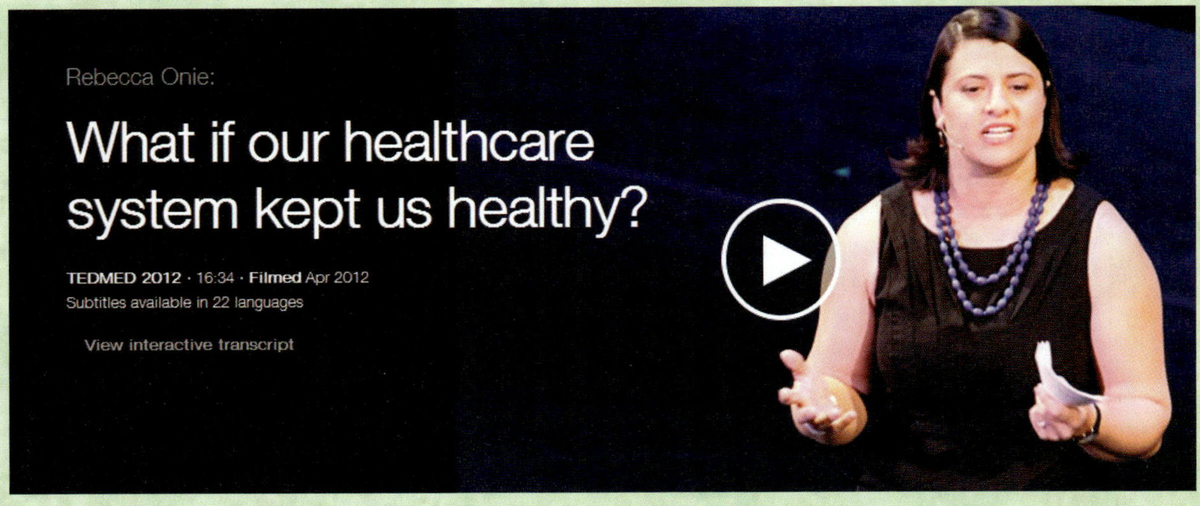
Rebecca Onie:
What if our healthcare system kept us healthy?
TEDMED 2012 · 16:34 · Filmed Apr 2012
Subtitles available in 22 languages
View interactive transcript

질병 관리 시스템과 병원 환경이 발달한다고 해서 모든 사람의 삶의 질이 나아지는 것은 아니다. 그 발달한 시스템의 혜택을 누릴 수 있는 것은 고소득층의 사람들뿐이다. 실제로 닥터 '가이거씨'가 미시시피 삼각주 지역의 극 빈곤 지역에 보건소를 설립했을 때 가장 먼저 한 일은 영양실조로 들어온 사람들에게 음식을 처방하는 것이었다. 그가 환자들에게 제공한 것은 고급의 의료가 아닌 지역 슈퍼마켓에 흔히 널려 있는 음식들이었다. 의료 서비스의 목표는 국가의 건강 복지에 있기 때문에, 환자들의 환경에 맞춰 필요한 것을 제공할 의무가 있다. 때로는 질병 관리 시스템보다 가장 기초적인 것조차 얻을 수 없는 사람들을 위해 건강관리 시스템에 초점을 맞출 필요도 있다. 따라서 얼마나 질병을 치료했나가 아니라 얼마나 예방했는가를 중점에 둬서 시스템이 현재 어떤지가 아니라, 어떻게 바뀌려고 하는지를 봐야 한다. 이에 병원의 모순된 내부 환경과 환자들의 삶의 환경이 관련이 있다고 생각이 되어 이 영상을 채택하였다. – 수강 학생의 추천 사유 –

위 동영상 자료를 관람한 후 여러분의 느낌을 ① 100자 이내로 정리해 보자. 아울러 이번 장과 관련해 여러분이 발견한 가장 적절한 ② 동영상 자료가 있다면 해당 자료의 출처를 적어 보도록 하자.

①

②

개인 과제

Chapter 1. 경제 경영, 병원 경영

학번		성명		제출일	

① 이번 장을 한 문장으로 표현해 보자.

② 이번 장과 관련해 스스로 찾아본 것에 대해 자세히 적어 보자. 책은 50쪽 이상 읽은 것만 적을 수 있으며, 영상 자료와 신문 및 기타 내용은 출처나 연도 표기를 정확히 적어 보자.

책	
영상자료	
신문	
기타	

③ 이번 장에 관해 200자 이상의 에세이를 손으로 직접 써 보자.

* 이 페이지는 절취하여 다음 시간에 제출할 것

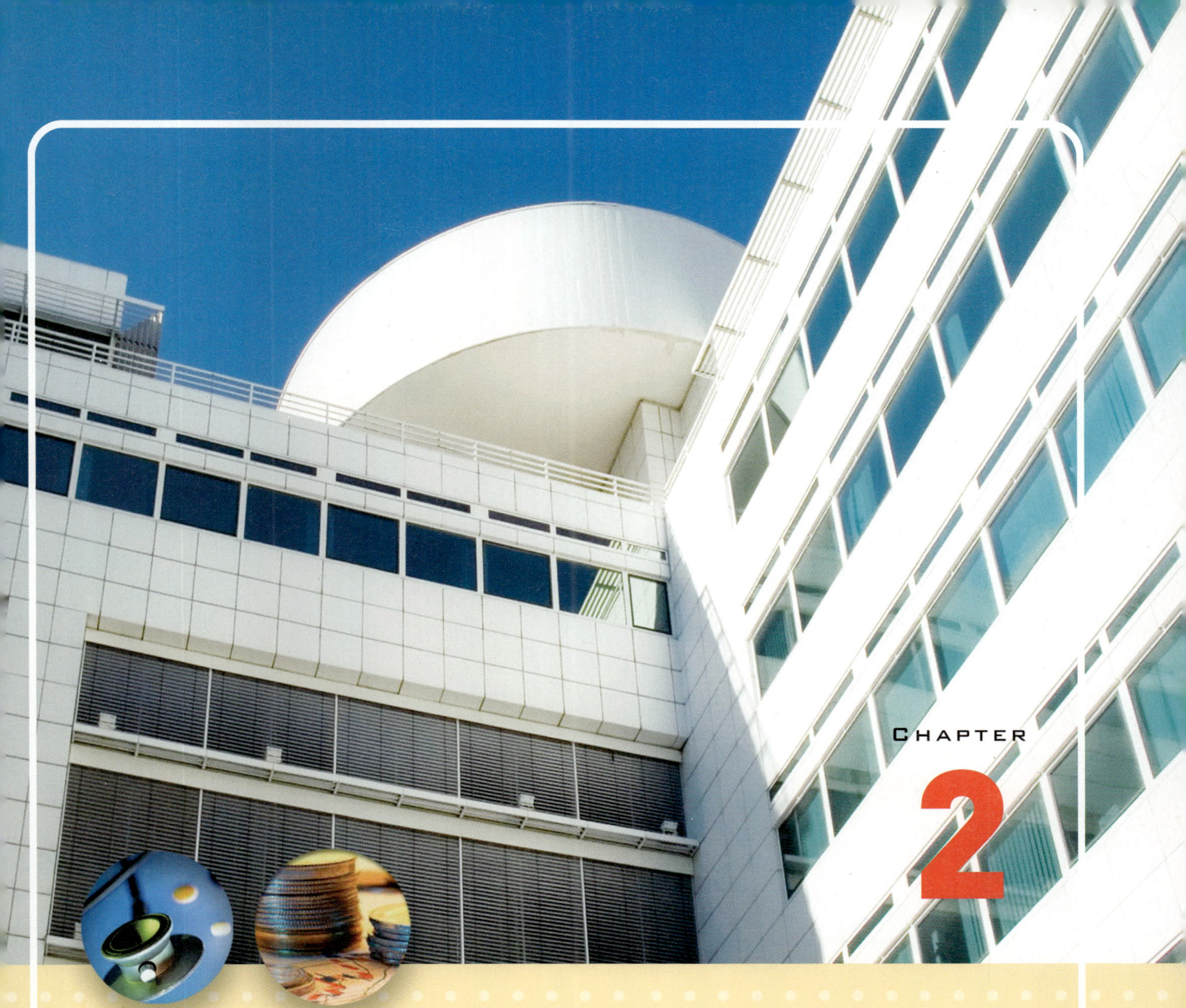

CHAPTER 2

병원 경영의 이해

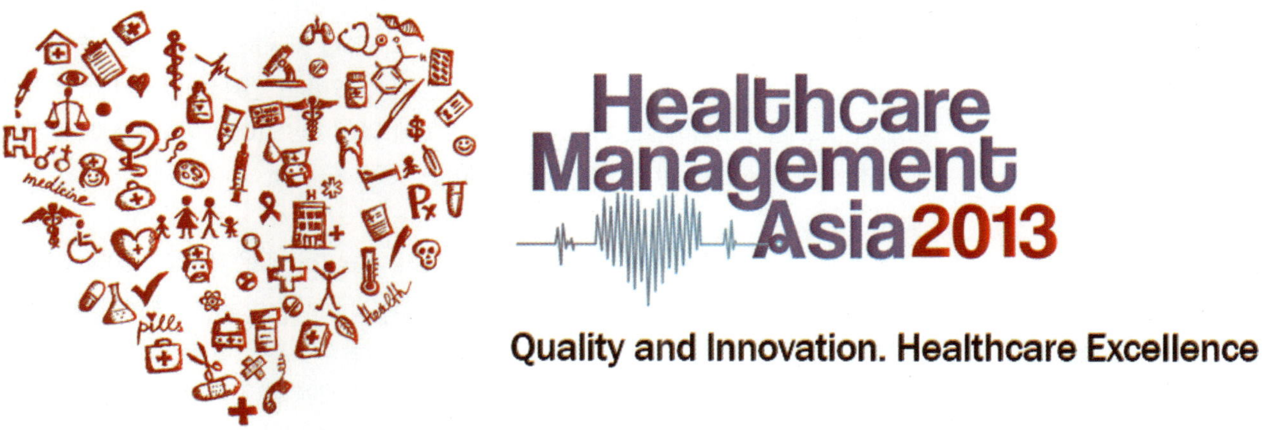

2013년 8월에 싱가포르에서 열린 컨퍼런스 포스터(홈페이지 http://www.giievent.kr/sph250347-2013을 방문해 컨퍼런스와 써밋summit 개요에 대해 알아보자. 유익한 정보가 될 것이다.)

선승훈 원장은 20년 넘게 선병원Sun Medical Center을 끌어오고 있다. 버클리 대학교에서 경제학 학사 학위를, 조지타운 대학교에서 경영학 석사 학위를 받고 시티은행에서 금융 전문가로 활동하던 그는 선친의 부르심에 대전 선병원 자금부장으로 병원에 첫발을 내딛게 된다. 세계적인 금융 기업인 시티뱅크에 비하면 당시 병원 경영은 거의 3D 수준이었고 처음 몇 년간은 여간 고생이 아니었다. 하지만 그가 이끄는 지금의 선병원은 치열한 경쟁을 넘어 앞으로의 20년이 기대되는 남다른 병원으로 자리매김하고 있다. 산전수전을 다 겪은 그의 소회所懷[1]를 들어 보자.

1) 마음에 품고 있는 회포

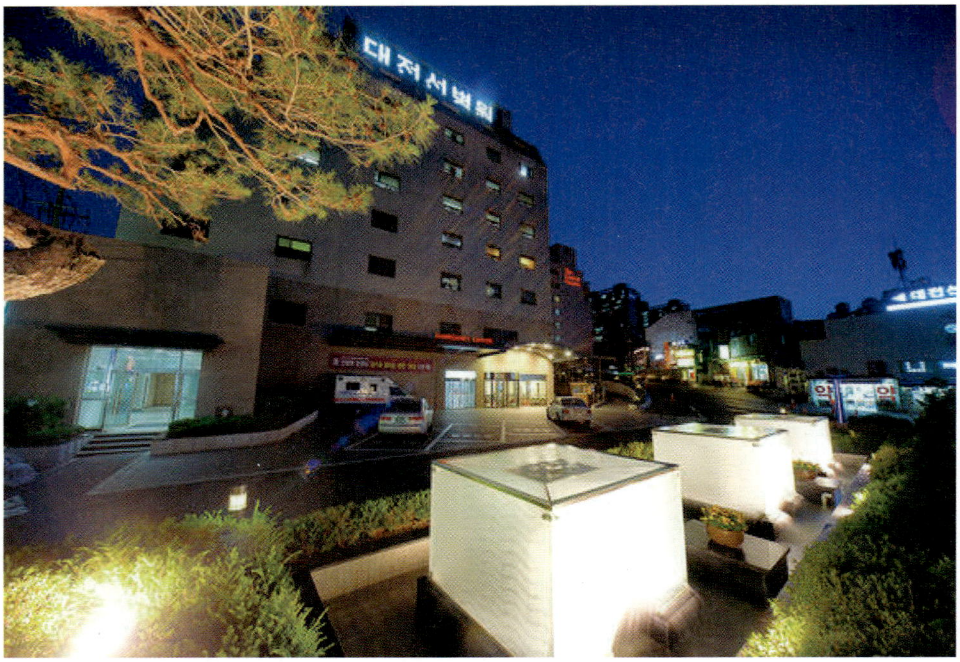

대전 소재 선병원 본원 전경

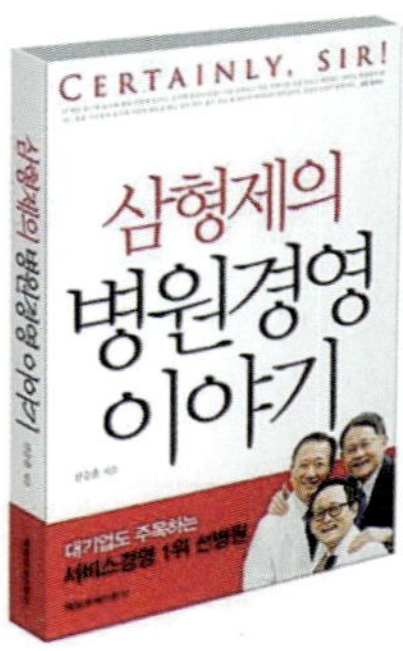

병원 경영 현장의 생생한 내용이 담겨 있는 〈삼형제의 병원경영 이야기〉 표지

대학에서 경영학을 전공했음에도 불구하고 처음 몇 년은 그야말로 방황의 시기였습니다. 병원은 기업과 달라 전문 경영인이라 하더라도 금세 한계에 부딪힙니다. 일반 경영과는 다른 의학이라는 특수한 분야가 있기 때문입니다. 의사가 경영하는 병원이라 해도 예외는 아닙니다. 경영과 관련된 한계가 분명 나타나기 때문입니다.

저는 '의학과 경영'이 최적의 조화를 이루며 성과를 내기 위해서는 경험이 필요하며 여기엔 결국 사람이 가장 중요하다고 믿게 되었습니다. 돌이켜 보면 병원이 제공하는 의료 서비스란 모든 서비스의 집합체입니다. 의식주를 제공하는 일은 물론, 무엇보다 생명을 다루는 곳이기 때문입니다. 병원의 구성원은 다양하고 전문적이어서 서로 화합이 쉽지 않고 환자도 몸이 불편하니 까다로울 수밖에 없습니다. 그러나 이를 동시에 해결할 방법은 역시 직원과 환자의 마음을 움직이는 것이었습니다.

같이 여행을 하거나 일을 하면서 직원들과 틈틈이 나눈 가슴 깊은 대화나 느낌들, 그리고 그동안 병원을 경영하며 경험한 것을 매일 기록했습니다. 기록할 당시엔 짧은 메모였지만 시간이 지남에 따라 양이 엄청나게 늘어났습니다. 가끔 그 기록들을 볼 때면 타임머신을 탄 듯 지나간 그때의 일들이 생생하게 떠오릅니다. 병원에 관해 아무런 지식도 없었던 제가 병원 경영인이 되기까지는 꽤 오랜 시간이 걸렸습니다.

위 글을 읽고 느낀 점이나 생각을 적어 보자.

1 경영의 주요 분야

모든 학문이 그러하듯이 경영 분야도 시대에 따라 점점 더 세분화되어 왔다. 표에서 보는 바와 같이 경영학은 다섯 개 영역으로 분류할 수 있는데, 병원 경영 분야도 이에 맞추어 영역별로 점차 발전해 가고 있는 중이다.

경영 vs. 병원 경영

일반 경영	병원 경영
인적자원관리 human resources management	병원 인사관리 / 병원 조직관리
	의료 마케팅 / 병원 홍보
생산 · 운영관리 production & operation management	병원 재무관리 / 병원 회계
마케팅관리 marketing management 재무 · 회계관리 financial management & accounting 경영정보 시스템 Management information system, MIS	병원경영 시스템 / 의료정보 시스템 Healthcare, HMIS Paperless hospital / 진료지원 시스템 PACS Picture Archiving Communication System · 의료영상관리 EMR Electro Medical Record System · 전자의무기록 OCS Order Communication System · 처방전달

1) 경영학의 구분

경영학은 크게 미시 분야와 거시 분야로 나눌 수 있다. 이때 미시 분야란 조직 설계 및 인간관계에 관해 연구하며 흔히들 '조직행동론Organizational Behavior' 혹은 줄여서 OB 전공 혹은 HRM 전공이라 부르기도 한다. 여기서는 구체적으로 인사 제도, 직원 간의 위계, 효율적인 그룹 편성, 리더십 등을 주로 연구하고 있다.

이와 반면 거시 분야에서는 기업의 행동, 타사와의 경쟁 및 협력 관계, 조직 구조 등을 분석한다. 거시 분야의 가장 대표적인 영역이 경영 전략론인데, 이는 경쟁 조직과 경합을 벌일 때 어떤 행동을 취해야 좋은 성과를 거둘 수 있을지에 대해 연구하는 분야라 할 수 있다.

경영학의 연구 영역

거시 분야	거시와 미시가 조금씩 겹치는 분야	미시 분야
· 경영 전략론 · (거시) 조직론	· 국제 경영론 · 기업가 정신론 · 기술 경영론 등	· 팀 및 그룹 행동 · 리더십 · 인적자원관리 등

참고로 미국의 비즈니스 스쿨은 회계, 재무, 마케팅, 운영 등 다양한 학과로 구성되어 있다. 펜실베이니아 대학 와튼 스쿨 경영학부 조직을 살펴보면, 일반적으로 비즈니스

스쿨에서 말하는 경영학Management이란 이름 그대로 'Management' 관련 다양한 부문의 전공이 포함된 분야임을 알 수 있다.

- 회계Accounting
- 경영 경제 및 공공 정책Business Economics and Public Policy
- 창업, 기업가Entrepreneurial Management
- 환경 및 리스크 관리Environmental and Risk Management
- 재무Finance
- 병원 경영Health Care Management
- 정보 : 전략 및 경제Information strategy and Economics
- 보험 및 리스크 관리Insurance and Risk Management
- 경영Management
- 마케팅Marketing
- 마케팅 및 운영관리Marketing and Operations Management
- 다국적 경영Multinational Management
- 운영 및 정보경영Operations and Information Management
- 조직관리Organizational Effectiveness
- 부동산Real Estate
- 통계Statistics
- 전략경영Strategic Management

와튼 스쿨의 학과 구성(2014. 11. 기준)

2) 경영학의 세 가지 학파Discipline

거시 분야 경영학은 크게 세 가지 학파로 구성되어 있다. 학파를 정확하게 정의하기는 힘들지만, 경영학을 연구함에 있어 이론적 기반이 되는 학문적 영역이라 생각하면 되겠다. 일반적으로 경영학은 다른 사회과학 분야의 이론적 기반을 차용하고 있는데, 어떤 분야의 이론을 활용하느냐에 따라 경영학자의 사고나 연구 결과는 크게 달라진다.

같은 경영학자라 해서 모두 다 같은 경영학자가 아닌 이유는 이들의 사고 체계에 자리 잡은 이러한 학문적 배경이 서로 다르기 때문이다. 물론 각각의 학자들은 저마다의 생각을 신념처럼 가지고 다른 학자들과 열띤 경쟁을 벌이며 자신이 옳다고 믿는 사상을 발전시켜 나가고 있다. 따라서 이론적 기반이 다른 만큼 동일한 현상을 바라보는 이들의 견해도 서로 다르다. 이 책을 공부하는 학생들도 한 사람의 주장을 그대로 받아들이기보다는 다양한 견해를 바라보려는 노력, 다른 관점에서 이해하려는 노력을 게을리해서는 안 될 것이다.

(1) 경제학 유파

경제학 유파라는 제목에서 알 수 있듯이 경제학에 기초를 둔 연구자들이다. 이들은 경제학 중에서도 산업 조직론 및 조직 경제학이라는 학문적 배경을 바탕으로 연구한다. 경제학이 사람들의 합리적 선택을 근거로 하듯 이들의 연구도 '인간은 본래 합리적 선택을 하는 존재'라는 가정 아래 이루어진다.

경제학 유파의 대표적인 인물은 하버드 대학의 마이클 포터 교수다. MBA 과정에서 반드시 공부하는 분석 방법 중 하나인 포터 교수의 '5가지 경쟁 요인 모형Five Forces Model'은 미시 경제학의 기초를 공부한 사람이라면 누구나 쉽게 이해할 수 있는 이론*이다. 경쟁론 또는 경쟁 우위에 관한 전문가인 포터 교수는 그의 전공 분야가 경영 경제학이니만큼 그의 대표적 이론인 5세력 모형 역시 경제학적 지식에 기반을 두고 있는 것은 어찌 보면 당연할 것이다.

* 이론
이론은 가정assumption과 가설hypothesis로 이루어진다. 가정이란 가설을 세우기 위한 기초 작업으로 적을수록 좋다. "다른 요인이 변하지 않는다고 한다면ceteris paribus(other things being equal)" 하는 식으로 연구자가 사전에 전제하는 가정이라면, 가설이란 분석의 결과로부터 얻은 명제를 말하며, 가정과 가설로 이루어진 것을 모형model이라고 한다.

(2) 인지심리학 유파

인지심리학에 뿌리를 둔 이들은 '인간과 조직의 정보 처리 능력이 고전적 경제학에서 상정하는 만큼 뛰어나지 않으며 바로 이 점이 조직의 행동에 영향을 미친다'는 생각을 연구의 출발점으로 삼고 있다. 이 분야의 태두는 1978년에 노벨 경제학상을 수상한 허버트 사이먼Herbert Simon 교수라 할 수 있다. 한편, 사회심리학이라는 이론적 기반도 인지심리학과 관련이 있다. 특히 미시 분야 경영학에서는 사회심리학 및 그 밖의 심리학에 이론적 기반을 둔 연구가 활발히 이루어지고 있다. 심리학이라는 학문적 배경을 갖고 있던 허버트 사이먼 교수가 인센티브제(성과급)에 대해 언급한 내용을 보면서 인지심리학의 관심 분야가 무엇인지 알 수 있다.

"비록 경제적인 보상이 구성원들로 하여금 조직의 목표 달성에 매진하고 경영진의 권위에 복종하도록 만드는 데 중요한 역할을 하는 것은 사실이지만, 그러한 보상이 동기부여의 유일한 혹은 주요한 수단이 된다면 그 조직은 비효과적인 시스템으로 전락하고 말 것이다."

(3) 사회학 유파

사회학이란 사람과 사람 혹은 조직과 조직이 어떠한 상호 작용을 하는지를 연구하는 학문이다. 사회학 유파란 사회학 이론을 경영학에 응용하여 연구하는 학자들로, 학문적 특성상 인간의 행동이나 의사결정에 대해 경제학 유파만큼 엄정한

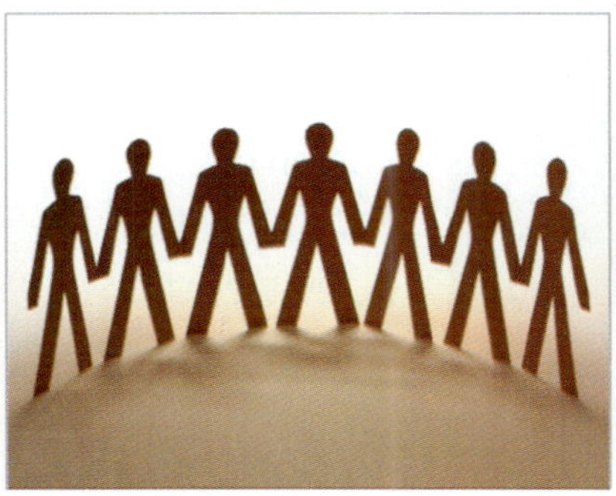

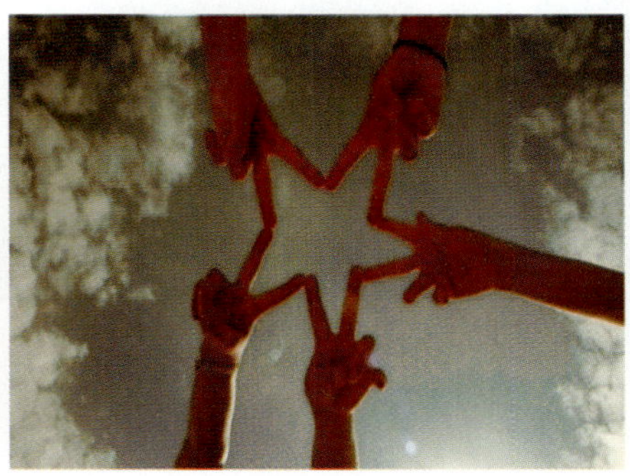

인간 사회의 질서 구조에 주목하는 사회학(출처 : 인어공주의 정보천국 http://blog.naver.com/z120721?Redirect=Log...)

가정을 두지는 않는다. 따라서 학문적으로 애매하다거나 모호한 부분이 있다는 비판을 받기도 한다. 하지만 이러한 학문적 시도가 경영학의 발전에 끼친 영향 또한 상당하다.

2 경영 활동의 구성

경영 활동은 크게 '목표 관리', '자원 관리', '과정 관리' 등으로 구성된다. 목표란 바람직한 결과 혹은 추구하고자 하는 지향점이다. 이를 달성하기 위해 조직은 보유한 자본(인적 · 물적 자원)을 활용하여 '기획 · 조직 · 지휘 · 통제'라는 경영 과정을 거쳐 앞으로 나아가게 된다.

경영 활동의 구성

목표 관리	자원 관리	과정 관리
· 목표desired state of affairs	· 인적자원人的資源 · 물적자원物的資源 (자본資本)	· 기획planning · 조직organizing · 지휘leading · 통제controlling

1) 목표 관리

경영 활동의 첫 번째 구성 요소가 목표 관리임에도 불구하고 목표가 전체 구성원들에게 명확히 인식되지 못하는 경우가 많다. 이와 관련해서 해리스 인터랙티브Harris Interactive사가 실시한 조사 결과가 시사하는 바가 흥미롭다. 이 회사는 핵심 사업, 핵심 업무 분야에서 일하고 있는 미국인 23,000명을 대상으로 설문조사를 한 후 그 결과를 다음과 같이 요약했다.[2)]

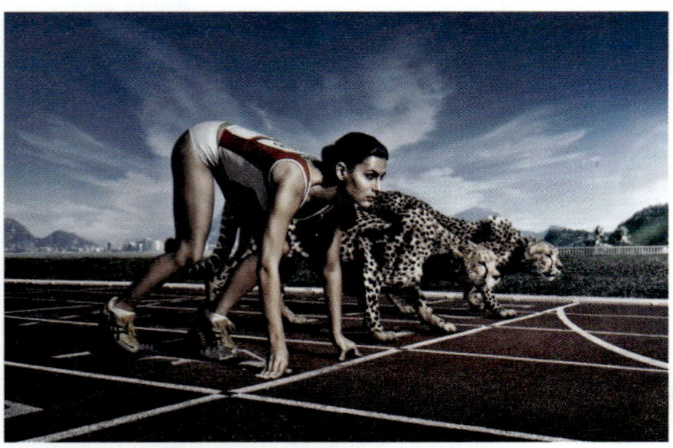

목표를 향한 집중력(출처 : http://blog.naver.com/run)

- 37%만이 조직이 무엇을 왜 달성하려고 하는지 분명하게 안다고 말했다.
- 22%만이 팀과 조직의 목표에 대해 열의를 갖고 있었다.
- 22%만이 자신의 업무가 팀과 조직의 목표와 일치한다고 답했다.

2) 스티븐 코비Stephen R. Covey의 저서 〈성공하는 사람들의 8번째 습관〉 pp.21~22에서 일부 인용

세 명 중 두 명이 모르고 있는 조직의 목표는 결코 조직의 목표라 보기 어렵다. 다섯 명 중 한 명이 열정을 가지고 있는 목표라면 그 목표는 결코 오래 지속되지 못할 것이다. 목표 관리와 관련해 두 가지 가슴 뛰는 사례를 만나 보자.

(1) 케네디John F. Kennedy 대통령의 우주탐사 프로그램

세계 최초로 인공위성 '스푸트니크Sputnik'를 지구 궤도에 쏘아 올린 소련(1957년)은 여세를 몰아 1961년 4월 12일, 유인 우주선 보스토크 1호 발사에도 성공했다. 가가린은 총 중량 4.75톤의 우주선을 타고 지구 궤도를 89분간 비행하며 세계 최초의 우주비행사가 되었다. 냉전冷戰이 한창이던 당시, 소련과 치열한 선두 경쟁을 벌이던 미국 사회는 '스푸트니크 쇼크'라 할 만큼 심각한 군사적 · 심리적 공황恐慌 상태에 빠졌다.

이에 케네디 대통령은 우주탐사 프로그램을 천명闡明[3]함으로써 국가적 난관을 돌파하고자 했다. 1961년 5월 21일, 상하원 합동 회의 연설에서 대통령은 지구 궤도 비행에 성공한 소련의 성과를 뛰어넘을 아폴로 우주 계획을 밝히며 다음과 같이 선언했다.

"우리는 달에 가는 것을 선택했습니다. 그것은 쉬워서가 아니라 어렵기 때문입니다. 이 도전을 우리는 받아들일 것이며, 연기하지도 않을 것이고, 승리할 것입니다. 1960년대가 끝나기 전까지 인간을 달에 착륙시키고, 무사히 지구까지 귀환시키는 목표를 달성할 것입니다(Put a man on the moon and return him safely by the end of the decade)."

대통령의 연설은 강력하고도 인상적으로 사람들의 뇌리에 남았다. 스티커처럼 뇌리에 착 달라붙었던 의회 연설을 한마디로 줄이면 'A man on the moon by the end of decade.'였다.[4] 10년 내에 달나라에 우주선을 쏘아 올리겠다는 간결하고도 확고부동確固不動한 목표는 미국 사회를 달 착륙이라는 명확한 목표에 매진邁進[5]하게 만들었다. 10년이 채 되기 전인 1969년, 미국은 마침내 그 목표를 달성했다. 당초의 예상을 뛰어넘는 성과를 올린 이유는 무엇 때문일까. 그것은 아마도 명확한 목표를 세웠기 때문이 아닐까. 모두가 함께 했던 목표 덕분에 미국 사회는 모든 에너지를 한데 모을 수 있었고, 그 결과 10년이 채 되기 전에 목표를 달성하는 성과를 얻을 수 있었던 것이다.

(2) 열정을 불러일으키는 목표

명확한 목표가 주는 효과는 개인적 차원에서도 여전히 유효하다. 일본의 유명한 선술집 체인인 다이쇼 그룹[6]은 영업 실무 경험 5년 이상의 점장 또는 조리장 경험 3년 이상의 자격을 갖출 경우 개업에 필요한 자금 대부분을 무담보로 빌려주고 있다. 선

---

3) 겉으로 드러내어 밝힘, clarification
4) 스탠퍼드 대학 경영행정대학원 조직행동론 교수 칩 히스Chip Heath가 쓴 스티커처럼 착 달라붙는 메시지 쓰는 법에 관한 책 〈스틱〉의 일독을 권함
5) 씩씩하게 나아감, dashing forward
6) '쇼야', '야루키차야', '에타로' 등 대형 선술집 체인의 모기업

술집 사업을 꿈꾸는 예비 사장들이 몰리는 것은 당연한 일이다. 하나라도 더 배우려는 이들은 눈빛부터가 다르다. 직장은 일터를 떠나 창업 수련장이며 예비 공연장인 셈이다. 이들이 근무시간 내내 눈을 번득이는 이유는 하루 빨리 내 사업을 하겠다는 꿈이 있기 때문이다. 이와 유사한 곳으로 테펜이라는 식당도 있다.

테펜은 오오시마 케이스케라는 젊은 사장이 35세에 창업한 식당으로 일본에서 이미 큰 화제가 된 바 있다. 일본의 지유가오카와 시부야 등에 다섯 개의 점포가 성업 중이고 우리나라에도 홍대 앞에 가게를 냈다. 해외 점포 1호인 셈이다. 테펜의 사원이 되기 위해서는 단 하나의 조건이 필요할 뿐이다. 그것은 '장차 경영자가 되고 싶다는 꿈', '식당을 경영하겠다는 명확한 목표'가 그것이다.

이 식당은 정말 남달랐다. 문을 열고 들어가는 순간, 6~7명 정도 되는 직원들이 일제히 "어서 오십시오"라고 큰 소리로 인사하는 것부터가 그랬다. 주방과 홀에 있는 직원들이 모두 합세해서 말이다. 지켜보니 모든 손님이 오갈 때마다 그렇게 외치고 있었다. 테이블에서 음식에 대한 칭찬이 나오면 직원 모두가 그 테이블을 향해 90도로 인사를 올리는 장면도 인상적이었다. 우리 일행이 건배를 하려고 했더니 직원 한 명이 다가와 어떤 건배사를 외칠 것인지 묻고는, 문구를 적어 갔다. 그리고 우리가 건배사를 시작하자 직원 모두가 함께 건배사를 외쳤다. 좀 시끄럽지 않느냐고 물었더니 "그게 가게의 콘셉트"란다.

무엇보다 놀라운 사실은 직원 모두가 저녁부터 새벽까지 이렇게 미친 듯이 일한다는 것이다. 얼굴 한 번 찡그리지 않고 늘 웃으며 말이다. 궁금한 마음에 한 직원을 불러서 물었다. "왜 그렇게 열심히 일하나? 다른 데보다 돈을 많이 주나?" 답은 이랬다. "월급은 다른 데보다 조금 더 주는 정도이다. 우리가 열심히 일하는 이유는 꿈이 있기 때문이다." 그러고는 식당의 벽을 가리켰다. 벽에는 종이로 만든 카드들이 여러 개 붙어 있었는데, 종업원들이 저마다 자신의 꿈을 적은 카드라고 했다. 설명해 준 직원의 꿈은 최고의 요리사가 되어 훗날 자신의 가게를 차리는 것이었다.[7)]

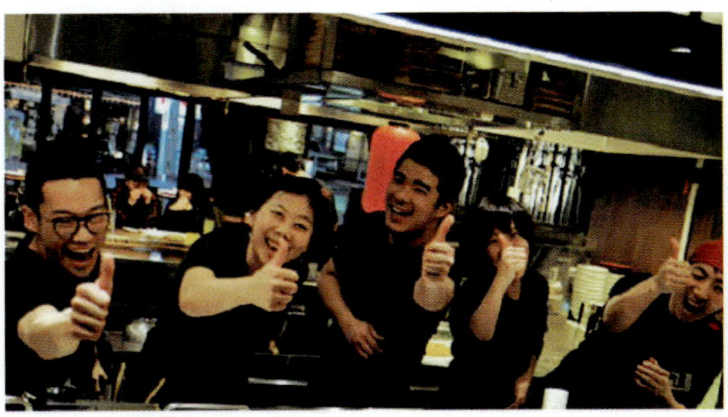
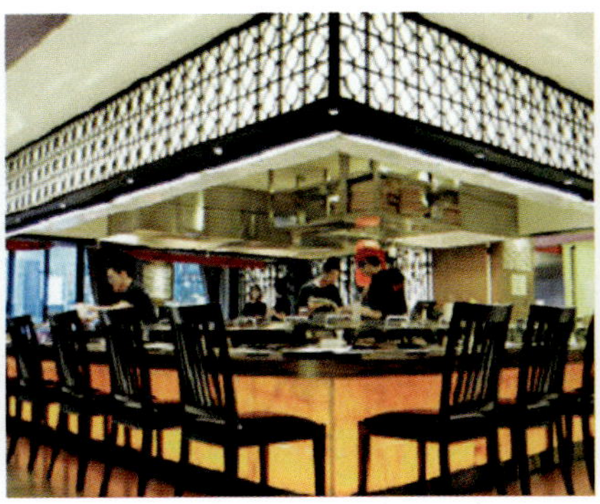
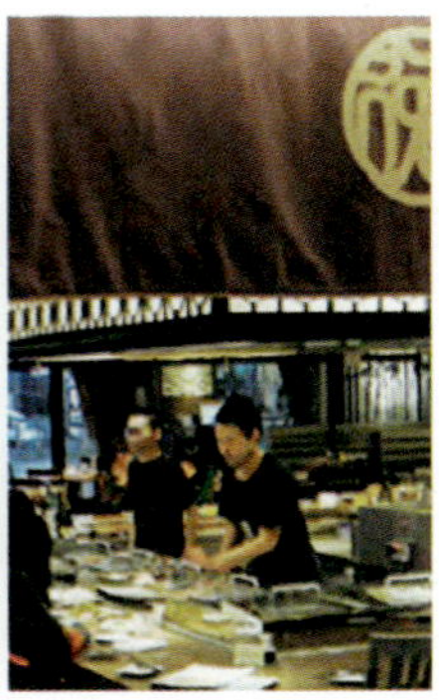

7) 이지훈. 혼창통魂創通. 쌤앤파커스, 2010, pp.39~41

다른 식당과 비교해 볼 때 테펜의 ① 가장 큰 차이점이 있다면 무엇일까? 아울러 ② 이와 유사한 방식으로 직원들의 꿈을 키워 주는 사례를 찾아보자.

①

②

2) 자원 관리

경영 활동의 두 번째 구성 요소는 자원 관리資源管理다. 경영 자원으로는 인적자원과 물적자원이 있으며 이 둘을 모두 합쳐 자본資本이라 한다. 전통적으로 경제 · 경영 서적들은 생산 요소로 토지 · 노동 · 자본 · 기업가 정신[8]을 꼽아 왔다.

특기할 만한 사실은 땅이나 천연자원들과 같은 '토지'의 유효성은 줄어들고 있다는 점이다. 아울러 지금까지 중요한 생산 요소로 여겨져 왔던 '노동'이 고도화되고 있는 기술에 의해 급속히 대체되고 있다. 하지만 생산 요소로서의 토지와 '단순' 노동의 비중이 줄어든 반면 뛰어난 인적자원의 필요성은 점점 더 강조되고 있다.

(1) 피터 드러커의 자원

피터 드러커는 현재는 물론 미래 사회에서 가장 중요한 생산 요소를 '지식'이라고 말한 바 있다. 그는 변호사 · 의사 · 회계사 · 엔지니어 · 기업 관리자 같은 전문직 종사자들에 대하여 '지식 근로자'란 표현을 처음으로 사용한 사람이다. 드러커는 지식 근로자를 '육체적으로 숙련된 기술 또는 단순히 머리를 사용해 작업하기보다는 지식을 작업에 적용할 수 있는 높은 수준의 교육을 받은 자로, 이를 업무에 활용하고 보수를 받는 사람'으로 정의했다.

그는 지식 근로자들이 여느 노동자들과 다른 점은 '지식을 획득하고 적용하는 능력' 여부에 있으며 이들의 특성 · 태도 · 리더십 등이 다가오는 미래 사회의 성격을 규정하게 될 것이라고 예견했다. 오늘날 병원은 단순하면서 노동집약적이었던 옛 병원의 모

8) Entrepreneurship(앙트레프레너십), 경제학자 조지프 슘페터Joseph Schumpeter는 기업가 정신을 '자신의 왕국을 건설하려는 노력'이라 정의

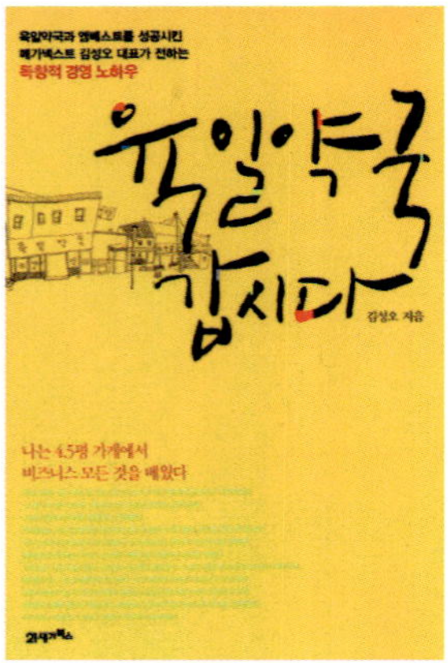

읽어보면 참 좋은 책 〈육일약국 갑시다〉. 육일약국의 '육일'은 무슨 뜻일까?

습에서 탈피해 고도의 자본 투자와 첨단 기술로 무장하는 등 지식 기업화하고 있다.

지식 근로자의 역할이 점점 더 중요해지면서 인재를 구하려는 노력도 점점 더 치열해지고 있다. 무일푼 약사에서 기업 CEO 자리까지 오른 김성오의 성공신화를 다룬 책 〈육일약국 갑시다〉에는 손바닥만 한 약국을 이름난 대형 약국으로 키우고 이후 기업체 대표로 변신에 변신을 꾀하는 그의 기적적인 삶과 함께 최고의 인재를 확보하기 위해 혼신의 힘을 다하는 얘기가 나온다. 대형 약국과 중소기업을 보유한 그는 처남이자 메가스터디 설립자인 손주은의 청을 받아들여 메가스터디 엠베스트 사장으로 새로운 인생을 시작하게 된다. 그가 바라본 엠베스트 성공의 관건은 최고의 강사진, 그 누구도 탐낼 만한 최고 수준의 지식 근로자를 확보하는 것이었다.

대한민국 최고의 스타 강사로 인천의 한 고등학교에서 근무하는 선생님이 있었다. EBS 강의료와 성황리에 팔리고 있는 교재 인세를 합친 수입으로 경제적 어려움이 없는 그 선생님은 직업관도 워낙 투철해서 모셔 가려다 고배를 마신 학원이 한두 곳이 아니었다. 회사에 꼭 필요한 사람이라고 생각한 김성오는 전화를 걸었다. 그 선생님은 정중하지만 확실하게 거절 의사를 표했다. 보기 좋게 거절당한 것이다. 하지만, 그 후 시간이 날 때마다 전화를 걸어 그 선생님의 안부를 물었다. 열다섯 번째 통화를 할 때쯤, 항상 예의를 갖춰 거절하던 때와 달리 그날은 '왜 자꾸 전화하느냐'며 화를 내기 시작했다. 그 후 8개월 동안 서른 번도 넘게 통화를 했고, 틈날 때마다 인천에 직접 찾아가 생각에 변화가 있는지 물어보곤 했다. 하지만 언제나 대답은 똑같았다.

(① ②)

가장 중요한 건 실력 있는 의료진의 확보였다. (…) 그때부터 난 명의를 찾는 싸움을 시작했다. 학벌 높고 명성 있는 의사를 찾는 건 쉽지만 숨어 있는 명의를 찾는 건 어려웠다. 이름 있고 학벌 높은 의사는 내가 원하는 첫 번째 타깃이 아니었다. 환자를 잘 보는 진짜 의사가 필요했다. 숨어 있는 명의를 찾기 위해 여러 가지 노력을 했고, 본인이 우리 병원에 관심이 있다면 그 다음부터는 삼고초려三顧草廬[9]했다. 유비는 제갈공명을 얻기 위해 세 번 찾아갔지만 우리는 열 번이고 스무 번이고 찾아갔다.

하루는 서울에서 외과 진료를 보는 한 실력 있는 의사가 이직하려 한다는 소문을 들었다. 소문을 들었으니 진상을 확인해야 했다. 그의 진료실에 찾아가 진료를 받고 나오는 환자들의 모습도 보고 그의 진료도 받아 보니 과연 실력 있고 열정 있는 진짜 의사였다. (…) 여러 번 전화를 걸었지만 돌아오는 대답은 똑같았다. 일이 이렇게 되고 보니 방법은 하나밖에 없었다. 그의 가족을 모두 설득하는 것.

자정이 넘어 그의 집 벨을 눌렀다. 그가 수술을 끝내고 집에 들어가는 시간에 맞춰 쳐들어간 것이다. 일단 집 안으로 들어가 놀란 가족들에게 자초지종을 설명했다. 정중하게 부탁하고, 우리 병원에 그가 꼭 필요하다고 진심으로 설득했다. (…) 이렇게 우리는 명의를 모실 수 있었다.[10]

9) 삼국지의 유비가 제갈공명(제갈량)이 사는 곳 초려를 세 번이나 방문하여 마침내 그를 군사軍師로 삼았다는 데서, 인재를 맞아들이기 위해 참을성 있게 노력한다는 말. 초려삼고와 같은 말

10) 선승훈. 삼형제의 병원경영 이야기. 매일경제신문사, 2011, pp.241~242

당시만 해도 인천까지 오가는 데 걸리는 시간은 대략 5~6시간! 지금까지 수많은 스카우트 제의를 거절했던 그 선생님도 서른 번 이상의 통화와 자신이 사는 곳까지 찾아오는 그의 열정에 마음이 흔들렸다.

"지금까지 부사장님께서 일곱 번을 이곳으로 내려오셨으니, 다음에는 제가 서울로 가겠습니다."

김성오가 그렇게 공을 들였던 EBS 스타 강사와의 여덟 번째 만남은 서울에서 이루어졌다. 그가 마침내 계약서에 사인을 한 것이다. 8개월의 노력 끝에 얻은 결과이자, 여섯 번 방문 이후 중단했다면 결코 이루지 못했을 일이었다. 하지만 그는 일곱 번 찾아갔고, 마침내 뜻을 이뤘다.

닛산 자동차의 사장인 카를로스 곤Carlos Ghosn은 이렇게 말했다. "실행이 곧 전부다. 아이디어는 과제 극복의 5%에 불과하다. 아이디어의 좋고 나쁨은 어떻게 실행하느냐에 따라 결정된다." 그 선생님을 스카우트하기 위해 수많은 학원 관계자들이 그가 사는 인천까지 찾아갔지만 대부분 한두 번에서 서너 번에 그쳤다. 결국 그들은 스타 강사의 마음을 움직이지 못했다. "실패하는 리더의 70%는 실행력 부족이라는 치명적 약점을 갖고 있다. 오늘날 경영자의 95%가 옳은 말을 하고 5%만이 옳은 일을 실행에 옮긴다"는 포춘Fortune의 메시지는 많은 것을 시사한다.[11)]

위 내용 중 ① 여러분이 가장 공감하는 부분을 찾아 그 내용을 그대로 옮겨 보자. 그리고 여러분이 ② 해당 부분에서 특별히 공감하는 이유가 무엇인지 생각해 보자.

①

②

여러분 스스로 위 글의 ① 제목을 붙여 보자. 다음으로 그것을 발표하고 다른 사람이 정한 제목도 들어 본 후 토론을 통해 ② 최종적으로 확정된 새로운 제목이 무엇인지 인용문 상단에 적어 보자.

위 글에서 알 수 있는 ① 저자의 명의 구별법과 ② 인재 확보를 위한 저자의 남다른 접근법은 무엇이었는가? 그리고 ③ 이와 같은 집요하게 공을 들이는 이유는 무엇 때문인지 두 가지 이상 생각해 보자.

①

②

③

11) 홍상진, 이광수. 마케팅, 생각의 천장을 없애라. 김앤김북스, 2010, pp.186~187

오늘날 ① 뜨는 자원과 지는 자원에는 어떤 것들이 있는가? 아울러 ② 지식 근로자가 부각되는 이유는 무엇 때문이라고 생각하는가?

①

②

(2) 제레미 리프킨의 자원

제레미 리프킨은 〈노동의 종말〉에서 '일자리 없는 성장Jobless Growth'이라는 새로운 시대가 시작됐다고 말한 바 있다. 국가 경제는 성장하는데도 일자리는 오히려 줄어들고 노동력은 남아도는, 우리가 전에 경험하지 못했던 시대가 도래할 것이라는 것이다. 그런가 하면 〈소유의 종말〉에서는 소유의 시대가 저물고 접속의 시대가 오고 있다고 말하기도 하였다. 아래 나와 있는 제레미 리프킨의 글을 읽고 질문에 답해 보자.

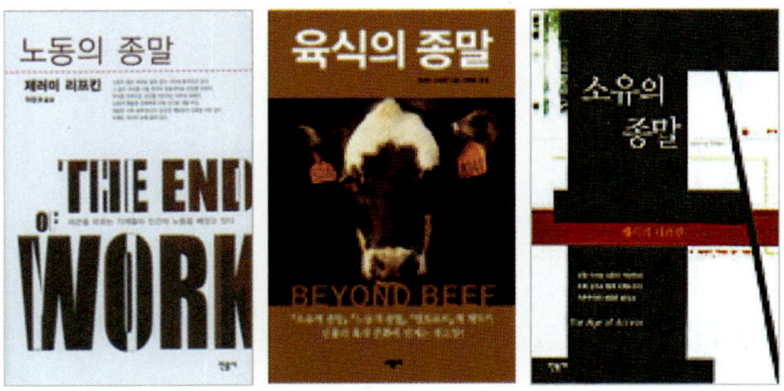

제레미 리프킨의 종말 시리즈 책들!

시장이 중심이었던 시절에는 물적 자본을 많이 가진 기업이 판매자와 소비자의 상품 거래에서 주도권을 행사했다. 네트워크의 시대에는 가치 있는 지적 자본을 많이 보유한 기업이 장땡이다. 사용자는 이런 기업이 일방적으로 정한 조건을 받아들여야만 중요한 아이디어, 지식, 기술에 접속할 수 있다. 접속 중심의 구도에서 기업의 성공은 시장에서 그때그때 팔아 치우는 물건의 양보다는 고객과 장기적 유대 관계를 맺을 수 있느냐 없느냐에 따라 점점 좌우된다. (…) 소비자의 의식도 소유에서 접속으로 서서히 기울 것이다. 값싼 내구재는 여전히 시장에서 거래되겠지만 가전제품이라든지 자동차나 집 같은 고가품은 공급자에 의해 소비자에게 단기 대여, 임대, 회원제 같은 다양한 서비스 계약의 형태로 제공될 것이다. (…)

〈가진다〉, 〈보유한다〉, 〈축적한다〉는 생각은 그동안 금과옥조로 떠받들어졌다. 하지만 과학 기술이 급속히 발전하고 경제 활동이 어지러울 만큼 빠르게 진행되는 세상에서 소유에 집착하는 것은 곧 자멸하는 길이다. 주문 생산이 일반화되고 끊임없이 혁신과 업그레이드가 이루어지며 제품의 수명이 점점 단축되는 세상에서는 모든 것이 하루아침에 퇴물이 된다. 변화하지 않는 것이라고는 변화밖에 없는 세상에서, 소유하고 보유하며 축적하는 태도는 점점 설득력을 잃어 간다.[12]

① 향후 그 값어치가 오를 것으로 기대되는 자원 하나를 들고 그 이유를 그리고 ② 앞으로 그 값어치가 떨어질 것으로 기대되는 자원 하나를 들고 그 이유를 적어 보자. 이와 함께 ③ 소유의 시대가 가고 접속의 시대가 온다면 병원의 입장에서 가장 중요한 것은 무엇인지에 대하여 100자 이내로 생각을 정리해 보자.

①

②

③

3) 과정 관리

일반적으로 심사숙고할수록 집착하고 소유욕이 커진다. 고르고 골라 선택한 배우자를 쉽게 내치는 사람은 없다. 오랜 연애 기간 동안 쏟아부었던 열정과 에너지가 적지 않은 터이니 노력한 대가를 보상받으려는 기대감 또한 높은 것은 당연하다. 반면에 별로 시간을 들이지 않은 것에 대하여 집착하고 아쉬워하는 경우는 드물다. 과정에 들인 공이 크지 않기 때문이다.

단적인 예로 연애라는 과정이 지극히 제한되거나 아예 생략되기도 하는 농촌 총각들과 이국 처자處子[13]의 결혼이 자주 어긋나는 이유도 그 때문이 아닐까. 숙고熟考[14]의 기간이 길면 길수록 간절함도 크고 오래간다. 과정 하나하나에도 소홀히 해서는 안 되는 이유가 바로 여기에 있다.

경영 활동의 마지막 구성 요소는 기획planning ⇒ 조직organizing ⇒ 지휘leading ⇒ 통제controlling로 이어지는 과정process 관리다. '기획 · 조직 · 지휘 · 통제'의 경영활동 과정 중 허술히

12) 제레미 리프킨. 소유의 종말. 민음사, pp.9~10
13) 처녀와 같은 말, 처자妻子(아내와 자식)와 혼동하지 말 것
14) 잘 생각함, 익히 고려함, deliberation

할 수 있는 것은 단 하나도 없다. 과정이 줄어들거나 사라짐으로써 의외로 많은 것을 잃게 되며, 온전하고 충실한 과정들이 모여 조화로운 경영 활동을 완성시키기 때문이다.

(1) JYP 박진영의 과정에 충실한 삶

이제는 가수보다 프로듀서로 더 유명한 가수 박진영 씨의 글이다. 얼핏 보기에 수험생을 위로하는 글처럼 보이지만, 수험생에 국한하기엔 너무 아까운 글이다. 스무 살의 결과가 전부인 것처럼 생각되었지만 돌이켜 보면 인생은 스무 살에 끝나는 것도, 스무 살에 스무 살을 더한 마흔 살에 끝나는 것도 아니다. 그보다는 삶의 과정 단계를 어떻게 맞이하느냐에 따라 우리의 미래는 크게 달라진다. 그래서 아주 빠른 자도 그렇다고 아주 늦어 버린 자도 없는 것이 인생이라는 레이스가 아닐까. 지금 이 순간을 어떻게 보내느냐, 이번 주 혹은 이번 달을 어떻게 버텨 내느냐에 따라 우리의 앞날은 크게 달라지는 것이다. 그의 글 전문을 찾아 과정에 충실한 삶에 대해 생각해 보기 바란다.

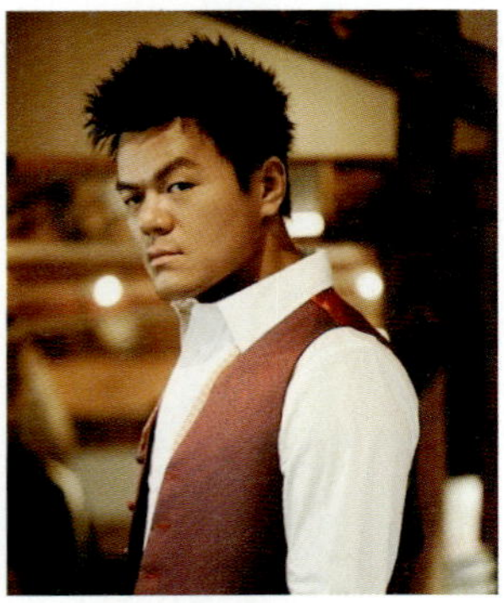

글솜씨도 남다른 박진영(출처 : http://sweetbong.egloos.com/viewer/1323959)

> 스무 살 때 세상은 승자와 패자 둘로 갈라진다. 붙은 자와 떨어진 자. 이 두 세상은 모든 면에서 너무나도 확연히 차이가 났다. 한쪽은 부모님의 축복과 새 옷, 대학 생활이라는 낭만과 희망이 주어졌고, 다른 한쪽은 비로소 깨달은 세상의 무서움에 떨면서 길거리로 무작정 방출되어야 했다. (…) 하지만 그로부터 7년 후 나는 놀라운 사실들을 또 목격하게 되었다. 영원할 것만 같던 두 개의 세상이 엎치락뒤치락 뒤바뀌며 그 2세상이 다시 4세상으로 8세상으로 또 나누어져 가는 것을 볼 수 있었다.
>
> 대학에 떨어져 방황하던 친구가 그 방황을 내용으로 책을 써 베스트셀러가 되는가 하면, 명문대를 나와 대기업에 취직했던 친구가 구조조정으로 실업자가 되기도 하고 춤을 추다 대학에 떨어진 친구가 최고의 안무가가 되기도 하며 대학에 못 가서 식당을 차렸던 친구는 그 식당이 번창해서 거부가 되기도 했다. (…) 스무 살, 그것은 시작일 뿐이었다. 스무 살 전에 세상이 계속 하나일 줄 알고 노력하지 않았던 사람들이 좌절했듯이 스무 살에 보았던 그 두 가지 세상이 전부일 거라고 믿었던 사람 또한 10년도 안 되어 아래 세상으로 추락하고 마는 것이다. (…) 스무 살은 끝이 아니라 시작에 불과하다는 것을 잊지 말고 일찍 출발한다고 반드시 이기는 것이 아니며 늦게 출발한다고 반드시 지는 것도 아니라는 것을 명심하기 바란다.

(2) 놀라운 승률의 배구단

삼성화재 배구단의 신치용 감독은 1995년에 삼성화재 감독으로 부임한 이후 18년 동안 무려 16번의 우승을 일궈 냈다. 한 종목에서 90% 가까운 승률을 이뤄 내는 경우는 극히 드물다. 그의 놀라운 승률은 하루하루의 과정에 충실했기에 이룰 수 있었던 당연한 결과일지도 모른다.

신문에 소개된 내용을 보면 선수들의 하루 일정이 아주 자세하게 나와 있는데, 하나하나의 과정이 체력과 전력을 강화하는 데 맞춰져 있음을 알 수 있다. 하루를 시작하는 첫 과정인 '몸무게 재기'를 통해 밤새 별일 없었는지 체크하는 한편, 마지막 과정인 밤 10시 50분에는 휴대폰 수거를 통해 선수들이 밤새 충분한 휴식을 취할 수 있도록 강제(?)하고 있다. 이런 과정 속에서 놀라운 승률과 실적이 잉태되는 것이다.

> 야식으로 라면 끓여 먹는 것도 두렵다. 휴대폰도 밤이면 내 것이 아니다. 프로 선수인데 너무 강압적이라고? 하지만 이런 사소한 것들이 모여 최강팀을 만든다. (…)
>
> 훈련은 악명이 높다. 훈련 시간은 다른 팀과 비슷하지만 훈련 강도가 세다. 주전이 아닌 선수들은 경기 다음날 오전에도 훈련을 한다.
>
> 때문에 "훈련하기 싫으면 주전이 돼야 한다"는 우스갯소리도

삼성화재 배구단 하루 일정

오전 6시 30분	몸무게 재기
오전 6시 50분	아침식사
오전 7시 30분	미팅
오전 9시 30분~11시 50분	체력 혹은 전술 훈련
낮 12시	점심식사 및 치료
오후 3시 30분~6시	공 훈련
저녁 6시 30분	저녁식사
저녁 7시 30분~9시 40분	야간훈련
저녁 9시 40분~10시 40분	치료 및 휴식
밤 10시 50분	개인 휴대폰 수거

(① ②)

1996년 쌍방울에 있을 때 얘기다. 오키나와 캠프에 갔는데 LG가 가장 먼저 캠프에 들어와 있었다. 연습하는 걸 보러 갔더니 선수들이 운동장을 돌고 있었다. 1군은 아직 안 왔고, 2군이 연습 중이었다. 잠깐 지켜보고 있다가 어느 코치를 만나서 얘기를 하는데, 그 코치가 "아, 다행입니다. 감독님" 했다. 왜 그러냐 했더니 "한 명의 부상자도 없이 1군에 넘기게 됐습니다." 하는데, 그 말을 듣고 나는 속으로 'LG는 잡았다' 싶었다. 어떻게 그 말 한마디에 잡았다 생각했냐 하면, 도대체 연습하는 뜻이 어디 있는지 알 수 있었기 때문이다. 선수들을 안전하게 넘기게 돼서 안도한다는 건 소위 말해 '만들어지지 않았다'는 뜻이다. 내가 선수들 혹사시킨다는 말을 들으면서도 죽기 살기로 연습시키는 이유는 딱 하나다.

선수를 만들기 위해서다. (…) 안전함 속에서 무슨 일을 어떻게 할 수 있을까. 지독하게 훈련하는 과정에서 성장이 일어나고, 단 한 순간도 집중력을 잃지 않아야 이길 수 있는 게 승부의 세계다.[15)]

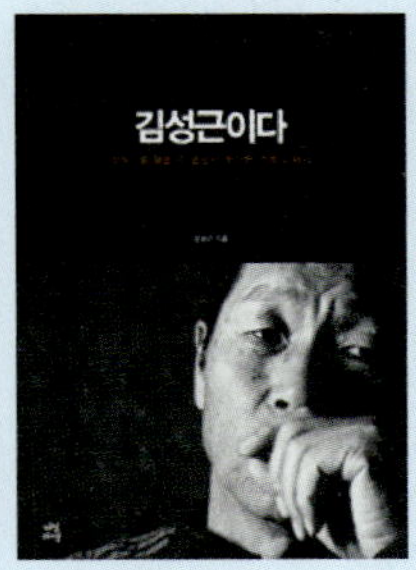

유명한 강사로 그를 찾는 기업들이 많은 김성근 감독과 그의 책 〈김성근이다〉

위 내용 중 ① 여러분이 가장 공감하는 부분은 무엇인가? 그리고 김성근 감독이 지적한 대로 ② 2군 코치는 과연 태만한 것일까?

①

②

여러분 스스로 위 글의 ① 제목을 붙여 보자. 다음으로 그것을 발표하고 다른 사람이 정한 제목도 들어 본 후 토론을 통해 ② 최종적으로 확정된 새로운 제목이 무엇인지 적어 보자.

15) 김성근. 김성근이다: 감독으로 말할 수 없었던 못다 한 인생 이야기. 다산라이프, 2011, pp.79~82

나온다. 훈련 강도에 지쳐 2~3주 뒤 "배구 못하겠다"고 말했던 신인 선수들도 더러 있었다. 삼성화재는 전력 분석도 경기 당일을 제외하고 매일 한다.

삼성화재 선수들은 매일 아침 6시 30분 체중계에 올라선다. 전날 체중에서 500g 안팎의 변화가 있으면 안 된다. 야식으로 컵라면을 먹는 것도 조심스러울 수밖에 없다. (…) 스포츠 선수는 몸이 자산이기 때문에 스스로 책임감을 가지라는 뜻"이라고 했다. (…) 신 감독은 좋은 휴식도 좋은 훈련이라고 생각한다.[16)]

3 경영 과정의 이해

전주 한일고교를 졸업한 허정수 씨는 졸업 후 본인의 꿈이었던 농업인이 되고자 경기도 화성에 있는 한국농수산대학 채소학과에 진학했다. 인문계 고교를 졸업한 그가 이 대학에 진학한 이유는 무엇보다도 시설 농업으로 수입이 괜찮았던 부모 밑에서 자라다 보니 농업이나 농사꾼에 대해 사람들이 흔히 갖고 있는 편견에서 자유로울 수 있었기 때문이다. 어려서부터 땅은 거짓말하지 않는다는 말을 자주 들었던 그였기에 대학을 선택하는 데 주저함이 없었다. 2012년 당시 25세였던 허정수 씨는 전북 김제시 몽산리에 있는 1.15ha(3,500여 평) 농장에서 토마토 농사를 지으며 연 매출 10억 원이 넘는 기업형 농업인으로 자리 잡았다. 떳떳한 농사꾼이 되는 것이 인생의 목표라 말하는 그는 토마토 농장에서 그만의 농업 경영을 실천하고 있다.

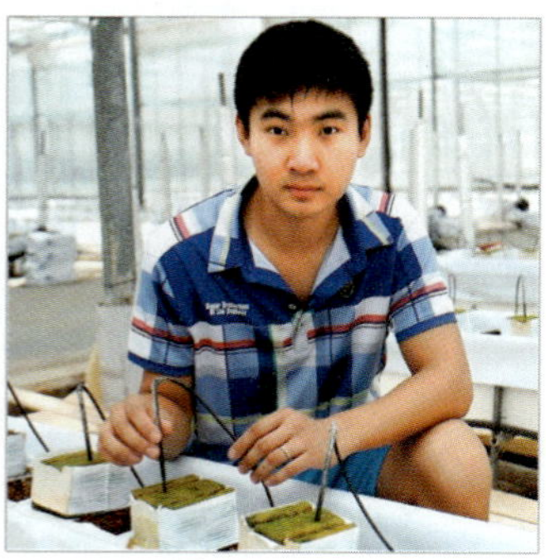

그가 생산하는 '새만금 농원 토마토'는 서울 과일 도매시장에서 세 손가락 안에 드는 품질을 자랑한다. 허 씨는 그 비결을 "꾸준한 품질로 꾸준한 물량을 공급하기 때문"이라고 설명했다. 그러자면 과감한 투자와 효율적인 인력 운영, 끊임없는 자기계발이 필수라고 덧붙였다. 올여름에는 습기를 제거하기 위해 2,500만 원짜리 팬 코일 시설을 도입했다. 외부 조언을 듣는 데도 아낌없이 투자했다. 지금도 1회 60만 원 하는 농업 컨설팅을 한 달에 두 번씩 꼬박꼬박 받고 있다. 허 씨는 "컨설팅을 받으면 실수를 줄일 수 있다."면서 "비싼 과외를 받는다는 생각으로 지출한다."고 말했다.

농장 인력을 '책임 구간제'로 운영하는 것도 그만의 '비법'이다. 직원들에게 각자 구간을 나눠 맡긴 뒤 일한 만큼 더 벌어 가게 한 것이다. 일한 시간이 적어도 작업량이 많으면 수입은 더 많을 수 있다. 책임 구간제를 도입한 뒤 10명의 직원이 6명으로 줄었다. 직원 한 사람당 수입은 오히려 50만~100만 원씩 더 늘었다. (…)

허 씨처럼 농수산대를 졸업한 농사꾼들의 평균 소득은 지난해 기준 6,620만 원이다.

16) 한겨레, 2013. 2. 22. 편집

지난해 국내 100대 기업의 연봉은 5,700만 원, 도시 근로자 평균 연봉은 5,098만 원이다.[17]

남다른 인생을 살아가는 청년 농사꾼 허정수 씨! 그는 3D에 사양斜陽 산업[18]이라 모두가 외면하는 농업분야 과수 영역에서 탁월한 경영 능력을 발휘하고 있다. 과수 농사를 짓는 다른 사람들과 달리 그만의 특별한 부분이 있다면 이를 아래 항목별로 찾아보자.

① 기획 :

② 조직화 :

③ 지휘 :

④ 통제 :

1) 기획企劃 · planning

'적절한 사전 계획은 일을 망칠 가능성을 막아준다Proper Prior Planning Prevents Poor Performance.'

기획이란 목표를 정하고 이를 달성하기 위한 구체적 방법을 모색하고 검토하는 것으로 경영의 가장 중요한 기능이라 할 수 있다. 기획 행위의 예로는 목표 설정, 목표 달성을 위한 전략 개발, 필요 자원의 결정, 정확한 기준의 설정 등을 들 수 있다. 아래 예시한 세 가지 사례 중 하나를 선택하고 해당 사례에 대하여 상세하게 조사해 보면서 기획이 무엇인지 알아보도록 하자.

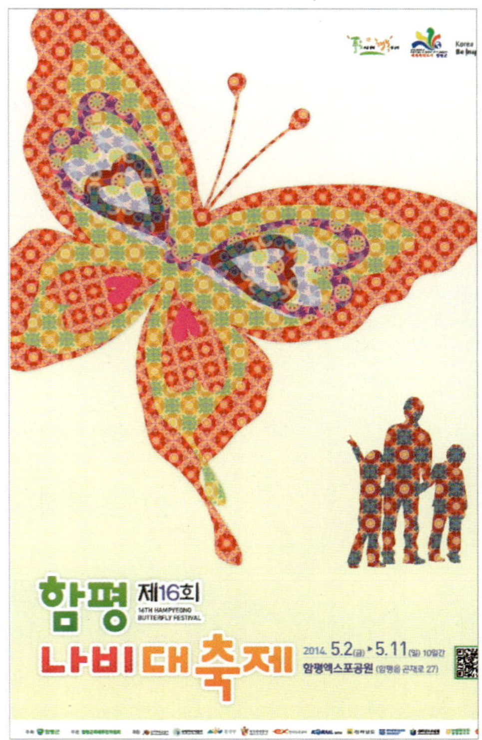

2014년에 있었던 제16회 함평 나비 축제 공식 포스터

(1) 주민의 15배에 달하는 엄청난 방문객을 끌어 모은 함평 나비 축제

함평은 본래 인구 3만 8,000명의 작고 가난한 도시였다. 그런 이곳에 하루 동안에만 30만 명의 사람들이 찾아왔다. 닷새 동안의 축제 기간에 다녀간 사람은 60만 명. 인구 4만 명이 채 안 되는 함평에 15배에 달하는 관광객이 몰린 것이다. 마을이 생긴 이래 가장 많은 사람이 몰린 이날, 주민들의 눈도 휘둥그레졌다. 그들 역시 평생 이렇게 많은 사람을 한꺼번에 본 것도 처음이었을 테니 말이다.

17) 서울신문, 2012. 11. 15.
18) 저녁때 서쪽으로 지는 해에 빗대어 시세의 변화에 따라 쇠퇴해 가는 산업을 비유

(2) 입사식부터 남다른 기획이 돋보이는 'W'사의 신입사원 키워 주기 사례

사장은 '회사가 전원 정예부대를 표방하고 있는 이상, 입사 시점부터 권한 이양을 시작해야 한다.'고 생각한다. 이런 사장의 생각을 바탕으로 W사에서는 십여 년 전부터 입사식 자체를 그해 입사하는 신입사원들에게 기획하게 한다. 총무부장도 행사 내용에는 일절 관여하지 않는다.

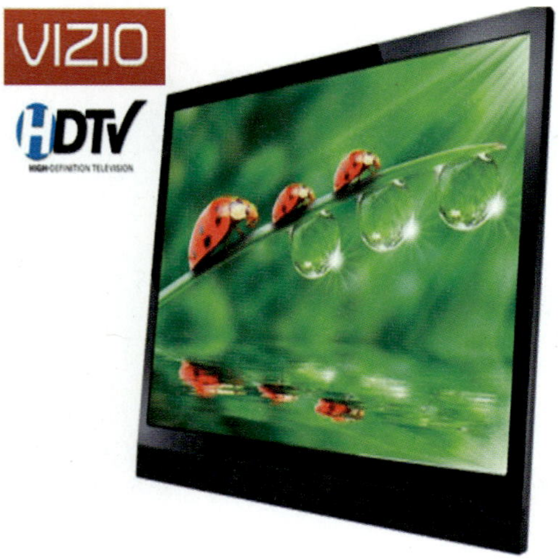

미국의 업체 비지오, 29인치 TV를 109달러에 팔고 있다

(3) 공장 하나 없이 엄청나게 많은 TV를 판매하고 있는 비지오

비지오의 매출은 2009년에 25억 달러로 증가해 6년 사이에 150배 가까이 성장했다. 삼성, LG, 소니의 뒤를 이어 세계 시장 순위 6위인 이들은 생산 공장이 없다. 기술을 보유하고 있거나 개발하지도 않는다. 2010년 당시 직원 수는 196명에 불과하며, 경쟁사보다 평균 20~30%, 최고 50%까지 LCD TV를 싸게 판매하고 있다.

① 함평 나비축제(이재광, 송준. 함평 나비혁명. 페이퍼로드, 2009)

② W사(히로카와 구니노부. 코끼리를 쓰러뜨린 개미. 예문, 2007)

③ 공장 하나 없는 TV 판매왕 VISIO(삼성경제연구소. SERICO 실천경영 2권. 2011)

2) 조직화組織化 · organizing

시립 아동병원 아이들의 성장 속도는 더뎌도 정말 더뎠다. 그럴 수밖에 없는 것이 이곳에 있는 아이들은 부모가 없는, 좀 더 정확히 말하면 부모로부터 버림을 받은 아이들이었고, 병원은 이들의 단체 보육 시설이었던 것이다. 집에서 부모가 키우는 경우와 마찬가지로 부족하지 않게 먹이고 돌보는데도 불구하고 엄마 품에 자라는 아이들과 비교하면 차이가 너무 컸다. 가장 대표적인 것이 체중이었다. 확실히 체중이 더디 늘었다. 병원에서도 한다고 하지만, 가장 아쉬운 것이 일손 부족이다 보니 아이를 일일이 안고 우유를 먹이지는 못했다. 부족한 일손에 여러 아이들에게 분유를 먹이려다 보니 간호사들은 하는 수 없이 기저귀로 아이의 머리를 받친 다음 우유병을 그냥 입에 물려주는 경우가 태반이었다.

아무리 단체 보육 시설이라 해도 손 놓고 있을 수만은 없었다. 소아과 전문의이자 부서장이었던 조병국은 고민에 빠졌다. 부족한 일손임에도 불구하고 아이들을 좀 더 쓰다듬고 어루만져 주며 정성 어린 손길이 가도록 간호사들을 독려할 방법을 강구했다.

> "생각다 못해 나는 아이들의 입원실을 월령별이 아니라 체중별로 나누는 방법을 써 보기로 했다. 아이들을 돌보는 보육사나 간호사들 처지에서는 일손을 하나라도 덜자면 아이들의 체중을 빨리 늘려 다른 방으로 보내는 수밖에 없었다. 그야말로 아이들의 체중을 늘리는 게 그들의 지상 과제가 되는 것이다."[19]

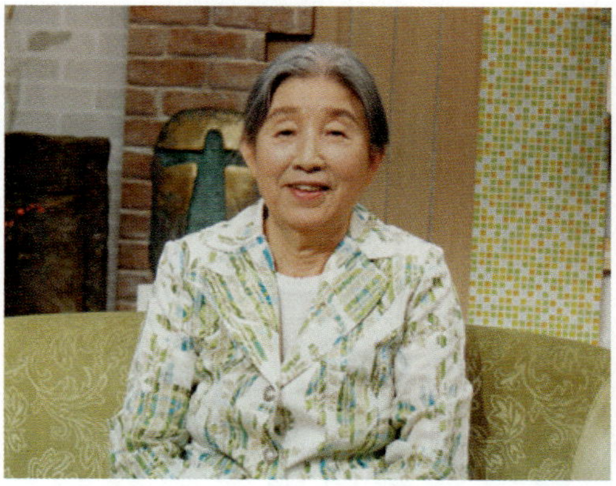

이제는 은퇴하신 닥터 조병국 할머니!

한 평생을 공공병원 소아과 전문의로 보냈던 의사 조병국! ① 그녀가 선택한 조직 개편 방향과 ② 이를 통해 달성한 결과는 무엇이며 ③ 이러한 결과가 나오게 된 동기는 무엇인지 적어 보자. 아울러 ④ 이와 유사한 사례를 찾아보자.

①

②

③

④

조직화란 목표를 효과적으로 달성하기 위해 시스템을 구축하고 자원을 적절히 배분하는 행위로, 변화하는 환경에 유연하게 적응할 수 있도록 그 상태를 유지하는 것이 관건關鍵이다. 과거에 유효했던 조직이나 운영 형태라 할지라도 언제까지나 유지할지는 알 수 없는 일이다. 외부 환경이 끊임없이 변하고 있고, 변화의 속도 또한 날로 가속화되고 있기 때문이다.

조직의 목표 달성 여부는 구성원들의 노력 여하에 달려 있으므로 조직은 구성원들이

19) 조병국. 할머니 의사 청진기를 놓다. 삼성출판사, 2009, p.131

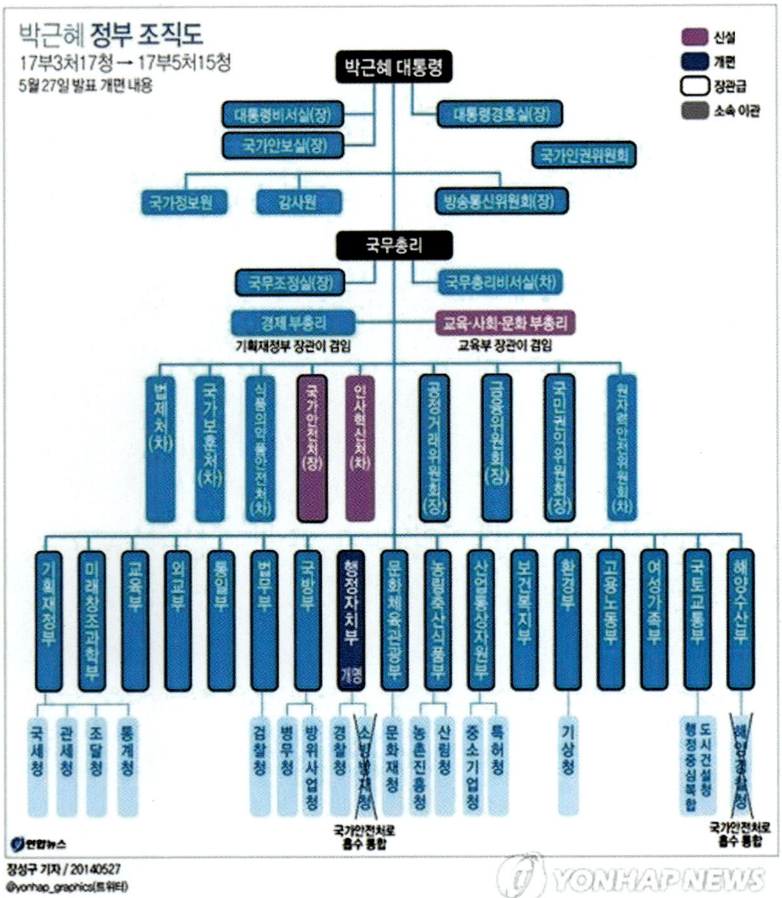

몰입하고 헌신할 것을 기대한다. 아울러 그와 같은 헌신이 좀 더 용이하게 실현될 수 있도록 시스템을 갖추는 것이 중요하다. 조직은 외부 환경과 구별되면서도 그와 동시에 외부 환경과 끊임없이 상호작용하는 존재라 할 수 있다.

개방 시스템하의 조직은 환경과 지속적인 상호작용이 불가피한데, 새롭게 초래된 환경의 변화는 조직으로 하여금 거기에 걸맞은 또 다른 변화를 고민하게 만든다. 그런가 하면 환경의 변화가 없다 하더라도 성과를 높이고 조직의 생존 확률을 높이려는 차원에서 조직 스스로 변화하는 경우도 있다. 하여 바람직한 조직 구조를 갖추기 위한 고민과 구체적 시도는 끝없이 계속된다.

(1) 길고 긴 옷 입기

처음에는 시종 대신이 셔츠를 집더니 사냥개 담당관에게 넘겨주었다. 그는 또 제2 침실 담당관에게, 그는 다시 윈저 숲의 수석 감시원에게, 그는 다시 제3 겉옷 담당관에게 넘겨주었다. 그는 그 셔츠를 다시 랑카스터 공령 상서관에게, 그는 의상 담당관에게, 그는 노리 문장원장에게 넘겨주었다. 그러자 그는 런던탑 보안 담당관에게 넘겨주었고, 그는 왕실 집사장에게, 그는 캔터베리 대주교에게, 그는 수석 침실 담당관에게 넘겨주었다. 그 침실 담당관이 드디어 그 옷을 받아 톰에게 입혀 주었다.

(…) 마침내 긴 비단 양말이 그 줄을 따라 움직이기 시작하자 이제 이 일이 거의 끝날 것이라는 것을 깨닫고 거의 감사하는 마음이 샘솟을 지경이었다. 하지만 아직 기뻐하긴 일렀다. 수석 침실 담당관이 양말을 받아 들어 톰에게 막 신기려고 했다. 그 순간 갑자기 얼굴이 붉어지더니 서둘러서 놀란 표정을 지으며 "보십시오, 경" 하는 속삭임과 함께 양말과 관련된 무언가를 가리키면서 캔터베리의 대주교에게 그 양말을 도로 돌려주었다. 대주교 역시 얼굴이 창백해지더니 이어 붉어지면서 "보십시오, 경" 하고 속삭이면서 양말을 해군 대신에게 넘겨주었다. 대신은 그 양말을 세습 냅킨 담당관에게 넘겨주면서 거의 숨도 못 쉬며 "보십시오, 경" 하고 감탄사를 내뱉었다.

그 양말은 줄을 따라 왕실 집사장, 런던탑 보안 담당관, 노리 문장원장, 의상 담당관, 랑카스터 공령 상서관, 제3 겉옷 담당관, 윈저 숲 수석 감시원, 제2 침실 담당관, 수석 사냥개 담당관에게까지 흘러갔다. 계속 "보십시오! 보십시오!"라는 두려움과 놀라움이 가득 찬 말과 함께였다. 마침내 그 양말은 수석 시종 대신의 손에까지 왔다. 그는 잠시 창백해진 얼굴로 이 모든 당혹감의 원인이 된 것을 바라보더니 속삭였다. "세상에, 양말 끄트머리에서부터 올이 풀렸네! 왕의 양말 담당관과 함께 탑으로 가 보게!" 그리고서 그는 올이 나가지 않은 새 양말이 도달하는 동안 다시 기운을 회복하기 위해서 수석 사냥개 담당관의 어깨에 기대고 있었다.[20]

위 내용은 마크 트웨인의 〈왕자와 거지〉에서 거지 왕자 톰의 옷 입는 얘기다. 원문에서 보다시피 셔츠에서 양말에 이르기까지 그 의식이 그리 엄숙할 수가 없다. 왕자가 옷을 직접 입기로 마음먹는다면 당장에 일자리가 없어질 사람이 한둘이 아니다. 왕자가 옷을 갈아입을 때마다 저런 난리가 펼쳐지는 것이다. 우스꽝스러워 보이는 이 일, 하루도 빠짐없이 매일 벌어지는 이 일이 알고 보면 제국의 안녕을 보장하는 아주 중요한 일이라면 공감하시는지.

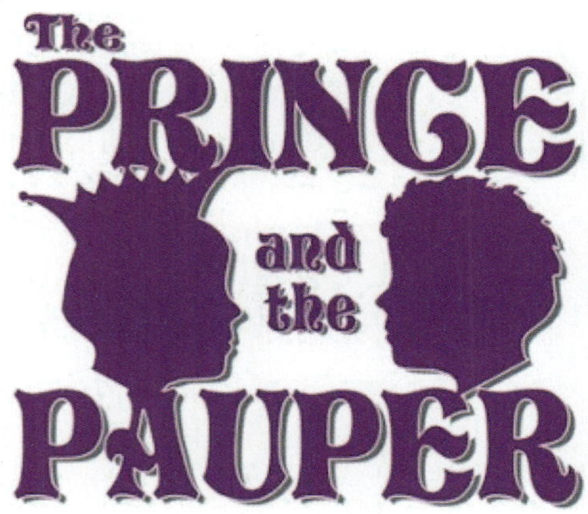

왕자와 거지(출처 : STUDIO PLAYERS.ORG)

왕자가 옷을 입는 과정이 거대한 의식이 되고, 이 일에 많은 사람들이 달라붙어 있는 모습이 너무도 우스꽝스럽다. 하지만 왕에게 수많은 사람이 시중드는 것이 당시로는 우스운 일도 이상한 일도 아니었을 것이다. 힘을 바탕으로 한 권위와 이를 기반으로 왕국이 유지되던 중세 시대이기에 왕자가 옷을 갈아입는 일에서조차 권위를 세우고 남다름을 내비칠 필요가 있었을 테니 말이다. 방만하고 비대하다고 비난할 게 아니다. 이런 특별한 절차는 제국의 안녕을 더욱더 공고鞏固하게 만들기 때문이다. 그렇게 본다면 왕자의 옷 입기를 돕던 조직과 그 시스템은 당시의 시대적 상황을 반영한 최적의 선택이었을 가능성이 아주 높다.

(2) 조직의 고질병 : 파킨슨의 법칙Pakinson's Law

1957년 영국에서 발간된 책 한 권이 뒤늦게(2002년) 번역 출간되었다. 50여 년이 지나도록 계속되는 끈질긴 생명력도 놀라웠지만, 오랜 기간이 지났음에도 굳이 우리말로 번역한 이유가 참으로 궁금했다. 화제의 책은 노스코트 파킨슨Northcote Parkinson이 쓴 〈파킨슨의 법칙〉이라는 책이었다.

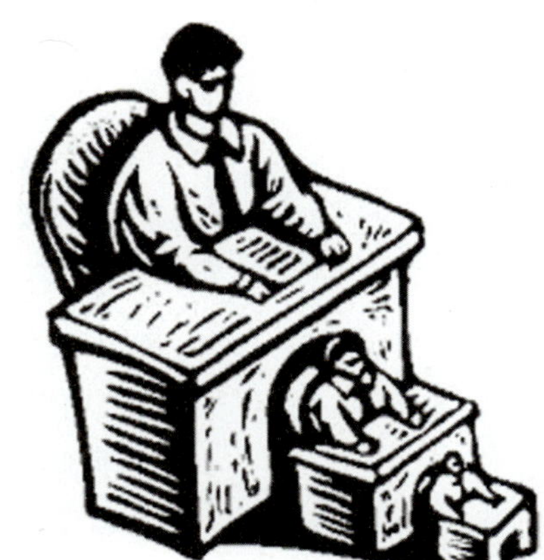
파킨슨의 법칙을 절묘하게 표현한 그림(출처 : gbshr.blogspot.com)

'파킨슨의 법칙'은 책 제목처럼 파킨슨의 두 가지 주장(법칙)을 담은 책이다. 첫 번째 법칙은 '직원의 수는 해야 할 일의 경중이나 유무에 상관없이, 일정 비율로 증가한다'는 것이다(제1법칙). 다시 말하면 직원 수가 늘어나도 성과가 늘어나는 것은 아니라는 뜻이다. 두 번째 법칙은 '지출은 수입에 비례해 늘어난다'는 것이다(제2법칙). 파킨슨의 법칙으로 불리는 이 내용의 발견은 영국 해군의 세입 세출 예산 자료가 발단이 되었다.

20) 마크 트웨인, 조애리 옮김. 왕자와 거지. 부북스, 2010, pp.127~129

그는 영국 해군의 세입 세출 예산 자료를 통해 1914년 영국 해군에 장교와 사병 14만 6,000명, 해군 공창工廠[21] 관리와 사무원 3,249명, 그리고 공창 근로자 5만 7,000명이 근무하고 있음을 파악했다. 그런데 14년 후인 1928년 자료에서 이상한 점을 발견했다.

군함은 20척이 채 안 되어 1914년(62척)의 3분의 1에도 미치지 못하는 상황임에도 불구하고 장교와 사병(10만 명), 공창 근로자(6만 2,439명) 등은 큰 변동이 없었던 반면 공창 관리와 사무원이 4,558명으로 오히려 크게 늘어난 것이다. 심지어 해군 본부의 관리는 2,000명에서 3,569명으로 늘어났고, 이후 1935년에 8,118명이던 해군 본부 직원 수는 1954년에 3만 3,788명으로 늘어나는 등 웅장한 '육지 해군'의 행진은 계속되었다.

이러한 사실을 흥미롭게 지켜본 파킨슨은 대영제국 식민성植民省 자료를 살펴보면서 그의 이론을 구체화해 갔다. 순수하게 행정직원만으로 구성된 단일 조직이라는 점과 식민지 등의 독립으로 관할 지역이 꾸준히 줄어들어 이를 관장하던 식민성의 업무량도 줄어들 수밖에 없는 구조라는 점이 더더욱 관심을 끌었던 것이다.[22] 하지만 놀랍게도 영국 식민성의 행정직원은 이러한 갖가지 상황 속에서도 꾸준히 늘어만 갔다.

연도별 식민성 직원

연도	1935	1939	1943	1947	1954
인원	372	450	817	1,139	1,661

출처 : 노스코트 파킨슨 지음. 김광웅 옮김. 파킨슨의 법칙. 21세기북스, 2002, p.31

식민성 직원은 1935년과 1939년 사이에 5.24%, 그리고 1947년과 1954년 사이에는 6.55% 증가해 동기간 중 연평균 5.89%로 증가했다. 이 수치는 1914년에서 1928년 사이의 해군 본부 직원이 매년 5.6% 증가한 결과와 매우 비슷한 것이다.

정부 행정과 기업 경영에서 거의 제1의 법칙이라고 할 수 있는 파킨슨의 법칙은 "일은 그것을 처리하는 데 쓸 수 있는 시간만큼 늘어나기 마련"이라는 것으로 요약된다. 시간은 얼마든지 늘이거나 줄일 수 있다는 것으로, 조직에서 하는 일이라는 것이 사람과 상황에 따라 시간과의 함수관계가 비례적일 때도 있고 반비례적일 때도 있다는 것이다. 특히 서류 업무에 드는 시간은 충분히 조절될 수 있다는 것을 인정한다면, 수행해야 할 일과 그 일을 맡을 직원의 수는 관련이 거의 없다는 말이 된다. 이 대목에서 파킨슨의 법칙이 병원 경영에 시사하는 바는 무엇인지 생각해 보자.

21) 무기나 함선을 만들거나 수리하는 공장

22) 식민성이 관할하던 식민지는 1935년과 1939년 사이에 범위나 인구 면에서 큰 변화가 없었다. 그러나 그 후 1943년까지 식민지가 크게 줄어들었다. 그러다 1947년까지 일시적으로 다시 늘어나기도 했지만 그 이후로는 꾸준히 줄어들었다.

(3) 고어Gore와 이데오IDEO

17세기 플랑드르 사람들 기준에는 풍만한 가슴보다는 불룩한 아랫배, 탄탄한 근육보다는 터져 넘치는 살집이 미녀의 기준이었다. 이 정도까지는 아니더라도 조선시대 미의 기준도 이와 유사한 점이 많았다. 노벨상을 수상한 경제역사학자 로버드 포겔Robert Fogel은 "18세기 초반 프랑스의 전형적인 한 끼 식사의 열량은 1965년 당시 최빈국이던 르완다의 수준과 비슷했다"고 지적했다. 비단 프랑스만 그랬던 것은 아니다.[23] 모두가 굶주림에 허덕이던 시절이다 보니 미의 기준은 다름 아닌 덩치에 있었던 것이다. 하지만 지금은 상황이 달라도 많이 다르다. 잉여가 넘쳐흐르는 시대이다 보니 덩치를 바라보는 시각도 크게 달라졌다. 무엇보다 덩치는 속도에 방해가 된다. 민첩하게 움직이지 못하는 원인이다. 지구상에서 가장 덩치가 컸던 공룡은 6000만 년 전에 사라졌다. 하지만 가장 작은 생물체에 속하는 박테리아는 여전히 번성하고 있다. 작은 것이 큰 것을 이겨내고 가벼운 것이 무거운 것은 넘어서고 있음을 역사가 증명하고 있다.

GORE
Creative Technologies Worldwide

IDEO

창의성을 중시하는 고어와 이데오의 성공 비결 중 하나인 조직 규모

우리에게 기능성 소재인 고어텍스Gore-Tex로 잘 알려진 고어사Gore & Associates는 사업 단위를 작고 가볍게 유지하는 데 정평이 나 있다. 고어사는 조직 단위를 200명이 넘지 않도록 하고 이를 넘어설 경우 다시 조직을 분리하는 입장을 철저히 지켜 나가고 있다. 작은 것이 더 낫다는 확신에서다. 비교적 신생 기업이라 할 수 있는 구글은 한 팀의 인원을 평균 4명에서 7명 수준으로 유지하고 있다. 적절한 규모의 팀원이 가져다주는 장점을 포기할 수 없기 때문이다. 세계적으로 손꼽히는 경영 전략가의 한 사람으로, 런던 비즈니스 스쿨London Business School에서 전략 및 국제 경영을 담당하고 있는 게리 해멀 교수는 "두세 개의 대규모 조직 단위로 구성된 기업에서는 대개 지적 다양성이 결여되는 현상이 일어난다. 동일한 사업 단위에 속한 직원들의 사고방식에는 비슷한 경향이 있기 때문이다. 대규모 사업 단위는 다수의 관리 계층으로 구성되는 편이며, 이는 새로운 아이디어의 실현을 방해하는 사람들이 많다는 것을 의미한다. 게다가 거대

23) 앨빈 토플러, 하이디 토플러. 부의 미래. 청림출판, 2006, pp.412~413

한 조직은 직원 개개인의 책임을 그다지 중요시하지 않는 경향이 있다."[24]고 말하기도 했다.

고어사는 연매출 수십억 달러에 직원도 1만여 명이 넘는 대기업임에도 불구하고 구성원들이 서로 만날 수 있는 기회를 극대화하고자 애쓰고 있다. 예를 들어 다양한 직종의 구성원들을 가급적 같은 건물에 배치함으로써 일이 아니더라도 이들 간의 얼굴을 맞대는 자연스러운 만남이 자연적으로 발생하도록 꾀하는 식이다. 고어사가 어떤 상황에서도 단위 조직의 구성원 수를 200명 이내로 제한하는 이유는 직원이 늘어날수록 불가피하게 인간관계는 줄어들 수밖에 없고, 시너지도 줄어들다 보면 결국 환경의 변화에 빠르고 유연하게 대처할 수 없게 되기 때문이다. 한번 늘어나면 좀처럼 줄지 않는다는 파킨슨의 법칙을 경계한 것일까? 위 내용 중 ① 파킨슨의 법칙이라는 함정에 빠지지 않으려 애쓰는 고어사의 노력에 대해 생각해 보자. 그리고 ② 우리 주위에서 발견한 파킨슨의 법칙 사례를 찾아보자.

①

②

(4) 유한킴벌리의 4조 2교대제와 지식 근로자 양성

우리나라의 경제가 저성장 형태로 굳어지는 가운데 청년 실업을 포함한 실업률 문제가 좀처럼 해답을 찾지 못하고 있어 경제에 먹구름을 드리우고 있다. 그런 가운데 저임금 노동력을 찾아 해외로 공장을 이전하는 기업들이 늘어나면서 산업 공동화 현상이 빠르게 진행되고 있다. 내수 시장은 점점 줄어드는 반면 수출 시장의 여건은 매우 유동적이다. 경기 회복의 기미가 불투명한 가운데, 실업 문제 또는 일자리 문제는 정부 당국의 초미의 관심사가 되고 있다. '성장에서 복지로', '일자리 나누기', '기업의 사회적 책임', '노블리스 오블리제noblesse oblige'와 같은 다양한 언어의 성찬盛饌[25]이 난무하지만 어느 것 하나 쉬운 것이 없고, 구체적 행동으로 지속되는 것도 흔치 않아 보인다.

그러는 가운데 유한킴벌리 모델이 저성장 시대의 새로운 패러다임으로 주목받고 있

24) 게리 해멀. 지금 중요한 것은 무엇인가. 알키, 2012, pp.217~218

25) 풍성하게 잘 차린 음식

다. 이른바 4조 2교대제와 지식 노동자 모델이 그것인데, 이에 의하면 근로자들은 4일 일하고 4일 쉬는 근무 체제로 일반적인 제조업체의 경우와 달리 직원들을 25~30% 더 뽑아 4조 2교대제로 운영하는 한편, 유휴 시간을 이용해 직원들을 끊임없이 지식 노동자로 변모시키고 있다.

당초 인건비 비중은 15%였으나 4조 2교대제 채택으로 인원을 증원한 결과 인건비 비중이 5% 정도 더 증가해 총 인건비 비중은 20%로 늘어났다. 하지만 공장의 연간 가동 일수 증가 등 생산성 증가분은 인건비 상승분을 상쇄하고도 남을 정도였다.

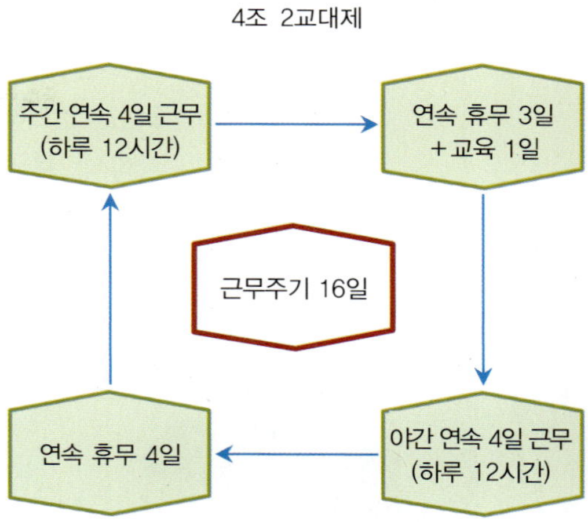

4조 2교대제

근로 방식별 성과 비교

	3조 3교대제	4조 2교대제	효과
연간 가동 일수	260일	350일	90일 증가
제안 아이디어	1,500건	2,700건	1,200건 증가

그런가 하면 직원들은 한 달에 4일 동안 교육을 받는다. 이 중 하루는 근무일에, 나머지 3일은 휴일에 실시된다. 물론 모든 교육은 의무 사항이 아니다. 근무일에 이루어지는 교육은 필수지만 휴일에 이루어지는 교육은 선택이다. 자율적인 선택 교육의 참여율은 80퍼센트에 달한다(대전 공장 기준). 연간 교육 시간은 300시간 가까이 되는데, 대학생들이 1년에 받는 수업 시간이 600여 시간임을 감안해 볼 때, 엄청난 시간이라는 것을 알 수 있을 것이다.

오늘날과 같이 급변하는 사회에서 지식의 반감기는 점점 짧아지고 있다. 심지어 작년에 익힌 지식이 얼마 지나지 않아 아무 쓸모가 없어지기도 한다. 과거의 핸드폰이 스마트폰의 출현으로 일순간에 사라진 것을 모두가 지켜보지 않았던가. 대학 4년 동안 배웠던 지식으로 과연 얼마나 버틸 수 있을 것으로 생각하는가. 아무리 훌륭한 교육을 받은 사람이라도 3년만 공부를 하지 않으면 그 사람이 가지고 있는 지식은 무용지물이 된다. 공부를 안 하는 조직에서는 공부 대신 학연이나 혈연, 지연 등 각종 연줄이 중요하게 작용한다. 이렇게 한 번 고착된 관계는 평생토록 계속된다. 하지만 세계가 소통하는 개방 상황에서 이런 방식이 통할 리 만무하다. 가족같이 따뜻한 관계도 좋지만 누가 더 최신 정보와 지식, 그리고 다양한 경험을 통한 탁월한 능력을 갖고 있느냐가 더 중요하게 된 것이다. 이러한 상황에서 유한킴벌리는 끈끈한 상하 관계 대신 교육을 통해 회사의 경쟁력을 강화하기로 방향을 정했다. 교육에 매진하는 이유에 대해 회사 측은 다음과 같이 설명하고 있다.

> 평생 공부를 하는 문화와 제도가 자리를 잡아야 합니다. 그러나 우리나라는 대학교나 고등학교 때 배운 것을 활용할 생각만 하지, 결코 더 이상 채우려고 하지는 않거든요.

그러나 사람은 교육을 통해 평생 채우지 않으면 안 됩니다. 3, 4일 쓴 톱은 날이 무뎌져 더 이상 톱질이 안 되는 것과 마찬가지입니다. 컴퓨터도 하드웨어나 소프트웨어를 2, 3년간 업그레이드 안 한 채 놔두면 아무 쓸모도 없게 되잖아요. 사람도 신체적으로, 지식적으로 늘 재충전을 해 줘야 합니다.[26]

3) 지휘指揮 · leading, directing

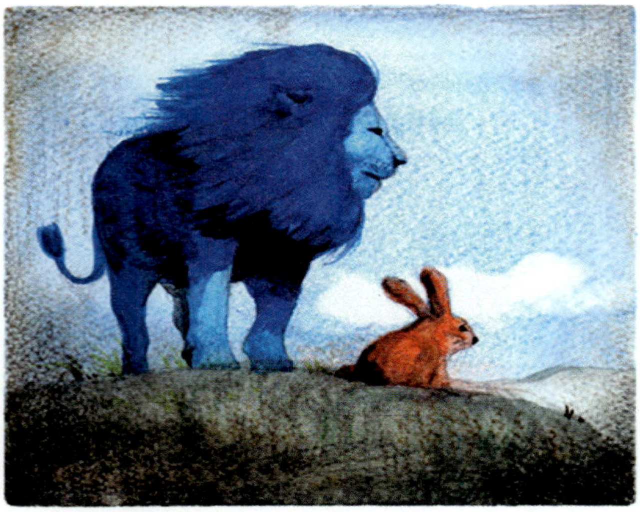

파란 사자와 붉은 토끼(출처 : leenanyoung.com, 작가 난영)

지휘란 자원(특히 인적자원)을 효과적으로 관리하여 목표 달성의 가능성을 극대화하는 활동이다. '사자獅子가 이끄는 토끼 부대'와 '토끼가 이끄는 사자 부대'가 싸움을 한다고 가정해 보자. 과연 싸움에서 이기는 쪽은 어느 쪽일까? 토끼 부대의 승리라면 리더십이 결정적 역할을 한 것이고, 사자 부대의 경우라면 구성원 한 사람 한 사람의 역량 때문일 것이다.

"사자가 많은 쪽이…" 하며 사자 부대의 승리를 점치는 사람이 적지 않을 것이다. 하지만 "사자가 지휘하는 부대라면…"이라며 토끼 부대의 승리를 점치는 사람이라면 지휘의 중요성을 깨달은 사람이다. 2002년 월드컵과 히딩크 감독을 통해 우리는 리더 또는 리더십의 중요성에 대해 통감한 바 있다. 우리나라의 본선 진출과 이탈리아, 포르투갈을 연파하며 4강에 갈 것을 예상했던 사람이 누가 있었는가. 그렇게 본다면 토끼 부대의 승리가 불가능한 것만은 아니지 않을까.

조직 목표를 달성하기 위한 동기부여, 업무 할당, 절차의 설명, 정책의 명확화, 성과에 대한 객관적인 평가와 같은 지휘 활동에 능숙한 사자라면, 그런 사자의 지휘를 받는 토끼는 '토끼 그 이상'의 역량을 발휘하게 될 것이다.[27] 반면에 리더십이 사자는커녕 토끼 수준에 불과하다면 제아무리 사자들로 구성된 부대라 할지라도 큰 성과를 기대하긴 힘들지도 모른다. '지휘자의 능력'이 그만큼 중요하다는 말이다.

(1) 주식 시장형 인사 시스템

아래 내용은 한국전기안전공사 박철곤 사장의 얘기다. 차관급인 국무총리실 국무차장을 지낸 그는 국무총리실 국정총괄, 기획, 조정, 심사평가, 규제개혁 등에 관한 주요 업무를 두루 담당했다.

26) 정혜원. 대한민국 희망보고서 유한킴벌리. 거름, 2004, pp.74~75
27) 사자가 토끼보다 리더십이 더 클 것이란 자체가 말이 안 된다. 세상의 모든 토끼들에게 양해를 구한다.

공직 시절 박철곤은 두 가지에 대해 극도로 경계했다. 하나는 조직 전반에 매너리즘이 만연하지 않도록 힘쓰는 것이요, 다른 하나는 학연과 지연으로 형성되는 파벌로 인해 조직 자체가 위협받지 않도록 그 영향을 최소화하는 것이었다. 그의 생각에 매너리즘이나 파벌주의는 공무원 조직뿐 아니라 우리 사회 전반을 위협하는 고질적인 병폐였던 것이다. 그런 그이다 보니 한국전기안전공사의 사장으로 발령을 받은 그가 제일 먼저 손댄 것은 매너리즘과 파벌에 푹 젖어 있던 조직 시스템을 개혁하는 일이었다.

열심히 일하는 사람이 그에 걸맞은 보상을 받게 함으로써 모든 사람이 보다 적극적이고 능동적으로 업무에 임하도록 만드는 것이 중요하다고 본 그는 이를 위한 구체적 방안으로 인사에 시장 원리를 적용한 주식 시장형 인사 시스템을 도입하고자 했다. 주식시장에는 누구나 갖고 싶어 하는 블루칩이 있는가 하면 거저 줘도 거들떠보지도 않는 불량 주식이 있는 것처럼 조직의 구성원들도 블루칩과 불량 주식으로 구별하여 블루칩에게는 보상과 격려를, 불량 주식에게는 자극과 독려를 가하는 방식이었다. 그가 보기에 주식시장을 지배하는 원리를 인사 시스템에서도 그대로 적용할 수 있을 것으로 생각한 것이다.

> 주식을 매수하듯 원하는 사람을 골라 팀을 구성하고 그 성과를 자신이 책임지도록 하는 시스템이 적용되면 인사에 잡음이 생기지 않는다. 또한 직원들은 자신의 몸값을 올려 블루칩이 되고자 노력하게 되므로 긍정적인 경쟁을 유발한다. (…) 매일 9시 5분에 나타나 증권 시세나 보고, 일을 시켜도 세월아 네월아 붙잡고 있던 사람이 8시에 출근해 눈에 불을 켜고 할 일을 찾았다. 그게 주식 시장형 인사 시스템의 효과였다. (…)
>
> 주식 시장형 인사 시스템은 블루칩에게는 더 많은 기회를 주고, 불량 주식에게는 스스로 각성하고 발전할 수 있는 기회를 준다는 점에서 아주 매력적이다. 인사 부서에서 직원들을 일일이 평가하고 제대로 배치하는 데는 한계가 있다. 하지만 각 직급별로 함께 일하고 싶은 부하 직원을 고를 수 있게 하면 모든 문제가 간단히 해결된다. 사장은 임원을 선택하고, 임원은 처장을 선택하고, 처장은 부장을 선택하도록 권한을 주면 좋은 사람을 데려가기 위해 알아서 경쟁한다. 아무도 데려가려 하지 않는 불량 주식은 특별 관리에 들어간다. 똑같은 상황이 3회 반복되면 석 달 동안 능력 개발 및 태도 개선을 위한 기회를 주고, 그 뒤 개선이 안 되면 직권 면직한다.[28]

박철곤의 ① 주식 시장형 인사 시스템을 간략히 설명하고, 이와 같은 인사 시스템이 제대로 작동하기 위해서 ② 반드시 필요한 것이 무엇인지 생각해 보자.

28) 박철곤. 머슴이나 보내지 공부는 무슨. 북마크, 2014, pp.204~208

①

②

(2) 리더십 역량

2014년 브라질 월드컵에서 티키타카 축구의 대명사 스페인 축구팀의 예선 탈락은 전 세계 축구팬에게 큰 충격으로 다가왔다. 스페인 팀이 어떤 팀인가. 2008년 유로 대회에서 우승한 이후 2010년 남아공 월드컵과 2012년 유로 대회 등을 연이어 석권한 부동의 세계 최강이 아니었던가. 더구나 월드컵 대회 조편성 결과 B조는 '2013 FIFA 순위'로 보나 축구에 관한 국가적 '지명도' 면에서 스페인을 능가할 나라가 없었기에 그 충격은 무엇보다 컸다.

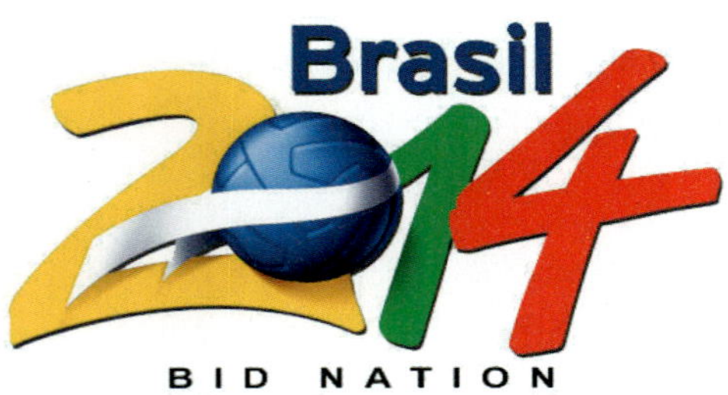

브라질 월드컵 B조의 FIFA 순위

구분	스페인	네덜란드	칠레	호주
FIFA 순위	1	8	12	40

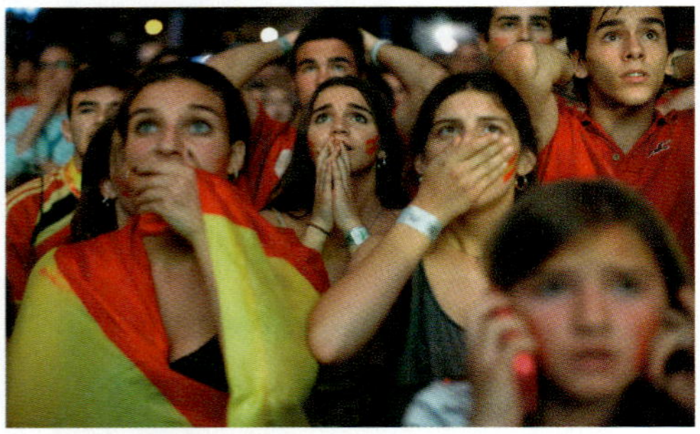
2014년 브라질 월드컵과 경기 결과에 경악하는 스페인 응원단

프리메라리가 최고의 클럽인 레알 마드리드와 FC 바르셀로나 소속 선수는 물론 프리미어리그인 첼시와 맨시티 등에서 뛰고 있는 선수들로 구성된 그야말로 최강급 스페인의 부진은 특정 선수에 있기보다는 이와 같은 호화찬란한 선수들을 제대로 활용하지 못한 감독에게 쏟아졌다. 아래 예시한 세 가지 사례 중 두 가지를 선택해 해당 사례에 대한 질문의 답을 찾아보면서 지휘란 무엇인지 직접 느껴 보도록 하자.

① 펩시를 유일한 경쟁자로 알고 있었기에 펩시를 누른 뒤 할 만큼 다 했다며 만족하고 있던 코카콜라 간부들을 단숨에 돌이켜 세운 CEOChief Executive Officer 고이주에타의 '위 점유율'

EMORY GOIZUETA BUSINESS SCHOOL | Goizueta Marketing Strategy Consultancy

미국의 에모리 대학은 경영대학원에 고이주에타의 이름을 붙였다.

① 코카콜라 CEO 고이주에타Roberto Goizueta의 '위 점유율Share of stomach'

② 가장 화려한 실패! 북극 탐험에 성공하지는 못했지만 아름다운 실패 사례로 언급되는 새클턴Shackleton 선장의 리더십

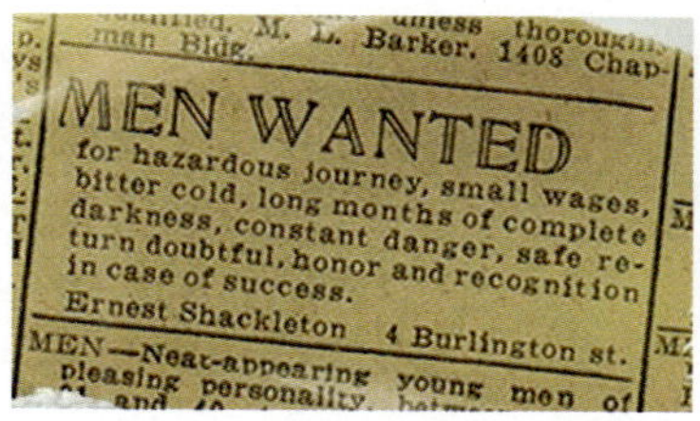
M. L. Barker. 1408 Chap-

MEN WANTED for hazardous journey, small wages, bitter cold, long months of complete darkness, constant danger, safe return doubtful, honor and recognition in case of success. Ernest Shackleton 4 Burlington st.

MEN—Neat-appearing young men of pleasing personality

당시의 선원 모집 공고 : 위험한 여행, 봉급 적음, 추움, 암흑 속의 수개월간 항해, 지속적인 위험, 무사귀환 장담 못하나 성공시 명예와 표창 있음 – 버링톤 4번지 어니스트 새클톤으로 연락 바람–(출처 : heartstonejourney.com)

② 아름다운 실패 어니스트 새클턴Ernest Shackleton

③ 역사는 대한민국이 2014년 4월 16일 전과 후로 크게 바뀌었다고 말하게 될까? 세월호 사건에서 드러난 리더십 부재에 대해 알아보자.

③ 세월호에서 드러난 리더십 부재

(① ②)

창업 후 27년이 지나자 회사 내에 파벌주의와 관료주의가 만연했고 상품 개발 열의도 멈추어 혁신적인 신상품이 나오지 않았다. 책임은 지지 않으면서도 권한은 챙기려는 임원들과 상부에서 지시하지 않는 한 나서서 일하지 않으려는 사원들 때문에 조직은 흐트러졌다. (…) 문제는 '컵 누들'이라는 톱 브랜드에만 의존하는 데 있었다. 컵 누들은 닛신 식품의 창업자이자 내 아버지이기도 한 안도 모모후쿠가 세계 최초로 개발한 컵라면이다. 당시 컵 누들은 닛신 식품의 전체 매출 중 절반 이상을 차지하는 최고의 상품이었다.

아버지가 개발한 컵 누들은 누구도 함부로 건드릴 수 없는 성역이었으며, 하물며 그 브랜드 이미지에 흠집을 내거나 시장을 빼앗을 만한 신제품을 발매할 수도 없었다. (…) 이래서는 더 이상의 성장은 기대할 수 없을 것 같았다. 그래서 나는 사장 취임 인사를 하는 자리에서 이렇게 말했다. "컵 누들을 뛰어넘는 획기적인 상품을 만듭시다!"29)

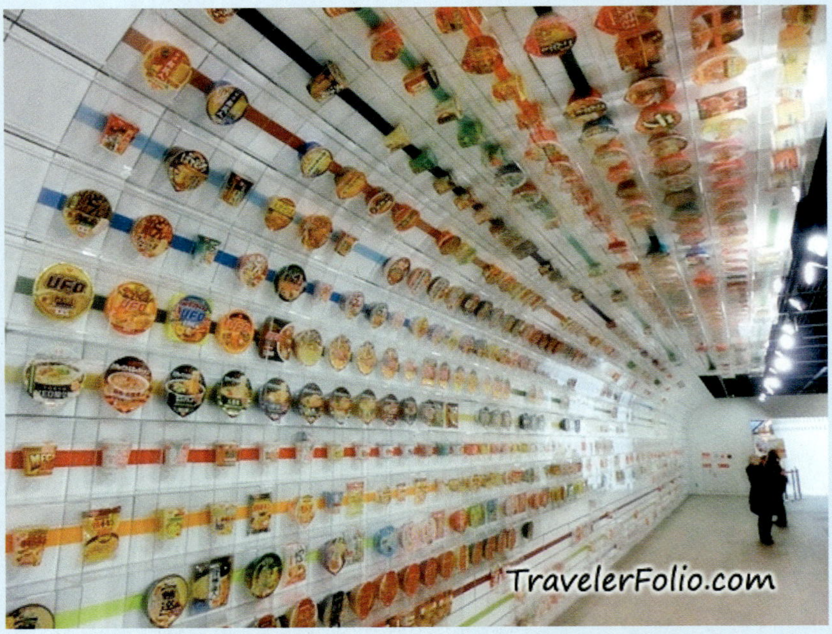

안도 모모후쿠의 고향인 오사카 이케다에 있는 인스턴트 라면 뮤지엄(The Instant Ramen Museum). 1958년 세계 최초 라면 개발, 1971년 컵라면, 2005년 우주인을 위한 스페이스 라면을 개발한 닛신 식품

위 내용 중 ① 여러분이 보기에 가장 인상적인 부분을 찾아 그 내용을 그대로 옮겨 보자. 그리고 여러분이 ② 해당 부분에서 특별한 인상을 받은 이유가 무엇인지 생각해 보자.

①

②

여러분 스스로 위 글의 ① 제목을 붙여 보자. 다음으로 그것을 발표하고 다른 사람이 정한 제목도 들어 본 후 토론을 통해 ② 최종적으로 확정된 새로운 제목이 무엇인지 적어 보자.

29) 안도 고키. 수성경영, 지키려면 공격하라. 서돌, 2010, pp.15~17

(3) 정주영

1961년 쿠데타(5 · 16 혁명)를 통해 집권한 박정희 대통령의 가장 큰 과제는 정권의 정당성을 확보하는 것이었다. 6 · 25 전쟁의 후유증으로 더 이상 나빠질 수 없을 정도로 피폐해진 경제 상황은 미국의 원조 감축 계획에 따라 앞을 예상할 수 없는 상황이었다. 군부 정권은 경제 개발을 통해 국가를 재건하는 한편, 정권 유지 및 재창출의 계기로 삼으려 했다.

이 과정에서 경제 개발 5개년 계획이라는 야심찬 정책이 만들어졌고 집권 이듬해인 1962년부터 1차 5개년 계획이 진행되었다. 바로 이 경제 개발 5개년 계획의 2기에 해당하는 2차 5개년 계획이 시작된 1967년, 정부는 고속도로 완공에 이어 수도권 홍수 조절과 전력 생산 및 안정적인 수자원 관리 차원에서 소양강댐 건설을 추진하게 되었다. 이와 관련하여 당시 우리나라의 대표적 건설사인 현대, 대림, 삼환기업, 삼부토건 등 4개 건설사 대표가 비밀리에 청와대로 불려 갔다.

그 자리에서 대통령은 직접 댐 건설 계획을 내놓았다. 담수 능력 29억 톤의 동양 최대인데다 건설기간 또한 7년에 달하는 엄청난 규모이다 보니 듣고 있던 건설사 사장들의 머릿속은 빠르게 돌아가기 시작했다. 국민소득이 100달러에도 미치지 않던 당시 상황에서 그와 같은 대규모 건설 사업의 참여 여부는 향후 기업의 앞날에 큰 영향을 미칠 수밖에 없었던 것이다. 하여 이들 사장들의 머릿속에는 어떻게 하면 공사를 따낼까, 혹은 과연 얼마를 써 내야 낙찰받을 수 있을까 하는 생각에 정신이 없었던 것이다. 단 한 사람, 현대를 대표해 참석한 정주영을 빼고는 말이다.

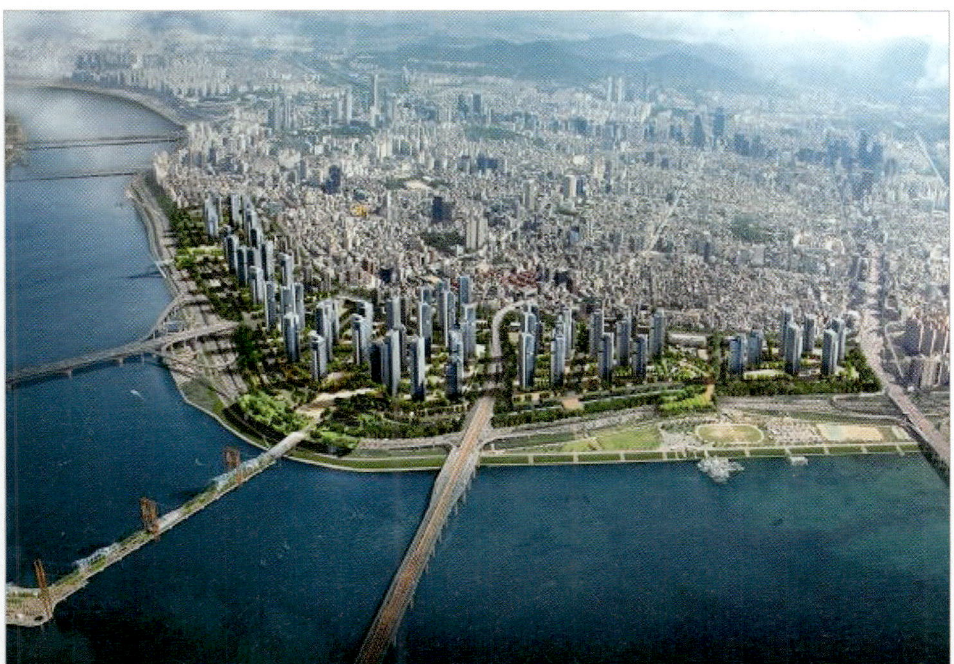
압구정 현대아파트 재건축 조감도(출처 : 서울시)

정주영은 회사로 돌아오자마자 담당자를 불러 현금 보유량을 늘리라는 지시를 내렸다. 다른 건설사 사장들이 한결같이 입찰 전략을 고민할 즈음 그는 댐 건설의 최대 수혜지가 어느 곳인지를 보았기 때문이다. 소양강댐 건설의 최대 수혜 지역은 수도권, 구체적으로 강변 지역이었다. 홍수 때마다 침수 피해가 잦았던 강변 지역, 좀 더 구체적으로 강남의 압구정 지역을 속히 매입해 들어간 현대건설은 이후 이 지역에 대규모 아파트 단지를 성공적으로 건축 분양하면서 엄청난 성장의 발판을 마련할 수 있었다. 다음은 한근태의 저서 〈일생에 한번은 고수를 만나라〉에 나온 내용이다.

> 회사로 돌아온 그는 다른 임원들은 다 집으로 보내고 재무 담당만 불러 현금을 얼마나 갖고 있는지 묻는다. 그리고 당장 현금 보유를 두 배로 늘리라고 지시한다. (…) 정주영은 소양강댐으로 인해 상습 침수 지역을 벗어나게 될 곳을 지도상에 그리고 그 땅을 집중적으로 매입하기 시작한다. 그게 지금의 압구정동이다. 당시에는 상습 침수 지역이라 별 쓸모가 없던 곳이었다. 이때부터 현대는 엄청난 부를 축적하기 시작한다. 같은 정보를 갖고도 대응 방법이 이렇게 다른 것이다.[30]

모두가 댐 건설에 고심할 때 그는 댐 건설 이후 최대의 수혜지가 어디가 될 것인가를 살펴보았다. 하나같이 입찰 전략 마련에 힘쓰는 동안 그는 침수 지역 매입에 애썼다. 남다르고 유별난 그의 행동, 하지만 댐 건설 그 너머를 보지 못하는 사람은 도저히 생각해 내지 못하는 발상이었다. 다른 관점에서 바라볼 수 있는 능력은 그래서 더 위대한 것이다. 위의 사례와 견줄 만한 내용으로 여러분이 알고 있는 '남다른 관점'에 관한 최고의 사례를 찾아보자. ① 병원(혹은 보건의료 분야)의 사례와 ② 일반 기업(혹은 기타)의 사례에 대해 따로따로 찾아보자.

①

②

4) 통제controlling

통제(혹은 통제 및 조정調整·피드백, feedback)란 당초의 목표 또는 원래 기획했던 내용과 실제로 달성한 정도에 대하여 양과 질을 모두 평가하는 것이다. 이러한 활동은 최종 시점에서는 물론이며 진행 과정에서도 이루어진다.

의료기관에서 가장 중요한 평가 중 하나는 환자들의 만족 정도를 알아보기 위한 조사 활동이다. 서비스 수준이 적절한지, 고칠 점은 없는지 등 병원 '스스로'를 손보기 위한 활동에 대한 환자들의 반응 또한 긍정적이다. 지속적인 향상을 위한 병원 측의 노

30) 한근태. 일생에 한번은 고수를 만나라. 미래의 창, 2013, pp.204~205

력이 나쁘게 보일 리 없기 때문인데, 아래에서 보는 것처럼 퇴원 환자에 대한 피드백을 통해 병원은 '만족도'와 '충성도'라는 두 가지 성과를 얻을 수 있다.

> 환자의 전반적인 병원 경험에 대한 피드백을 부탁하기 가장 좋은 때는 환자가 퇴원 후 생활을 잘 하고 있어 치료적 케어에 대해 더 이상 궁금한 게 없을 때이다. 병원에서 질문을 하는 것 자체가 염려해 주고, 마음을 써 주는 것으로 여겨질 것이다. (…)
>
> 퇴원 후 전화는 간호사에게 또 하나의 부담을 주는 마케팅 업무가 아니다. 오히려 환자 케어의 한 부분이다. 오늘날 헬스케어 제공자들은 환자 케어가 집으로까지 연장된다고 생각할 필요가 있다. 사실 환자의 입장에서는 퇴원 후라도 완전히 회복되기 전까지는 병원과의 관계나 치료적 케어가 끝난 것이 아니다. 병원들이 모든 환자들에게 퇴원 후 전화를 걸면 그렇게 하지 않는 병원보다 일반적으로 더 높은 환자 만족도와 충성도 점수를 얻게 됨은 두말할 나위가 없다.[31]

위 사례를 통하여 ① 어느 시점에서 환자에게 연락을 해야 하는지 그리고 ② 그 이유는 무엇 때문인지 다시 한 번 정리해 보자. 이것 말고도 환자들의 만족 여부를 파악할 수 있는 ③ 또 다른 방안에는 어떤 것들이 있을까?

①

②

③

(1) '고객의 소리 듣기' 사진전

지금까지 고객의 불만은 부정적인 것으로 여겨져 왔고 이에 대한 대응도 소극적인 경우가 많았다. 하지만 앞서가는 서비스 기업들은 단순히 내부 참고 사항으로 생각하기 쉬운 고객의 불만을 고객 감동의 계기로 활용하고 있다. 고객의 불만 사항을 시정할 뿐만 아니라 실제로 어떻게 바뀌었는지를 직접 보여줌으로써 고객의 참여와 호응을 이끌어 내는 것이다.

한 백화점에서는 개선 전·후 사진전'을 열어 고객 불만에 대한 백화점 측의 노력을

31) 프레드 리. 디즈니 병원의 서비스 리더십. 김앤김북스, 2009, pp.128~129

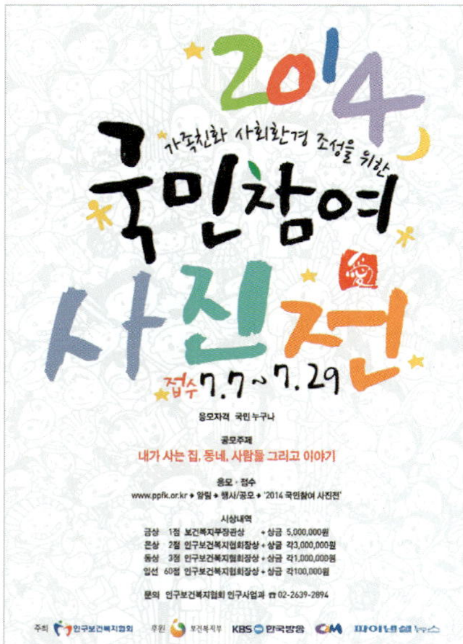

가족친화 사회환경 조성을 위해 인구보건복지협회가 주최한 국민참여 사진전

보여주고 있다. 즉 접수되는 고객의 불만 사항을 시정한 뒤, 10일 동안 '개선 전 · 후 사진전'을 열어 고객에게 변화를 직접 보여주는 것이다.

고객의 의견을 듣는 척만 하는 것이 아니라 실제로 어떻게 바꾸었는지 '개선 전 · 후 사진전'을 통해 보여줌으로써 사람들은 백화점이 '고객의 소리'를 진심으로 귀 기울여 듣고 있음을 느끼게 되는 것이다. 의례적이거나 관례적으로 여기고 그냥 넘겨 버리기 쉬운 '고객의 소리 듣기'가 백화점 측의 '개선 전 · 후 사진전'이라는 구체적인 행사를 통해서 그 진심이 마침내 소비자에게 전달되고 보이게 된 것이다. '개선 전 · 후 사진전'이 그동안 보여줄 수 없었던 백화점의 진심을 보이게 만든 것이다.[32]

(2) 열정의 스튜디오 이데오IDEO

일반적으로 디자인 회사들의 경우 직원 수가 100명을 넘지 않는다. 그 이유는 직원 수가 많아지고 회사가 커지다 보면 직원들끼리 서로 간에 개별적인 관계를 맺을 수 없기 때문이다. 커뮤니케이션도 원활하지 않고, 개별 직원의 역량이나 장점을 극대화하기 위해 직원별 개인적 욕구에 주의를 기울일 수도 없게 된다. 우리나라의 대표적인 광고 기획사인 제일기획 역시 회사의 규모가 커지자 강남 사무소와 강북 사무소로 분리하여 운영하고 있다.

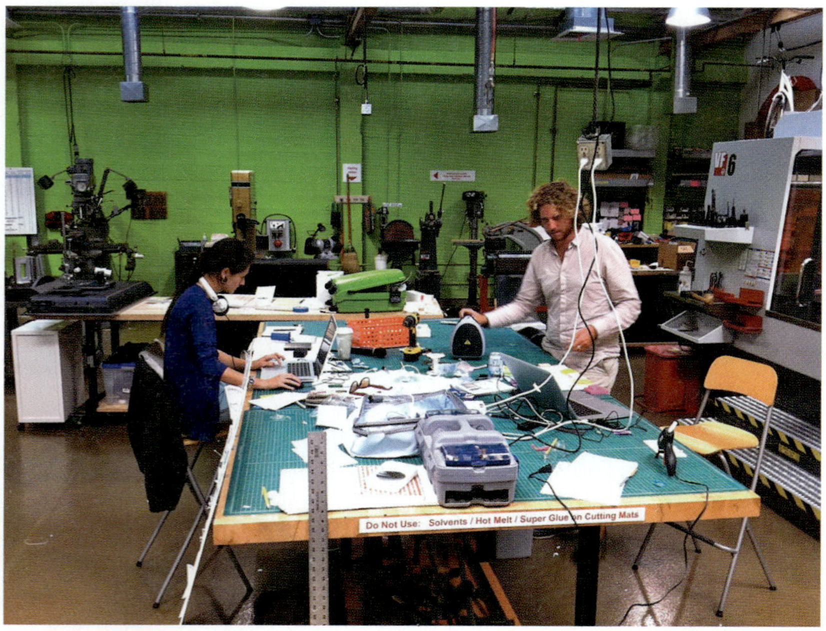

프로토타입 제작에 열중인 IDEO 직원(출처 : IDEO.org)

세계 최고의 광고 기획사인 이데오도 1990년대 중반에 팔로알토 사무실이 100명이라는 한계선에 다다르자 조직에 활력을 불어넣는 한편, 소규모의 장점을 지속하기 위해 새로운 운영 방안을 내놓았다. 최고의 인력을 팀장으로 임명한 후, 팀원에 대해서는 일방적으로 회사에서 발령을 내는 대신 이들 팀장이 함께 일하고 싶은 직원들을 알아서 끌어가도록 한 것이다. 좀 더 정확히 말하면 예비 팀원이 될 직원들이 월요일 조회시간을 통해 팀원을 찾는 팀장들의 발표를 보고 자신이 들어가 일하고 싶은 팀을 직접 선택하도록 하는 식이었다.

다른 기업에서와는 달리 팀장이 직원을 뽑는 것이 아니라 직원들이 팀장을 뽑을 뿐,

32) 홍상진, 이광수. 마케팅, 생각의 천장을 없애라. 김앤김북스, 2010, p.147

팀장이 일방적으로 직원을 지명하거나 선택하는 것을 금지했다. 직원은 자신이 정말로 원하는 곳에서 일하고자 팀장들의 프로젝트 발표를 열심히 경청했다. 이 과정에서 팀장의 발표 내용은 물론, 그 사람의 평소 실력이나 인성 및 품격 등에 대해 유심히 살펴보게 되었다. 이데오의 남다름은 〈유쾌한 이노베이션〉에 다음과 같이 언급되어 있다.

> "전 직원이 1지망과 2지망의 스튜디오를 기재한 비밀 투표용지를 건넸다. 우리는 모두가 1지망을 얻을 수 있도록 스튜디오 규모를 조정할 수 있었다. 스튜디오 그룹은 각각 10명에서 20명 사이로 구성되었다. 스튜디오 안팎에서 활동하는 프로젝트 팀은 일의 성격에 따라 3명까지 작아지거나 혹은 12명까지 커질 수 있었다. 2년 후, 우리는 그 모든 것을 다시 개방하고 그들이 원한다면 스튜디오 멤버를 재편하는 기회를 주었는데, 그것은 효과가 있었다. 우리는 성장했을 뿐만 아니라 아주 독특한 능력을 가진 열정 팀을 만들어 낼 수 있었다."[33]

(3) 후쿠다 보고서

오늘의 삼성전자를 만든 건 바로 '후쿠다 보고서' 때문이라는 말이 있을 정도로 후쿠다 보고서의 영향력은 컸다. 이 보고서는 말 그대로 후쿠다라는 사람이 작성해 이건희 회장에게 보고한 내용을 말한다. 교토 공과대학 디자인 학부 교수를 역임한 후쿠다 다미오福田民郎는 일본과 미국에서 산업 디자인을 공부한 디자인 전문가로 일본의 NEC 디자인센터 및 전자 부품 전문 회사인 교세라 디자인실 경영전략팀을 거쳐 1989년 삼성전자 정보통신 부문 디자인 고문으로 영입되었다. 후쿠다 보고서는 그가 1993년에 작성하여 회장에게 제출한 56페이지 분량의 내부 비판 보고서로 주요 내용은 다음과 같았다.

- 삼성전자 같은 큰 규모의 회사가 신제품을 만드는 데 상품 기획서가 없다.
- 상품을 디자인할 때 A안, B안, C안은 출발부터 개념이 다른데도 윗사람들은 적당히 섞어서 제품을 만들라고 지시한다.
- 느닷없이 사흘 안에 제품을 디자인해 달라고 주문한다.
- 한마디로 말해 디자인에 대한 삼성전자의 인식 수준이 매우 낮다.

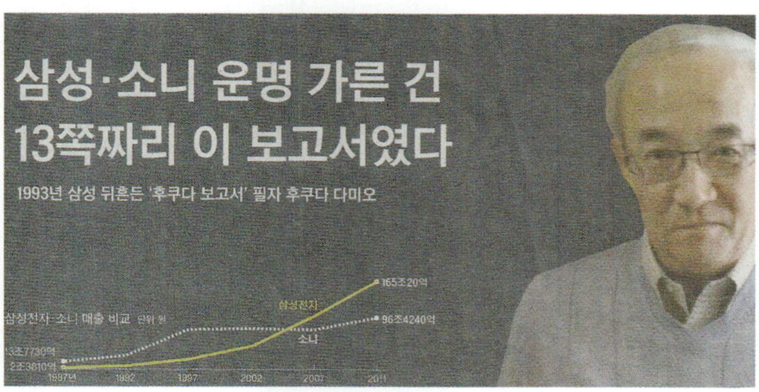

후쿠다 보고서 주요 내용 ※는 독자의 이해를 돕기 위한 풀이

	경영자의 질문	후쿠다의 답
디자인이란	상품의 기능에 맞춰 형태와 색을 창조하는 행위 아닌가.	제품의 편리성 연구부터 시작해 부가가치를 높여 이용자의 생활을 창조하는 문화적 행위.
경영과 디자인	경영전략은 최종적으로 숫자와 결부되나 디자인은 감성의 세계이지 않은가.	숫자로 이해하면 새로운 것은 나오지 않는다. 타사의 좋은 숫자의 배경을 읽어야 한다. (※타사 제품 성공 배경엔 디자인이 있다는 의미)
디자인 경영	디자인 부문 조직을 어떻게 해야 할지 모르겠다. 우리 디자이너가 많지 않나. 적절한 인원은.	디자이너는 자질과 감성이 각각 다르다. holonic한 것이 좋다.(※전체와 부분이 조화되는 조직으로 만들라는 뜻) 제품의 수, 디자이너의 연구 비중 정도를 감안해 조직 크기를 결정해야.
독창성	어째서 우리 회사의 디자인은 독창적이지 않은가. 다사에 비해 열세에 있다.	디자이너의 역량은 회사마다 큰 차이가 없다. 문제는 디자인이 경영자원이 되어 있는가 아닌가의 차이이다. (※디자인을 경영 요소로서 기획부터 생산까지 각 단계에 접목하라는 뜻)

33) 톰 캘리, 조너던 리트맨. 유쾌한 이노베이션. 세종서적, 2002, p.101

이 회장이 보고서를 읽은 시점은 1993년 6월, 회의를 위해 프랑크푸르트로 가는 비행기 안이었다. 내용도 내용이지만 더 놀라운 사실은 후쿠다의 보고가 1991년 10월부터 세 차례나 있었음에도 주요 간부들이 이를 묵살했다는 점이다. 이 회장은 무척 진노했으며 이는 프랑크푸르트 선언과 "마누라와 가족 빼고 모두 다 바꾸라!"며 시작된 새로운 삼성의 출발을 알리는 신호탄이 되었다. 아래 내용을 읽고 ① 보고서의 핵심이 무엇이며 ② 핵심 간부들이 이 보고서를 묵살한 이유는 무엇인지 생각해 보자. ③ 이러한 일들을 예방하기 위한 구체적인 제도적 장치를 구상해 보자.

> 후쿠다 보고서는 삼성전자가 확보해야 할 기술, 상품 개발 프로세스 혁신, 사업부제에 따른 디자인 경영 방안 등 세 가지 부분으로 구성되어 있다. 보고서의 핵심인 '경영과 디자인'에서는 경영자와 디자이너 간의 시각차를 조명했다. (…) 보고서에 따르면 삼성전자 경영진은 디자인을 '상품의 기능에 맞춰 형태와 색을 창조하는 행위'로 규정하고 있었다.
>
> 후쿠다 고문은 이에 대해 디자인은 제품의 편의성을 높이고 부가가치를 높여 이용자의 생활을 창조하는 문화적 행위라고 답변했다. 후쿠다 고문은 삼성전자의 문제점을 해결하려면 제품을 만들 때 기획단계부터 상품 전체의 전략, 출시 시기, 마케팅 전략 등을 명확히 하고, 그 정보를 디자인 부서와 공유해야 한다고 강조했다. 당시만 해도 삼성전자에서 디자인은 제품의 형태를 정하고 색을 입히는 행위 정도에 불과했던 것이었다. 보고서에는 삼성전자 내부의 조직 문화에 대한 비판도 있었다. "여러 개의 디자인 안을 제출하면 경영진은 그중 하나를 선택하는 대신 모든 디자인 안을 절충하자고 나선다. 경영진의 말에 따라 디자인 안을 절충하면 각 디자인의 핵심 포인트가 사라지지만, 디자이너들은 아무 이견 없이 그냥 따르는 경우가 많다. 실패한 디자인에 대한 노하우도 축적되지 않고 있다. 명확한 책임 부서가 없기 때문에 모두들 내 책임이 아니라는 식으로 대한다."[34]

①

②

③

34) 명진규. 청년 이건희. 팬덤북스, 2013, pp.332~333

4 경영인의 자질

한미파슨스 김종훈 회장! 그는 건축학과를 졸업하고 (주)한샘건축연구소와 (주)삼성물산 등에서 일했으며 1996년 6월 18일 한미파슨스를 설립해 국내 최초로 건설관리 Construction Management, CM 사업을 시작했다. 지금까지 서울 월드컵 경기장, 타워 팰리스, 과천 국립과학관, 알펜시아 리조트 등 국내외 약 700여 프로젝트를 수행했고 해외에도 진출하여 2010년 기준 중국, 두바이, 사우디아라비아 등 6곳의 해외 법인을 설립하였으며 35개국에 진출하여 세계 유수의 기업들과 경쟁하고 있다.

그는 유능한 사람이 회사를 이어받아야 한다고 생각하는 사람이다. 자신이 대주주라는 이유만으로 그의 자식에게 회사를 물려주게 된다면 애써 만든 회사의 앞날은 장담할 수 없기 때문이다. 따라서 후계자 선정에 있어 가장 중요한 것은 경영자의 능력이라 본 그는, 회사의 백년대계를 위해 차기 후계자 인선을 위한 우리나라 초유의 CEO 승계 프로그램을 구상하고 이를 공표했다. 바로 2004년의 일이었다. 승계 프로그램의 첫 단계로 외국인을 포함한 사내 후보군 23명을 선정한 후, 이들에게 다양한 보직을 맡겨 보면서 CEO로서의 자질을 평가하는 식의 과정을 거쳐 네 명의 후보로 압축한 후, 회사 내 시니어 멤버들의 검토과정을 통해 최종 두 명의 예비 CEO를 확정했다.

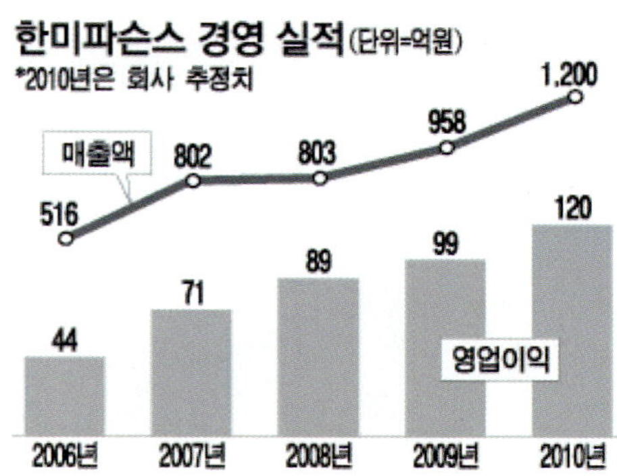

사외이사 네 명과 외부 전문가 두 명을 초빙해 'CEO 선정 위원회'를 구성하고 2008년 말에 차기 CEO 선정절차에 들어갔다. (…) 마침내 2009년 1월 1일, 이순광 부사장이 사장으로 취임했다. 신임 이순광 사장은 당분간 COO로서 회사 업무 전체를 총괄한 후 마지막 관문을 통과하면 최종적으로 차기 CEO로서 한미파슨스의 경영을 최소 10년간 책임지게 된다. (…)

내가 차기 CEO 후보 선정 과정에서 가장 고심한 것은 물론 최선의 인물을 최종 후보로 선정하는 것이었다. 하지만 그에 못지않게 탈락자의 문제를 고심했다. (…) 나는 고심 끝에 최종 후보들에게 각서를 받았다. CEO 선정 과정에 대한 비밀을 유지할 것, 만약 탈락하더라도 회사를 그만두지 않겠다는 것, 최종 CEO에 선정된 경우에도 탈락한 상대방을 배려할 것 등을 약속받았다. (…) 국내에서 최초로 선을 보인 우리 회사의 독특한 CEO 승계 프로그램은 무려 5년여에 걸쳐 객관적이고 투명하게 이뤄졌다. 그 과정에서 모든 구성원이 프로그램에 공감하게 됐고 우리 회사의 투명경영에 대한 신뢰감을 높이는 계기가 됐다.[35]

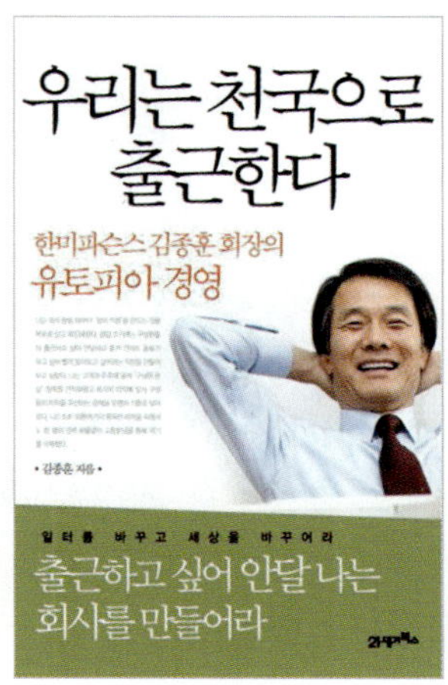

35) 김종훈. 우리는 천국으로 출근한다. 21세기북스, 2010, pp.53~56

위 내용을 읽고 ① 한미파슨스에서 차기 CEO가 갖춰야 할 자질로 무엇을 들었는지 찾아보자. 아울러 ② 후계자 선정에 무려 5년간이나 공을 들였던 가장 큰 이유는 무엇 때문이었는지에 대해서도 생각해 보자.

①

②

1) 경영자의 역할

유능한 경영자가 살려내지 못할 기업도 드물지만 아무리 우수한 기업이라도 무능력한 CEO 앞에서는 한순간에 사라지는 게 조직의 생리다. 경영자의 역할이 그만큼 중요하다는 뜻이다. 민츠버그$_{\text{Mintzberg}}$는 경영자들이 조직 내에서 대인관계 역할, 정보처리 역할, 의사결정 역할 등의 세 가지 임무를 수행하고 있다고 주장했다.

첫째, '대인관계' 역할이다. 경영자는 조직을 대표하는 사람(대표자)으로서 리더의 역할과 대외관계를 관장한다. 경영자의 두 번째 역할은 '정보처리' 역할이다. 외부 정보의 획득과 같은 모니터 역할과 이를 조직 내에 전하는 전파 역할 및 조직의 입장을 대외적으로 밝히는 대변인$_{\text{代辯人}}$ 역할이 정보처리 역할의 주된 내용이다. 경영자의 마지막 역할은 '의사결정' 역할이다. 문제를 해결하고 자원을 배분하며 때론 조직을 대표하는 협상자의 역할을 맡기도 한다는 것이다.

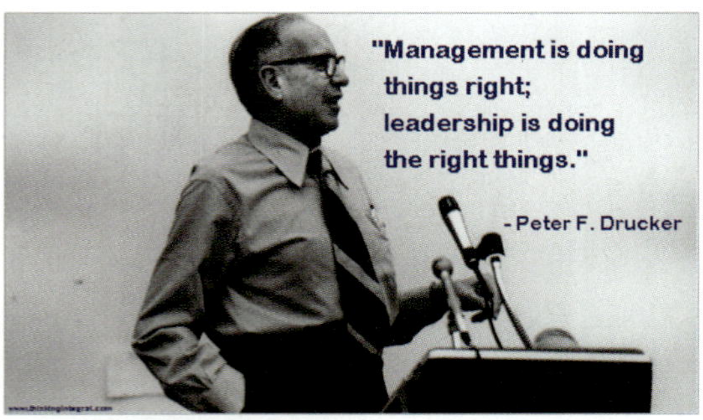
"Management is doing things right; leadership is doing the right things."
- Peter F. Drucker
피터 드러커는 경영이란 일을 제대로 하는 것이고, 리더십은 올바른 일을 하는 것이라 말했다.

경영$_{\text{management}}$이란 '올바른 일$_{\text{right things}}$'을 '제대로 하는 것$_{\text{Doing things right}}$'이다.[36] 올바른 일과 제대로 하는 것, 이 두 가지 중에 올바른 일을 찾아내는 것이야말로 경영자의 능력을 평가하는 중요한 기준이 된다. 왜냐하면 경영자란 올바른 일$_{\text{right thing}}$을 찾아 그 일이 올바르게 되어 가도록 하는 사람이기 때문이다. 경영자의 자리가 어려운 이유는 단순히 성과 창출에 대한 압박 때문만은 아니다. 올바른 일을 찾아 나가는 과정이 무척 힘들기 때문이다.

품질이 좋다고 해서 마차용 채찍이 언제까지나 팔릴 수 있는 것은 아니다. 자동차 시대가 오면 말은 경마장으로, 그리고 정성들여 만든 채찍이라 할지라도 생활사 박물관

36) 관리자는 'Doing Things Right'하는 사람이고, 리더는 'Doing the Right Things'하는 사람이다.

의 전시 품목으로 갈 수밖에 없다. 그런 면에서, 자동차 시대를 코앞에 두고 채찍 공장을 현대화하거나 채찍의 품질을 최고로 높이려는 것은 제대로 된 방향이 아니다.

경영자의 가장 힘든 일은 새로운 상품과 기술, 시장을 위해 언제 변화를 일으켜야 할지를 알아내는 것이다. 너무 오랫동안 붙들고 있으면 썩고, 너무 빨리 점프하면 떨어진다. 결국 자신이 원하는 것보다 조금 먼저 내려놓고, 자신이 생각하는 것보다 조금 빨리 점프해야 한다. 채드 홀리데이Chad Holiday 듀폰DuPont 회장의 얘기다.

어느 시대나 뛰어난 경영자는 있는 법이다. 마차 시대의 정점에서 그는 오지도 않은 자동차 시대의 낌새를 느낀다. 채찍의 품질을 향상시키는 것은 '일을 제대로 하는 것'일 뿐 '올바른 일'은 더 이상 아님을 깨달은 그는 홀연히 일어난다. 보통 사람들이 보기엔 되도 않을 자동차 분야로 사업 구조를 바꾼다. 그가 그런 용단勇斷[37]을 내릴 수 있었던 것은 아마도 다음과 같은 생각을 잊지 않았기 때문일 것이다.

- 우리 조직이 얼마나 오래 성장하겠는가?
- 우리의 비즈니스가 얼마나 계속될 수 있을까?

경영자의 자리는 최고의 자리요, 위로는 더 이상 아무도 없는 궁극의 자리다. 하지만 더 이상 올라갈 데 없는 자리에 선다는 것 혹은 아무도 자신을 감독하지 않는 최고의 자리에 오른다는 것은 한편으로 자신과의 치열한 싸움만 남아 있다는 뜻이다. 모든 싸움의 궁극은 결국 자기 자신과의 싸움이다. 타자他者와의 싸움은 작은 싸움인 반면 본인과의 싸움은 평생토록 해나가야 할 큰 싸움이다. 경영자의 자리란 눈에 보이는 경쟁자와의 싸움과 함께 엄청나게 어려운 자신과의 싸움을 계속 해야만 하는 자리다.

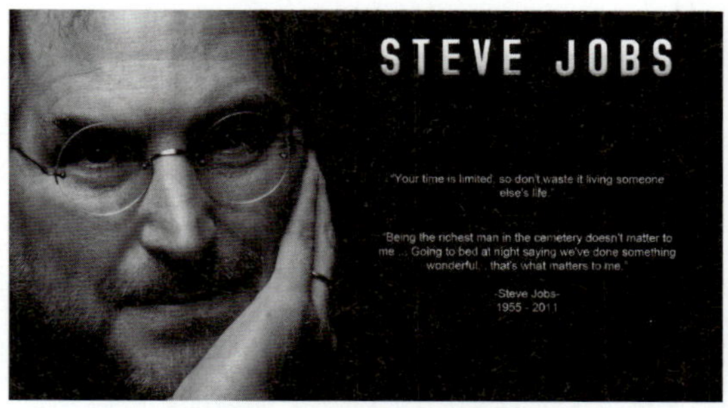
STEVE JOBS
"Your time is limited, so don't waste it living someone else's life."
"Being the richest man in the cemetery doesn't matter to me ... Going to bed at night saying we've done something wonderful... that's what matters to me."
-Steve Jobs-
1955 - 2011
다른 이의 시간을 낭비하지 않게 하는 것, 부자로 기억되기보다 뭔가 가치 있는 걸 해놓은 사람으로 기억되길 바랐던 스티브 잡스

'엄청나게 어려운 자신과의 싸움'이란 표현에 대해서 여러분은 얼마나 공감하는가. 실제로 ① 경영자들이 자신과의 싸움을 성공적으로 치러 낸 사례를 찾아보자. 아울러 자신과의 싸움은 경영자에게만 있는 것은 아닐 것이다. ② 여러분은 어떤 부분에서 자신과의 싸움을 벌이고 있는지, 그리고 그 싸움에서 여러분에게 ③ 특별히 필요한 것은 무엇인지 생각해 보자.

①
②
③

37) 어떤 일을 용기 있게 결단함, decisive measure

2) 병원장이라는 자리

미국의 대형 병원의 경우 병원장의 44%가 전문 경영인이고, 18%는 의사인 동시에 경영 수업을 체계적으로 이수한 경력의 소유자라고 한다.[38] 말하자면 병원 CEO의 62%가 어떤 형태로든 경영 공부를 했다는 것인데, 이러한 경향은 그 필요성은 인정되나 구체적인 실행으로 이어지지는 못하는 국내 의료계와는 상당히 차이가 나는 부분이다.

주요 병원 CEO들의 경력이 의사 일변도로 의료 경력 외에 별다른 것이 없는 국내 병원장과는 큰 차이를 보이고 있다. 이런 이유는 무엇보다도 경영에 대한 인식의 차가 있기 때문일 것이다. 다시 말해 병원 경영은 아무나 할 수 없는 전문적인 영역이라는 사실과 그에 따른 많은 노력이 필요한 분야라는 데 대한 인식의 차가 있기 때문이다.

아쉽게도 우리나라에서는 오너owner 원장 등 설립자 본인이나 혹은 소유주의 관계자가 하는 것 정도로 여기는 경우가 많다. 전문성이 부족하다면 분명 문제가 있을 수 있음에도 불구하고 연공서열이 병원장 선임의 중요한 기준이 되기도 한다는 사실은 안타까운 점이다. 더불어 실력 발휘에 필요한 안정적인 임기보다는 빈번한 인사로 '전직 병원장'이 양산量産되어 그야말로 '병원장은 많지만 병원 경영은 없는' 그런 상황이 심심치 않게 벌어지고 있는 점 또한 부끄러운 부분이다.

(① ②)

어느 날 갑자기 인도 정부 조사단이 일본을 방문한다는 연락이 왔다. 1982년 3월의 일이었다. 그런데 나는 전년도에 갓 제휴한 GM과의 교섭을 위해 미국 출장이 예정되어 있었다. 시간이 촉박했지만 나는 예의를 표하기 위해 하네다 공항을 향하던 길에 인도 정부 조사단이 머물고 있는 테이코쿠 호텔을 방문했다.

처음에는 30분 정도만 미팅을 가질 작정이었으나 예상외로 이야기가 활기를 띠었다. 그러다 공장을 이미 건설 중이라는 얘기를 하기에 진척 상황을 물으니 기본도 모르는 채 마구잡이로 공사를 진행하고 있었다. 그래서 나는 호텔에서 화이트보드를 빌려다가 세세한 부분들을 상세히 설명했다. "도장 공장은 바닥에 꼼꼼히 콘크리트를 쳐야 합니다. 적당히 했다가는 걷는 동안 마모되어 분진이 자동차 철판에 들러붙어 깔끔하게 도장할 수가 없습니다. 그리고 ……." 그렇게 배치도를 그려 가며 3시간가량 이야기하는 동안 그들도 열심히 귀를 기울였던 것으로 기억한다. 그 후 GM과의 교섭을 마치고 귀국해서 기자회견을 위해 팔레스 호텔로 갔더니 당시 전무였던 이나가와가 뜻밖의 소식을 전했다. "인도 정부 조사단 일행이 아직 국내에 체류 중이라고 합니다."

나는 깜짝 놀랐다. 인도 정부 조사단이 귀국 일정을 연기하고 나를 기다린 것이다. (…) 나중에 들으니 그들은 다른 일본 자동차 기업들과도 만났다고 한다. 그런데 대부분은 사장과 회장이 찾아와 차를 마시면서 10분 정도 잡담을 나누다가 막상 용건을 이야기하려 하면 "그럼 나머지 말씀은 저희 과장이 듣겠습니다."라고 말하며 방을 나가 버렸다고 한다.

38) 피플퀘스트. 일류병원으로 간다. 한언, 2010, p.32

2005년 1월 말, 재단의 이사님이 나를 부르셨다.
"이제 병원장도 한번 해봐야지. 민 교수가 맡아봐. 망해도 괜찮으니까."
(…) 사실 당시만 해도 병원장은 경영자로서 책임을 져야 하는 자리는 아니었다. (…)
오랫동안 신경외과 전문의이자 교수로 몸담고 있던 내게 오너로서의 경력도 쌓아 보라는 일종의 배려였던 셈이다.
"어차피 곧 없어질 거니까. 그냥 자리만 지키면 되지 않겠어?"[39]

한동안 병원장 자리는 의료진 중에서 경력이 많고 연륜도 높은 의사들이 차례대로 돌아가며 맡는 명예직에 더 가까운 적이 있었다. 병원장이라는 한정된 자리를 여러 사람이 골고루(?) 누리려다 보니 임기가 끝나기 무섭게 다음 사람으로 교체되기 일쑤였다. 그러다 보니 특별한 경우가 아니고서는 좀처럼 연임 이상의 장기 집권은 아주 드문 경우일 뿐이다.

이러한 형태의 병원장 승계가 계속될 수 있었던 것은 병원장이라는 자리가 경영자로서의 적절한 판단과 그에 따른 막중한 책임이 뒤따르는 자리가 아니었기에 가능했다. 건강보험이 확대되면서 공급 능력을 초과하는 초과 의료 수요가 계속되었기에 병원 경영 역시 큰 어려움이 없었던 것인데, 이런 상황에서 병원장의 자리는 희생과 책임보다는 권위와 품위를 누리는 자리인 경우가 더 많았다. 그러니 누가 병원장을 맡는다 한들 큰 무리 없이 운영할 수 있었던 그런 시절이 있었다. 하지만 지금은 상황이 완전히 달라졌다. 더 중요해졌고 더 위험해졌다. 그야말로 경영자로서의 남다른 역

인도 정부 사람들은 "우리와 직접 마주앉아 진지하게 이야기를 들어준 사장은 스즈키 씨뿐이었습니다. 그래서 다시 한 번 하마마츠까지 온 것입니다."라고 말했다. 나는 승부수를 던져야 하는 경우에 조직의 우두머리가 직접 뛰어드는 것이 매우 중요하다고 생각한다. 꼼꼼하게 세부 사항을 상담할 때는 부장과 과장이 적임자일지도 모르지만 분명 사장이 움직여야 하는 국면이 있다. 우리 쪽의 진심을 전달하려면 사장이 나서야 확실한 효과를 볼 수 있는 법이다.[40]

위 내용 중 ① 여러분이 보기에 가장 인상적인 부분을 찾아 그 내용을 그대로 옮겨 보자. 그리고 여러분이 ② 해당 부분에서 특별한 인상을 받은 이유가 무엇인지 생각해 보자.

①

②

여러분 스스로 위 글의 ① 제목을 붙여 보자. 다음으로 그것을 발표하고 다른 사람이 정한 제목도 들어 본 후 토론을 통해 ② 최종적으로 확정된 새로운 제목이 무엇인지 적어 보자.

39) 민병국. 1500일의 스캔들. 황금부엉이, 2012, p.17
40) 스즈키 오사무. 작아서 더 강한 기업 스즈키. 리더스북, 2010, pp.182~185 정리

량과 리더십을 보여주어야만 하는 자리로 변했다. 아래 사진은 한 병원장의 집무실 모습이다. 천장과 창문을 제외한 모든 곳에 책이 그득했다. 한눈에 봐도 병원장이라는 자리가 단순한 명예가 아니라 불면과 고뇌의 자리임을 알 수 있지 않은가?

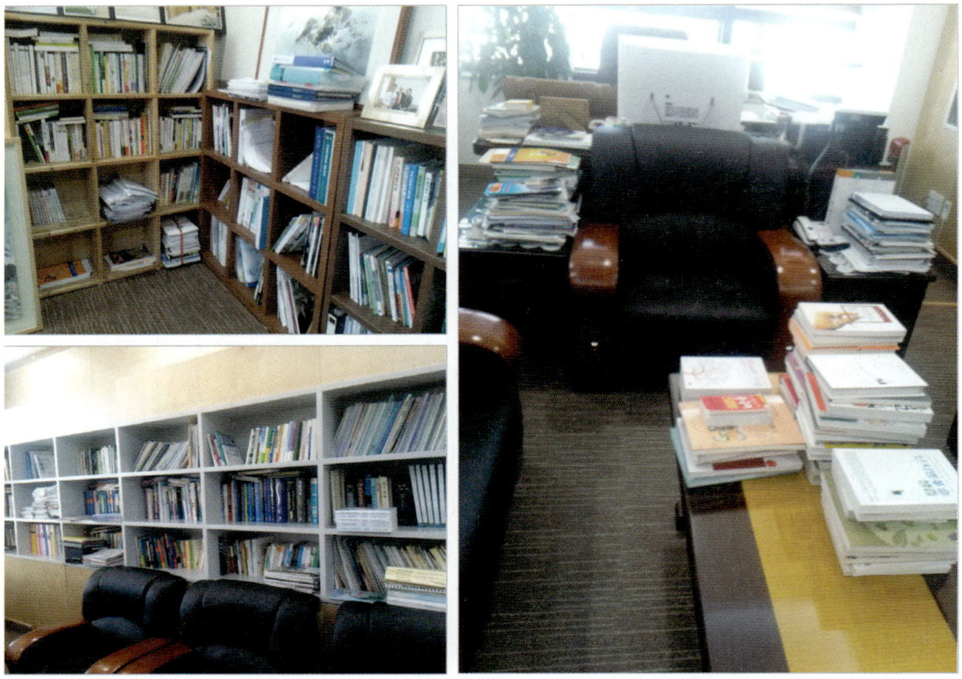

책으로 가득 찬 한 병원의 병원장 집무실

3) 병원 경영자를 위한 평생 학습

경영자에 대한 흥미로운 연구 결과가 있다. 하버드 대학의 비즈니스 스쿨은 1974년 졸업생 115명의 20년간 행적을 조사하고 그 결과로 성공한 사람들의 성품 및 행동 양식에 대하여 발표한 바 있다. 여기서 성공이란 세속적인 성공을 의미하는데, 이 자료에 의하면 성공적인 졸업생들의 두드러진 성향으로 '도전'과 '평생 학습'이 돋보였다. 이 중 평생 학습과 관련하여 보건의료계의 고위직高位職 종사자를 대상으로 하는 의료경영 고위과정을 소개하고자 한다.

다음 내용은 2013년도 서울대병원 의료경영 고위과정Advanced Healthcare Management Program, AHP 교과 내용이다. 주말 합숙 교육 2회를 포함, 3월부터 12월까지 매주 목요일 저녁마다 1일 2강좌로 진행되는 본 과정은 등록비 520만원(교재료 및 석식비 포함)의 고급 과정이다. 의료계 리더를 양성할 목적으로 진행되는 이 과정의 강의 주제를 살펴보면서 병원 경영 전문가를 꿈꾸기 위해 기본적으로 가져야 할 자질과 능력에 대하여 생각해 보자.

2013년도 서울대병원 의료경영 고위과정

구분	내용
개강 및 개관	개강식 및 오리엔테이션 / 의료경영 리더의 역할과 전략마인드 / 세계 경제와 한국 경제 / 서비스 산업 활성화와 의료 서비스 / 주요 의료정책 이슈와 전망
의료경영 일반	경쟁 전략 / 글로벌 전략 / e-Health & U-Health 1 : 현황 / 선진기업의 선진 경영 사례 / 재무 분석 및 재무제표에 관한 이해(I, II) / 21세기 마케팅 트렌드 분석 / 광고와 Branding 전략 / 품질 경영과 BSC Balanced Score Card / 의료산업 변화와 경영전략 사례
의료 시스템과 의료산업	Health Care Field Application Project 설명과 팀별 아이디어 토론 / 자산 운용 / 의료정책 결정 과정과 사례 / 의료산업의 구조와 선진화 방향 / 정보공학 전문가 초빙 강좌 - IT 산업의 국내외 동향 / 미래 의료산업의 방향과 외국 사례 / 의료 system의 이해
의료경영 기업 세부	민간의료보험 / 의료 네트워크의 구성과 실제 / 병원 운영과 KPI / 경영혁신 기법과 의사결정 과정 / 의료마케팅 분석 기법 / 영리법인과 자본조달 / 서비스 교육 실기 워크숍
의료경영 사례 토의 및 의료산업의 발전 비전	주요 국가의 의료 제도 비교 / 문화 한류와 문화산업의 발전 전망 / 우리나라 의료 제도의 특수성과 미래 방향 / 의료 경영자의 기업가 정신Health Care Entrepreneurship과 미래 경영자의 역할 / 생명공학 전문가 초빙 강좌 - BT 국내외 동향 개괄 / e-Health & U-Health 2 : Business Models and Impact / 선진 사례 초청 강연
의료 인적자원 경영	관리자를 위한 협상과 조정 / 인적자원 관리와 노사관계 / 직무분석과 역량 모델링 / 평가 제도와 보상 / 의료경영의 인문학적 이해
수료	수료식 / (선택) 해외 유수有數[41]병원 견학

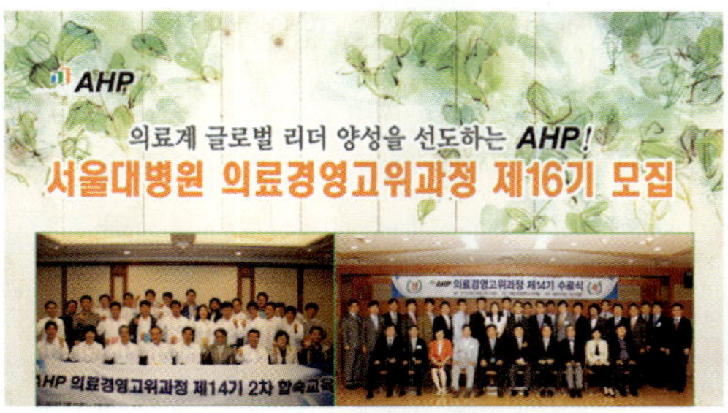

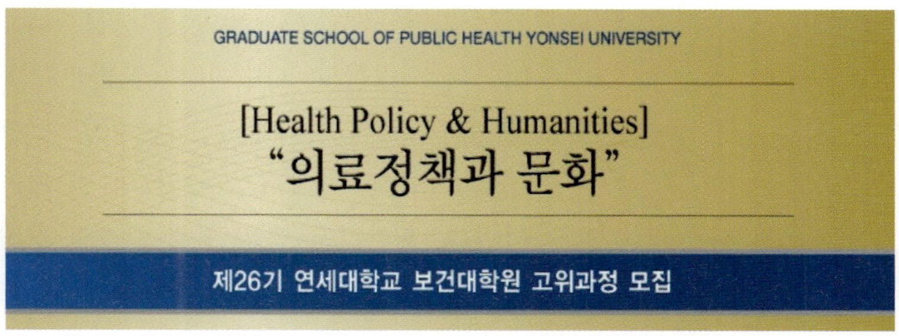

서울대와 연대의 의료경영 과정

앞으로 병원에 전문 경영인이 필요하다고 생각하는가? 그렇다면 ① 그 이유는 무엇 때문인가? 전문 경영인이 되기 위해 ② 여러분에게 필요한 부분은 무엇이며 ③ 이를 위해 구체적으로 어떤 노력이 필요하다고 생각하는가?

①

②

③

41) 손꼽을 만큼 두드러진

경영학이 과학science인지 예술art인지를 두고 꽤나 오랫동안 논란이 있어 왔다. 아이디어를 실제로 적용해 보고 숙달하면서 개선해 나가는 경영의 특성상 기술에 불과하다는 주장이 있는 반면에, 경영학 이론을 개발하기 위해서는 과학적 접근이 필요하다는 점과 함께 경제학, 사회학, 법학 등과 마찬가지로 사회 내에서 인간과 관련하여 일어나는 현상을 연구하는 학문이라는 면에서 사회과학의 한 분야로 간주되기도 한다.

실천 학문이며 종합적인 지식이 필요하다는 점은 병원 경영도 예외가 아니다. 의료서비스가 제공되는 병원의 환경은 어디 못지않은 복잡함과 긴장감이 고조되는 곳이다. 인류의 역사는 영국의 역사가 토인비의 말처럼 '도전과 응전의 기록'이라 하지 않았던가. 어느 시대나 고민은 있었다. 다만 그 난관을 넘고 못 넘고의 차이가 있었을 뿐이다. 날로 경쟁 강도가 고조되고 있는 병원 경영의 환경은 사방이 적이요 지뢰밭인 격전장이다. 끊임없이 발생하는 문제들을 뛰어넘고 고난을 극복하면서 병원 경영은 한층 더 발전하게 될 것이다. 병원 경영을 꿈꾸는 사람이라면 스스로의 역량을 높이기 위해 남다른 노력을 해야만 하는 가장 큰 이유다.

미국의 저명한 경제 일간지 〈월스트리트저널〉은 2008년 5월, '세계에서 가장 영향력 있는 경영 구루guru[42] 20인'을 선정했다. 여기에 뽑힌 21세기 최고의 경영 구루는 런던 비즈니스 스쿨LBS 교수이자 〈꿀벌과 게릴라〉, 〈경영의 미래〉 등 베스트셀러의 저자로도 유명한 게리 해멀Gary Hamel이었다. 2위는 저널리스트인 토머스 프리드먼Thomas L. Friedman이었고, 마이크로소프트의 빌 게이츠 회장과 말콤 글래드웰Malcolm Gladwell이 뒤를 이었다. 흥미로운 점은 세계 최고의 경영 구루 네 명 중 세 명이 경영학자도 그렇다고 경영자도 아니었다는 점이다. 최고의 경영 구루가 경영과 무관하다는 것이 의미하는 바는 무엇일까?

이제 더 이상 전공 분야의 지식만으로 버텨내기엔 힘든 시대가 되었다. 다양한 사고는 물론 색다른 사고, 이른바 창의성이 중시되는 지금, 전공뿐만 아니라 다른 영역에 대한 이해가 그 무엇보다 중요해졌다. 그러니 더 이상 자기 분야의 책만 보아서도 안 된다. 의사에게 진료나 수술보다 환자들과의 의사소통 능력이 요구되는가 하면 최고경영자에게 남다른 예술적 감성이 요구된다. 크로스오버와 퓨전의 시대요, 다른 한편으로는 다양한 지적 능력이 요구되는 시대인 것이다.

다양한 지적 능력이 요구되는 시대에 우리가 갖춰야 할 것은 무엇이 있을까? 학력이라는 간판이나 성적이라는 기록이 아니다. 진정한 실력으로 평생토록 큰 힘이 되어줄 것들을 차곡차곡 채워 가야 한다. 평생직장의 시대를 맞이하여 평생 공부하겠다는 마음과 자세를 잃지 말아야 한다.

---

42) ① person who some people regard as an expert or leader ② religious and spiritual leader and teacher, especially in Hinduism

(① ②)

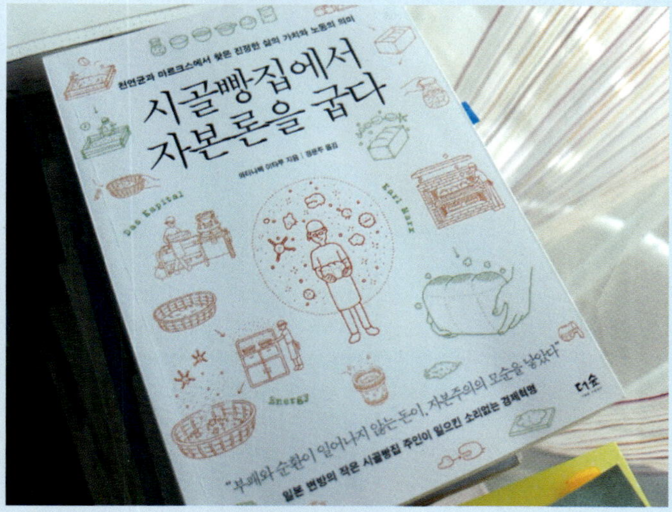

〈시골빵집에서 자본론을 굽다〉 책 표지

사람들이 우리 가게를 '희한한 빵집'이라고 생각하는 이유 중 하나는 휴일이 많기 때문이다. 우리 가게는 주 4일(목, 금, 토, 일)을 영업하고 수요일은 재료를 준비한다. 직원들은 주 5일 근무제(월, 화 휴무)로 일한다. 그리고 연중 한 달은 장기휴가다. 사실 마르크스도 근무시간(노동일)을 줄여야 자본주의의 미래사회를 건설할 수 있다고 했다. 요컨대 자본주의가 사람에게 너무 많은 일을 시킨다는 것이다. (…) 굳이 설명하자면 지금보다 빵을 더 잘 만들기 위해 빵을 안 만드는 시간이 필요하다고 생각해서다.

빵에 대해 더 파고들고 기술력을 높이는 것도 좋지만, 빵만 보이고 세상이 안 보이게 되면 어떤 빵을 만들어 제공해야 할지를 모르게 된다. 음식이나 술, 공예품, 음악 등 다른 모든 분야에서 자극을 받아 빵을 만드는 데 필요한 아이디어를 얻고, 지금보다 나은 재료가 없을지 안테나를 높이 세워야 한다고 나는 생각한다. 또 여러 사람을 만나고, 많은 곳을 찾아가며, 다양한 책을 읽을 시간도 필요하다. 그처럼 빵 이외의 것들과 만나는 시간은 기술을 부리는 사람으로서의 감성을 연마하고, 삶의 폭과 깊이를 더하며, 견문을 풍부하게 하고, 사회의 움직임을 느끼는 눈을 기를 수 있게 해준다. 시대가 원하는 빵을 계속 만들기 위해서, 일과 생활이 하나가 된 삶에도 휴식의 시간이 필요하다.[43]

위 내용 중 ① 여러분이 보기에 가장 인상적인 부분을 찾아 그 내용을 그대로 옮겨 보자. 그리고 여러분이 ② 해당 부분에서 특별한 인상을 받은 이유가 무엇인지 생각해 보자.

①

②

여러분 스스로 위 글의 ① 제목을 붙여 보자. 다음으로 그것을 발표하고 다른 사람이 정한 제목도 들어 본 후 토론을 통해 ② 최종적으로 확정된 새로운 제목이 무엇인지 적어 보자.

43) 와타나베 이타루. 시골빵집에서 자본론을 굽다. 더숲, 2014, pp.223~224

개인 과제

Chapter 2. 병원 경영의 이해

학번		성명		제출일	

① 이번 장을 한 문장으로 표현해 보자.

② 이번 장과 관련해 스스로 찾아본 것에 대해 자세히 적어 보자. 책은 50쪽 이상 읽은 것만 적을 수 있으며, 영상 자료와 신문 및 기타 내용은 출처나 연도 표기를 정확히 적어 보자.

책	
영상자료	
신문	
기타	

③ 이번 장에 관해 200자 이상의 에세이를 손으로 직접 써 보자.

* 이 페이지는 절취하여 다음 시간에 제출할 것

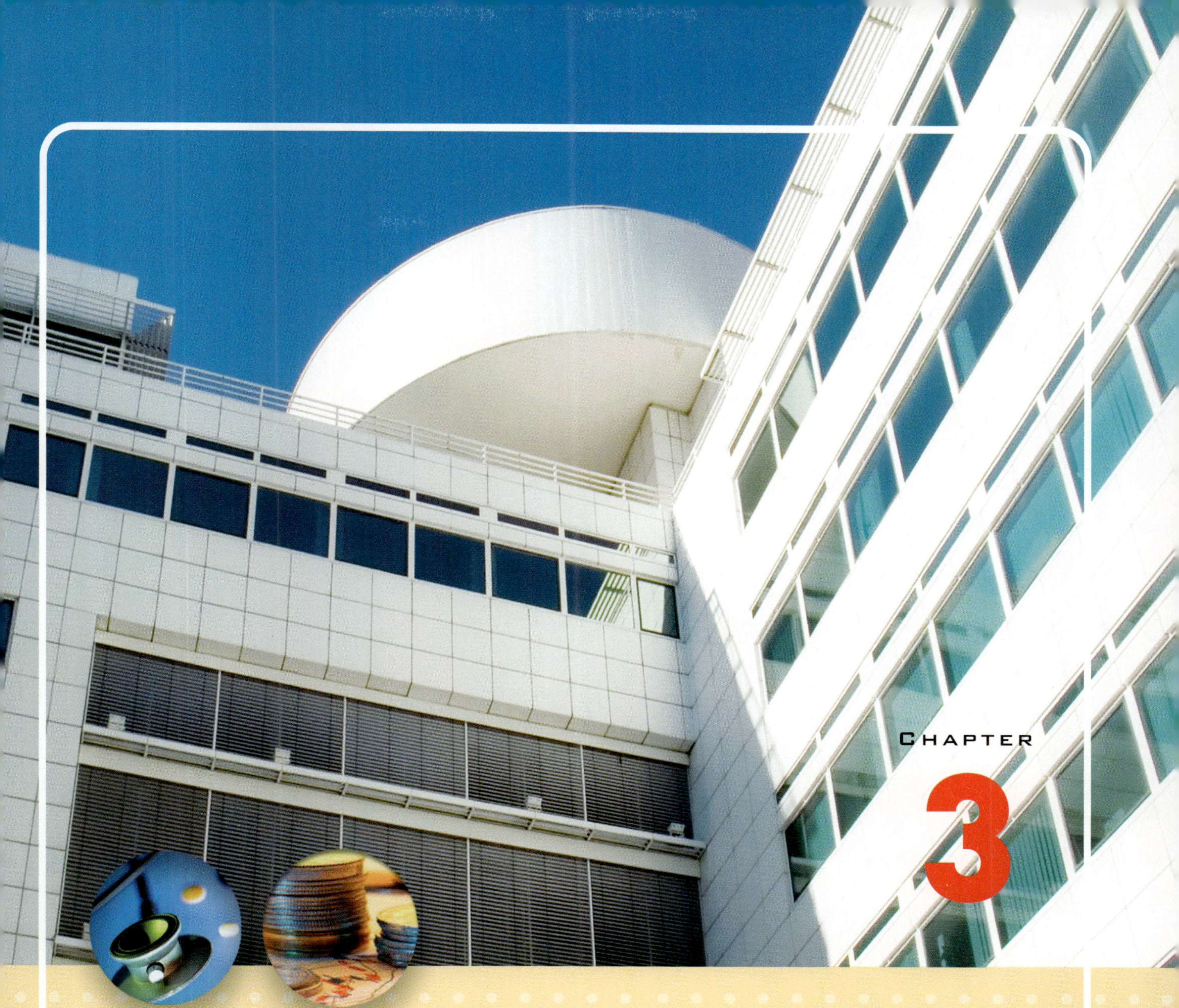

CHAPTER

3

병원과 환경

오래전부터 환자를 수용하고 이들의 회복을 도우려는 곳이야 있었겠지만 우리가 알고 있는 형태, 즉 오늘날과 같은 병원의 개념이 자리 잡은 건 18세기 유럽에서부터였다.* 초창기 병원들은 치료 중심이라기보다 빈곤층을 돌보는 일과 함께 나병癩病이나 결핵 같은 전염병 환자의 격리에 더 큰 비중을 두었다. 당시 의학은 과학이라기보다는 돌보고 위로하고 병이 낫기를 바라는 정도의 수준이라는 점에서 봤을 때 예술에 더 가까운 편이었다. 병원이 환자들에게 해줄 수 있는 것이 별로 없다 보니 사람들은 병원을 죽으러 가는 장소쯤으로 생각했다. 의사에 대한 인식도 '해부의'를 포함해 '내과의' 또는 '병리학자' 등이 존경을 받았을 뿐, 외과 의사는 이발사와 거의 동의어였고, 진료의 범위도 상처와 골절의 치료, 사지 절단, 나쁜 피를 뽑는 사혈瀉血 치료를 하는 정도에 불과했다. 심지어 머리카락이나 수염의 정리, 가발 제작까지 하는 등 '처치' 전반을 도맡았다. 이탈리아에서는 소년을 거세해 카스트라토castrato(남성소프라노 가수)로 만드는 시술도 사회적으로 경멸받는 외과 의사의 몫이었다.[1)]

* 현대식 병원
현대식 병원의 전신은 기본적으로 종교 활동과 밀접한 관련을 맺고 있었으며, 환자뿐만 아니라 빈곤층까지 돌보았다. 의술과 과학 분야의 훈련을 받은 전문직들을 통해 환자만 돌보는, 이른바 병원의 세속적인 역할은 18세기 초에 이르러서야 그 뿌리를 내리기 시작했다.

19세기 말에 이르러, 정부와 부유한 독지가篤志家[2)]들의 지원에 힘입어 병원은 점차 과학적 연구와 의료기술, 임상 수련, 전문 의료의 중심축으로서 역할을 수행하기 시작했다. 간호학교는 계속해서 병원에 필요한 인력을 공급했고,[3)] 병원에서 연구해 인슐린과 페니실린

1) 나카노 교코. 무서운 그림2. 세미콜론, 2009, p.11
2) 사회사업이나 공공의 일에 특히 마음을 쓰는 사람
3) '과거는 서막에 불과하다'는 글에서 로즈마리 스티븐슨Rosemary Stevenson은 병원의료가 현대적 형태로 변화된 것은 플로렌스 나이팅게일Florence Nightingale이 처음 도입한 간호학의 발전에 힘입은 바가 크다고 했다. 전국 주요 도시에 간호학교가 세워지면서 병원도 함께 성장했다는 것이다.

같은 새로운 치료법을 개발했다. 수련 병원을 지정해 더 실력 있는 의사를 배출하기 위해 노력했고, 의학적 지식 기반이 확대되면서 보건의료 인력의 전문화가 진행되었다.[4)]

1 역사 속의 병원, 역사 속의 의료인

1) 의료기관

마르탱 모네스티에Martin Monestier가 쓴 〈Histoire et bizarreries sociales des excrements〉는 화장실을 주제로 하는 특이한 책이다. '배출의 역사와 사회적 특이성'이라는 원래의 제목 대신 출판사에서는 〈똥오줌의 역사〉라는 다소 원색적인 제목을 달아 출간했다. 진귀한 사진을 포함해 다수의 그림 자료가 돋보이는 이 책은 비록 저자가 의도한 것은 아니었겠지만, 병원경영 전공자들이 관심 가질 만한 재미난 부분이 들어 있다. 예전 병원이 어떠했는지를 가늠케 하는 내용이 여러 페이지에 걸쳐 언급되어 있기 때문이다. 요즘 사람들이 보기엔 어처구니없지만, 이 또한 부인할 수 없는 병원의 또 다른 모습이었다. 옛날 옛적 병원은 묘사가 어려울 만큼 오물로 뒤덮인 지저분하고 비위생적인 곳이었다. 16세기와 17세기에도 사정은 크게 변하지 않아 병원은 여전히 산 자와 죽은 자를 함께 모아 놓은 지옥과 같은 곳이었다. 시체가 썩어 가며 온갖 악취를 내뿜는 가운데 그 주위로는 오물과 쓰레기가 산더미를 이루었다고 한다. 책에 언급된 내용을 살펴보자.

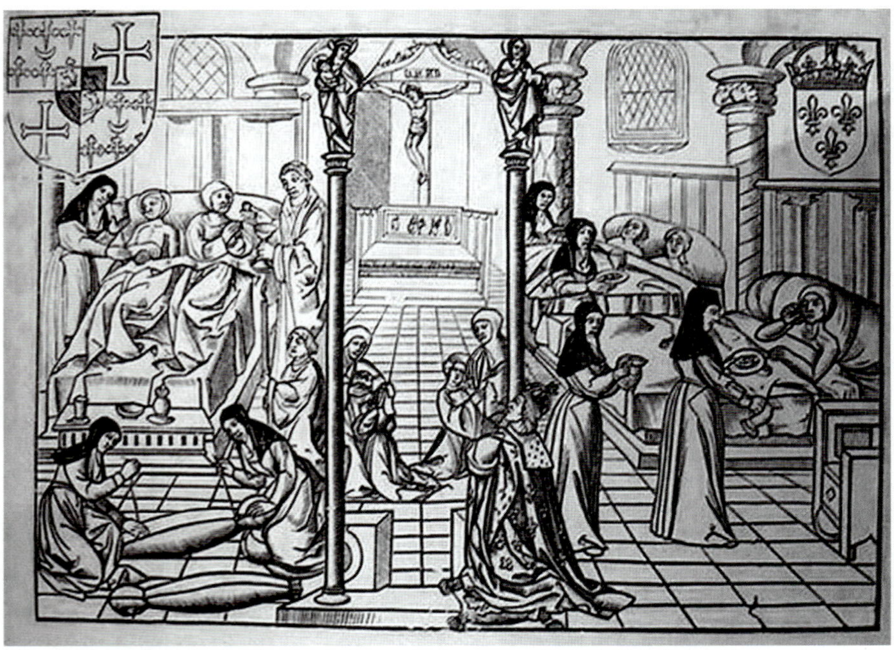

1500년대의 오텔 디외 내부(출처 : www.theway.org.uk/Peter/Hospital/Hospital)

"침대는 악취를 풍기는 배설물과 쓰레기에 절어 있고, 속옷과 수건과 붕대가 마구 뒤범벅된 채 썩어 갔다." (…) 병실에는 침대가 네 줄로 늘어서 있었으며, 바닥과 벽은 침이나 토한 자국, 짚더미와 변기에서 발산되는 악취로 더럽혀져 있었다. 상처나 출혈로 인한 고름과 핏자국도 널려 있었다. 그

4) 클레이튼 M. 크리스텐슨 등. 파괴적 의료혁신The Innovator's Prescription. 청년의사, 2010, p.124

> 난장판 같은 환경은 상상을 초월했다. 오텔 디외* 병원의 건물 한 동에 2,500명이 넘는 환자가 수용되었다. 본래 이인용인 침대는 네 명, 또는 흔히 여섯 명의 환자가 사용했다. 세 명은 머리맡에, 세 명은 발치에 누웠다. "따라서 이쪽 사람들의 발은 저쪽 사람들이 어깨와 얼굴에 얹히게 된다."[5]

* 오텔 디외Hôtel-Dieu
프랑스 부르고뉴의 본에 위치한 이곳은 필립 르 봉의 재무장관이었던 부르고뉴 공 니콜라 롤랭과 그의 아내 기곤 드 살랭이 가난한 이들을 위해 설립한 병원으로 설계부터 완공까지 8년 남짓 걸렸으며 1451년 12월 31일 완공되었다. 오텔 디외는 1971년 현대적인 병원이 들어설 때까지 병원으로의 기능을 다하였다.

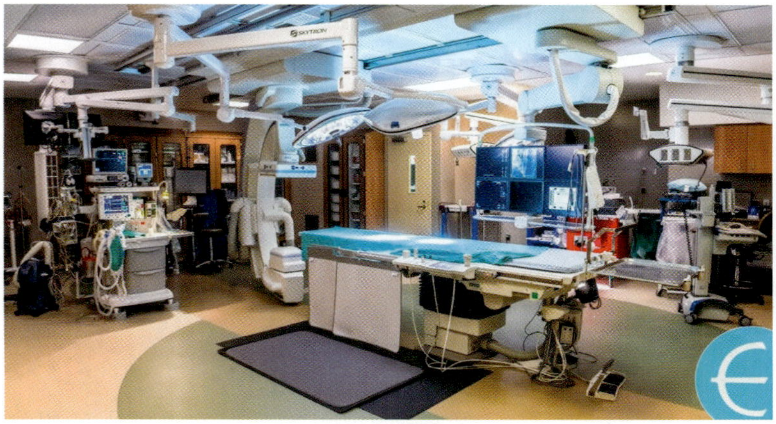

하이브리드hybrid[6]라 불리는 요즘의 수술실(출처 : http://hybridoperatingroom.com/hybrid-operating-room-anesthesia-booms)

위의 내용에서 상상할 수 있듯이 병원은 치유의 공간이 아니었다. 그보다는 건강한 사람들의 안전을 위해 병든 사람들을 격리하던 곳이었다. 남아 있는 멀쩡한 사람을 보호하기 위해 위협이 될 만한 감염 환자 등을 격리하는 곳이었던 것이다. 당시의 의술 수준을 감안해 볼 때 병원이 오늘날과 같은 치유의 장소가 아니라 방치가 전부였고 간혹 돌봄이 있었을 뿐이다. 그에 비하면 오늘날의 병원은 달라도 너무 다르다. 오늘날과 같은 병원의 환경은 19세기부터 끊임없이 개선되었다. 침대 사용 인원수, 오염된 내의와 수건의 관리, 환기 문제가 주로 다루어졌다. 위의 책에 의하면 프랑스의 경우 2차 세계대전 이후 병원의 환경 수준은 적절한 수준에 이르렀고, 1960년대부터 대부분의 병원이 위생기준에 적합한 시설 수준을 갖춘 것으로 나와 있다.

> 출생 직후 닥쳐온 뇌성마비가 걷는 행복을 앗아갔다. 시원한 봄바람을 맞으며 자전거를 타는 것은 고사하고 제 힘으로 엄마 품까지 걸어가기도 불가능했다. (…) 그렇게 13년을 살았다. 소녀가 일어서서 걷기 시작했다. 서울 신촌동 세브란스병원 로봇보행 치료실에서다. 비록 기계의 힘을 빌렸지만 분명히 걸었다. 로봇보행기는 이를 테면 영화 '로보캅'에서 본 로보캅의 아랫도리다. 환자의 넓적다리 윗부분과 무릎 위, 무릎 아래와 발목 위 등을 감싼 채 걷기 동작을 반복한다. (…) 재활훈련 파트너는 가상현실이다. 환자는 대형 모니터 안의 아바타를 조종해 나무와 사나운 개를 피하고 소를 쫓아가며 운동신경을 키운다. (…) 가상현실 치료는 조만간 병원과 가정의 벽도 허물 전망이다. "환자가 집 컴퓨터를 이용해 가상현실 치료를 받을 수 있는 원격재활 시스템을 만들고 있다"면서 "병원을 오가는 데 드는 비용과 시간, 번거로움을 크게 줄일 수 있을 것"이라는 전망이다.[7]

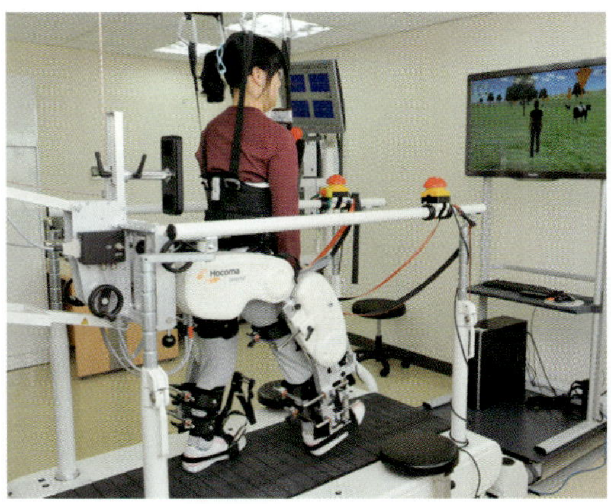

5) 마르탱 모네스티에. 똥오줌의 역사. 문학동네, 2005, pp.273~274
6) 〈http://christnerinc.com〉을 방문해 또 다른 하이브리드 수술실을 만나 보자.
7) 한국일보. 2013. 3. 22. 편집

공간 감각이 떨어지는 뇌 손상 환자들에게 가상현실을 구현한 장치를 통해 다양한 치료 방법을 시도하는 오늘날 병원이지만 여전히 옛날 병원과 달라지지 않은 점도 있을 것이다. 옛날 병원과 오늘날 병원의 공통점과 차이점에 대해 생각해 보자.

공통점	차이점

2) 의료인

의사들에 대한 사회적 평가 역시 큰 변화가 있었다. 요즘은 학부를 마친 수련 과정의 의사들이 내과, 외과, 산부인과, 정신과, 소아과 등 여러 분야로 갈라져 전문 분야별 의술을 심화시켜 나간다. 이러한 방식의 과정이 서구에서 도입된 지는 200년쯤 지났다. 이는 다시 말해 200년 전만 해도 지금과는 전혀 다른 방식이 존재했다는 사실이

의료기관의 정의

우리나라의 의료법에 의하면 의료기관이란 의료인이 의료醫療 · 조산助産의 업業을 하는 곳을 말하며, 미국병원협회American Hospital Association, AHA에서는 환자의 진단과 치료 및 연구 활동을 제공하는 시설로 정의하고 있다. 그런가 하면 세계보건기구World Health Organization, WHO에서도 의료기관에 대해 정의하고 있는데, 지역사회에 대한 의료 제공과 교육 및 연구를 담당하는 조직이라고 규정하고 있다.

- 의료인이 공중公衆 또는 특정 다수인을 위하여 의료醫療 · 조산助産의 업業을 하는 곳 –의료법–
- 조직화된 의료 및 의료 관련 전문가가 근무하면서 의료 서비스와 지속적인 간호 서비스를 통하여 환자의 진단과 치료 및 연구 활동을 제공하는 시설 –AHA–
- 지역사회에 충분한 수준의 의료를 제공하고 의료인의 교육 및 생태사회학적 연구의 중심적 역할을 담당하는 사회적 · 의학적 기능이 통합된 중심 조직 –WHO–

법제처法制處 홈페이지를 방문해 의료법을 찾아보고 ① 병원과 ② 종합병원 등 의료기관에 대한 설립 기준에 대해 좀 더 알아보자.

①

②

다. 당시에는 내과 의사physician와 외과 의사surgeon는 엄연히 다른 직업이었다. 신분이나 계층도 달라, 대체로 중산층에서 내과 의사가 나왔고, 외과 의사는 천민층 출신이 대부분이었다. 이들을 부르는 호칭도 당연히 달랐다. 내과 의사는 닥터doctor라고 불렀지만 외과 의사는 그냥 미스터mister라고 불렀다. 하지만 요즘은 내과, 외과를 막론하고 피지션physician으로 부르며, 전공 분야와 상관없이 전문의 자격을 취득한 사람에게 닥터라는 호칭을 쓰고 있다. 아래 나오는 내용은 18세기 이전의 상황일 것이다. 의사라는 직업에 대한 요즘의 평가와 달리 19세기 프랑스 작가인 알렉상드르 뒤마Alexandre Dumas(1802~1870)의 〈삼총사〉에 나오는 의사는 달라도 한참 다르다.

> 여관 주인은 다르타냥의 회복 기간을 열하루로 잡고, 하루에 1에퀴씩이면 11에퀴가 제 주머니에 들어올 거라고 계산했지만, 정작 손님은 계산에 넣지 않았다. 다르타냥은 이튿날 새벽 다섯 시에 일어나서 혼자 부엌으로 내려오더니, 포도주와 기름과 로즈메리를 달라고 했다. 그 밖에도 여러 가지 재료를 요구했지만, 그 목록은 전해지지 않았다. 다르타냥은 어머니한테 받은 비방을 손에 들고 그 재료들을 가지고 비약을 만들어 상처에 바르고 습포를 손수 갈았을 뿐, 그 밖에는 어떤 약도 거부했다. 집시 여자의 비방이 효험이 있었는지, 의사가 없었던 것도 도움이 되었을 테지만, 어쨌든 다르타냥은 바로 그날 저녁부터 일어설 수 있었고, 이튿날 아침에는 상처도 거의 다 아물었다.[8]

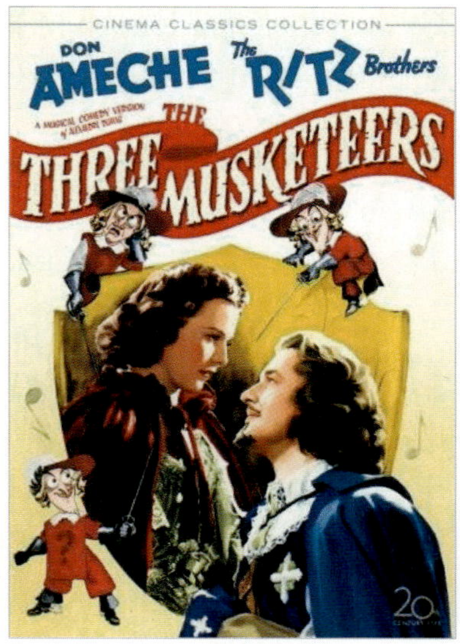

돈 아미치 주연의 영화 〈삼총사Three Musketeers〉 포스터

교전 중에 부상을 입은 다르타냥은 집을 떠날 때 그의 어머니가 알려준 비방을 고집할 뿐, 약을 먹거나 의사의 치료를 받을 생각은 전연 없다. 심지어, 이튿날 거의 아문 상처 부위를 보며 '의사가 없었던 게 도움이 되었다'는 생각도 서슴지 않는다. 뒤마의 〈삼총사〉가 발표된 게 1840년대 중반이었으니, 당시 사람들의 생각도 대략 이 수준을 크게 벗어나지는 않았을 것이다. 의료라는 관점에 국한해 볼 때 여러분이 보기에 〈삼총사〉의 내용 중 요즘 시대에도 여전히 공감이 가는 부분이 있는가? 있다면 어떤 부분인가?

우리나라의 상황은 어땠을까. 조선시대 의사의 사회적 신분은 그리 높은 위치가 아니었다. 의업은 중서급中庶級에 속했는데, 〈동의보감〉으로 잘 알려진 허준(1546~1615)의 공로를 인정한 선조가 그의 신분을 올리려 하자 사간원과 사헌부에서 여러 차례 이를 중단할 것을 청할 정도였다. 직업으로서 의업을 수행하던 이들의 사회적 신분이 이러하다 보니 중인 계급 이하의 의인들에게 자신의 병 혹은 자기 집안 사람들의 병을 내보이는 게 탐탁지 않았던 일부 양반들이 의학에 관심을 보이는 경우도 드물지 않았

8) 알렉상드르 뒤마. 삼총사(1권). 시공사, 2011, pp.31~32

다. 당시 의술 수준이 대단한 것도 아니었지만 오늘날과 같은 면허 제도가 아닌 데다 누구라도 공부하고 경험을 쌓으면 불가능한 것도 아니었기 때문이다. 무엇보다도 거의 많은 일들을 자체적으로 해결하던 당시의 시대적 환경도 한몫했다. 아래 내용은 의철학자醫哲學者 강신익 교수와 의학 역사학자(의사학) 황상익 교수 두 사람이 대담을 통해 우리나라 의료의 현실과 문제점을 진단하고 개선책을 모색한 결과를 책으로 묶은 〈의대담醫對談〉이란 책에 나온 내용을 옮겨 본 것이다.

> 과거 잡과의 의사 시험이란 의료직 공무원을 등용하는 관문이었지, 요즘처럼 의사 면허시험이 아니었습니다. 누구나 의사 노릇을 하고 싶으면 할 수 있었고, 신분이나 계층이 높지 않았으며, 양반의 의술은 별개로 여겼고, 직업으로서의 의료행위는 하대下待[9]하는 풍토였어요. 의술 자체는 천시받지 않았지만, 의술행위를 하는 사람은 천하게 여겼죠. 현대 사회로 접어들어 의사가 독점적인 지위를 차지하면서 많은 변화가 생기게 되었어요. 특히, 일제 식민지 시대에 사회적으로 대우받는 직업으로 의사가 각광받기 시작했죠. (…) 제가 대학에 입학한 1970년도에는 자연계 중에서 공대의 인기가 가장 높았어요. 기술자를 최고로 쳤죠. 인문계에서는 은행 취직을 으뜸으로 여겼고, 자연계에서는 엔지니어가 되는 것을 선호했어요. 그 당시 인기 학과와 비교할 때, 의과대학은 상대적으로 비주류 격이었죠.[10]

위 내용을 참고하여 '병원' 혹은 '의료인'이란 주제로 200자 이내의 글을 써보자.

2 병원 조직과 환경

주변 환경의 영향에서 자유로울 수 있는 조직은 없다. 그런 면에서 본다면 병원 조직도 예외는 아니다. 지구상의 모든 종種, 모든 개체가 본능적으로 주변 환경과 자연적인 평형을 이루며 살아가듯이, 병원 조직도 주변 환경과의 적절한 균형을 이룬다는 전제하에서 살아남고 성장·발전해 가는 존재인 것이다.

9) 상대방을 업신여겨 소홀히 대함
10) 황상익, 강신익. 의대담醫對談. 메디치, 2012, pp.54~55

예전과 달리 미래 시장에서는 상품 하나를 잘 만드는 것만으로 비즈니스 성공을 보장받기는 힘들다. 그보다는 상품 하나를 팔더라도 그 제품과 복잡하고 다양하게 연결되어 있는 공급자와 소비자, 경쟁자 등 여러 이해 관계자들 모두가 함께하는 클러스터, 즉 비즈니스 생태계를 만들어야 성공할 가능성이 더 높아진다. 〈10년 전쟁Competing for Futures〉이란 책에서는 이와 같은 내용에 대하여 "미래의 비즈니스에서는 상품보다 공급자, 소비자, 경쟁자, 이해관계자들로 구성되어 있는 비즈니스 네트워크가 훨씬 더 중요하다. 네트워크가 곧 힘이며, 부의 원천인 셈이다. 아니, 네트워크 자체가 하나의 상품이며 부라고 보아도 무방하다"고 표현하고 있다.[11] 비즈니스 생태계, 비즈니스 클러스터 혹은 네트워크 등 그 어떤 표현이 되었든 간에 이 말이 의미하는 것은 병원의 입장에서도 환경이라는 요인이 매우 중요하다는 점이다.

1) 병원과 환경

다음은 병원과 환경에 대해 학생들이 그린 그림이다. 이 그림에 여러분의 생각을 덧붙여 보자. 병원을 중심에 두고 공급자, 소비자, 경쟁자 등을 하나씩 염두에 두고 생각해 보면 예상외로 많은 내용을 적을 수 있을 것이다. 이와 함께 그림 속 내용 중에서 가장 중요하다고 생각하는 세 가지를 찾아서 우선순위별로 기술한 후 그 이유를 적어 보자.

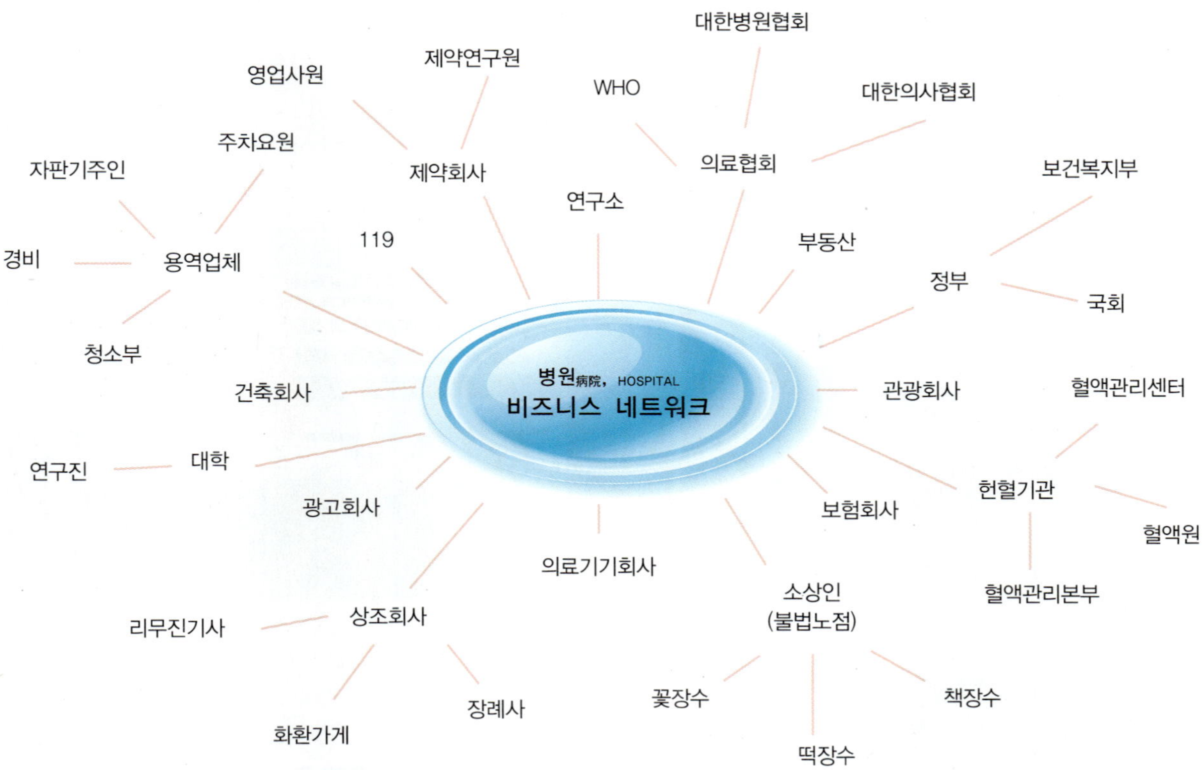

병원의 이해관계자

11) 최윤식, 정우석. 10년 전쟁. 알키, 2012, p.286

①

②

③

2) 병원의 이해관계자

앞서 작성한 〈병원과 환경〉을 참고하여 거기서 찾아낸 다양한 조직(혹은 기관)과 사람(혹은 직업)을 아래 표에 정리해 보자.

기관과 사람

기관(혹은 조직)	사람(직업 혹은 직종)

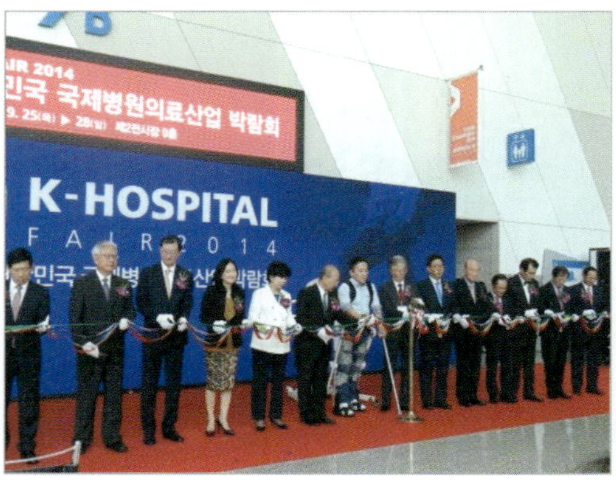

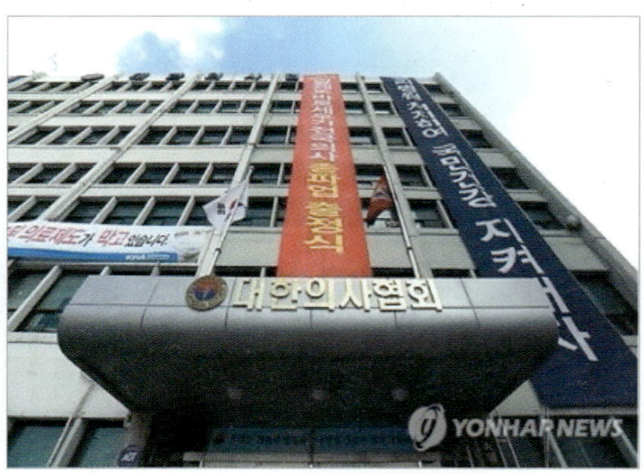

대한병원협회 행사와 대한의사협회(위) 및 각국 병원협회 로고

3 이해관계자의 이해

1) 사람

앞의 〈기관과 사람〉에 표기한 내용 중 세 사람을 정한 후 이들이 병원에 기대하는(혹은 요구하는) 것들이 무엇이 있을지 생각해 보자.

사람(혹은 직업)	병원에 대한 기대 사항

2) 기관機關

앞의 〈기관과 사람〉에 표기한 내용 중 두 개의 기관(조직)을 정한 후 이들 기관(조직)이 의료기관과 어떤 이해관계를 갖고 있는지 구체적으로 조사하고 그 내용을 정리해 보자.

기관명	기관 소개(홈페이지/주소/주요 업무 및 활동)	의료기관과의 이해관계

4 최고 병원 뽑기

1) 내가 뽑은 최고 병원

여러분이 생각하는 대한민국 우수 의료기관을 순위별로 적어 보자. 선정 기준은 자유다. 클수록 좋다는 기준을 적용할 수도 있겠지만, 또 다른 기준을 가지고 선정할 수도 있다. 자유롭고 다양하게 여러분만의 10대 병원을 정해 보자.

내가 뽑은 최고 병원

순위	기관명	경쟁 우위 · 특징
1		
2		
3		
4		
5		
6		
7		
8		
9		
10		

2) 최고 병원의 자격

다른 사람들의 최고 병원 선정 결과 내용을 살펴본 후 다음과 같은 내용에 대한 자신의 생각을 정리해 보자.

① 최고 병원들의 공통적인 특징은 무엇인가?
② 새롭게 알게 된 최고 병원은 어디인가?

①

②

5 오늘의 병원 환경

미국의 경우 1970년 당시 국내총생산GDP 대비 7%였던 국민 의료비National Health Expenditure, NHE는 지금 현재 18%를 상회하고 있다. 우리나라의 경우 국민 의료비 실증 연구 결과 1993년 당시 GDP 대비 5.4%였던 것으로 조사된 바 있고,[12] 2012년도 국민 의료비는 97조 1,000억 원으로 GDP 대비 7.6%를 기록하였다. 국민 의료비란 전 국민이 보건 의료를 위해 지출한 의료비용을 말하는 것으로, 경제협력개발기구인 OECD 국가들의 평균은 9.3%로 우리의 수준을 웃돌고 있는 것이 사실이다.

하지만 증가율 측면에서 살펴보면 상황은 달라진다. 우리나라의 2012년도 국민 의료비는 전년 대비 5.9% 증가한 것으로 2000년대(2000년~2011년)의 평균 증가율인 11.7%에 비해 둔화된 것이다. 하지만 OECD 국가들의 2000년대 평균 증가율이 4.0%인 것과 비교해 보면 증가율 면에서는 여전히 높은 수준이다. 아울러 우리 사회의 높은 고령화 속도와 건강보험 보장 범위 확대에 따른 사회적 요구 등에 따른 의료비 증가 요인을 감안해 볼 때 이러한 우려는 관계 당국을 더욱더 긴장시키고 있다. 오른쪽의 자료를 보자. 물가상승Inflation 및 근로자 임금Workers Earning과 달리 전체 보험료Premiums와 근로자들의 부담Workers Contribution이 무섭게 치솟고 있음을 알 수 있다. 단지 미국의 얘기라 할 수는 없을 것이다.(포브스Forbes)

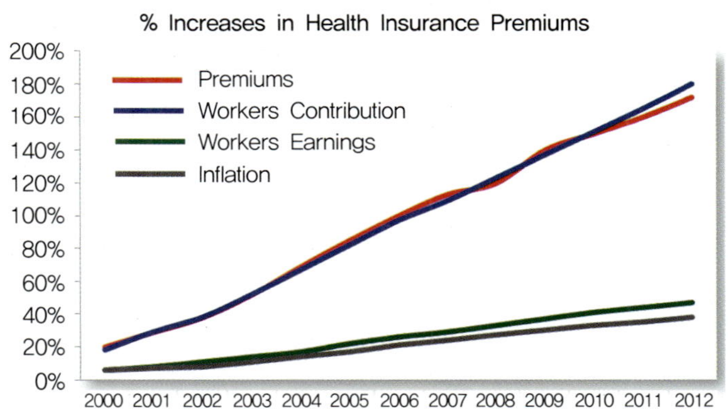

치솟는 보험료

국민 의료비와 관련하여 다음 두 가지 항목에 대한 자료를 찾아보자. 단, 막대그래프나 파이 그래프 등의 그림이나 구체적 동향에 관한 수치를 담은 표여야 하며, 그 결과를 인쇄해 워크북에 붙여 보자.

① 지출 항목별 국민 의료비
② 재원별財源別(혹은 부담 주체별) 국민 의료비

①
②

12) 명재일, 홍상진. 국민 의료비의 지출 동향 : 1985~1993. 한국보건의료관리연구원, 1996

향후 우리나라 국민 의료비는 10%를 넘어설 것으로 예상되며 상승 추세는 상당 기간 이어질 것이다. 이에 따라 의료비 상승으로 인한 국가경제의 부담은 한층 더 가중될 전망이다. 국민 의료비와 관련해 가장 심각한 고민거리는 늘어나는 비용을 어떻게 조달하고 관리할 것인가 하는 것이다. 병원계 입장에서도 의료비 상승이 마냥 반가울 리 없다. 치솟는 의료비를 관리하려는 정부가 이를 구체화하기 위해 여러 가지 정책을 통해 강하게 압박하려 든다면 이를 온몸으로 받아 내야 하는 것은 다름 아닌 의료계의 몫이기 때문이다. 향후 병원계에 제기될 주요 현안들은 다음과 같은 것들이다.

1) 의료비 상승

> 오늘날 우리가 받을 수 있는 검사와 치료를 열거하면 머리가 어지러울 지경이다. CT스캔, MRI, 방사선 치료, 화학요법, 이중이나 삼중 심폐 우회술 등이다. 이러한 기술은 많은 이의 생명을 구하고 건강을 돌려줬지만 비용이 많이 든다. 의료계의 한계효용* 곡선은 해마다 오른쪽으로 이동한다. 새로운 의료기술이 나오면서 의료비로 빠져나가는 돈도 증가한다. (…) 미국 의료 체제의 역설은 기술이 진보할수록 의료비가 비싸져 의료 시스템의 사각지대에 처하는 사람이 는다는 점이다.[13] 의료 기술이 발달할수록 미국인의 전반적인 의료 복지 수준은 오히려 떨어진다고 볼 수도 있다.[14]

* 한계효용 체감의 법칙
소비 단위를 하나씩 증가시킬 때마다 추가로 늘어나는 효용을 '한계효용'이라고 한다. 소비자는 모든 상품의 첫 번째 소비에서 가장 큰 한계효용을 누린다. 소비 단위가 늘어날 때마다 처음의 만족이 감소하는 것은 한계효용이 점차 줄어들기 때문이다. 이를 '한계효용 체감의 법칙'이라고 한다.

의료는 동전의 양면과 같다. 필요하긴 한데 비용을 감당하자니 한없이 머리가 아파오는 '골칫덩이'가 바로 의료다. 계륵鷄肋이란 표현이 있다. 닭 날개란 뜻의 이 말은 두자니 아깝고 그렇다고 먹으려니 별로 먹을 게 없어 이러지도 저러지도 못하는 경우를 말한다. 의료 문제가 바로 이와 같다. 의료의 특성상 심각하게 통제할 수는 없지만, 그렇다고 치솟는 의료비 문제를 그대로 둘 수도 없는 상황에서 당국의 선택은 간섭과 통제의 날을 세우는 쪽으로 가닥이 잡혀지고 있다.

의료비 인상은 병원계 입장에서도 부담이 분명하다. 비용의 적절성을 따져 묻는 건강보험심사평가원이하 심평원의 심사 절차가 있는가 하면 소비자단체의 원성이나 불만도 무시할 수 없다. 2012년 4월 심평원에서는 내원일수가 다른 곳에 비해 지나치게 길거나, 약 처방이 많은 병의원 1만 2,000여 곳의 명단을 확정하고 해당 기관에 안내문을 발송했다. 이른바 '옐로카드'를 보내 이들 의료기관들의 행태를 개선하도록 압박하고 나선 것이다.

> 이번에 통보대상으로 선정된 기관들은 2011년 4분기 심사 결정분 분석결과 내원일수, 항생제 처방률, 주사제 처방률, 6품목 이상 처방비율, 외래처방 약품비 등이 타 요양기관에 비해 높다고 판단된 곳이다. (…) 통보서 발송 이후 의료기관들의 행태 변화를 관찰하

13) 진료단가가 증가함에 따라 의료비가 부담이 돼 의료보험에 가입하지 않는 미국인이 늘고 있다.
14) 폴 크루그먼. 기대감소의 시대. 황금사자, 2009, p.96 편집

고 이를 차기 통보와 연계할 수 있는 시점은 올해 하반기가 될 전망이며, 현지조사 등 후속 조치를 어떻게 진행할지는 연말쯤에나 구체화될 것으로 보인다. 심평원 관계자는 "미개선 의료기관에 대한 현지조사 등 후속 조치는 모니터링을 거쳐 올 연말께 구체화할 예정이며, 현지조사 대상 선정 기준 등은 당초 계획대로 의료계와 협의를 거쳐 확정할 것"이라고 밝혔다.[15)]

병원 입장에서도 의료비 상승이 마냥 즐거울 수만은 없다. 더구나 고비용 구조의 의료 시스템에 따른 고비용의 청구라면 이는 병원 입장에서도 결코 득 될 것이 없기 때문이다.

일반적으로 어떤 분야에 대한 지출이 증가했다는 것은 해당 분야에서 제공하는 상품이나 서비스의 필요성이 높아졌다는 것을 의미한다. 이러한 해석이 가능한 것은 소비자들이 자신의 필요에 의해 지출을 결정하기 때문이다. 세계 어느 나라를 불문하고 국민 의료비가 꾸준히 증가하고 있다는 사실은 의료에 대한 국민들의 요구 혹은 건강에 대한 국민들의 높은 관심사를 반영하는 것이다. 그러나 의료비는 성격상 지출(투자)에 따른 승수 효과[*]乘數效果를 발견하기가 쉽지 않다. 게다가 보험제도 등에 따라 제3자나 정부가 비용의 일정 부분을 담당하는 특별한 상황이다 보니 이런 현상이 마냥 반가운 것만은 아니다. GDP 대비 국민 의료비의 비중이 늘었고, 앞으로도 계속 늘어날 것이란 전망에 각국 정부는 한결같은 고민에 빠져 있다. 늘어나는 소요 재원을 누가 부담할 것인지 명확하지 않을뿐더러, 실제로 이 부분의 상당 몫이 결국 정부 부담으로 귀결되는 경우가 많다 보니 정부의 고민이 이만저만이 아닌 것이다.

* 승수mulitplier
새로운 지출 증가가 총소득에 가져다주는 확대 효과를 말한다. 승수 효과란 어떤 경제 요인의 변화가 다른 경제 요인의 변화를 가져와 파급 효과를 낳고 최종적으로는 처음 몇 배의 증가 또는 감소로 나타나는 총 효과를 말하는데, 경제 사회 내에서 소비되는 모든 돈은 승수 효과multiplier effect를 일으킨다. 예를 들어 소비 활동을 통해 누군가에게 1만원을 지불하면 그 사람은 이 돈으로 자신이 필요한 다른 물건을 구입하면서 제3자에게 다시 그 돈을 지불한다. 즉 최초의 1만원이 두 번이나 더 사용된 것으로, 세 배의 승수를 창출한 셈이다.

각국 정부가 곤란해하는 가장 큰 이유는 국민 의료비(혹은 의료비) 증가율이 경제 성장 속도를 훨씬 더 상회하고 있기 때문이다. 미국의 경우 지난 40여 년간 상품과 서비스에 대한 전체 소비 지출은 연평균 7% 증가한 반면, 의료비는 10% 가까이 증가해 왔다. 게다가 기본권으로의 의료에 대한 국민들의 요구 또한 날로 거세지다 보니 문제는 점점 복잡해지는 양상이다. 이에 이들 나라에서는 자국민의 건강을 돌보기 위한 의료제공의 다변화를 꾀함과 동시에 의료비를 적정 수준에서 유지하고자

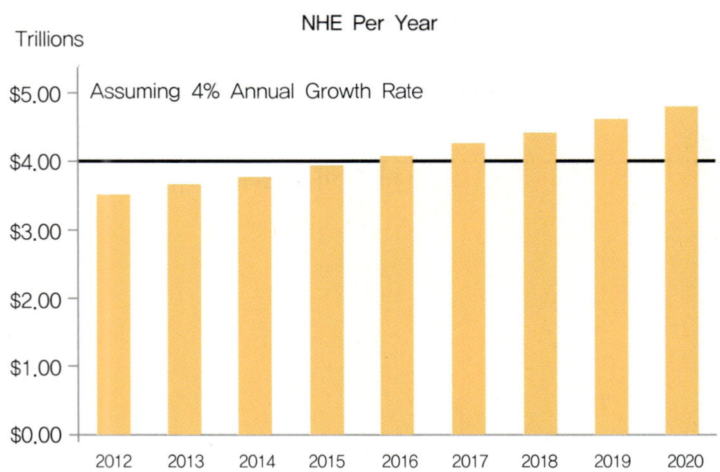

4조 달러에 육박한 미국의 국민 의료비[16)](출처 : 포브스)

15) 의협신문, 2012. 4. 16.
16) 2012년, 가구당 의료비가 처음으로 2만 달러를 넘었다는 '2012 Milliman Medical Index' 기사를 찾아보자.

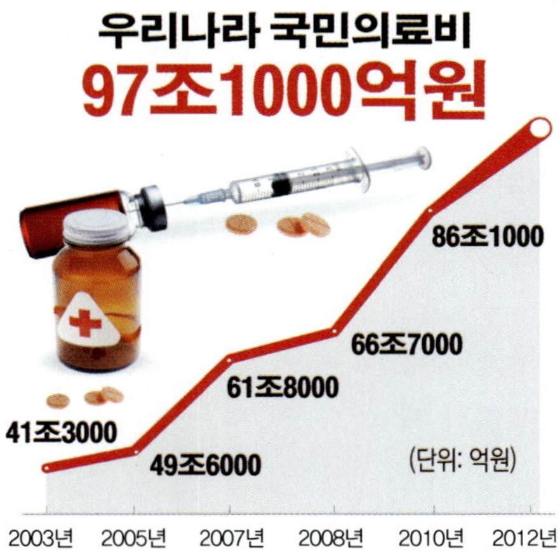

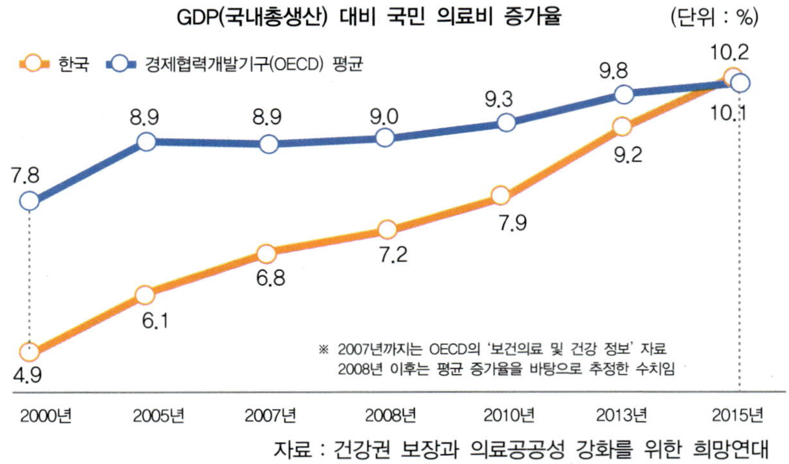

국민 의료비 100조 원 시대의 월등한 증가율 전망(출처 : http://www.etoday.co.kr/news/section/newsview.php?idxno=928518, http://www.peoplepower21.org/Welfare/669135)

안간힘을 쓰고 있다. 미국의 의료 경제학자 엔토벤Alain Enthoven이 내놓은 '관리 경쟁 Managed Competition'이 대표적 결과물이라 할 만하다. 엔토벤의 관리 경쟁이 담고 있는 내용은 경쟁에 의한 효율성 제고를 통해 의료비 억제를 도모한다는 것이다.

> 이 이론은 의료비의 절감을 위한 구체적인 수단을 제시하는 것이 아니라 소비자에게 질병금고(보험자)를 선택하도록 허용하면 선택 기준은 보험료가 될 것이기 때문에[17] 보험자는 보험료를 낮추기 위해서는 의료기관을 경쟁시키게 되며 의료보험이 보험자와 계약을 맺기 위해서는 생산의 효율성을 발휘하여 진료비를 값싸게 생산할 수 있어야 한다는 논리이다. 따라서 경쟁을 할 수 있는 시스템으로 의료체계를 개혁하면 의료비의 관리에는 문제가 없다는 논리이다.[18]

엔토벤의 주장은 기존의 의료 체계를 경쟁의 효율을 발휘할 수 있도록 전환한 후 새로운 환경하에서 경쟁이 일어나도록 만들어야 한다는 것이다. 여러분이 생각하는 ① 의료비 상승의 원인은 무엇인가? 아울러 ② 관리 경쟁managed competition이 무엇인지 좀 더 알아보도록 하자.

①

②

17) 물론 보험료 이외에 선택할 보험자가 계약을 맺은 의료기관의 서비스 수준이나 서비스의 질 등도 선택의 기준이 될 것이다. 그러나 가장 주된 선택기준이 보험료 수준이 될 것이라는 의미이다.

18) 이규식. 의료보장과 의료체계. 계축문화사, 2005, p.217

2) 건강보험 제도 개편

> 지난 40여 년간 보건의료 부문의 지출은 32개의 다른 산업 분야보다 더 가파르게 증가해 왔고, 단일 항목으로 정부 예산 중 가장 많은 부분을 차지하고 있다. 주정부 예산의 1/4이 메디케이드에 사용된다.[19] 하지만 아쉽게도 투입된 돈의 대부분은 메디케이드가 제대로 기능하지 않아 낭비되고 있다. 마치 한겨울에 창문이란 창문을 모두 열어 놓은 채 낡은 집을 덥히려는 것과 같다. 집주인은 단열재 보강, 이중창 설치 및 고효율 보일러로 교체함으로써 난방비를 대폭 줄일 수 있듯이, 의료 시스템도 치료와 행정을 한 곳에 모으고 예후를 개선하며 재입원을 줄이는 것만으로도 지금보다 훨씬 큰 비용을 절감할 수 있을 것이다.[20]

생명을 다루는 의료는 그 특성상 언제나 차선보다는 최선을 지향하기 마련이다. 고가의 기술과 약품을 조합한 최고의 방법을 동원해 치료할 뿐이다. 그 가운데 비용을 고민하거나 환자의 주머니 사정을 감안하는 의료진을 찾기란 쉽지 않다. 그렇다면 환자들은 어떤가?

물론 비싸더라도 꼭 필요한 검사나 치료를 거부할 환자들은 거의 보기 드물다. 하지만 자신이 지불할 비용과 효과를 놓고 고민하는 것 또한 사실이다. 하지만 비용의 일부를 누군가가 대신 부담한다면 상황은 달라진다. 비용에 대한 부담이 낮아지는 만큼 환자들의 선택이나 의사결정도 훨씬 쉬워진다. 건강보험 제도는 환자가 부담할 금액의 일정 부분을 대신 부담함으로써 환자들의 부담은 실제 비용보다 줄어드는 것이 일반적이다. 심지어 본인 부담이 거의 없거나 아주 적은 경우라면 효과의 여부에 관계없이 일단 받고 보는 경우도 많다.

환자들의 경제적 사정을 감안하지 않는 의사들과, 보험 덕분에 실제 비용보다 적은 금액을 부담하는 환자들이 맞물려 의료 행위는 한계효용 곡선의 끝까지 진행되기 쉽다. 한계효용 곡선의 끝이라 하면 추가의 비용을 들여 치료를 해도 환자의 회복에 아무런 도움이 안 되는 바로 그 지점까지 의료 서비스가 이루어진다는 것이다. 비용 전부를 본인이 부담하는 경우라면 도저히 하지 않을 바로 거기까지 의료 서비스가 제공되는 이유는 이러한 사정이 있기 때문이다. 보험 제도에 따른 본인 부담 감소와 현대 의료 기술의 발달이 맞물려져 빚어지는 현상이다.

건강보험 제도를 개편하자는 주장을 담은 최근 자료를 하나씩 찾아서 읽어 본 후, ① 글쓴이의 주장을 50자 이내로 줄여 보자. 아울러 건강보험의 보장 범위를 어디까지로 하는 것이 적절한지, ② '건강보험 보장성'에 관한 신문 기사를 복사해 붙여 보자.

---

19) Delos Cosgrove, Michael Fisher, Patricia Gabow, et al., "A Ceo Checklist for High-Value Health Care," Institute of Medicine, June 5, 2012, http://www.iom.edu/Global/Perspectives/2012/CEOChecklist.aspx

20) 토비 코스그로브 저, 홍상진 역. 병원의 미래 클리블랜드 클리닉. 김앤김북스, 2014, pp.48~49

①

②

3) 공급자 간 경쟁

> 선진국의 의료수요와 비슷하게 갈 것이라는 전제하에 예측을 해보면, 우리나라의 적정 급성기 병상 수는 19만 8천여 개이다(천 명당 OECD 평균 4.1병상으로 산출). (…) 의원급, 중소 병원 그리고 종합병원 이상의 병상수에서 적정 급성기急性期 병상 수를 빼면, 잉여 병상 수는 12만 9천여 개다. 잉여 병상이 의료기관 규모별 병상 수 비율에 비례하여 줄어든다고 가정하면 418개의 중소 병원이 사라질 수밖에 없음을 의미한다. 이는 2006년 중소 병원의 37%에 해당한다.
>
> (…) 선진국의 추세와 같이 대형 병원들의 재원일수가 갈수록 줄어들면 병상의 효율이 올라가고, 이는 중소 병원의 입원 수요를 더욱 줄일 것이다. 의사나 간호 인력의 활용도를 높이기 위한 경영기법과 의료기술의 발달과 맞물려 입원환자는 가급적 줄이고 외래환자의 진료는 극대화할 것이다. 즉 웬만한 수술은 당일 퇴원이 가능하게 될 것이다. 이와 같이 병상에 대한 수요가 감소하는 것은 중소 병원의 몰락을 더욱 가속화시킬 것이다. 그 결과 우리나라도 10년 이내에 병상 수는 물론 병원 전체의 수가 줄어드는 현상이 나타날 것이다. 참고로 신설 병원을 고려한 상태에서 병원 전체 수가 줄어든 때가 미국은 1970년대 말, 일본은 1990년대였다.[21)]

글을 읽고 ① 50자 이내로 본문을 요약하자. 아울러 ② 중소 병원의 몰락이라는 환경하에서도 여전히 살아남은 강한 중소 병원의 사례를 들고 그 이유에 대해 여러분의 생각을 정리해 보자. ③ 마지막으로 심화되고 있는 의료기관의 경쟁을 주제로 한 적절한 글을 찾아 워크북에 붙여 보자.

①

②

③

21) 엘리오앤컴퍼니, 가립회계법인. 개원가의 병원경영. 2008, p.78

4) 성과Performance에 대한 요구

향후 병원계에 가중될 요구 중 하나로 가시적인 성과를 증명해 보이라는 압박이 한층 더 강조될 것이다. 보건의료 부문에 대한 자원 투자에 걸맞은 구체적인 결과물을 제시하라는 것인데, 실제로 메디케어 프로그램을 운영하는 미국의 연방정부에서도 각 병원들에 대해 받은 만큼의 효과를 증명하는 증거를 내보이라며 병원들을 압박하고 있다.

> 연방정부는 의사들에게 진료량(행위별 수가 방식)이 아니라 치료 결과와 제공된 서비스의 가치에 근거한 방식으로 진료비를 지급하기 시작했다. 아울러 병원들에게 다양한 측면의 성과 지표(사망률, 감염, 환자경험 등)를 요구하기 시작했다. 2013년, 메디케어로부터 클리블랜드 클리닉이 받은 금액의 2~3%가 이런 성과와 연동된 것이었다. 내년에는 이런 방식이 더 확대되어 성과 여부에 따라 받을 수 있는 금액이 10~20%로 지금보다 그 폭이 크게 늘어날 것으로 예상된다.[22]

5) 지속적인 성장

지난 40년간 제조업 분야의 일자리가 줄어들기는 했으나 1990년대 후반까지만 해도 여전히 전문 서비스업Professional and business services 분야보다 많은 사람들을 고용해 왔다. 하지만 최근 10여 년 전부터 전문 서비스업에서 활동하는 사람들이 제조업 분야를 앞질렀다. 하지만 이 분야를 재차 앞지른 분야가 있었으니 다름 아닌 보건의료 분야가 바로 그 주인공이다. 이제 보건의료 분야는 미국 내 가장 많은 일자리를 제공하는 분야일뿐더러 세계에서 가장 급속하게 성장하고 있는 분야이기도 하다. 전문가들은 향후 10여 년간 보건의료 분야의 일자리는 지금보다 두 배 이상 성장할 것이라며 이는 다른 어떤 분야보다도 빠른 것으로 평가하고 있다.[23]

다음 표에서 보는 바와 같이 2012년 미국 노동통계국U.S. Bureau of Labor Statistics의 주요 산업별 고용 전망Employment Projections : 2010~2020 자료에 의하면 보건의료 분야는 2002~2012년 기간 중 연평균 2.3%의 증가율을 보였고 이후 2012~2020년 전망치에서는 지난 10년간의 성장률을 웃도는 연평균 2.6%의 증가율을 보일 것으로 예상된다.

22) 토비 코스그로브 저, 홍상진 역. 병원의 미래 클리블랜드 클리닉. 김앤김북스, 2014, pp.119~120
23) U.S. Bureau of Labor Statistics, Occupational Outlook Handbook, March 29, 2012, available at http://www.bls.gov/home. htm. See also Anthony P Carnevale, Nicole Smith, Artem Gulish, and Bennett H. Beach, “Healthcare,” a report by the Georgetown University Center on Education and the Workforce(June 21, 2012). 이 프로젝트는 2020년까지 미국에서 헬스케어 부문 일자리가 25퍼센트 내지 31퍼센트 가량 증가할 것으로 예상했다. 다음 링크 참조.
http://www.healthreformgps.org-content/uploads/Healthcare.FullReport.071812.pdf

주요 산업별 고용 전망

구분	전체고용 대비 분야별 고용률			연도별 증가율	
	2002	2012	2013	'02~'12	'12~'20
전체	100	100	100	0.2	1.0
제조업 분야	15.8	12.6	12.1	-2.0	0.6
서비스업 분야	76.3	79.9	80.9	0.7	1.2
도·소매업	14.6	14.1	13.7	0.0	0.7
전문 서비스업Professional and business services	11.2	12.3	13.3	1.2	1.8
교육Educational services	1.9	2.3	2.5	2.4	1.9
보건의료Health care and social assistance	9.5	11.7	13.6	2.3	2.6
기타 서비스업	4.3	4.2	4.1	0.1	1.0
농림어업	1.6	1.5	1.2	-0.6	-1.1
자영업 및 기타	6.3	6.1	5.8	-0.2	0.6

출처 : 노동통계국, Occupational Outlook Handbook, March 29, 2012

미국 노동통계국은 2012~2020년 기간 중 늘어나는 일자리의 상당 부분이 서비스 부문에 의해 실현될 것으로 예상하고 있다. 보건의료 분야에서만 5백만 개의 일자리가 늘어날 것으로 예상되는데, 이 규모는 동 기간 예상되는 전체 일자리 창출의 1/3에 해당할 정도로 상당한 양에 해당하는 것이다.

전반적인 경기 침체에도 불구하고 2020년까지의 산업별 전망을 보았을 때, 유독 보건의료 분야의 남다른 성장을 예상하는 이유를 여러분은 무엇이라고 생각하는지 가장 큰 것부터 차례로 세 가지 정도 적어 보자.

①

②

③

지금까지 오늘의 병원 환경에 대해 '의료비 상승, 건강보험 제도 개편, 공급자 간 치열한 경쟁, 구체적 성과Performance에 대한 요구, 지속적인 성장' 등에 대해 다뤄 보았다. 여러분 생각에 이 세 가지 외에 병원 환경과 관련해 감안해야 할 또 다른 주제는 무엇이 있을지 두 가지 정도 생각해 보고 그 이유를 들어 보자.

①

②

6 여론에 비친 병원과 환경

1) 대한의사협회 전문지專門誌 '의협신문醫協新聞'(doctorsnews.co.kr)

의협신문 한 회분의 기사 내용을 살펴보고 주요 기사를 중심으로 다음 표를 채워 보자.

제목	기고자 소개	기사 내용 요약	이 기사를 선택한 이유

* 자신의 학번 끝자리 번호에 해당하는 월 혹은 그날에 해당하는 신문을 찾아볼 것

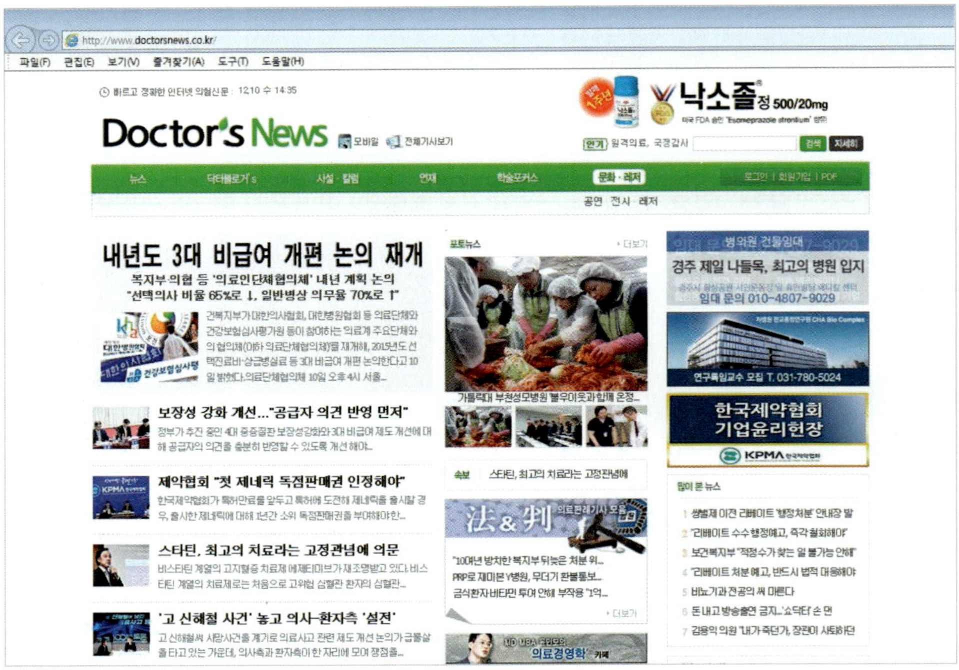
http://www.doctorsnews.co.kr/
Doctor's News
낙소졸 정 500/20mg
뉴스
닥터블로거's
사설·칼럼
연재
학술포커스
문화·레저
내년도 3대 비급여 개편 논의 재개
복지부·의협 등 '의료인단체협의체' 내년 계획 논의
"선택의사 비율 65%로 ↓, 일반병상 의무율 70%로 ↑"
보장성 강화 개선..."공급자 의견 반영 먼저"
제약협회 "첫 제네릭 독점판매권 인정해야"
스타틴, 최고의 치료라는 고정관념에 의문
'고 신해철 사건' 놓고 의사-환자측 '설전'
경주 제일 나들목, 최고의 병원 입지
한국제약협회 기업윤리헌장
KPMA
법&판
의료경영학

의협신문

2) 대한병원협회 전문지 '병원신문病院新聞'(khanews.com)

앞서와 마찬가지로 병원신문 한 회분의 기사 내용을 살펴보고 주요 기사를 중심으로 다음 표를 채워 보자.

제목	기고자 명(소속 및 직업)	기사 내용 요약

* 자신의 학번 끝자리 번호에 해당하는 월 혹은 그날에 해당하는 신문을 찾아볼 것

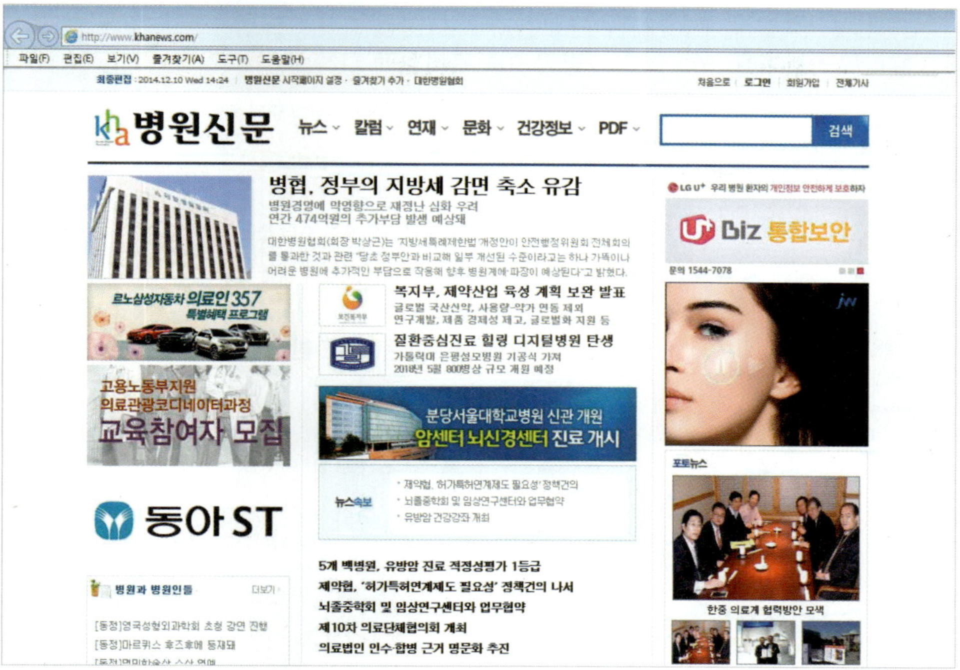
http://www.khanews.com/
파일(F) 편집(E) 보기(V) 즐겨찾기(A) 도구(T) 도움말(H)
최종편집 : 2014.12.10 Wed 14:24 병원신문 시작페이지 설정 · 즐겨찾기 추가 · 대한병원협회
처음으로 로그인 회원가입 전체기사
병원신문
뉴스 칼럼 연재 문화 건강정보 PDF
검색
병협, 정부의 지방세 감면 축소 유감
병원경영에 악영향으로 재정난 심화 우려
연간 474억원의 추가부담 발생 예상돼
대한병원협회(회장 박상근)는 '지방세특례제한법'개정안이 안전행정위원회 전체회의를 통과한 것과 관련 "당초 정부안과 비교해 일부 개선된 수준이라고는 하나 가뜩이나 어려운 병원에 추가적인 부담으로 작용해 향후 병원계에 파장이 예상된다"고 밝혔다.
르노삼성자동차 의료인 357 특별혜택 프로그램
고용노동부지원
의료관광코디네이터과정
교육참여자 모집
복지부, 제약산업 육성 계획 보완 발표
글로벌 국산신약, 사용량-약가 연동 제외
연구개발, 제품 경제성 제고, 글로벌화 지원 등
질환중심진료 힐링 디지털병원 탄생
가톨릭대 은평성모병원 기공식 가져
2018년 5월 800병상 규모 개원 예정
분당서울대학교병원 신관 개원
암센터 뇌신경센터 진료 개시
뉴스속보
· 제약협, '허가특허연계제도 필요성' 정책건의
· 뇌졸중학회 및 임상연구센터와 업무협약
· 유방암 건강강좌 개최
동아ST
5개 백병원, 유방암 진료 적정성평가 1등급
제약협, '허가특허연계제도 필요성' 정책건의 나서
뇌졸중학회 및 임상연구센터와 업무협약
제10차 의료단체협의회 개최
의료법인 인수·합병 근거 명문화 추진
병원과 병원인들 더보기
[동정]영국성형외과학회 초청 강연 진행
[동정]마르퀴스 후즈후에 등재돼
LG U+ 우리 병원 환자의 개인정보 안전하게 보호하자
U+ Biz 통합보안
문의 1544-7078
포토뉴스
한중 의료계 협력방안 모색

병원신문

(① ②)

2014년, 분당서울대병원-SK텔레콤 컨소시엄이 사우디 국가방위부와 병원정보 시스템에 대한 수출계약 및 합작회사 설립에 합의했다. 이 계약으로 2년간 사우디 내 5개 지역의 국가방위부 소속 6개 병원, 총 3,000여 병상 규모의 병원에 순수 소프트웨어만 700억 원 규모의 정보 시스템 구축 사업을 수주하게 됐다. 아울러 합작회사를 통해 사우디 및 중동 지역의 병원정보 시스템을 수출함으로써 향후 5년 간 최소 3,000억 원 이상의 매출을 기대하고 있다. 2003년 당시 세계 최초로 페이퍼리스 병원으로 개원한 이래 의료정보의 선두 병원으로 꾸준히 투자해 온 그간의 노력이 큰 결실을 맺게 된 것이다. 그런가 하면 서울대병원은 아랍에미리트(UAE)의 왕립 병원 위탁 운영자로 선정되어 국내 의료진 등 200여 명의 인력을 파견하여 인건비와 수수료 등 2,000억 원 가까운 수익을 기대하고 있다. 바야흐로 병원의 운영 시스템을 수출하는 고부가가치의 적극적인 비즈니스가 시작되고 있는 것이다.

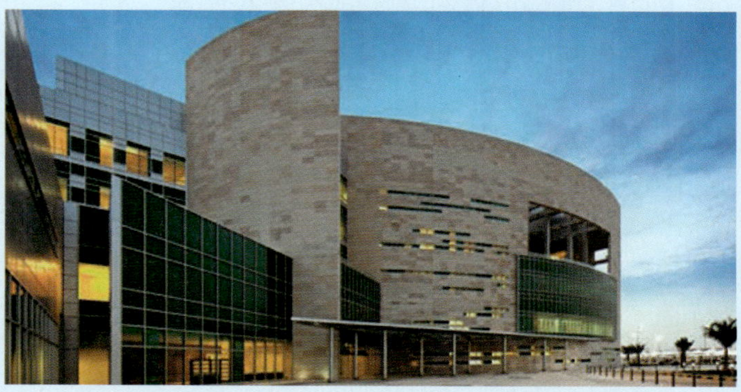

UAE 왕립 셰이크 칼리파 종합병원

(…) 서울대병원 의사들이 UAE 병원에서 환자를 진료하고 병원을 운영하게 된다. 그동안 성형외과나 중소 병원이 미국 · 중국 · 동남아시아 등에 진출한 적은 있지만 종합병원 해외 수출은 이번이 처음이다. 특히 의료진과 정보 시스템 · 회계 등 소프트웨어를 수출하는 것이어서 부가가치가 높다.

UAE 왕립 셰이크 칼리파 종합병원

- **위치:** 라스알카이마 (UAE의 북단)
- **규모:** 248병상 3차 종합병원, 지상 5층 지하 1층(대지면적 20만㎡, 연면적 7만2000㎡)
- **진료 분야:** 암·심장질환·어린이질환·응급의학·재활의학·신경계질환에 중점
- **인원:** 1420명 가운데 15~20%인 200여 명 국내에서 선발·파견
- **개원:** 2014년 12월 1차 개원(암·심장질환 진료), 2015년 4월 공식 개원(모든 진료과 및 입원병동)

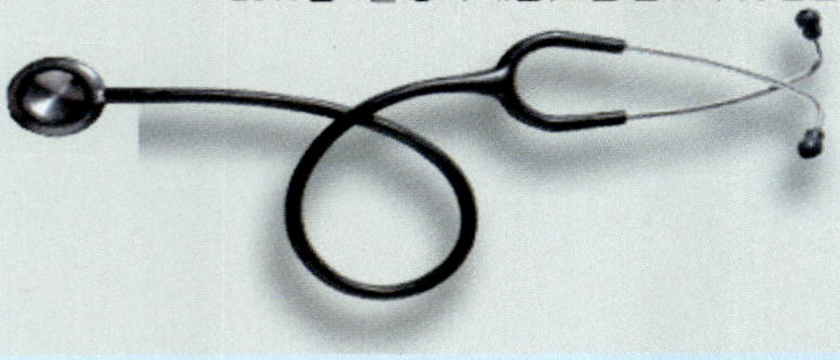

병원 수출 경제효과

- UAE 정부가 5년간 **1조원** 이상의 병원 운영예산 지원 (국내 파견인력 인건비 약 **1500억원** 포함)
- 운영 수수료 수입 5년간 **400억원**
- 기술 이전 및 교육에 따른 추가 수입 전망
- 의료진·관리직 **200여 명** 고용 창출 효과

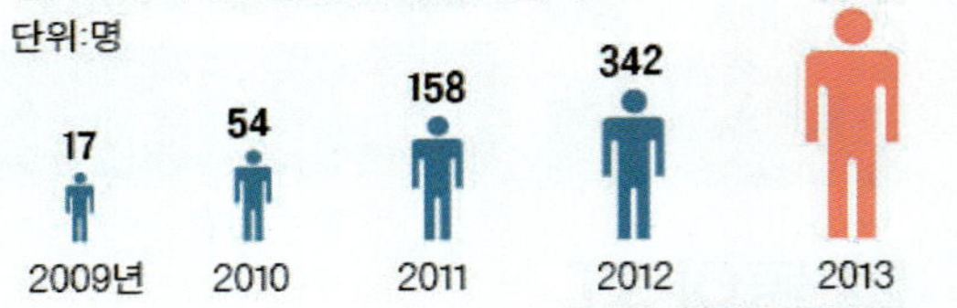

(…) 셰이크 칼리파 종합병원은 UAE 대통령실이 새로 설립하는 공공 병원이다. 암 · 심장질환 · 소아과 · 응급의학 · 재활의학 · 신경계질환 치료에 중점을 둔 3차 의료기관(상급종합병원)이다. 1인실 248개 병상을 갖고 있다. 서울대병원은 의사 30명, 간호사 120명 등 200여 명을 현지에 파견할 계획이다.

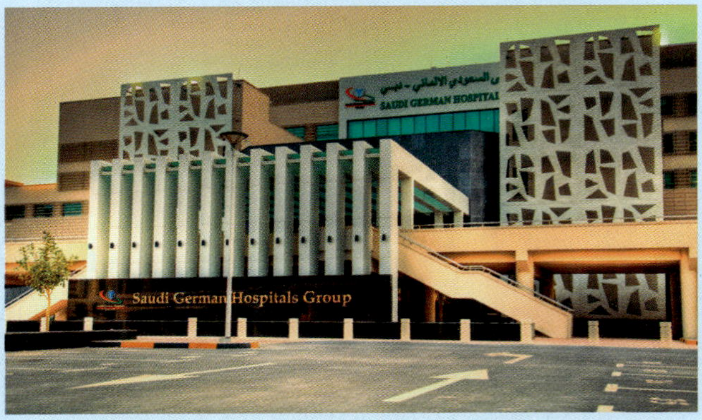

2012년에 두바이에 개원한 Saudi German 병원 그룹 병원(출처 : http://www.smeadvisor.com/2012/04/uae-achieving-premium-rankings-among-world-health-tourism-destinations/saudi-german-hospital)

UAE 측은 5년간 약 1조원의 운영예산을 지원한다. 이 중 국내 인력 인건비가 1,500억 원이다. 서울대병원은 이와 별도로 5년 동안 400억 원의 위탁운영 수수료를 받는다. 국내엔 진료비 수입으로 흑자를 내는 병원이 없다는 점을 감안하면 의료계로선 상당한 성과다. (…) 서울대병원은 곧 UAE 파견인력을 모집할 계획이다. 국내 다른 병원 출신도 경력직으로 채용한다. 급여는 경력과 직급에 따라 한국에서 받는 금액의 150~250% 수준이 될 전망이다.[24)]

위 내용 중 ① 여러분이 보기에 가장 인상적인 부분을 찾아 그 내용을 그대로 옮겨 보자. 그리고 여러분이 ② 해당 부분에서 특별한 인상을 받은 이유가 무엇인지 생각해 보자.

①

②

여러분 스스로 위 글의 ① 제목을 붙여 보자. 다음으로 그것을 발표하고 다른 사람이 정한 제목도 들어 본 후 토론을 통해 ② 최종적으로 확정된 새로운 제목이 무엇인지 적어 보자.

24) 중앙일보, 2014. 7. 11.

미국 아동병원 베스트[25)]

아래 병원들은 미국에서 유명한 분야별 아동병원들이다. 해당 웹사이트를 방문하여 여러분의 느낌을 간략하게 적어 보자.

1. 소아암(Pediatric Cancer) : Children's Hospital of Philadelphia, Philadelphia, Pennsylvania
   Website : www.chop.edu

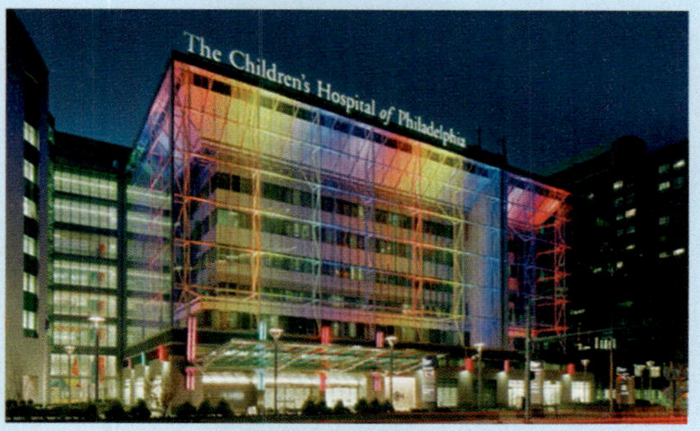

2. 당뇨 및 내분비 질환(Peditric Diabetes & Endocrine Disorders) : Children's Hospital Boston, Boston, Massachusetts
   Website : www.childrenshospital.org

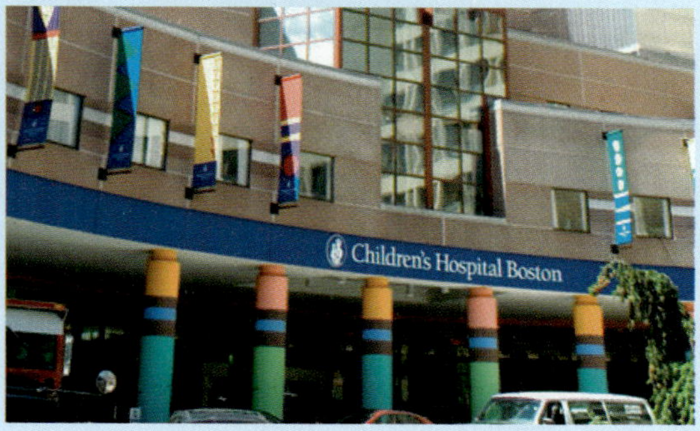

3. 소화기계 질환(Digestive Disorders) : Cincinnati Children's Hospital Medical Center, Cincinnati, Ohio
   Website : www.cincinnatichildrens.org

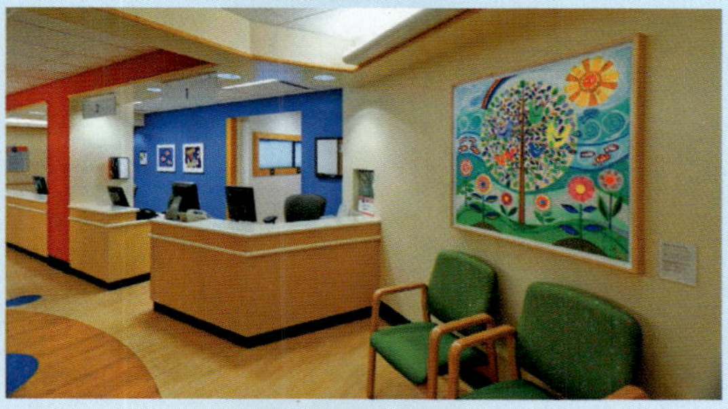

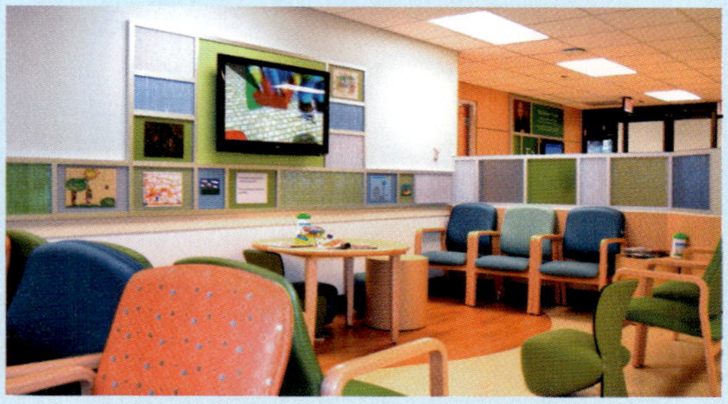

〈healthcare design〉에 게재된 신시네티 어린이 병원 내부 모습(출처 : http://www.healthcaredesignmagazine.com/content/facility-art-programs-voting-form, http://www.xibitz.com/portfolio/cincinnati-childrens-hospital/)

4. 심장질환 및 수술(Pediatric Heart Disease and Heart Surgery) : Texas Children's Hospital in Houston, Houston, Texas
   Website : www.texaschildrenshospital.org

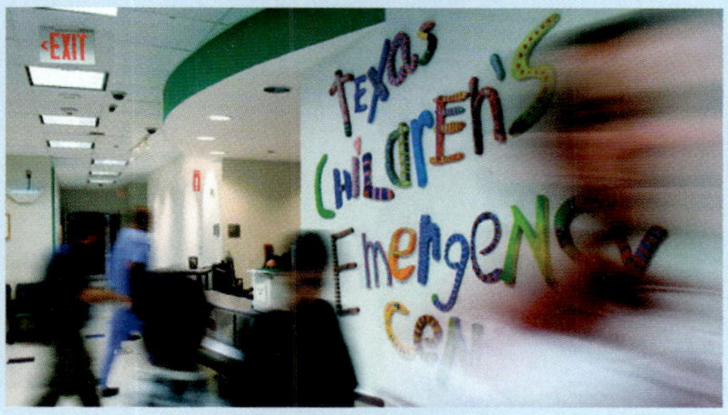

응급센터 전경(출처 : http://www.texaschildrensblog. org/2013/03/understanding-texas-childrens-emergency-centers-medical-center-campus-versus-west-campus/)

25) http://www.sheknows.com/health-and-wellness/articles/814733/america-s-top-pediatric-hospitals-1, 2010년 자료

5. 신생아 케어(Neonatal Care) : Rainbow Babies and Children's Hospital, Cleveland, Ohio
Website : www.rainbowbabies.org

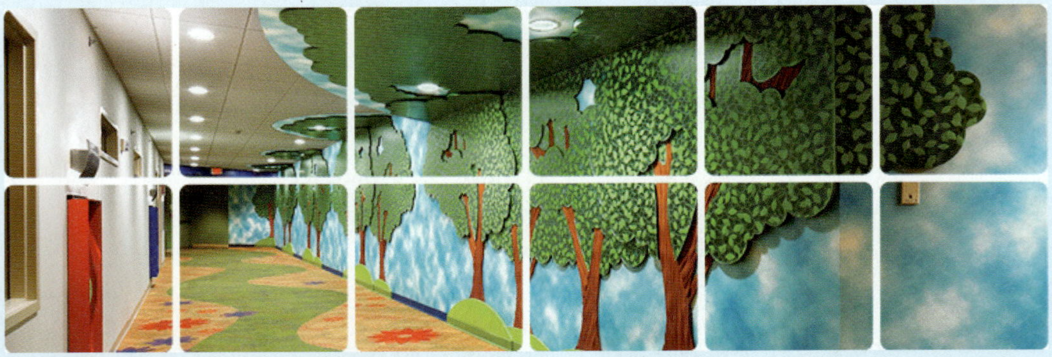

내부 전경(출처 : http://www.customfabricators.net/category/markets-we-serve/healthcare)

찾아볼 영상

TED : 브라이언 골드만 <의사들도 실수를 한다. 이에 대해 얘기해 보자>
Brian Goldman <Doctors make mistakes, can we talk about that?>

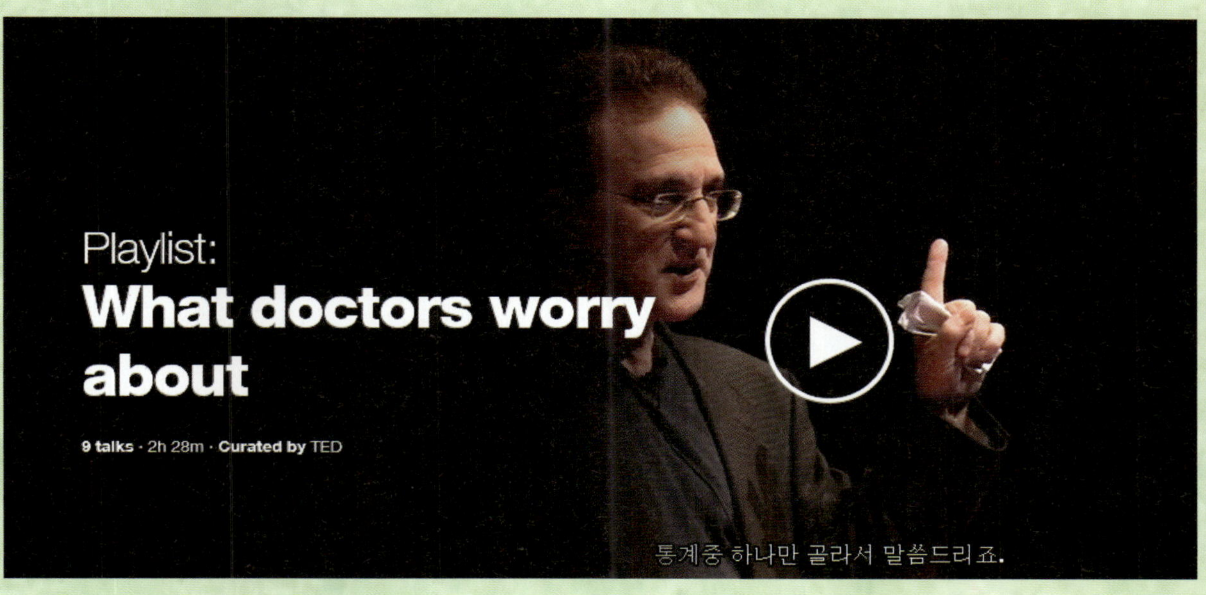

모든 사람들은 실수하는 것을 무서워한다. 그리고 자신이 실수했다는 것을 인정하는 데 많은 어려움을 느낀다. 왜냐하면 실수를 실패로 생각하는 남들의 시선이 두렵고, 스스로에게 깊은 실망을 하게 되기 때문이다. 그리고 이러한 감정은 다른 사람의 생명을 다루는 의사들에게 더 크게 나타난다고 한다. 다른 사람의 생명을 다루는 의사들은 '의사는 완벽해야만 한다'라는 말을 가장 많이 듣는다. 남이 집도했던 수술 중 실수한 일화를 꺼내는 의사들은 많지만, 자신이 집도했던 수술 중 실수했던 얘기를 하는 의사는 거의 없다. 연설자는 의사들이 자신의 실수를 쉽게 터놓고, 이것에 대한 교훈과 조언을 건넬 수 있는 분위기를 조성해야 한다고 한다. 연설자가 의사이기 때문에 의사에 관한 이야기가 주로 이어지지만, 이것은 의사들뿐만 아니라 병원에서 일하는 모든 병원인들이 갖춰야 할 자세라고 생각한다. -수강 학생의 추천 사유-

위 동영상 자료를 관람한 후 여러분의 느낌을 ① 100자 이내로 정리해 보자. 아울러 이번 장과 관련해 여러분이 발견한 가장 적절한 ② 동영상 자료가 있다면 해당 자료의 출처를 적어 보도록 하자.

①

②

개인 과제

Chapter 3. 병원과 환경

학번		성명		제출일	

① 이번 장을 한 문장으로 표현해 보자.

② 이번 장과 관련해 스스로 찾아본 것에 대해 자세히 적어 보자. 책은 50쪽 이상 읽은 것만 적을 수 있으며, 영상 자료와 신문 및 기타 내용은 출처나 연도 표기를 정확히 적어 보자.

책	
영상자료	
신문	
기타	

③ 이번 장에 관해 200자 이상의 에세이를 손으로 직접 써 보자.

* 이 페이지는 절취하여 다음 시간에 제출할 것

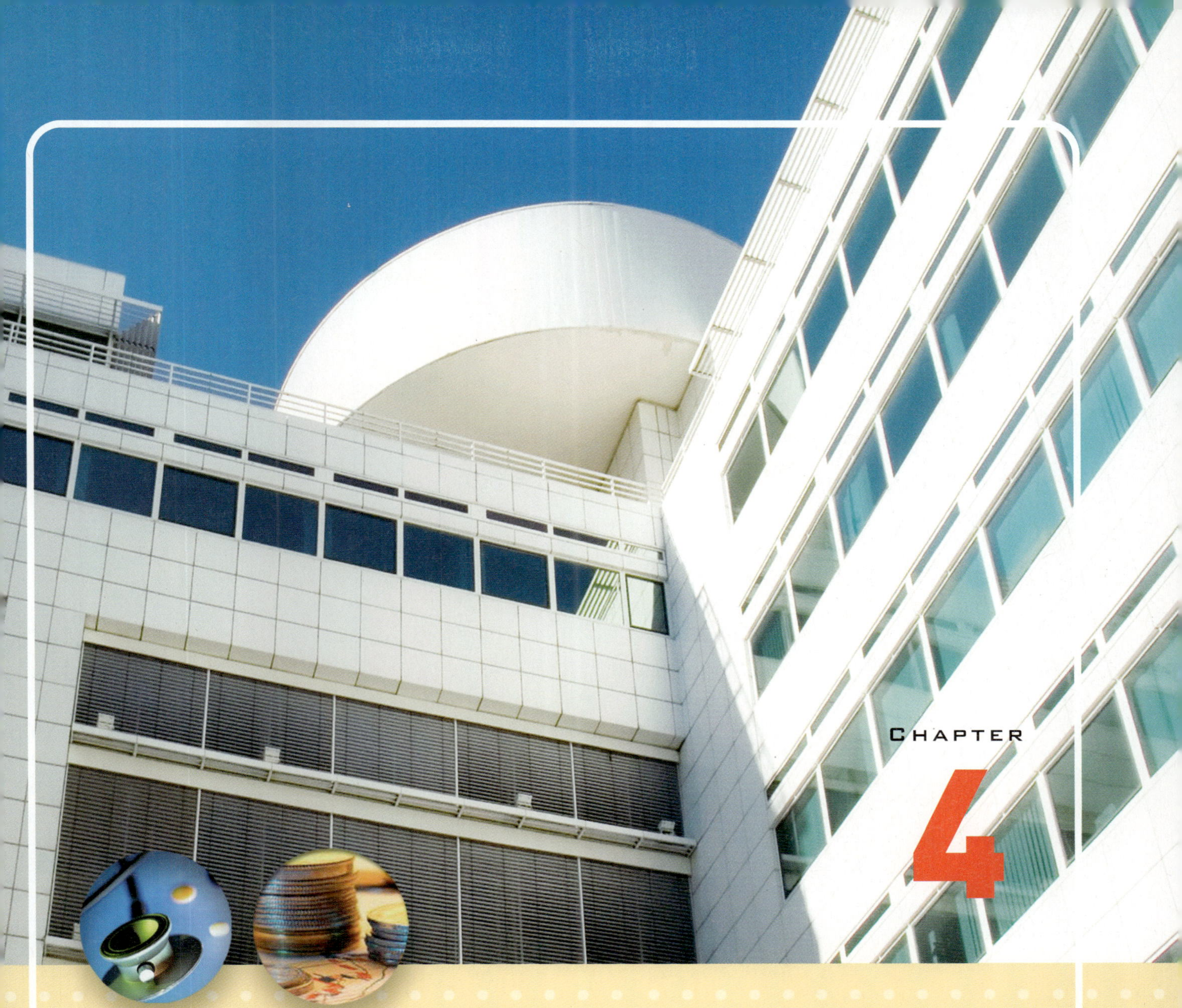

CHAPTER 4

진료과와 병원의 미래

새로운 심장병 치료제들이 개발되다 보면 어느 날 갑자기 외과 의사들의 할 일이 없어져 버릴지도 모른다. 실제로 외과 의사 대신 로봇이 의사의 손을 대신하는 경우가 점점 많아지고 있지 않은가. 그러다 보면 언젠가는 가슴을 절개하고 심장을 수술했던 외과 수술법을 옛날 얘기로 치부하며 "그땐 그랬지"라고 말하게 될 날이 올지도 모른다.

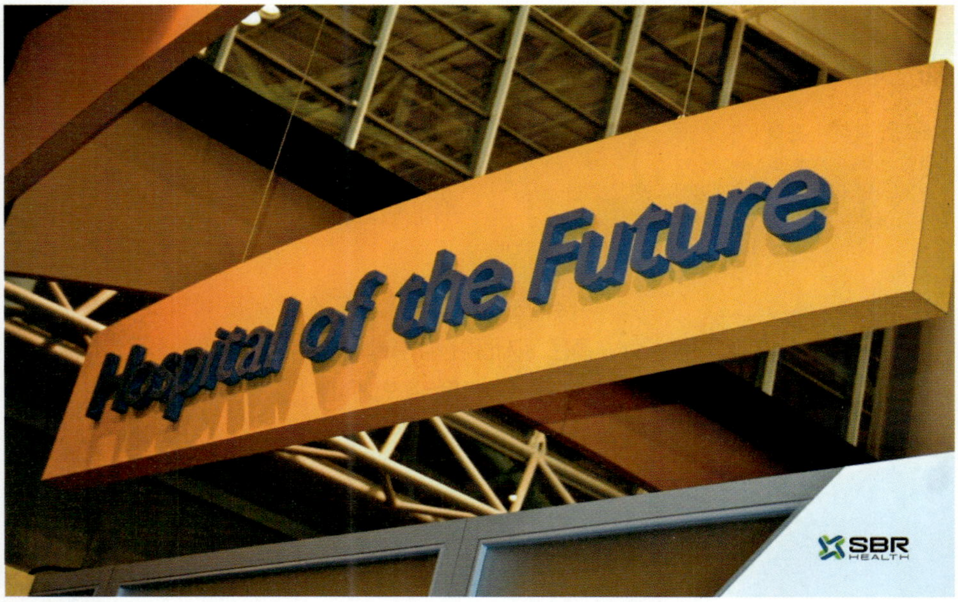

미래 병원, 과연 어떤 모습일까?(출처 : http://sbrhealth.com/blog/93/sbr-news/sbr-proud-sponsor-of-the-aap-pediatric-office-of-the-future/)

미래 병원의 달라지는 20가지 특징[1]과 중소병원의 미래(The Small Hospital Of The Future : Farmers Markets, Energy Harvesting, And Fresh Baked Bread)[2] 자료를 찾아보며 미

1) http://www.healthleadersmedia.com/page-1/QUA-283716/Hospital-of-the-Futures-Top-20-Features
2) http://www.fastcoexist.com/1679555/the-small-hospital-of-the-future-farmers-markets-energy-harvesting-and-fresh-baked-bread

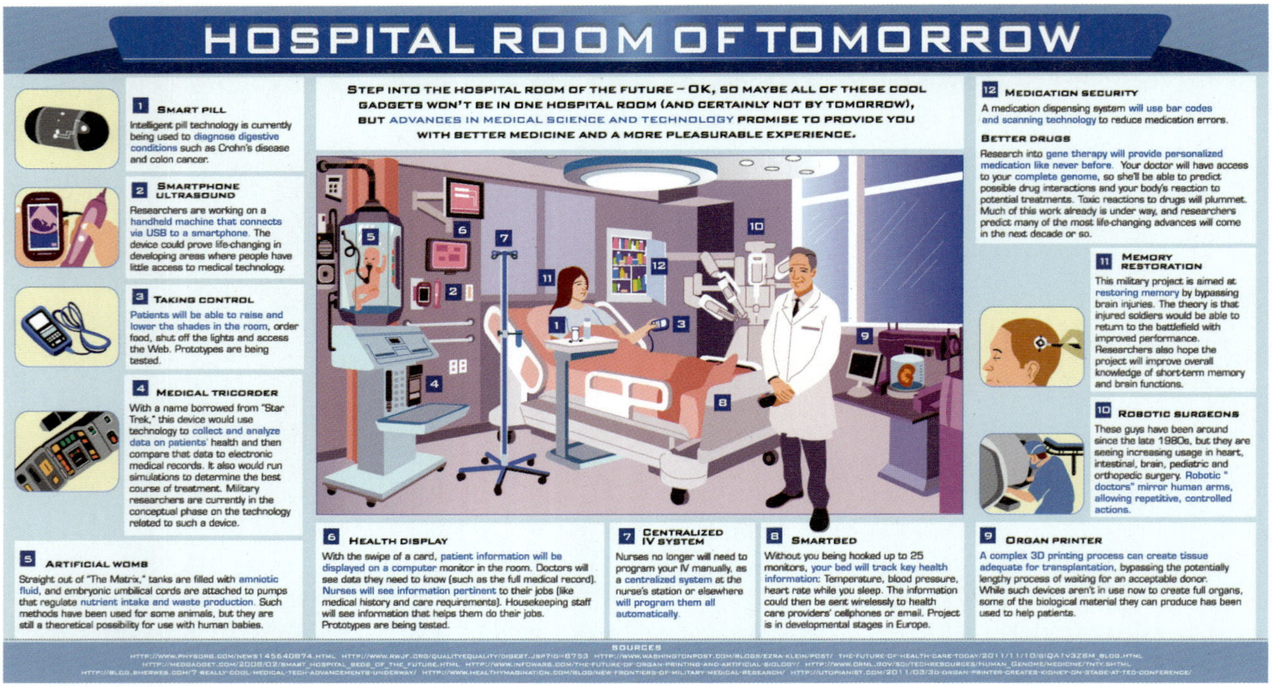

미래의 병실. 여러분은 위 그림 중 몇 가지를 이해할 수 있는가? 2012년 자료이므로 이미 현장에서 적용하고 있는 부분도 있을 터.(출처 : http://www.topmastersinhealthcare.com/hospital-room)

래 병원의 모습을 살펴보도록 하자. 정말 이런 상상이 현실화된다면 외과 의사들은 무엇을 하며 살아갈까. 적어도 지금과 같은 방식이 아닐 것임은 분명하다. 지금과는 전혀 다른 일을 맡고 있을 가능성도 배제할 수 없다. 다니엘 핑크는 그의 저서 〈새로운 미래가 온다〉*에서 기술 변화가 의료계에 미칠 몇 가지 변화에 대해 다음과 같이 언급하고 있다.

* 새로운 미래가 온다
인터넷에서 'A Whole New Mind by : Daniel Pink'를 입력하면 이 책의 핵심 개념에 대한 간결한 설명 자료가 나온다.

> 자동화는 의사들의 업무도 상당 부분 바꿔 놓고 있다. (…) 소프트웨어와 온라인 프로그램들은 환자들이 컴퓨터 스크린에 나타나는 물음에 답해 가면서 의사들의 도움 없이 기초적인 진단을 받을 수 있게 했다. (…) 환자들이 자가진단뿐 아니라 의사들과 똑같은 정보의 보고를 이용할 수 있게 됨에 따라, 의사들의 역할 또한 해결 방안에 대한 박식한 정보 전달자에서 환자가 택할 수 있는 선택 방안에 대한 동반자적 조언자로 바뀌어 가고 있다.[3)]

인공지능을 활용한 진단지원 시스템의 도움으로 사람이 직접 검사하는 것 못지않게 컴퓨터에 의한 정확한 진단이 가능하게 되면서 의사들의 임무가 질병 유무를 판단하는 주도적 역할에서 한 발 물러나, 환자에게 조언하는 보조자로 그 역할이 달라질 것이라는 얘기다. 정확한 진단을 내리는 것이 아니라 내려진 진단에 맞는 치료를 위해 환자들이 꾸준히 나아갈 수 있도록 지원하고 격려하는 의사 역할로의 변화를 상상할 수 있는가?

3) 다니엘 핑크. 새로운 미래가 온다. 한국경제신문, 2006, pp.71~72 요약

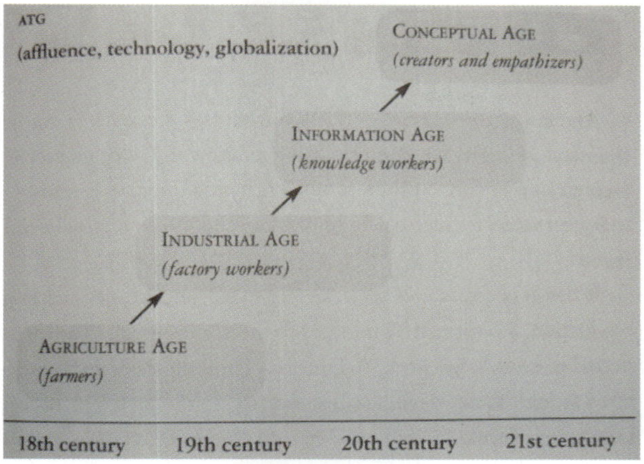

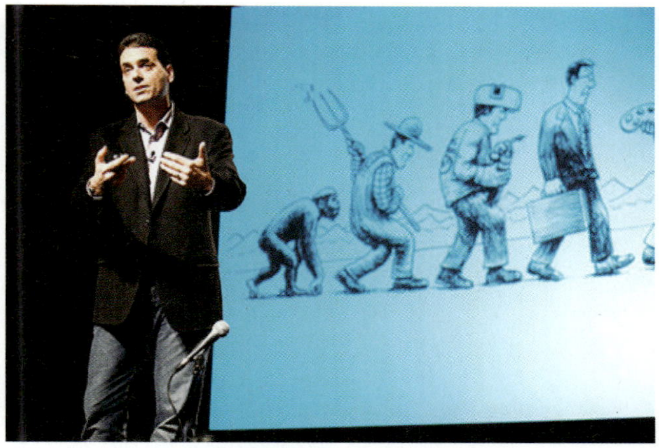

농경시대에서 정보시대를 거쳐 발상의 시대로 변화하면서 요구되는 역할도 달라지고 있음을 설명하는 다니엘 핑크

과학의 발전은 끊임없는 변화를 동반한다. 변화 중 하나는 '내부와 외부의 경계'가 모호해진다는 것인데, 이를테면 의사의 역할 변화도 그중 하나다. 예를 들어 의사가 하는 일과 의사라면 하지 않던 일 사이의 경계가 모호해진다는 것인데, '의사밖에 할 수 없었던 일' 또한 모호해지기는 마찬가지다. 그러다 보니 앞으로 의사의 역할은 의학적 기반 위에만 안주해서는 안 될지도 모르며, 이는 병원도 예외가 아닐 것이다. 그렇다면 ① 병원이 새롭게 수행해야 할 기능에는 무엇이 있으며 ② 이러한 역할 수행을 위해 병원이 버려야 할 고정관념은 무엇일까?

①

②

1 진료과診療科 구분

진료과는 크게 세 가지 기준으로 구분할 수 있다. 구체적으로 〈내과계와 외과계〉 또는 〈메이저major와 마이너minor〉 혹은 〈임상臨床 진료과 및 기초基礎 분야〉 등으로 구분하기도 한다.

진료과의 구분 기준

분류 기준	내과계 vs. 외과계	메이저 vs. 마이너	임상 vs. 기초 (진료과 vs. 진료지원과)
분류 결과	-내과 계열 -외과 계열	-내 · 외 · 산 · 소 -기타 진료과	-임상 -기초

1) 내과계와 외과계

(1) 내과 계열

진료과를 내과계와 외과계로 구분할 경우 이 기준에 의한 내과 계열의 가장 일반적인 진료과는 '내과'이다. 가장 오래된 진료 분야 중 하나인 만큼 전문 영역도 다양하다. 내과 계열에 속하는 진료과 및 해당 진료과의 역할은 다음과 같다.

• 내과 : 인체 내부의 이상을 치료하며 약물 치료 등 수술 외적인 방법을 주로 사용

(① ②)

생명과 직결되는 외과계열에 대한 의사의 선호도가 많이 떨어지게 됐다. 2014년도 전국 88개 수련 병원의 전공의 지원 현황을 보면 정원을 채우지 못한 하위 7개과 가운데 외과, 흉부외과, 산부인과, 비뇨기과와 같은 전통적 수술과가 대부분 포함돼 있는 것을 보면 정말 큰 걱정이 아닐 수 없다. 몇 년 후에는 수술할 수 있는 의사가 부족할 것이라는 우려에서다.

수술 수가에 대해 좀 더 자세히 살펴보기로 하자. 필자의 전공은 신경외과이기 때문에 뇌수술 수가를 예로 들어 보자. 머리를 다쳐 응급실로 환자가 도착한다. CT를 찍어 보니 뇌출혈이 있다. 이때 두개골을 열고 뇌출혈을 제거하는 수술의 보험수가는 얼마가 될까? 2013년도 건강보험심사평가원 제시 급성 경막하 출혈 개두술 비용은 71만 1,660원이다. 이러한 수술을 위해서는 신경외과 전문의를 포함한 의사 3명과 간호사 1명이 수술에 직접 참여한다. 또한 1명의 간호사가 이들을 돕기 위해 수술장 곁에 있다. 이렇게 의료인력 5명이 4~5시간을 한 수술에 매달려 있어야 한다.

심지어 수술이 길어진다면 예닐곱 시간 또한 금방이다. 뇌수술을 할 수 있는 신경외과 전문의 1명을 만들기 위한 십몇 년의 교육비용은 제외하고 단순히 5명의 기본 인건비만 고려한다고 해도 기본 급여를 충당하기조차도 버겁다. 또한 수술비용에 포함돼 있는 많은 소모품 비용은 어떠한가? 다른 소모품을 다 무시하더라도 뇌를 보호하기 위해 사용하는 코트노이드 한 가지만을 예로 들어 보자. 수술 중 최소 수십 장에서 수백 장을 사용해야 하는 코트노이드는 한 장에 천원이 넘는다. 더군다나

- 소화기 내과 : 소화기관에서 발생하는 질병을 다루며 위염, 위궤양 등이 주된 질환임
- 호흡기 내과 : 호흡기관에서 발생하는 질병을 관장하며 천식, 폐 감염, 결핵, 만성 폐쇄성 폐질환 등이 주요 질환임
- 내분비 내과 : 인체의 호르몬과 대사에 관련된 분야로 당뇨병, 대사성증후군, 비만, 고지혈증, 고혈압, 갑상선 질환, 뇌하수체 질환, 골다공증 등이 대표적임
- 신장 내과 : 신장 질환이나 요로계尿路系 및 내분비계內分泌系 이상異狀을 다루며 당뇨병성 신증, 신증후군, 신부전증 등이 대표적 질환임
- 혈액종양 내과 : 혈액 질환과 각종 고형固形 암을 다루는데 빈혈, 혈소판 감소증, 백혈병 등이 대표적임
- 감염 내과 : 인체의 여러 장기臟器에서 발생하는 감염성 질환과 발열 질환을 도맡고 있으며 감기, 콜레라, 장티푸스, 식중독 등을 주로 다룸
- 순환기 내과 : 순환기관에서 발생하는 질병으로 협심증, 부정맥, 심근경색, 심부전 등을 다룸
- 류머티스 내과 : 관절과 관절 주위의 근육 및 인대 등 근골격계筋骨格系 발생 질병을 다루며 류머티스 관절염, 루프스, 자가 면역 질환 등이 주된 질환임

(2) 외과 계열

외과계 진료과 중 가장 닮은 것은 '외과'다. 하지만 다음에서 보는 바와 같이 외과 내에서도 여러 분야의 전문 표방 과목이 있음을 알 수 있다. 외과 계열에 속하는 진료과 및 해당 진료과의 역할은 다음과 같다.

수술에 필요한 여러 기기들은 또 어떠한가? 개두술에 필요한 드릴, 현미경, 미세 수술기구, 고주파 지혈기, 신경감시장치 등 뇌수술을 위해 수술실 하나를 꾸미는 데 필요한 필수 기기들만 합쳐도 수억 원 이상이 든다. 수술 수가만 보았을 땐 100% 마이너스이다. 입술이 바짝 마르고 심장이 요동치는 정신적 스트레스는 또 어떠한가?[4)]

위 내용 중 ① 여러분이 가장 공감하는 부분을 찾아 그 내용을 그대로 옮겨 보자. 그리고 여러분이 ② 해당 부분에서 특별히 공감하는 이유가 무엇인지 생각해 보자.

①

②

여러분 스스로 위 글의 ① 제목을 붙여 보자. 다음으로 그것을 발표하고 다른 사람이 정한 제목도 들어 본 후 토론을 통해 ② 최종적으로 확정된 새로운 제목이 무엇인지 적어 보자.

4) 김선환 충남대 의학전문대학원 교수. 충청투데이, 2014. 4. 8.

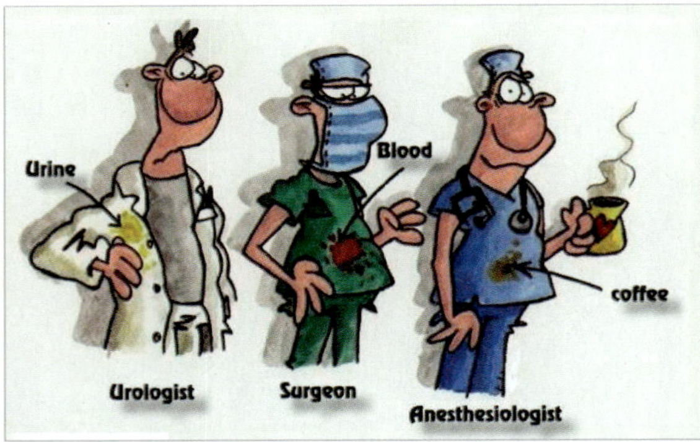

저마다 다른 가운이 지저분해지는 이유(출처 : 인터넷에서 퍼옴)

- 외과 : 인체 외부에 있는 부위와 식도에서 항문으로 이어지는 부위의 이상을 치료하는 진료과로 주로 수술 방식으로 접근함. 심장에 문제가 있어 수술 방식으로 접근할 경우 흉부 외과에서 맡겠지만, 수술이 아닌 다른 방식이라면 순환기 내과에서 담당
- 흉부 외과 : 흉부胸部(심장, 폐, 식도, 대동맥, 횡경막, 기관 등) 질환에 대해 수술을 통해 접근하며 폐암, 폐기종, 심장 기형, 협심증, 판막 질환 등이 대표적인 질환임
- 정형 외과 : 사지四肢와 척추, 그리고 그 부속 기관의 형태와 기능을 보전하고 치료하며 골절, 골종양, 인공관절 수술 등을 주로 다룸
- 신경 외과 : 중추신경계(뇌와 척수) 질환 및 말초 신경계의 이상을 치료하며 가장 흔한 질병은 중풍
- 성형 외과 : 선천적 혹은 후천적으로 발생한 인체의 구조적 · 기능적 결함을 교정矯正[5] 해 원상 혹은 그 이상으로 복원하며 미용 성형, 기형 성형, 흉터 제거 등을 주로 다룸

2) 메이저와 마이너 진료과

프로야구의 최고 정점에는 메이저리그 야구MLB가 있다. 그런가 하면 메이저 음반사와 메이저 석유회사란 말도 있다. 메이저란 그야말로 주변부가 아니라 주류主流다. 병원에서도 메이저major과와 마이너minor과란 표현으로 진료과를 구분하기도 한다. 하지만 타 분야에서 메이저와 마이너로 칭할 때와는 차이가 있는 것이, 기술수준의 강약强弱이나 고저高低의 기준에 의한 것이 아니라는 점에 유의할 필요가 있다.

의학의 역사를 되짚어 보면 대략 '내 · 외 · 산 · 소' 등의 진료과가 먼저 생기지 않았을까. 외과의 경우 마취술의 도입 이후 본격적으로 활성화된 셈이니 이들 진료과 중에서는 그 우선순위가 앞서진 않을 것이다. 어쨌든 이런저런 연유로 이들 진료과를 흔히 메이저과라 부른다. 이후 의학이 점차 발전하면서 세분화되는 과정에서 비교적 뒤늦게 생겨난 진료과들을 마이너과라 부르고 있다.

이를 기준으로 구분하면 메이저과에 해당하는 진료과는 앞서 설명한 내과 계열과 외과 계열 및 산부인과와 소아 청소년과로 구성된다. 메이저와 마이너 구분에 따른 진료과는 다음과 같다.

(1) 메이저 진료과

- 산부인과 : 산부인과는 산과와 부인과를 합친 뜻임. 산과産科에서는 산모産母와 태아

5) 틀어지거나 굽은 것을 곧게 바로잡음. 잘못을 바로잡아 고침, correction

胎兒의 산전 건강관리 및 임신 중 질환을 담당하며, 부인과婦人科에서는 임신과 관계없이 여성들의 질환을 다루고 있음. 최근 들어 결혼 연령대가 늦춰지는 등 임신에 필요한 여건이 악화되면서 불임不姙 치료의 비중이 높아지고 있는 반면, 개원가에서의 분만은 점점 보기가 힘들어지고 있음

- 소아 청소년과 : 이전 명칭은 소아과였음. 소아 및 청소년의 전반적인 질환을 치료하고 성장 및 영양, 행동 발달 등을 검사하고 치료하며 이들을 대상으로 한 예방접종, 장염, 감기, 폐렴 등을 담당

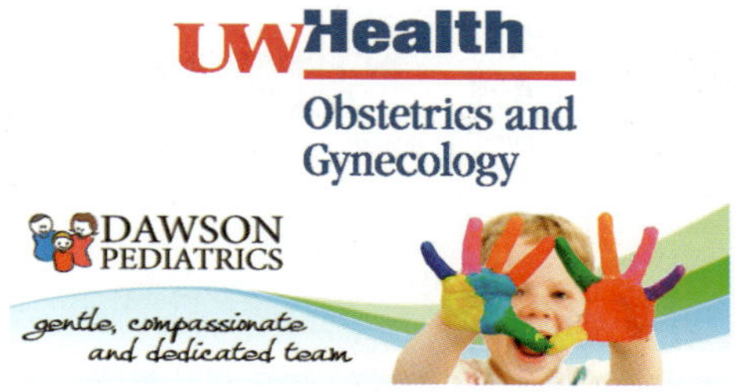

위스콘신대 산부인과와 소아 청소년 전문 도슨 병원

(2) 마이너 진료과

- 가정의학과 : '깊이'보다는 '넓이'에 더 큰 비중을 두어 다양한 여러 증상을 총괄해 치료하며, 가벼운 감기부터 고혈압·당뇨병과 같은 만성질환, 금연, 비만 등을 관장管掌
- 마취과 : 수술시 환자의 특징과 상태에 따라 적절하게 마취痲醉[6]를 통해 수술을 지원
- 비뇨기과 : 요로 계통과 성기능, 생식기능 및 부신을 포함한 후복막강에 발생하는 질병을 다루며, 전립선비대증, 전립선암, 요실금, 방광암 등을 담당
- 신경과 : 뇌와 척수脊髓[7]를 포함하는 중추신경계, 말초신경末梢神經과 근육을 포함하는 말초신경계에 발생하는 질병을 치료하며. 수술적 접근을 시도하는 신경외과에 비해 신경과는 수술 외적인 방법으로 접근. 뇌경색, 파킨슨 질환, 인간 광우병 등이 주요 담당 분야
- 안과 : 눈, 눈꺼풀, 안와眼窩[8], 시신경에서 발생하는 질병을 치료하며 녹내장, 백내장, 결막염 등이 대표적 질환

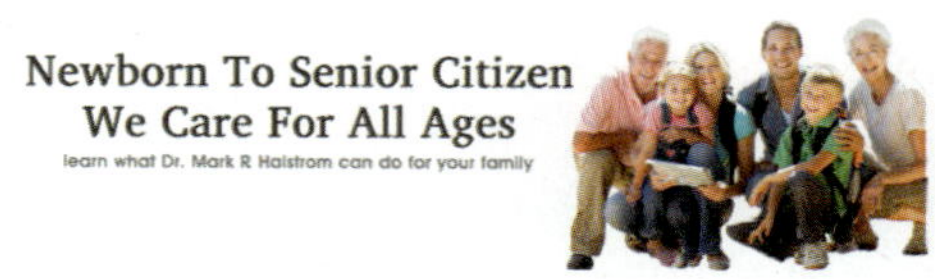

Williams Integracare Clinic의 가정의학 홍보 포스터

American Society of Anesthesiologists

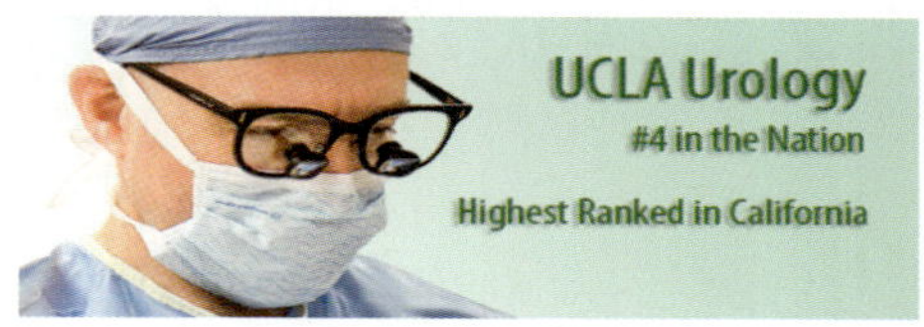

미국 내 4위 및 캘리포니아주 최고임을 자랑하는 UCLA비뇨기과(출처 : UCLA HEALTH, 2014)

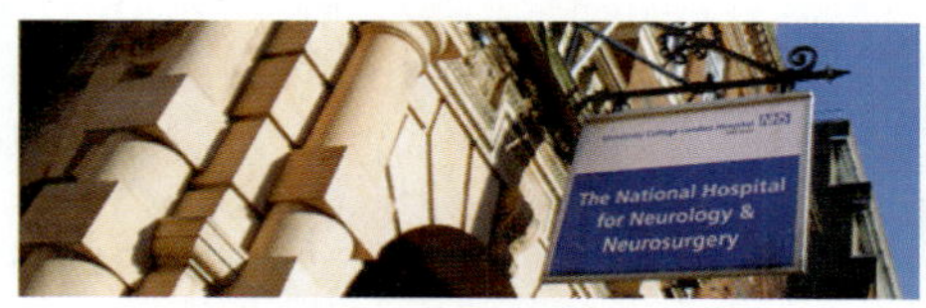

영국의 신경과 및 신경외과 병원

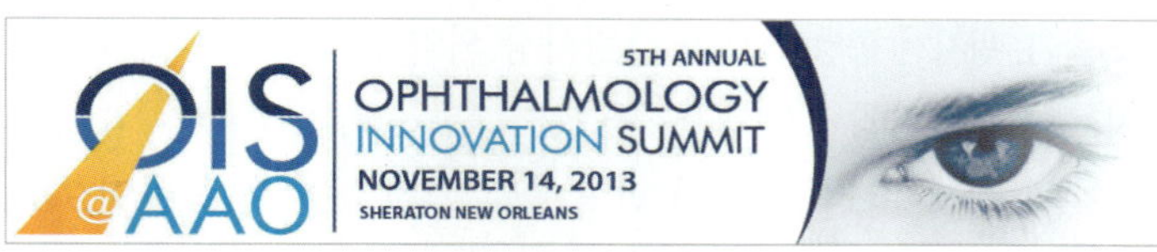

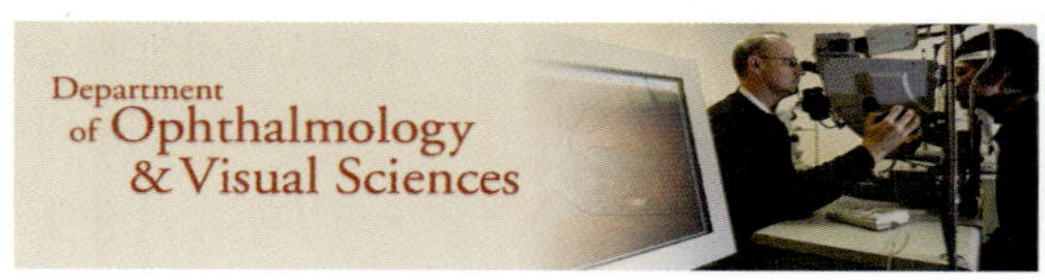

프랑스 뉴 오를레앙에서 열렸던 2013 안과 혁신 서밋(좌측)과 위스콘신의대 안과(Visual Sciences란 표기에 주목하라)(우측)

- 이비인후과 : 귀耳, 코鼻, 목咽喉[9]에서 발생하는 질병을 치료하며 중이염中耳炎, 비염, 부비동염副鼻洞炎[10], 코 알러지, 편도선, 후두염 등이 흔한 질환

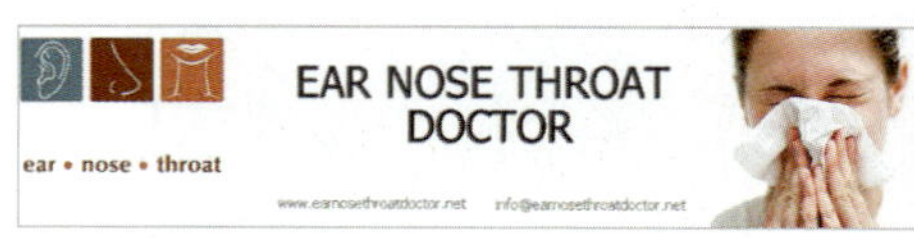

이비인후과 의사넷

---

6) 약물 작용에 의해서 일시적으로 의식이나 감각을 잃게 함. 몽혼曚昏, anaesthesia
7) 척추의 관 속에 들어 있는 신경 계통으로 뇌와 말초 사이의 자극의 전달 및 반사 기능을 맡음
8) 안과眼窠와 같은 말로 안구眼球를 넣은 구멍, eye-pit
9) 인후咽喉 : 목구멍
10) 부비강副鼻腔 : 비강에 잇달아 여러 뼈의 내부에 뻗쳐 있는 곳으로 상악동上顎洞, 전두동前頭洞 따위의 4쌍의 빈 곳의 총칭

INTERNATIONAL FEDERATION FOR EMERGENCY MEDICINE

2014년 6월 홍콩에서 개최된 국제 응급의학 학술대회와 국제 응급의학 연맹 로고

- 응급의학과 : 초기 대응의 중요성과 효용성이 중시되면서 응급 환자의 초기 진단, 치료 및 안정화를 전문적으로 담당
- 재활의학과 : 근골격계 질환, 신경계 질환을 치료하며 재활의학 전문의와 물리치료사物理治療士 및 작업치료사*作業治療士 등이 팀을 이루어 활동
- 정신건강 의학과 : 이전 명칭은 정신과였음. 심리적인 문제 또는 스트레스에서 비롯된 정신 질환을 치료하며, 알코올 중독, 우울증, 공황恐惶[11]장애, 수면 장애 등이 대표적 질환

* 작업치료사作業治療士
신체장애자나 정신장애자에 대하여 어떤 목적을 가진 작업을 시켜서 치료의 수단으로 하는 작업 요법을 지도하는 전문직으로 이들이 사용하는 작업의 예로 줄질을 비롯하여 톱질, 실 톱질 등의 목공, 수직기에 의한 직조, 금공金工이나 판금板金, 피세공皮細工이나 죽세공, 점토세공, 타자 등 많은 방법이 이용되고 있다.

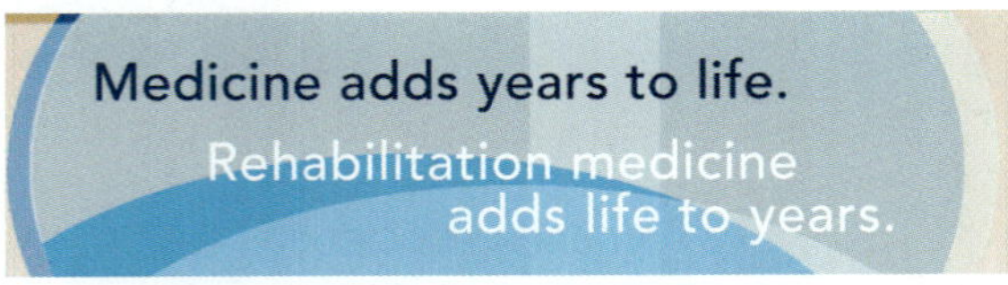

의술이 수명을 연장시킨다면 재활의학은 삶의 질을 고양시킨다는 컬럼비아의대 재활의학과Dept. of Rehabilitation and Regenerative Medicine의 표현은 실로 놀랍지 않은가

YALE-NEW HAVEN PSYCHIATRIC HOSPITAL

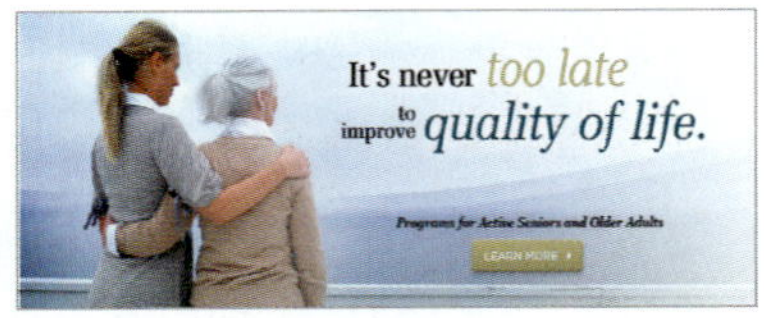
It's never too late
to improve quality of life.

한 정신병원 로고와 어디에도 정신과 표기를 완곡하게 피하고 있는 Carrier clinic의 홍보 사진(출처 : http://www.carrierclinic.org)

- 치과 : 치아 이상異狀을 치료하고 교정하며, 보존과保存科, 보철과補綴科, 구강 악안면외과口腔顎顔面外科[12], 교정과, 치주과齒柱科[13] 등으로 세분됨

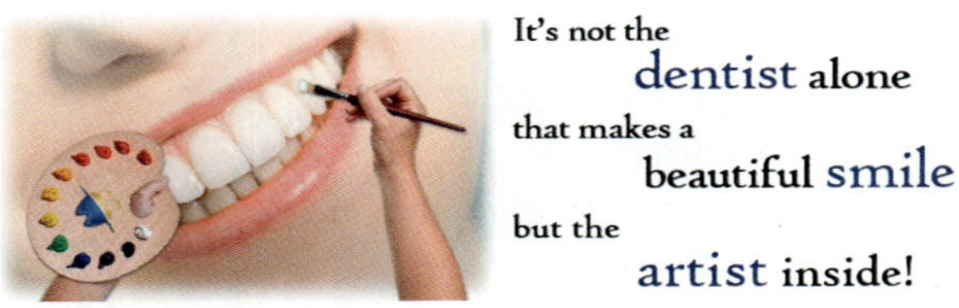

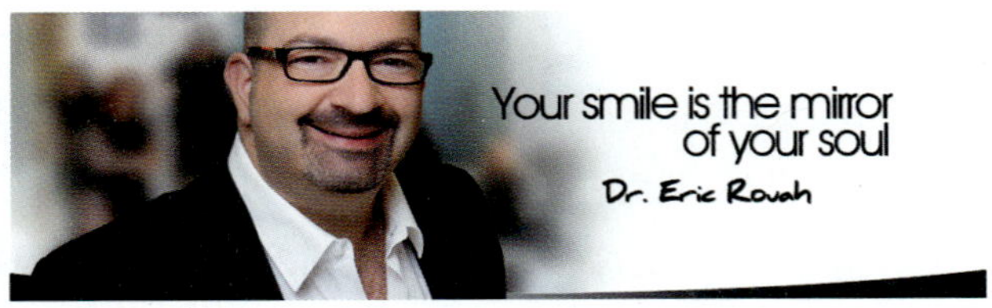
Your smile is the mirror
of your soul
Dr. Eric Rouah

성형 치과COSMETIC TISTRY에 집중한 라스베이거스 사하라 치과(좌측)와 캐나다의 메이플릿지 치과MAPLERIDGE DENSTRY

- 치료 방사선과(혹은 핵의학과, 방사선 종양학과 등) : 방사성 의약품과 소량의 방사성동위원소를 사용하여 치료에 활용
- 피부과 : 환경에 의한 자극, 감염, 유전 및 자가 면역自家免疫 기전 등 다양한 요인으로 발생하는 피부 질환을 치료하며 건선, 백선, 백반증, 여드름, 아토피 등이 흔한 질환

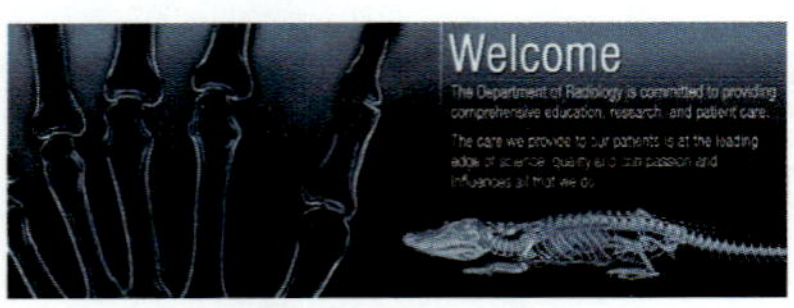

플로리다 대학(UF) 방사선의학과. 폭넓은 교육, 연구, 진료를 제공하고 있으며 환자들에게 첨단의 질 높은 서비스를 열정적으로 제공하고 있음을 홍보하고 있다.

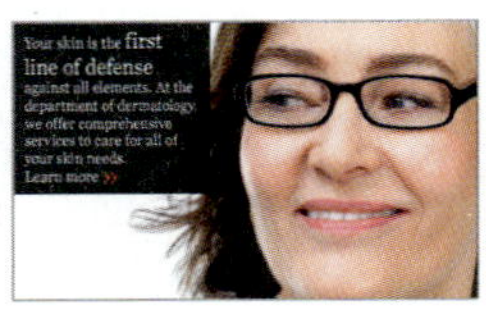
Your skin is the first line of defense against all elements. At the department of dermatology we offer comprehensive services to care for all of your skin needs.
Learn more

하버드의대 부속 베스 이스라엘Beth Israel Deaconess 메디컬 센터 피부과 소개 화면에 나오는 사진. 피부는 외부에 대한 우리 몸의 1차 방호벽으로 피부과에서는 다양한 서비스를 포괄적으로 제공하고 있다는 내용이 있다. 홈페이지를 방문하면 '환자가 아니던 인간 그대로의 모습을 절대 잊지 않는다.(WE NEVER FORGET THAT BEFORE YOU'RE A PATIENT, YOU'RE A PERSON)'라는 뭉클한 슬로건도 볼 수 있다.

---

11) 공황恐惶 : 두려워서 어찌할 바를 모름, trembling with fear. 이에 반해 공황恐慌이란 '급격한 사태에 놀랍고 두려워서 어찌할 바를 모름, panic. 경제 공황經濟恐慌의 준말로 쓰이기도 함
12) 악골顎骨 : 턱뼈
13) 주柱 : 기둥

3) 임상 진료과 및 기초 분야

환자와의 직접 만남 여부에 의해 진료과를 구별할 수도 있다. '임상臨床'이란 말은 '병든 사람이 누워 있는 침상 곁에 감, 실제로 환자를 대하여 의학을 연구함'이라는 뜻이다. 이 같은 사전적 의미에서 알 수 있듯이 환자 진료 여부를 기준으로 임상의臨床醫와 비임상의非臨床醫로 구분할 수 있다. 이 경우 환자를 만나 진찰하고 치료를 담당하는 임상의는 병원 진료실에 있는 바로 그 '의사'를 지칭하는 표현이다. 하지만 진료지원 부문에서 활동하는 의사들에 대해서는 비임상의라는 표현을 쓰는 대신 기초의基礎醫라 부른다. 이를 기준으로 한 기초 분야는 다음과 같다.

- 병리과 : 환자로부터 채취한 조직組織 및 세포 검사물을 통해 환자의 질병을 진단하고 최종 진단 결과를 제공하여 검사를 의뢰한 임상 의사를 지원
- 진단검사 의학과 : 방사선, 초음파 등을 이용해 인체 내부를 검사해서 보다 정확한 진단이 이루어지도록 하며 이를 통해 임상 의사를 지원. 진단검사 의학과(혹은 영상의학과)의 역할은 단순하게 환자의 몸을 찍은 영상물을 관련 의사들에게 전송해 주는 것으로 끝나지 않고, 임상의와 병리학 의사와 토론과 협의를 통해 진단, 처방, 경과 확인까지 이어짐
- 해부학과 : 인체 또는 생물체를 해부하여 그 각 부분의 구조·기구 따위를 연구하는 분야로 의과대학 등 교육 기능이 강조되는 대학 부속병원 등에 주로 개설됨

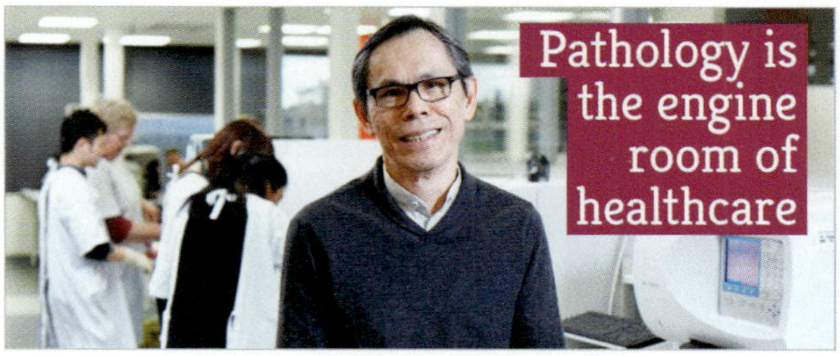
Pathology is the engine room of healthcare

병리학에 대한 이해를 높이기 위해 PAA(PATHOLOGY AWARENESS AUSTRALIA)가 만든 홈페이지 화면. 병리학이 의료발전에 핵심이라 말하는 이유는 무엇 때문일까?

아일랜드 컬리지 코르크 대학의 해부학 및 신경과학과 로고

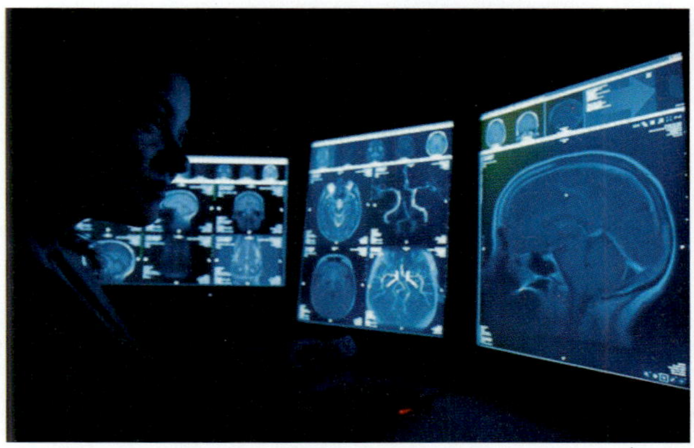

노스웨스턴 레이크 포리스트NORTHWESTERN LAKE FOREST 병원 이미징 센터(출처 : http://www.yelp.com)

아주대학교 의과대학 정민석 교수 등이 쓴 〈해랑선생의 일기〉를 구해서 읽어 보자. 의과대학 해부학 교수인 그는 골치 아픈 해부학 과목의 이해를 돕기 위해 만화로 해부학을 소개하였으며 만화 해부학 인기 블로그를 운영하고 있는 주인공이기도 하다.

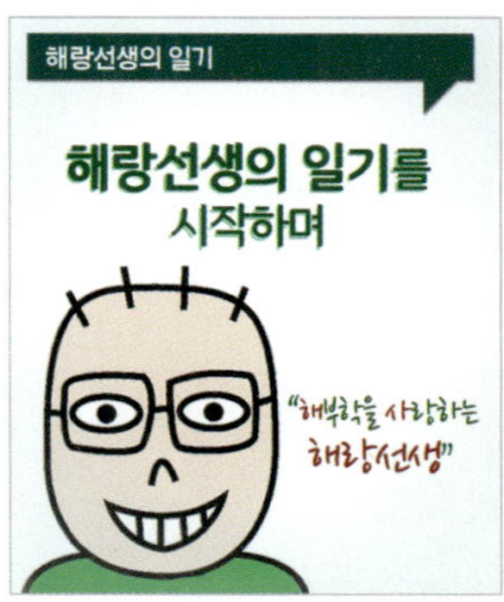
해랑선생의 일기
해랑선생의 일기를 시작하며
"해부학을 사랑하는 해랑선생"

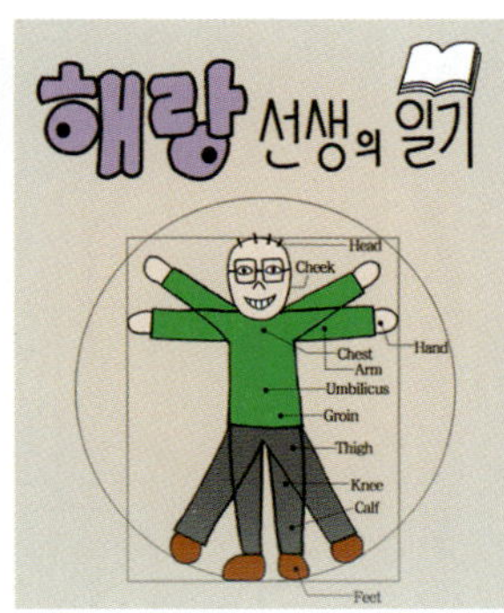

명랑한 해랑선생의 의학정보 웹툰(출처 : http://aftertherain.kr)

2 진료과 찾아보기

병원 · 종합병원 · 대학 부속병원 등 3개 의료기관의 홈페이지를 방문하여 아래 표를 채워보자.

① 같은 한글 자음에 해당하는 진료과를 있는 대로 모두 적어 보자.
② 대학 부속병원에만 있는 진료과 이름에는 동그라미 표시를 해보자.
③ 의료법상 300병상 이하 종합병원에서 갖추어야 할 진료과를 표기해 보자.

구분	(　　　　)병원	(　　　　)종합병원	(　　　　)대학 부속병원
ㄱ			
ㄴ			
ㄷ			
ㄹ			
ㅁ			
ㅂ			
ㅅ			
ㅇ			
ㅈ			
ㅊ			
ㅋ			
ㅌ			
ㅍ			
ㅎ			

3 뜨는 과와 지는 과

뉴욕의 메이저 로펌 소속 변호사의 연봉은 15만~18만 달러에서 시작된다. 100대 로펌의 파트너들은 2006년 당시 1인당 평균 120만 달러를 받았다. 병원 내과 의사들은 대개 20만~30만 달러, 외과 의사들은 25만~40만 달러를 받는가 하면, 좀 유명한 외과 의사는 75만 달러까지 올라간다. 그럼에도 불구하고 직업에 대한 사람들의 생각이 달라지고 있다. 더 높은 지위, 더 많은 보수와 같은 직업 선택의 전통적 기준들이 제 위력을 발휘하지 못하고 있다. 그 결과 대표적인 엘리트 직업이라 여겨져 온 변호사와 의사의 위상이 급격하게 떨어지고 있는 것이다.

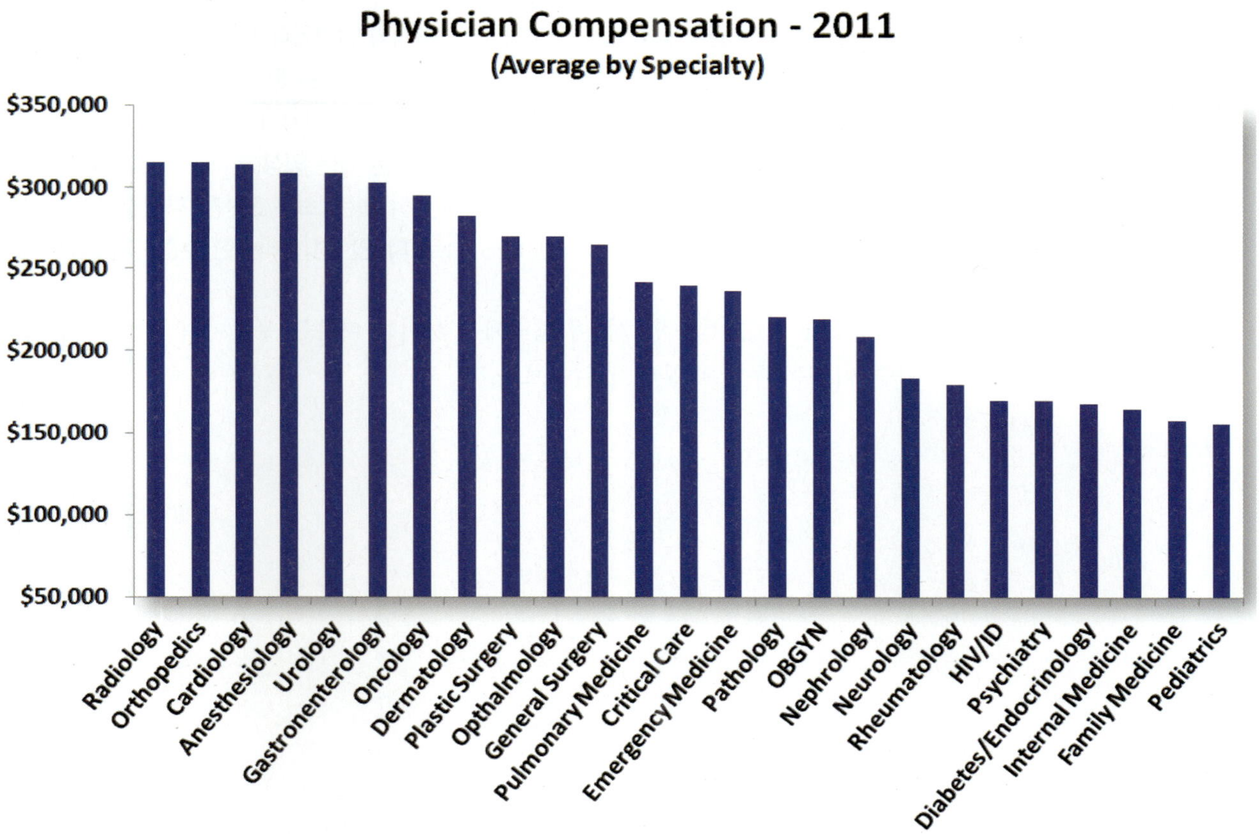

진료과별 미국 의사들의 연봉(출처 : Forbes, 2012. 12. 30. '2012-The Year In Healthcare Charts')

로스쿨 지원자는 2004년 9만 8,700명에서 2006년 8만 3,500명으로 줄었고, 의대 지원자도 1997년 4만 6,000명에서 2003년 3만 3,000명까지 줄었다가 최근 들어 겨우 소폭 늘어나는 추세입니다. 워낙 스트레스도 많고, 잡일도 많고, 꽉 짜인 틀 안에서 꼼짝도 할 수 없고, 자기만의 시간을 가질 수도 없고, 보람도 없기 때문이라고 합니다. 성공의 정의가 바뀌고 있기 때문입니다. 젊은 사람들에게 직업서열은 이제 유연성이나 창조성과 밀접하게 관련돼 있다는 얘깁니다. 그들은 더 이상 꽉 짜인 조직의 일원으로 출발하고 싶어 하지 않습니다.[14)]

1) 진료과 선호도

최근 들어 지원자 수나 개원가開院街의 동향 등을 살펴볼 때 마이너과들의 약진이 두드러진다. 전통적으로 강세를 보였던 외과 계열 지원자의 감소와 달리 일부 마이너 진료과의 경우 전공의 과정을 밟으려면 엄청난 경쟁을 넘어야 한다. 그러니 더 이상 마이너과를 마이너과라 부를 수만은 없을 정도다.

> '피·안·성'. 피부과와 안과, 성형외과를 지칭하는 말로 개원가에서 비급여 진료로 높은 수익을 기대할 수 있어 지원자가 몰리고 있다. 그러나 최근 강남 및 압구정 일대의 피부과와 성형외과가 포화상태에 다다른 데다, 성형수술 관련 의료분쟁 사례가 늘어 인기가 주춤해졌다는 지적도 있다. 미용시술 분야에 대한 산부인과, 가정의학과, 외과 등 다른 과의 진출이 활발해지면서 독점적 진료권을 무너뜨리는 요인이 되고 있다. (…)
>
> 그러나 여전히 정원을 상회하는 지원자들이 피부과와 성형외과, 안과 지원을 위해 안간힘을 쓰고 있기에 하향세라 단정하기엔 아직 이르다. 그보다는 정신건강 의학과와 재활의학과, 영상 의학과 이른바 정·재·영으로 불리는 과들의 인기가 치솟은 것으로 보는 게 정확하다. 가장 드라마틱한 상승효과를 경험하고 있는 과는 영상 의학과다. 2003년 140명 모집에 91명이 지원해 정원도 채우지 못했던 이 과는 최근 3년간 경쟁률이 2009년 1.37 : 1, 2010년 1.45 : 1, 2011년 1.38 : 1로 피·안·성과 비슷한 수준까지 올랐다.[15)]

앞의 내용을 읽고 ① 〈피·안·성〉이 하락세를 보이는 이유는 무엇이며 ② 〈정·재·영〉의 상승 이유는 무엇 때문인지 알아보자.

①

②

14) 유병률. 딜리셔스 샌드위치. 웅진윙스, 2008, p.140
15) 의협신문, 2012. 1. 27.

2) 선호도 동향

진료과의 인기 정도는 시대에 따라 달라져 왔다. 우리 사회가 고령화 시대에 돌입하면서 노인성 질환을 주로 다루는 정형외과와 신경과 같은 분야로 지원자들이 줄을 이었다. 신세대 유입의 감소에 비해 노년 및 장년 인구가 차지하는 비율이 높아지고, 문명의 진보에 따른 그 반작용과 부작용이 커짐에 따라 재활의학과와 정신건강 의학과 전문의에 대한 사회적 수요도 한층 더 많아졌다. 특히, 정신과에서 이름을 바꾼 정신건강 의학과는 점차 그 숫자가 늘어나고 있는 우울증을 포함한 각종 정신질환을 치료하는 주역으로서 그 역할이 한층 더 커질 것이라는 전망이 지배적이다. 요양 병원들의 폭발적 증가에 따라 재활의학 전문의를 구하지 못해 발을 구르는 지방 병원의 인력난은 어제 오늘의 일이 아니다. 그야말로 이들 전문 분야 인력의 몸값이 하늘 높은 줄 모르고 뛰기도 한다.

영상 의학과 전문의에 대한 특수는 MRI 장비 도입시 영상 의학과 전문의를 의무 고용하도록 한 제도 변화가 큰 영향을 미친 결과다. 하지만 다른 한편으로는 영상 의학과의 업무 특성상 환자와 직접적으로 부딪힐 일이 없고, 육체적으로도 큰 무리가 없다는 점 또한 진로를 고민하는 의사들에게 큰 매력으로 작용했을 가능성이 높다. 몰리는 과가 있으면 그렇지 못한 과도 있게 마련이다. 변하지 않는 것은 없다. 올해 뜨는 과와 10년 전, 20년 전에 몰렸던 진료과를 비교해 보면 이 말의 의미를 확인할 수 있을 것이다.

전공의 지원 현황에 대한 ① 가장 최신의 자료를 찾아 그 결과를 요약해 보자. 뜨는 과는 어디이고 지는 과는 또 어떤 과인가? ② 위의 내용에 대한 10년 전 혹은 20년 전 자료를 찾을 수 있을까? 만일 찾았다면 그 결과는 요즘의 상황과 어떤 차이를 보이고 있는지 간략히 정리해 보자. 관련 자료가 있다면 해당 자료를 출력해 붙여도 좋다. ③ 시대의 변화에 따라 뜨고 지는 진료과들을 보며 앞으로 5년, 혹은 10년 후 뜨게 될 진료과는 무엇이며 그 이유는 무엇 때문이라고 생각하는가? ④ 시대의 변화에 따라 새롭게 만들어져야 할 진료과는 무엇인가?

①

②

③

④

(① ②)

- 내과

  환자에게 직접 메스를 대는 경우는 거의 없으나 위 내시경, 초음파, 늑막 천자, 심장 초음파, 골수 검사, 간이나 신장의 생검biopsy 등 검사나 술기가 많은 편이다. 수련 과정 중에는 워낙 익혀야 할 처치와 술기가 많으며 환자도 다양하여 공부를 많이 하여야 하며 스태프와 토의를 자주 하는 경향을 보인다. 일은 상당히 고된 편이며 응급 상황에 대한 대처는 으뜸이다.
- 일반 외과

  흉부외과와 마찬가지로 수련이 가장 힘든 과이며 수련을 마친 후에 개업이 쉽지 않고 벌이가 시원찮아 비인기 과이다. 응급 환자가 많으며 큰 수술들로 항상 힘들어하며 연차별로 위계질서가 엄격하여 중도에 그만두는 수련의들이 많은 편이다. 평소에 원내에서 생활할 때는 화통하고 부드러워 보이다가도 수술실에서 수술이 시작되어 피를 보기 시작하면 상황이 돌변한다.
- 신경외과

  수련은 일반외과, 흉부외과 못지않게 모든 과를 통틀어 가장 힘든 과 중의 하나다. 보통 1, 2년차는 사생활이 없다고 해도 과언이 아니다. 환자들이 말을 잘 못하거나 의식이 없기 때문에 환자와의 관계에서 오는 스트레스는 덜한 편이다.
- 정신과

  주로 심리학이나 철학 계통의 책을 많이 읽어서 그런지 남의 마음을 꿰뚫어 보는 것 같은 철학을 하는 사람들 같다. 마음의 병을 다루다 보니 한 명의 환자를 보는 데 1시간 이상 상담하기도 하며 환자의 말을 잘 들어주는 것이 치료의 일부이며 환자에게 짜증내는 일은 거의 없는 편이다.
- 정형외과

  망치로 못 박기, 핀으로 뼈 고정하기, 기브스 등 마치 목공소의 목수가 하는 일 같은 것을 한다. 생명의 위급 상황이 없어서 그런지 대개는 느긋하다. 내과 계열의 의사들이 보기에는 약 처방 등을 보면 답답하기 그지없으나 골절 환자들을 치료하고 돌보는 모습을 보면 평소의 이미지를 깰 정도로 헌신적이고 자기 분야에 대해서는 자존심도 강한 편이다.
- 소아과

  어린이들의 소소한 부분까지 세심하게 신경을 써야 하며 엄마들과의 라뽀rapport도 매우 중요하다. 약 용량도 몸무게나 체표 면적에 따라 세밀하게 나누어져 있어서 항상 투약에 신중을 기하고 있으며 (…) 보호자와의 관계에서 엄청난 스트레스를 받는 편이며 일의 로딩에서는 외과나 내과에 비해서 편한 편이지만 스트레스는 만만치 않다.[16)]

위 내용 중 ① 여러분이 보기에 가장 인상적인 부분을 찾아 그 내용을 그대로 옮겨 보자. 그리고 여러분이 ② 해당 부분에서 특별한 인상을 받은 이유가 무엇인지 생각해 보자.

①

②

여러분 스스로 위 글의 ① 제목을 붙여 보자. 다음으로 그것을 발표하고 다른 사람이 정한 제목도 들어 본 후 토론을 통해 ② 최종적으로 확정된 새로운 제목이 무엇인지 적어 보자.

16) 우영춘. 아픈 사람들 따뜻한 의사. 연인M&B, 2014, pp.216~220

4 전문 센터와 진료지원부서

1) 전문 센터 찾아보기

대학 부속병원 두 곳의 홈페이지를 방문하여 아래 표를 채워 보자.

① 같은 한글 자음에 해당하는 전문 센터를 있는 대로 모두 적어 보자.
② 가장 많은 센터를 기준으로 상위 3개 센터 분야를 적어 보자.

구분	(　　　　　　) 부속병원	(　　　　　　) 부속병원
ㄱ		
ㄴ		
ㄷ		
ㄹ		
ㅁ		
ㅂ		
ㅅ		
ㅇ		
ㅈ		
ㅊ		
ㅋ		
ㅌ		
ㅍ		
ㅎ		
상위 3개 센터		

2) 진료지원부서와 역할 및 기능 찾아보기

진료지원부서를 포함한 행정과 등 다양한 부서 명칭에 대하여 살펴보자. 방법은 지금까지 한 방식과 똑같다. 대학 부속병원의 홈페이지를 방문해서 진료과나 전문 센터 이외의 다양한 부서 명칭에 대하여 알아보자.

엠디 앤더슨병원 암센터와 존스홉킨스병원 아동센터

구분	해당 자음으로 시작되는 이름의 부서명 (진료과 및 전문 센터 제외)	역할 및 기능
ㄱ		
ㄴ		
ㄷ		
ㄹ		
ㅁ		
ㅂ		
ㅅ		
ㅇ		
ㅈ		
ㅊ		
ㅋ		
ㅌ		
ㅍ		
ㅎ		

5 병원의 미래

1) 파괴적 혁신

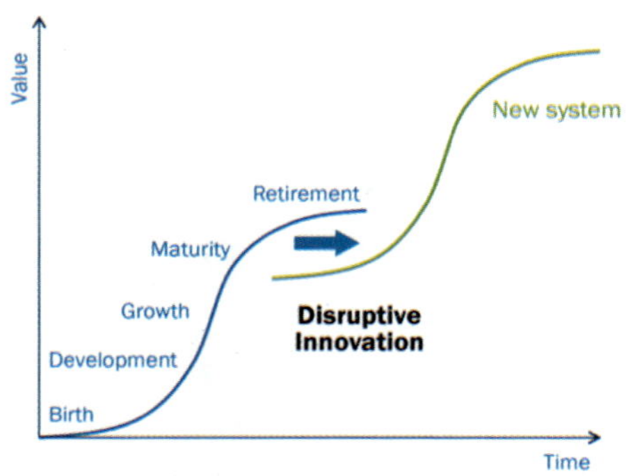

파괴적 혁신을 통하지 않고서는 그 무엇도 다시 태어날 수 없다!

* 중재적 시술
interventional procedure

의료기기의 발전은 일부 의료시술 영역에서 전문성의 본질을 바꾸어 놓을 것이다. 예를 들어, 중재적* 방사선학은 새로운 진단영상 기술에 의해 좌우된다. 역사적으로 볼 때, 방사선과 의사들의 영역은 X선 기계를 작동시키고 그것이 만들어낸 영상을 해석하는 것이었다. 그런데, 초음파나 컴퓨터단층촬영(CT) 같은 영상기술이 발전하면서 방사선과 의사들은 놀라울 정도의 높은 해상도로 뼈뿐만 아니라 심부深部 조직이나 장기臟器까지 촬영할 수 있게 되었다. 이런 영상 기법은 기본적으로 진단 분야에 쓰여 왔지만, 이제는 방사선과 의사 및 기타 비외과 의사가 이런 기술을 최소 침습侵襲 수술의 전 단계로 활용하는 사례가 늘고 있다. 텔레비전 스크린으로 수술도구와 수술부위를 선명하게 볼 수 있어서 완벽한 시술을 하는 것이 훨씬 쉬워졌기 때문이다. (…) 외과 의사와 비외과 의사 간 경계가 모호해지면서 외과수술에 요구되는 수련의 본질 또한 바뀔 것이라는 점은 의심의 여지가 없다. 한 예로, 과거에

> 자궁절제술은 대부분 부인과 의사가 담당했지만, 지금은 중재적 방사선과 의사가 소작술[*]燒灼術·ablation techniques을 이용해 자궁근종uterine fibroids을 치료할 수 있기 때문에 자궁 전체를 들어내는 경우가 많이 줄어들었다.[17]

* 소작술
지짐술, 뜨거운 물건, 전류 혹은 그 외 조직을 파괴하는 물질을 써서 조직을 파괴하는 것이다.

위 내용을 50자 이내로 요약해 보자.

(1) 프로세스 변화 : 메이요 클리닉Mayo Clinic[18]

사우디아라비아의 압둘라 국왕은 2008년 말 가족 수십 명과 함께 보잉 747 전용기를 타고 미국 미네소타 주 로체스터 시市로 날아왔다. 국왕 일행이 시내 호텔에 한 달 동안 머물렀던 로체스터는 10만 명 남짓한 인구의 작은 도시로 겨울이면 영하 20도를 밑도는 혹한과 엄청난 폭설로 외출조차 힘든 곳이다. 그런 그곳에 왕족들이 전세기까지 몰아서 찾아온 이유는 단 하나. 메이요 클리닉이 로체스터에 있기 때문이었다.

일반적으로 클리닉이라 하면 의원을 지칭하는 말이다. 하지만 메이요 클리닉은 종합병원 중에서도 상당히 큰 병원인데, Civil War라 부르는 남북전쟁 당시 클리닉으로 개원(1889년)한 역사적 배경 탓에 규모가 몰라보게 달라진 지금도 옛 이름을 그대로 사용하고 있다.

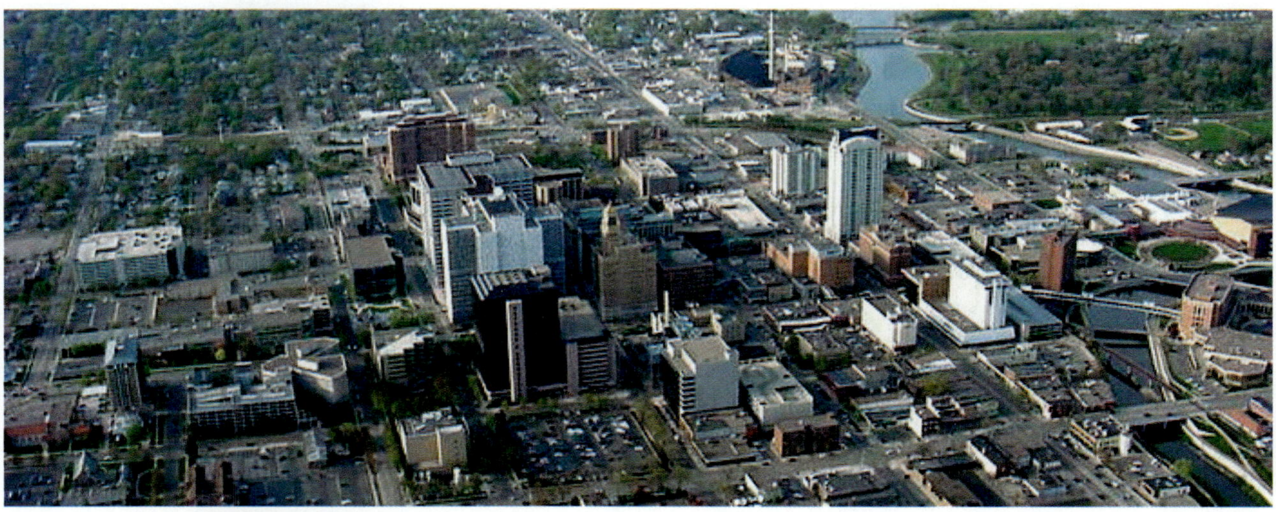

로체스터 소재 미네소타 대학과 메이요 클리닉 전경(UMR and Mayo Clinic Collaboration)

17) 클레이튼 M. 크리스텐슨, 제롬 H. 그로스만, 제이슨 황 저, 배성윤 옮김. 파괴적 의료혁신. 청년의사, 2010, pp.32~34

18) 이 부분은 조선일보 Weekly BIZ '디자이너, 병원을 수술하다'(2012. 5. 5~6.)의 내용을 통하여 많은 도움을 받았음

협진協診이 최초로 도입된 곳이자 진료 환자 수에 관계없이 동일한 급여를 지급한다는 원칙을 100년 넘게 지켜 나가고 있는 곳이 바로 메이요 클리닉이다. 성과급에 신경 쓰는 대신 환자들에게 최선의 진료를 제공하기 위해서이다. 초진환자는 무조건 최소 45분 이상 진료하며, 모든 의사는 환자 퇴원시 72시간 이내에 해당 환자를 의뢰해 준 다른 병원 의사에게 진료 경과와 상태에 대해 연락을 취해야 한다. 이를 위반할 경우 경영진으로부터 경고성 메일을 받는 곳이 환자 중심 진료를 추구하는 메이요 클리닉이다.

• 새로운 진료실

메이요 클리닉의 가장 큰 장점은 '환자 중심'과 '열린 혁신'에 있다. 혁신의 중심에는 2008년 7월에 출범한 메이요 클리닉의 혁신 센터Center for Innovation, 이하 CFI가 있다. 메이요 클리닉의 진료실 구조는 '의사와 환자가 책상을 사이에 두고 마주 보는 식'이 아니라 '의사와 환자가 테이블이나 소파에 앉아 진료를 함께 하는 식'이다. 컴퓨터 모니터를 들여다보며 진료하는 식으로는 제대로 된 대화가 이뤄지기 어렵다는 판단에 따라 모니터도 검사 결과를 설명할 때만 의사와 환자가 함께 볼 수 있도록 배치되어 있다. 기존의 진료실 구조를 뒤엎는 이러한 혁신이 가능했던 이유는 의료 서비스 혁신을 위한 가장 중요한 것이 바로 '디자인'이라는 깨달음이 있었기 때문이다.

• 팀 진료

> 나는 몇 년 동안이나 병원 대기실에 앉아서, 부모님의 질병 기록란을 채워 넣으면서, 진찰실에서, 응급실 칸막이 안에서, 그리고 중환자실에서 의료계의 현실을 지켜보았다. 부모님을 대신해 동의서에 서명하고, 화면에 나오는 검사 자료를 지켜보았으므로 나는 왜 의사들이 진단을 내리는 데 어려움을 겪는지 알 수 있었다. 그 숫자가 줄어들고 있는 일반 개업의를 제외한 전문의는 환자의 신체 한 부분만을 진찰한다. 전문의들은 환자의 몸을 서로 나누어 갖는다. 발칸 민족주의자들처럼 그들은 자기 경계에 대해 무척 예민하게 군다. 어머니의 신경과 의사는 뇌를 차지한다. 정형외과 의사는 뼈를 갖고, 피부과 의사는 피부를 갖는다. 아버지의 심장 전문의는 아버지의 심장만 보고, 비뇨기과 의사는 전립선에만 관심 있다.
>
> 그동안 나는 모두 열두 명의 의사와 진료 예약을 하고, 부모님을 병원에 모시고 가고, 의료비 청구서를 확인했다. 전문의는 특정 영역에만 집중하지, 자기 영역이 아닌 문제에 대해서는 절대로 묻는 법도 없었다. 내가 따지고 들지 않는 이상 자기가 처방해 준 약이 다른 의사가 처방한 약물과 상호작용을 일으키지 않을까 확인하는 기본적인 의무마저 지키지 않는 의사도 있었다. 이런 상황이다 보니 진단을 내리기가 어려울 수밖에 없다. <u>의사는 고립주의자로 길러지지만, 그가 일하고 있는 상황은 포괄적이다.</u>[19]

19) 버지니아 스템 오언스. 어머니를 돌보며. 부키, 2009, pp.53~54

위의 내용 중 밑줄 친 '의사는 고립주의자로 길러지지만, 그가 일하고 있는 상황은 포괄적'이란 말의 의미가 무엇인지 생각해 보자.

메이요 클리닉에서는 환자가 오면 다양한 전공의 의사들과 과학자, 헬스 케어 전문가들이 팀을 이루어 진료를 한다. 기존의 병원이 의사와 환자 간 일대일의 관계에다, 병원의 필요에 따라 환자가 해당 부서 등을 이리저리 이동하는 것에 비하면 완전히 다른 시스템이다. 예전에 의사는 자신의 진료실에 있고, 환자가 찾아다니며 진료를 받는 게 당연한 것처럼 생각했다. 그러나 환자 입장에서 생각하면, 여러 의사들이 함께 들어오면 시간도 줄어들고 무엇보다 정확한 진료와 치료를 받을 수 있다.

• CFI 팀

앨빈 토플러는 그의 책 〈부의 미래〉[20]에서 큰 발전을 이루는 혁신은 자기 분야의 경계에 구애받지 않은 구성원들로 팀을 구성하면서 생기는 경우가 많다고 했다. 그는 어느 분야에서건 이런 경계들이 흐릿해질 때 약진이 이루어지는데, 이는 과학자와 연구자들에게만 해당되는 일이 아니라고 언급한 바 있다. 메이요 클리닉의 혁신 센터인 CFI 팀은 앨빈 토플러의 지적에 딱 닿아떨어지는 곳이다.

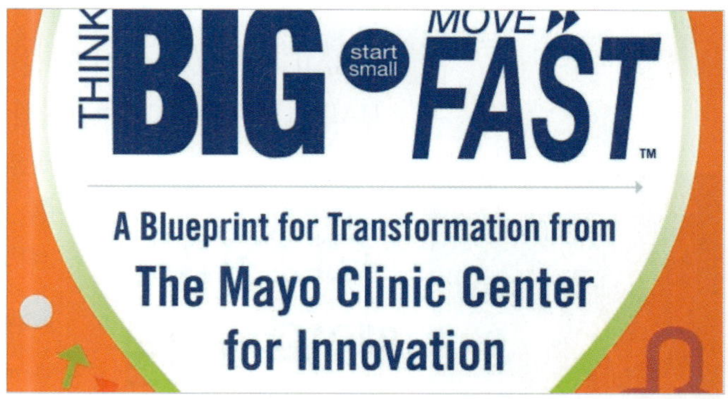

메이요 클리닉 변화의 기수, 혁신 센터

파괴적 혁신disruptive innovation을 주도하고 있는 CFI 팀의 핵심은 내과 총괄Chair of Medicine을 역임한 니컬러스 라루소LaRusso 이사와 재향군인회 등 의료 관련 기관에서 20년 넘게 경험을 쌓아 온 병원경영 전문가 바바라 스푸리어Spurrier 이사 두 사람이다. 2008년 출범 당시 4명에 불과했던 CFI 팀 인력은 2012년 현재 60여 명에 달한다. 직원의 면면을 살펴보면 의사와 간호사는 물론, 산업·제품·그래픽 디자이너와 통계학자·인류학자·분석가 등 다양한 인력으로 구성되어 있다. 이들이 최근에 새롭게 만들어 내거나 고안한 아이디어는 다음과 같은 것들이다.

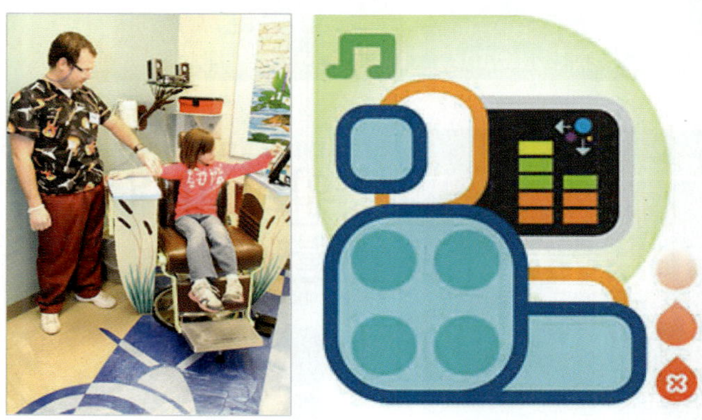

혁신 센터에서 개발한 채혈용 의자와 초기 아이디어 디자인. 아이들이 좌측에 있는 컴퓨터에 관심을 보이는 사이 채혈하는 방식이다.(출처 : 메이요 클리닉 홈페이지)

20) 앨빈 토플러, 하이디 토플러. 부의 미래. 청림출판, 2006, p.54

• 어린이용 채혈 의자Pediatric Phlebotomy Chair

채혈採血시 공포감을 줄여 주기 위해 어린이가 채혈할 때 음악을 듣거나 영화를 감상할 수 있는 기기를 설치한 것이 어린이용 채혈 의자다.

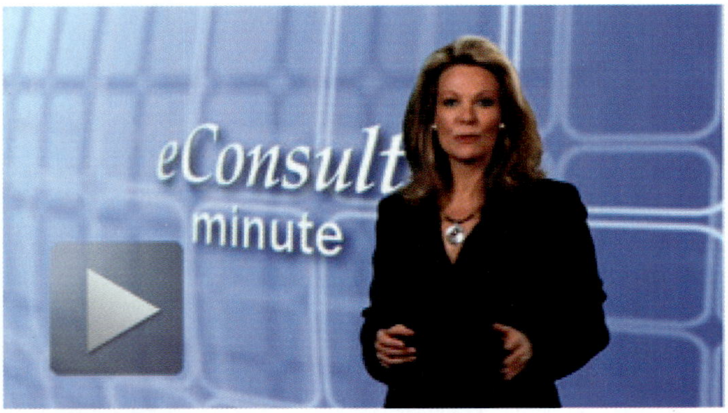

메이요 클리닉의 〈eConsult Minute〉 인터넷 홍보 비디오 영상. 이 부분에 대해 좀 더 알아보고자 한다면 예일대 경영대학원의 eConsults(http://nexus.som.yale.edu/design-mayo/?q=node/98)에 대한 글을 읽어 보자.

• 원격 진료 서비스 'e 컨설트'

거리나 시간상 제약으로 병원에 오기 어려운 환자들을 대상으로 메이요 클리닉 의사들이 화면을 통해 원격 진료를 하고 이를 48시간 이내에 환자에게 통보하는 방식이다. 진단과 처방도 함께 이뤄지기에 별도로 의료기관을 방문할 필요도 없다. 향후 10~20년 이내 미국 내 의사 숫자가 절대적으로 부족해질 것이므로 이 같은 'e 컨설트'는 의사 부족 문제를 해결함은 물론, 의료산업의 구조적 변화에 대비하는 파괴적 혁신 사례라 보고 있다.

• HAIL 등 100여 개의 혁신 프로젝트

HAIL이란 건강하고 독립적인 노후 생활Health Aging and Independent Living을 뜻한다. 메이요 클리닉에서는 치료뿐만 아니라 날로 늘고 있는 노인 인구를 대상으로 이들이 건강하고 독립적으로 생활할 수 있도록 관련 서비스를 지원하고 있다. '고객 최우선The needs of the patient come first'이라는 목표를 달성하기 위해 '다 학제적多學制的 · multi-disciplinary 협업'을 통해 끊임없이 '외부와 소통'하며 의료기관의 지평을 넓혀 가고 있는 메이요 클리닉이다. 2008년, 병원의 매출은 72억 달러로 우리 돈 8조 원이 넘으며, 전년 대비 4.5% 성장한 수치다. 참고로 우리나라 최고 병원의 연 매출은 2조 원이 채 안 된다.

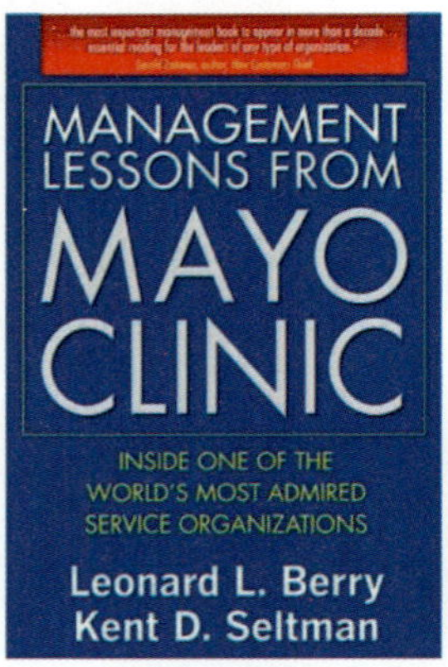

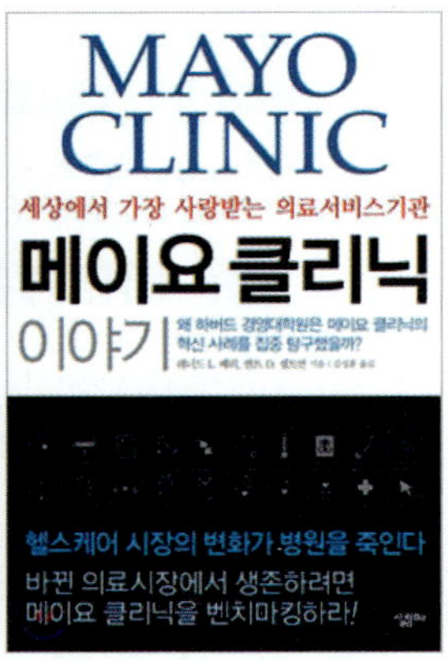

메이요 클리닉은 명실상부名實相符한 미국 최고의 병원이다. 이 병원에 관한 책이 〈메이요 클리닉으로부터 배우는 경영 레슨〉이란 제목으로 2008년에 나온 바 있다. 텍사스 A&M 대학에서 마케팅 과목을 담당하는 레너드 베리Leonard L. Berry 교수와 메이요 클리닉 마케팅 부장을 맡고 있는 켄트 셀트먼Kent D. Seltman이 함께 쓴 것으로, 우리나라에는 〈메이요 클리닉 이야기〉란 제목으로 2012년에 출간되었다. 최근에는 클리블랜드 클리닉 병원장이 직접 쓴 책도 있으니 이 책들을 찾아 읽어 보면 좋겠다.

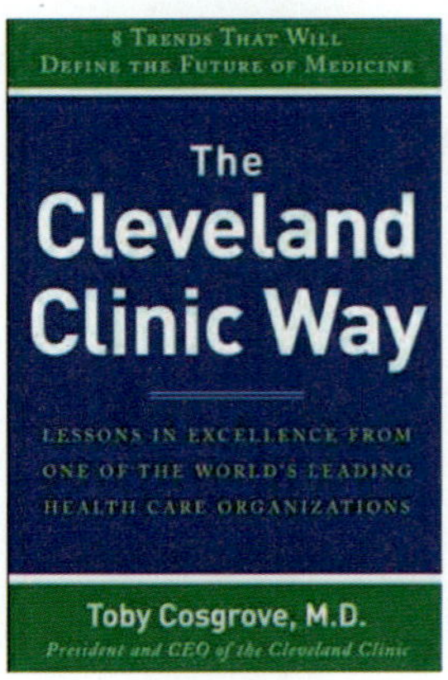

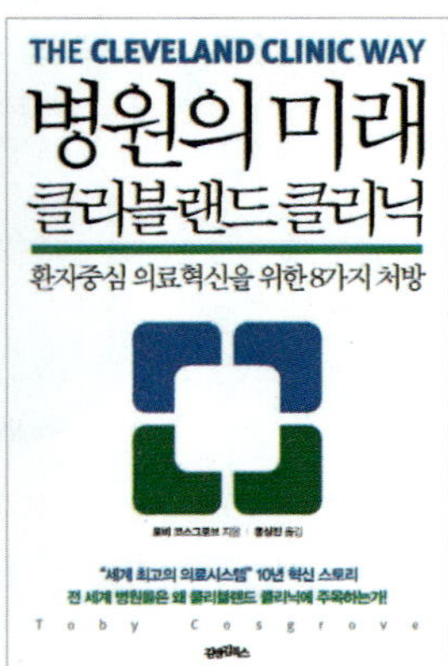

(2) 조직 변화 : 굿모닝 병원의 조직 변화

굿모닝 병원은 의료기관 최초로 유한킴벌리의 교대조 전환과 평생학습 모델을 도입한 경기도 평택 소재 350병상 규모의 중대형 병원이다. 2005년 1월, 이 병원은 직원 만족 없이는 고객 만족 또한 불가능하다는 판단하에 근무 방식을 개편하고 직장 내 평생학습 시스템을 구축하는 뉴 패러다임을 도입했다. 이는 직장 내 평생학습 체계를 도입하기 위해 4교대조 확대 전환과 유연 근무제 도입을 주 내용으로 하는 것으로, 평생학습 체계란 종업원 삶의 질 향상, 업무의 다기능화, 다양한 직무 경험 및 학습을 목적으로 설계된 것이다.

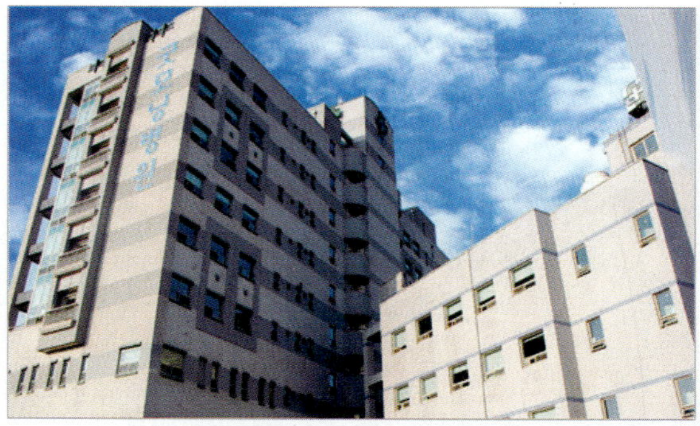

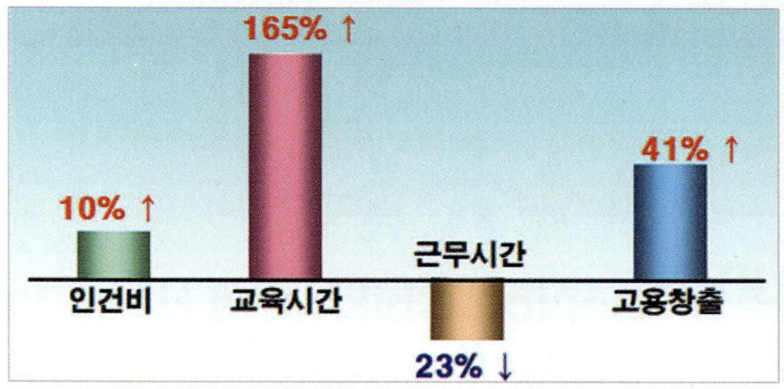

굿모닝 병원의 전경과 4교대조 운영의 성과(출처 : 굿모닝 병원)

굿모닝 병원의 이 같은 결심은 의료기관 간 경쟁이 치열해짐에 따라 고객 요구는 다양해지고 의료 기술의 발전 속도 역시 빨라짐에 따라 직원 만족과 학습의 중요성이 그 어느 때보다 중요해졌기 때문이다. 아울러 의료 시장 개방에 대한 대비는 물론 미군 부대의 평택 이전으로 고품질 의료 서비스에 대한 수요가 증가할 것이라는 판단도 한몫했다.

뉴 패러다임의 적용으로 이 병원의 연간 교육 시간은 47시간에서 122시간으로 2.6배나 늘어난 반면 근로시간은 주 50시간에서 40시간으로 20% 감소했다. 3교대를 4교대로 바꾸는 뉴 패러다임의 특성상 종업원은 당초 313명에서 40명(12.7%)이 늘어 353명이 되었다. 하지만 크게 증가한 환자와 수익성 향상 역시 눈여겨볼 대목이다. 외래 환자는 8.1%, 입원 환자는 15.7%가 증가하였고, 외래 수입 및 입원 수입이 각각 13.4%와 14.3% 증가했다.

장기적인 성과 및 타 병원으로의 확산 여부는 좀 더 두고 볼 일이지만, 분명한 것은 뉴 패러다임 사업을 통해 근무 방식을 바꾸고 학습 시스템을 구축하자 직원 만족도가 크게 개선되었다는 점이다. 굿모닝 병원에 따르면 교육 개시 한 달 전에 교육 내용과 일정을 직원들에게 미리 공지하여 본인이 원하는 강의를 수강할 수 있게 하는 등 조직적이고 체계적으로 교육이 이루어지고 있다고 한다.

굿모닝 병원의 사례는 직장 내 평생학습 체계 구축과 교대조 확대 전환 모델이 병원과 같은 서비스 업종에서도 얼마든지 가능하다는 것을 보여주는 구체적인 사례가 되고 있다. 뉴 패러다임이 유한킴벌리와 같은 유수의 제조업체(혹은 대규모 장치산업*裝置産業)에나 통하는 제한된 제도가 아니라는 것 또한 의미 있는 발견이다. 아울러 그 어떤 조직이라도 CEO의 의지만 있다면, 평생학습 기업으로 거듭날 수 있음을 보여주고 있다.

* 장치산업
생산 수단으로서 거대한 장치나 설비를 필요로 하는 산업이다. 자동차 산업, 석유화학 산업 등이 있다.

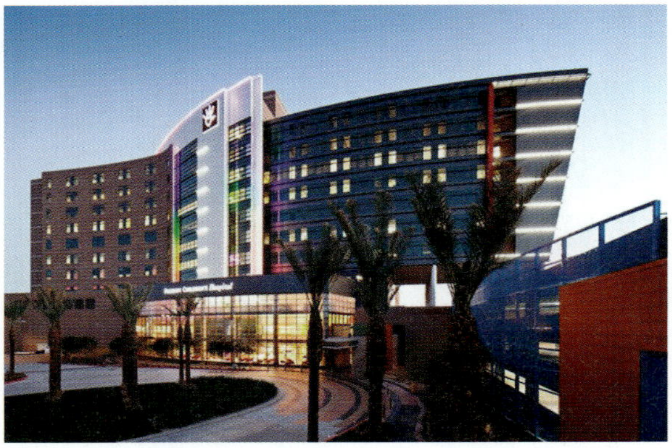

UCSF Benioff Children's Hospital
Oakland

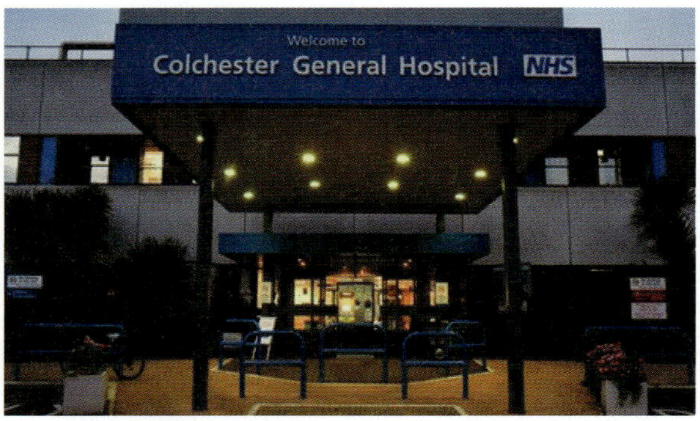

ASU 피닉스 아동병원, UC 샌프란시스코 아동병원과 영국의 Colchester General Hospital. General Hospital은 종합병원이란 뜻. 하지만 전문 병원은 굳이 'specialized'란 표현을 쓰지 않고 표방 분야를 표기하는 것이 일반적이다.

2) 전문 병원의 부상浮上

전문 병원이 늘어나는 이유는 무엇 때문일까. 메뉴 많은 식당 치고 잘되는 경우를 보기 어려운 것처럼, 모든 것을 도맡아 해야 하는 기존의 종합병원general hospital 방식이 가지는 한계를 뜻하는 것인가 아니면 특정 분야에 집중하면서 갖게 되는 전문성과 서비스 단순화에 따른 장점 때문인가.

헤이츠링거Herzlinger는 탈장 교정술을 예로 들면서 전문 병원과 종합병원의 비용을 분석한 바 있다.[21] 결과는 탈장 수술에 관한 한 전문 병원(쇼울다이스shouldice병원)의 비용은 2,000달러 정도인 반면 종합병원(미국)에서는 그 비용이 2,400~1만 5,000달러까지 다양했다. 심하게는 15배까지 차이가 나는 이유는 무엇 때문일까?

이러한 결과에 대하여 크리스텐슨 등은 〈파괴적 의료혁신〉에서 비용 차가 발생하는 원인이 노동의 차이에 따른 것이라 설명하고 있다. 예를 들어 노동 시간의 상당 부분이 의료 서비스 자체(효율 혹은 집중)라기보다 의료 서비스 활동 이외의 간접 활동(비효율 혹은 낭비)이라는 것이다. 여기서 간접 활동이란 일정 계획 및 조정, 하자 보수 및 재작업, 기록 작성, 각종 물류와 인력 관리 업무 등 의료 서비스와 직접적인 연관성이 없는 일들을 수행하는 것을 말한다. 전문 병원과 일반 종합병원 간에는 이와 같은 효율성 혹은 집중도의 차이가 있기 때문이라는 것이다.

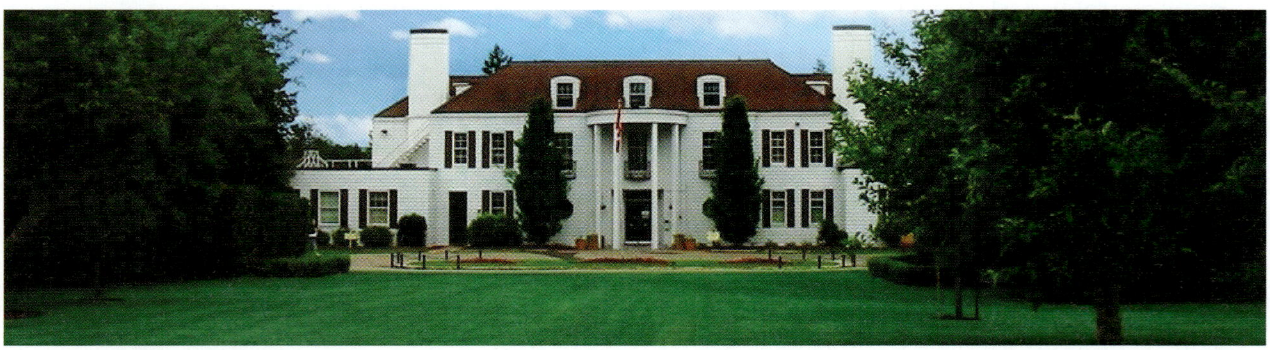

캐나다 온타리오 톰힐Thornhill의 쇼울다이스 병원

21) Herzlinger, Regina E., *Market Driven Health Care*, Cambridge, Massachusetts : Perseus, 1997

의사와 간호사들이 이런 부가적인 업무에 매달리다 보면 정작 의료 서비스에 할애할 시간은 상대적으로 줄어들 수밖에 없다. 그러다 보면 부족한 시간을 메우기 위해 더 많은 인력을 고용하게 되고 인건비가 덩달아 오르는 것은 불을 보듯 뻔하다. 이 모든 것이 비용으로 더해져 환자들의 부담으로 전가轉嫁되는 것이다.

쇼울다이스에 입원하는 환자들은 모두 동일한 진료 경로를 따른다. 입원 기간은 4일이다. 첫날에는 수술 전 식사 조절dietary preparation을 하고, 둘째 날에는 수술을 받는다. 셋째 날과 넷째 날에는 컨트리클럽과 같은 병원 시설에 머물며 회복한 후 퇴원한다. 비용은 2,300달러 정도다. 환자의 만족도는 거의 만점에 가깝고, 의료과오 소송으로 드는 비용 지출은 거의 없다. 반면, 동일한 수술을 미국의 3차 의료기관에서 하면 비용은 3,350달러로, 그것도 외래를 기준으로 한 것이다. 만약 환자가 종합병원에 4일간 입원한다면 비용은 대략 7,000달러일 것이다. 저렴한 비용은 집중화focus에서 나오고, 의료의 질은 한 가지 일을 해결하기 위한 올바른 통합에서 나온다.[22]

종합병원과 집중화 병원의 비용 비교

구분	쇼울다이스 병원	종합병원
각종 재료 및 물품비용	200달러	200달러
직접노동비용(A)	650달러	770달러
간접비용(B)	1,450달러	6,030달러
총비용(동일 재원일수 기준)	2,300달러	7,000달러
제공하는 서비스 계열 수	1개	100개
간접비 배부율(B/A)	2.2	7.8

탈장 수술에 탁월함이 돋보이는 ① 쇼울다이스 병원에 대해 알아본 후, ② 이들이 현격한 우위를 보이게 된 이유가 무엇인지 알아보자.

①

②

22) 클레이튼 M. 크리스텐슨 등. 파괴적 의료혁신. 청년의사, 2010, p.151

의료계에서도 뛰어난 기술력으로 특정 분야에 집중하는 병원들을 따로 부르는 표현이 있다. 이른바 전문 병원이 바로 그 주인공이다. 전문 병원에 대한 상세한 내용은 법제처 홈페이지(moleg.go.kr)를 방문해 '의료법'과 '전문 병원의 지정 및 평가 등에 관한 규칙'을 찾아보자.

(1) 진료 과별 전문 병원

다음 중 여러분이 알고 있는 병원이 있다면 일련번호에 동그라미를 쳐보자. 모두 몇 개나 되는가?

일련번호	병원명	분야	소재지
1	미즈메디병원	산부인과	서울
2	유광사여성병원		서울
3	미래여성병원		대구
4	신세계여성병원		대구
5	의료법인 경동의료재단 효성병원		대구
6	서울여성병원		인천
7	에덴병원		광주
8	미즈피아병원		광주
9	의료법인 정우의료재단 프라우메디병원		울산
10	인석의료재단 보람병원		울산
11	분당제일여성병원		경기
12	서울여성병원		경기
13	봄빛병원		경기
14	소화아동병원	소아청소년과	서울
15	현대병원		전남
16	누네안과병원	안과	서울
17	의료법인 실로암 안과병원		서울
18	의료법인 건양의료재단 김안과병원		서울
19	세광의료재단 성모안과병원		부산
20	제일안과병원		대구
21	의료법인 한길의료재단 한길안과병원		인천
22	밝은안과21병원		광주
23	이연안과병원		광주
24	의료법인 문성의료재단 문성병원	신경과	대구
25	에스포항병원	신경외과	경부
26	민병원	외과	서울
27	안락항운병원		부산
28	양병원		서울
29	하나이비인후과병원	이비인후과	서울
30	다인이비인후과병원		인천

31	국립재활원재활병원	재활의학과	서울
32	서울재활병원		서울
33	파크사이드재활의학병원		부산
34	남산병원		대구
35	브래덤기념병원		인천
36	유성웰니스요양병원		대전
37	카이저병원		경기
38	러스크분당병원		경기
39	행복한병원		경남
40	늘봄재활전문 병원		제주
41	서울삼성병원	정형외과	서울
42	강동병원		부산
43	의료법인 고려의료재단 부산고려병원		부산
44	굿모닝병원		울산

(2) 질환별 전문 병원

다음 중 여러분이 알고 있는 병원이 있다면 일련번호에 동그라미를 쳐보자. 모두 몇 개나 되는가?

일련번호	병원명	분야	소재지
1	연세사랑병원	관절	서울
2	힘찬병원		서울
3	부산센텀병원		부산
4	부민병원		부산
5	의료법인 상원의료재단 부평힘찬병원		인천
6	의료법인 장산의료재단 이춘택병원		경기
7	의료법인 인봉의료재단 뉴고려병원		경기
8	여수백병원		전남
9	의료법인 한성재단 포항세명기독병원		경북
10	진주세란병원		경남
11	서울송도병원	대장항문	서울
12	한솔병원		서울
13	대항병원		서울
14	양병원		서울
15	의료법인 구의료재단 구병원		대구
16	신천연세병원	수지접합	서울
17	의료법인 센텀의료재단 서부산 센텀병원		부산
18	세일병원		부산

19	더블유병원	수지접합	대구
20	의료법인 성세의료재단 성민병원		인천
21	예손병원		경기
22	다사랑병원	알코올	광주
23	다사랑중앙병원		경기
24	진병원		경기
25	예사랑병원		충북
26	주사랑병원		충북
27	한사랑병원		경남
28	명지성모병원	뇌혈관	서울
29	세종병원	심장	경기
30	(사)부산의료선교회 세계로병원	유방	부산
31	의료법인 우신향병원	척추	서울
32	우리들병원(강남)		서울
33	나누리병원		서울
34	21세기병원		서울
35	더조은병원		서울
36	서울척병원		서울
37	우리들병원		부산
38	보광병원		대구
39	우리들병원		대구
40	인천나누리병원		인천
41	광주우리병원		광주
42	광주새우리병원		광주
43	대전우리병원		대전
44	윌스기념병원		경기
45	의료법인 갈렌의료재단 굿스파인병원		경기
46	천안우리병원		충남
47	바른병원		경남
48	베스티안병원	화상	서울
49	하나병원		부산
50	푸른병원		대구

(3) 분야별 최고 전문 병원 자세히 알아보기

앞서 보았던 진료 과별 전문 병원과 질환별 전문 병원 리스트를 참고하여 여러분이 알고 있는 최고의 전문 병원 다섯 곳을 정해 좀 더 상세하게 알아보자.

분야	병원명	경쟁 우위
1.		
2.		
3.		
4.		
5.		

(4) 전문 분야 살펴보기

기존의 활성화된 전문 분야 두 개와 아직 활성화되지는 않았지만, 앞으로 기대되는 전문 분야 후보군 두 개를 찾아 적은 후, 기대되는 이유나 근거를 적어 보자.

활성화된 전문 분야	기대되는 전문 분야	기대되는 이유나 근거
1.		
2.		

(①　　　　　　　　　　②　　　　　　　　　　)

시장은 다수의 수요자를 놓고 다수의 공급자가 치열하게 경쟁하는 레드 오션red ocean, 즉 완전 경쟁 시장에서부터 다수의 수요자에 비해 공급자는 달랑 한 곳뿐인 독점 시장, 이른바 땅 짚고 헤엄치는 블루 오션blue ocean 시장까지 다양하다. 오카노 마사유키의 사업 철학 가운데 하나가 '같은 일을 절대 3년 이상 하지 않는다'는 것이다. 누구보다 앞선 기술을 개발하여 확보하고 그 기술로 독점 시장을 적절히 만끽하다가 뒤늦게 뛰어든 기업들 간 경쟁으로 시장이 혼탁해지기 전에 해당 기술을 타 기업에 라이선싱하고 자신은 이미 확보된 차세대 기술 시장에 뛰어드는 식이었다. 그러다 보니 기존의 기술을 뛰어넘는 신기술 개발에 골몰하게 되었고, 이를 통해 오카노 공업사는 언제나 '독점'을 만끽했고 충분한 수익을 확보할 수 있었다. 그는 잘되는 상품이나 기술에 의지해 5년이고 10년이고 안주하는 것은 절대 용납하지 않는다. 대신에 시장의 요구에 앞서 미리미리 새로운 상품이나 기술을 선보이는 식이다. 그 덕분에 언제나 최고의 제품을 최고 그 이상의 가격에 팔 수 있었다.

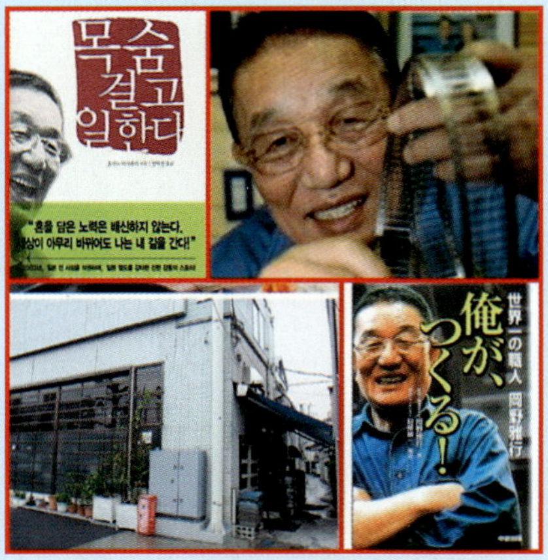

놀라움과 감동이 가득한 책 〈목숨 걸고 일한다〉와 주인공 오카노 마사유키

독점獨占의 폐단에도 불구하고 기업의 입장에서 볼 때 독점은 아주 매력적이다. 더구나 기술력을 기반으로 한 합법적인 것이라면 더더욱 그렇다. 일본의 오카노 공업사가 바로 그 주인공이다. 직원이라고는 사장 오카노 마사유키와 그의 아내를 포함해 6명에 불과하지만 선반旋盤[23] 기술에 관한 한 세계 최고의 기술력을 보유하고 있는 곳이다. 〈목숨 걸고 일한다〉라는 책을 통해 화제가 된 그는 정밀 금형 분야의 초일류 장인으로 꼽힌다. 작은 규모의 오카노 공업사가 세계 최고 수준의 기술에 끊임없이 도전하게 된 가장 큰 원동력은 '독점이 주는 힘' 덕분이다.

프레스 제품의 경우 같은 일을 절대로 3년 이상 하지 않는다. 처음에는 우리밖에 할 수 없었지만 그 사이에 연구가 진행되어 다른 곳에서도 만들 수 있게 된다. 그렇지만 생산 경쟁이 이뤄져 가격 인하 경쟁이 시작될 쯤 나는 그 일을 외주로 내보내고 다음 일에 착수한다. 물건에 따라 다르겠지만 대개 3년 정도가 상황이 좋고, 3년이 지나면 1개당 가격은 절반으로 떨어진다. (…) 3년, 딱 3년 만에 소프트웨어까지 몽땅 팔아 치우고 다음 제품 개발에 몰두한다. 그걸로 다른 업체가 재미를 본다고 배 아파할 이유도 없다. 이것이 신진대사를 원활히 하는 것, 즉 과거로부터 탈피하는 나만의 성공 노하우인 것이다.[24]

최고의 전문가를 뒷받침하는 것은 뛰어난 기술력이었다. 특히 선반 기술에 관한한 미국 항공우주국NASA에서도 그의 도움을 요청했을 정도라니 더 이상의 설명이 필요 없을 정도다. 최고의 기술력으로 자신이 잘할 수 있는 분야에 매진해 온 오카노 사장. 그래서 오카노 공업사 앞길에는 블루 오션이 펼쳐져 있다. 위 내용 중 ① 여러분이 보기에 가장 인상적인 부분을 찾아 그 내용을 그대로 옮겨 보자. 그리고 여러분이 ② 해당 부분에서 특별한 인상을 받은 이유가 무엇인지 생각해 보자.

①

②

여러분 스스로 위 글의 ① 제목을 붙여 보자. 다음으로 그것을 발표하고 다른 사람이 정한 제목도 들어 본 후 토론을 통해 ② 최종적으로 확정된 새로운 제목이 무엇인지 적어 보자.

23) 금속 소재素材를 회전시켜 갈거나 파내거나 도려내는 금속 공작 기계
24) 오카노 마사유키. 목숨 걸고 일한다. pp.208~211

3) 기존 조직의 개편

성장성과 수익성이 둔화됨에 따라 혹은 경쟁의 심화와 기술 변화 등 미래 환경에 대비하여 병원 조직은 수시로 인원 감축, 신규 영역의 개설, 주력 분야의 변경 및 기존 업무 및 기능의 통폐합 혹은 조정 등 기존 조직의 변화를 모색하게 된다. 병원들의 이와 같은 움직임은 환자들에게 더 효과적이고 효율적인 서비스를 제공하고 이를 통해 좀 더 경쟁력 있는 조직으로 살아남으려는 데 따른 자연스러운 현상이다.

그런가 하면 의학 및 관련 기술의 변화에 의해 조직을 뒤바꾸기도 한다. 예를 들어 신 의료기술과 관련된 서비스 및 장비의 도입에 따라 기존에 없던 부서가 새롭게 만들어지기도 하는 것처럼 말이다. 여기서는 병원 조직의 개편과 관련하여 리스트럭처링과 리엔지니어링에 의한 방안 등에 대하여 살펴보고자 한다.

(1) 리스트럭처링restructuring

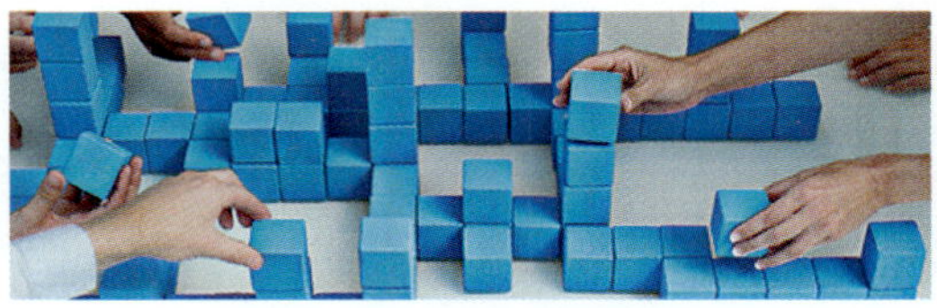

조직변화와 관련해 조직 재구축을 시도하는 전략적 접근 방법의 하나로 리스트럭처링이 있다. 리스트럭처링이란 '재구성再構成, 개조改造, 개혁改革'을 의미하는 말로서 '시스템 혹은 조직을 새로운 방법을 통해 조정하는 것arranging a system or organization in a new way'을 뜻한다. 헬스 케어 업계의 거물 카이저 퍼머넌트Kaiser Permanente 사례를 살펴보자.

KAISER PERMANENTE®

2003년 카이저 퍼머넌트는 환자의 입장뿐만 아니라 의료진의 입장에서도 헬스 케어의 만족도를 높일 수 있는 방안을 찾고자 고심했다. 이 과정에서 간호 인력의 근무 교대와 관련해 적지 않은 문제가 있는 것을 발견했다. 개선 팀이 발견한 근무 교대에 따른 문제점은 다음과 같다.

간호사들은 교대 인력이 도착하기 전 45분의 시간을 근무 기록을 작성하는 일에 소비했는데, 안타까운 점은 이 절차가 전혀 시스템화되어 있지 않았고 병원마다 다르기까지 했다는 점이다. 일지에 기록을 하는 병원도 있는가 하면 직접 말로 때우는 곳도 있었다. 자료를 작성하는 경우도 저마다 달라, 포스트잇을 쓰는 사람이 있는가 하면 수술복 위에 몇 자 휘갈겨 놓은 경우도 있었다. 한마디로 엉망이었던 것이다. 그러다 보니 환자의 병세가 시시각각 어떻게 달라졌는지, 어떤 진료가 있었고 처방은 또 어떠했는지 등의 중요 정보가 다음 번 근무자에게 제대로 전달되지 않는 경우까지 생겨났다.

카이저 퍼머넌트 개선 팀은 새로운 방안을 마련했고 그에 따른 업무의 리스트럭처링을 단행했다. 구체적으로 근무 교대시 기존의 간호 스테이션이 아닌 환자의 병상 앞에서 업무 인수인계를 하도록 했으며 원활한 정보 입력이 가능하도록 소프트웨어도 마련했다. 구체적인 업무 리스트럭처링 내용은 아래와 같다.

> 간호사 근무실이 아니라 환자 앞에서 자료를 교환하는 것이다. 이 방식을 적용한 첫 번째 프로토 타입은 일주일 만에 만들어졌는데 새로운 프로세스와 함께 간호사들이 오전 반 근무 기록을 불러오고 새로운 기록을 추가할 수 있는 간단한 소프트웨어도 포함돼 있었다. 더욱더 중요한 점은 환자들이 이제 이 프로세스의 일부분으로 자리 잡게 됐을 뿐 아니라 자신에게 필요하다고 여겨지는 사항에 대해서는 추가로 요구할 수 있다는 사실이었다.[25)]

카이저 퍼머넌트가 새롭게 도입한 방안에 대해 간략히 정리해 보자.

이 같은 노력으로 간호사들이 출근해 환자와 처음으로 접촉하는 시간이 절반 이상 빨라졌다. 간호 이외의 업무로 환자 간호에서 멀어졌던 간호사들의 만족도가 향상되었다. 본연의 업무에 더 집중하고 충실할 수 있게 된 덕분이었다. 그런가 하면 근무시간이 종료됨과 동시에 실제 업무도 마무리됨에 따라 일이 전에 비해 훨씬 편해졌다는 반응도 있었다. 모두가 업무 리스트럭처링에 따른 결과였다.

아래 내용을 읽고 ① 본문의 내용을 한 문장으로 요약한 후 ② 사례로 든 병원이 기존의 병원과 다른 점을 세 가지 이상 찾아보자.

> 플로리다 주 포트 마이어스Fort Myers에 있는 리 메모리얼Lee Memorial 병원, 오스트레일리아 멜버른에 있는 성 빈센트St. Vincent 병원과 같은 응급환자 전문 병원은 부서의 편의보다는 환자와 환자 가족의 요구를 중심으로 조직된 다기능 팀–의사 · 간호사 · 연구원 · 방사선 기사 · 약사를 포함해–을 활용해 치료하는 모델을 채택했다. 이들 병원은 제조업의 원칙을 이용해 입원 수속에서부터 퇴원에 이르기까지 환자의 요구 사항을 해결

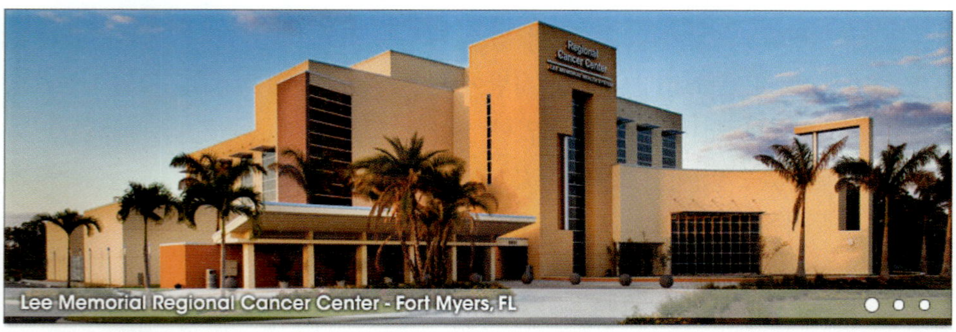

리 메모리얼 병원 암센터 전경(출처 : 경영컨설팅 전문 업체 ERDMAN(http://www.erdman.com))

25) 팀 브라운. 기획에서 마케팅까지 디자인이 집중하라. 김영사, 2010, pp.247~248

하는 치료 위주의 병실, 즉 집중치료 단위를 만들었다. 환자들은 더 이상 빙빙 돌면서 이 부서에서 저 부서로, 그때마다 이런저런 절차와 검사를 받기 위해 복도에서 끊임없이 기다릴 필요가 없게 되었다. 반면에 병원의 팀들은 환자에게 모든 치료를 제공하는 데 필요한 도구와 자원을 갖추고 있다. 초기에는 기능별로 효율이 떨어지고 통제가 안 되어 불편을 겪었으나 성과는 괄목할 만했다. 병원 운영비가 실질적으로 줄어들었고, 의사·보호자·환자 모두 만족도가 높아졌으며, 환자들의 회복도 빨라졌다.[26]

①

②

(2) 리엔지니어링reengineering

리엔지니어링이란 '비즈니스 프로세스 리엔지니어링Business Process Reengineering'의 줄임말로 'BPR' 혹은 '업무 재설계'라 부르기도 한다. 구체적으로 리엔지니어링이란 일이 수행되는 방법을 변화시키고, 프로세스의 관점에서 일을 다시 디자인하는 것이다. 다시 말해 일의 성격에 대해 근본적으로 다시 생각하는 것이다. 그렇게 함으로써 더 효율적으로 일할 수 있는지를 발견하는 과정이다.

리엔지니어링 열풍을 주도한 것은 컨설턴트 제임스 챔피James Champy와 마이클 해머Michael Hammer가 내놓은 베스트셀러 〈리엔지니어링 기업혁명Reengineering the Corporation〉 출간 덕분이었다. 저자들은 경영자들에게 주요 경쟁사의 제품 개발 주기가 빨라질 때, 시장에 대한 조직의 반응이 너무 느릴 때, 주문이 늦을 때 또는 작업이 막바지에 엉망이 되는 경우가 잦을 때, 바로 그 시점이 리엔지니어링을 시작할 때라고 주장했다. 급격한 성과 향상을 목표로 경영 프로세스를 근본적이고 급진적으로 재설계再設計한 운전면허 시험장 사례를 통해 리엔지니어링이 무엇인지 구체적으로 알아보도록 하자.

분실한 운전면허증을 재발급받기 위해 캘리포니아 에스콘디도의 시험장을 찾았을 때였다. 과거 경험으로 볼 때 3시간은 족히 걸릴 것이라 예상했다. 그런데 막상 가보니 직원들이 "환영합니다, 무엇을 도와드릴까요?"라며 빠르게 움직였고, 불과 9분 만에 새 면허증을 받을 수 있었다.
깜짝 놀란 블랜차드[27]가 직원에게 "달라진 이유가 뭐냐?"고 물었더니 새로 부임한 소장을 소개해 주었다. 새 소장은 "나의 임무는 시민들의 필요에 따라 순간순간 부서를 재

26) 프랜시스 헤셀바인 등. 피터 드러커 기업의 미래. 한국경제신문, 2009, p.119
27) 켄 블랜차드는 세계 최고의 리더십 이론가로 〈칭찬은 고래도 춤추게 한다〉 〈경호!〉 등의 책이 국내에 널리 알려졌다.

정렬하는 것"'이라고 설명했다. 그는 분명한 비전을 갖고 있었던 것이다. 그리고 이 비전을 토대로 전 직원이 면허 시험장의 모든 업무를 수행할 수 있도록 교육시켰다. 갑자기 시민들이 들이닥쳐 고객이 눈앞에 줄지어 선 상황이 벌어지면, 회계담당이든 비서든 모든 직원이 빨리 업무를 처리할 수 있어야 한다고 생각했기 때문이다. 심지어 11시 30분부터 2시까지는 직원들이 점심을 먹지 못하게 했다. 그 시간이 바로 시민들이 가장 많이 몰려오는 시간이었던 것이다.[28)]

위 사례에서 운전면허시험장이 ① 이전과 달라진 내용이 무엇인지 찾아보자. 아울러 ② '리스트럭처링 · 리엔지니어링'이란 표현을 담고 있는 글을 찾아서 붙여 보자.

①

②

③

(3) 기존 프로세스의 변환

예전에 흔히 볼 수 있었던 것들이 이제는 좀처럼 보기 힘들어지는가 하면 심지어 순식간에 사라지기도 한다. 방앗간, 대장간 보기가 쉽지 않은 건 더 이상 곡식을 찧을 이유도, 쇠를 부릴 이유도 없기 때문이다. 대부분의 사람들이 농사꾼이었던 농업의 시대를 벗어난 지 오래되었다. 추수하고 수확하는 대신 마트에서 도정한 쌀을 구입할 뿐이다. 이 과정에서 집집마다 있어야 할 낫, 호미나 키 등이 가정에서 사라졌다. 이와 마찬가지로 기존의 의료 서비스 중에도 이와 같은 운명을 맞이할 것들이 적지 않을 것이다.

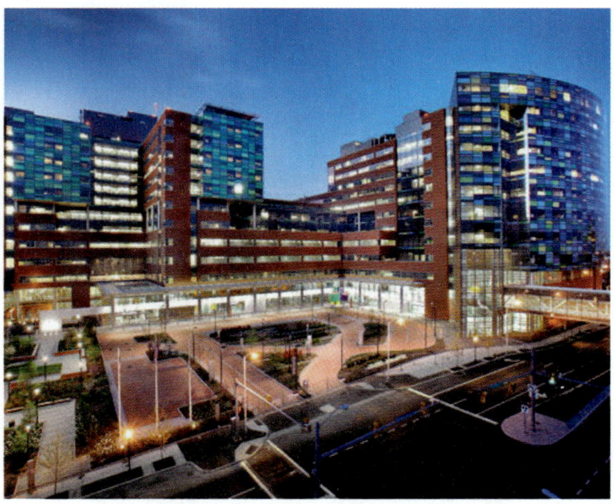

첨단 의학의 첨병 존스홉킨스 병원. medGadget(2012년 5월 31일자)에 실린 병원장과의 인터뷰 기사(Johns Hopkins' High Tech Hospital : Interview with President Ronald R. Peterson)를 읽어 보자.

구글의 첨단 콘택트렌즈와 이비인후과 의사를 대신할 스마트폰의 영향은 생각보다 클 것이다. 이러한 변화가 의사들에게는 큰 짐이 되겠지만, 환자들에겐 더없이 반가운 소식이다. 의료는 의료인의 의지와 관계없이 끊임없이 변화해 가고 있음을 아래 글을 보면서 느껴 보자.

28) 조선일보 위클리비즈팀 3기. 위클리비즈 인사이트. 어크로스, 2011, p.102

얼마 전 구글이 눈물로 실시간 혈당수치를 측정하는 첨단 콘택트렌즈를 개발 중이라는 뉴스를 접했다. 의대생 시절 학생 실습을 하면서 당뇨 환자들을 대할 기회가 있었다. 그들은 수시로 혈당을 체크해야 하는데 그때마다 Lancet으로 손가락 끝을 찌르는 침습적인 행위를 해야 한다는 사실이 안타까웠다. 그렇게 측정한 혈당은 그 순간 한 시점의 혈당만 반영하는 한계가 있으며 평소 혈당 조절이 잘되지 않는 환자도 200 미만의 적당한 수치가 나오면 본인 스스로 혈당 조절이 잘된다고 여기며 의사 말을 믿지 않았다. '집에서 혈당을 재면 수치가 괜찮은데 병원 오면 의사가 최근에 당 조절이 안 됐을 것이라며 이것저것 하자고 한다'고 말하기 일쑤였다. BST와 HbA1c* 간의 괴리 때문이다. 차라리 산소 포화도처럼 실시간으로 모니터할 수 있는 혈당 측정기가 있다면 이런 오해가 생기지는 않을 것이라는 생각을 했다.

* BST vs. HbA1c

BST란 Blood Sugar Test의 약자로 혈당 검사를 말한다. 반면 HbA1c란 당화 혈색소 검사를 말한다. 적혈구가 산소를 운반하기 위해서는 적혈구 안에 있는 헤모글로빈과 산소가 결합을 해야 하는데, 헤모글로빈은 다른 단백질들처럼 포도당 같은 당과 결합하여 HbA1C(또는 헤모글로빈A1c)라는 당화 헤모글로빈이 된다. 혈액 속에 포도당이 많을수록 더 많은 헤모글로빈이 당과 결합하게 되며, 이렇게 결합된 상태로 약 3개월가량 유지된다. HbA1C검사는 이렇듯 당과 결합된 헤모글로빈의 양을 측정하는 것이다. 혈액 샘플 채취는 하루 중 아무 때나 해도 되며, 최근에 먹은 음식이나 검사 시에 혈당 수치와도 관계가 없다는 특징이 있다.

이비인후과 전공의로 생활하면서 환자에게 보청기를 적용시키는 일이 쉽지 않다. 안경처럼 착용한다고 해서 바로 해결되는 것이 아니라 빛과는 다른 소리가 가지는 여러 가지 성질 때문에 보청기를 착용하면서 생길 수 있는 여러 가지 득과 실(공명 현상 · 피드백 현상 등)이 환자를 꽤 불편하게 하기에 조절해 나가는 과정을 여러 번 거쳐야 하기 때문이다. 그 사이 환자들의 만족도는 떨어져 착용을 중도 포기하는 경우가 잦다. 환자에게 그 득과 실에 대해 자세히 설명하고 잘 따라와 줄 것을 요구해도 보청기에 대한 부정적인 인식과 이해도의 저하 때문에 보청기 말만 꺼내도 손사래를 치며 그냥 이대로 살겠다고 하는가 하면 보청기를 구입해도 불편함 때문에 잘 착용하지 않는 환자가 대부분이었다. 보청기를 개인에 맞게 맞추는 단계를 환자 스스로 간단하게 할 수 있으면 좋을 텐데…. 스마트폰과 연동해서 간단히 맞출 수 있었으면 하는 아쉬움도 든다.

만성질환은 환자의 이해도 및 실천 능력이 관리의 중요한 요인이 된다. 환자의 높은 이해도는 만성질환을 스스로 관리하는 능력을 키워 주며 이는 질환의 호전 및 치유로 이어지고 자연히 환자-의사 간의 관계에도 긍정적인 영향을 미친다. 실시간 당 측정 렌즈(이 글에서는 이렇게 부르기로 한다)가 실시간으로 당 수치의 변화를 표시해 줄 수 있다면 특정 음식이 본인의 혈당 변화에 미치는 정도나 운동이 혈당에 미치는 정도를 알 수 있어 환자에게 당뇨에 대한 이해도를 높이고 실시간 당 변화에 바로바로 적절히 대응할 수 있는 능력을 길러 줄 수 있다. 단순히 비침습적 혈당 측정뿐 아니라 당뇨 환자들에서 합병증의 유병률을 확연히 감소시킬 수 있는 잠재력이 기대된다.[29]

위 내용 중 ① 여러분이 보기에 가장 인상적인 부분을 찾아 그 내용을 그대로 옮겨 보자. 그리고 여러분이 ② 해당 부분에서 특별한 인상을 받은 이유가 무엇인지 생각해 보자.

29) 공태훈 전공의(원주세브란스기독병원 ENT R2). 의협신문, 2014. 1. 27.

①

②

위 내용에서 ① 구글의 콘택트렌즈 제품의 상업적 가치에 대해 생각해 보자. 아울러 ② 보청기 적응에 어떤 어려움이 있는지 구체적으로 알아보자. ③ 우리 주변에서 불편함에 착안해 사업의 기회로 삼은 예로는 어떤 것들이 있는지 알아보고, 여러분의 새로운 아이디어를 덧붙여 보자.

①

②

③

4) 업의 본질 찾기 vs. 신 영역 개척

차움은 라이프 센터를 표방하며 VIP 검진을 비롯 노화도 정밀 검진, 유전자 검사 등을 통한 조기 진단 및 스파, 운동 요법, 영양 요법 등을 동원해 건강을 관리하는 미래형 병원이다. 20,000m^{2}의 규모로 검진, 노화예방, 코스메틱, 스파 서비스 등으로 구성되어 있다. 미래 학자이자 〈드림 소사이어티〉의 저자인 롤프 옌센은 '미래의 기업은 소비자에게 차별화된 감성적 경험을 제공함으로써 가치를 창출한다'고 말한 바 있다. 그가 말하는 '드림 소사이어티'란 한마디로 하자면 '머리$_{\text{brain}}$ 못지않게 가슴$_{\text{heart}}$이 중요한 시대'라는 것이다.

> 독일에서는 동종요법이나 침 같은 치료법이 '전통적인 것'으로 간주되어 보험 혜택을 받는다. 1997년 제정된 법률에서는 이런 대체의학을 전통적인 의료 행위로 간주한다. 새로운 의약이나 진료법이 대체의학으로 인정받으려면 특정 분야의 전문가들에 의해 검증되어야 한다. (…) 의학계의 저항이 있었음에도 새로운 대체의학이 시장 진출을 서두르고 있다. 환자들이 새로운 방법을 선호하기 때문이다. 대체의학에는 관심과 동정의 요소가 강하게 배어 있다. 동시에 그것은 육체뿐만 아니라 마음도 치유과정에 적극적으로 도입되어야 한다고 강조한다. (…) 향후 10~15년 사이에 거의 모든 질병치료에서 마음의 상태에 더 많은 관심이 쏠릴 것이다.[30]

산부인과 의원을 모태로 시작한 차병원이 〈차움〉이라는 기관을 개설했다. 병원이긴 하지만 병원이라고만 보기에는 다소 모호하고도 복합적인 개념을 녹여 낸 곳이다. 차병원 그룹이 이처럼 이상한(?) 기관을 개설한 이유는 무엇이며, 실제로 그러한 공간으로서의 〈차움〉 개설이 가능했던 이유는 무엇이었을까?

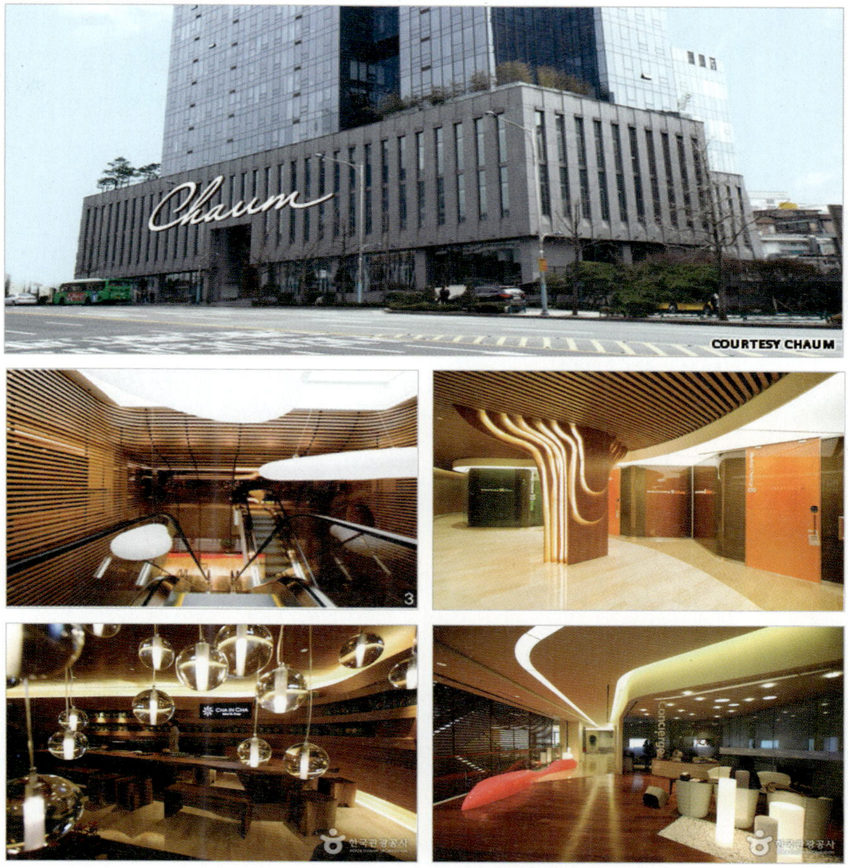

차움 전경(맨 위)과 독특한 인테리어(가운데) 및 프리미엄 검진센터(아래)

차병원 그룹은 기존의 의료기관의 입장에서 보았던 모든 관점을 벗어 던지고 원점에서 다시 한 번 고민해 보았을지도 모른다. 의료기관의 본질적인 역할에 대해, 예를 들면 '업業의 본질'에 대해 생각해 보았기 때문일 수도 있고, 더 나아가 미래의 의료기관이 수행해야 할 역할에 대해 고민한 결과일 수 있다.

19세기 중반까지만 해도 달래고 위로하며 치유하는 것은 가족의 역할이자 관심사였다. 하지만 핵가족이 일반화된 요즈음, 예전과 같은 가족의 지지를 기대하기란 쉽지 않다. 기대와 현실 사이에 생겨나는 박탈감은 새로운 비즈니스의 기회로 작용한다. 감성적 요소를 포함한, 정성을 다하는 보살핌이라는 새로운 시장이 출현하게 된 것이다. 이른바 건강 시장이라고나 할까.

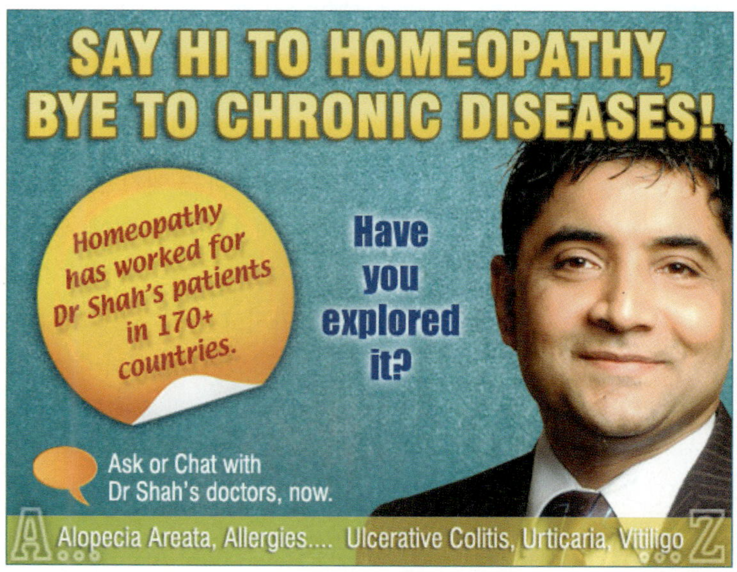

인도 뭄바이에서 운영 중인 한 동종요법 회사의 홈페이지 화면. 동종요법을 통해 만성질환을 물리치자며 전 세계 170여 개국 환자들이 효과를 보고 있다고 광고하고 있다.

'생명과 사람을 소중히 여기는 기관'으로서의 의료기관의 새로운 역할을 발견한 데는 이러한 건강 시장의 존재를 인식했기 때문일 것이다. 채워지지 못한 수요(미충족 수요)가

30) 롤프 옌센. 드림 소사이어티. 리드리드출판, 2008, pp.112~113

존재하고 그 수요가 날로 커져 갈 것으로 생각하고 있는 차병원 그룹의 입장에서 볼 때 차움의 개원은 당연한 수순이었을지도 모른다. 앞으로 더 많은 곳에서 더 많은 형태의 차움이 생겨날지 여부는 전적으로 미래 병원의 역할과 기능에 대한 고민, 예를 들면 '의료기관의 근본적 역할이 무엇일까'에 대한 끝없는 고민에 달려 있을 것이다.

인터넷을 통해 〈차움〉에 관한 동영상이나 신문 자료를 살펴본 후 ① 가장 인상적이었던 점 한 가지와 ② 차움에 덧붙일 새로운 아이디어 한 가지를 제안하시오. 아울러 ③ 차움을 기획할 때 내부의 반대가 있었다면 어떤 점들이었을까? 마지막으로 ④ 의료산업 이외의 분야에서 이와 유사한 움직임을 보이는 곳이 있는지 알아보자.

①

②

③

④

대단한 아이디어임에도 시장이 성숙하지 않았다든가, 소비자들의 이해 부족으로 아쉽게 접어 버린 사례는 얼마든지 있다. 한 발 앞서 가면 이상하다는 소리를 듣고 반 발짝 앞서 가면 뛰어나다는 얘기를 듣는 것도 바로 이 때문이다. 보통 사람들이 보기에 한 발은 너무 앞서 나간 것이기에 도무지 이해되지 않는다는 것이다. 예전에는 물을 사먹는다는 개념은 도무지 이해할 수 없는 말이었다. 어디 그뿐인가. 사람들이 전화기를 한 대씩 가지고 다닌다는 개념은 또 어떻게 이해할 수 있었겠는가? 그런 사람들에게 "앞으로 전화기를 주머니 속에 넣고 다닐 시대가 올 거야"라는 말이 와 닿을 리 없는 것이다. 하지만 이제는 페트병에 담긴 생수 없는 세상을 상상할 수 없다. 수시로 생수를 입에 달고 다니며 핸드폰은 손에서 떠날 줄 모른다.

이제는 너무나 당연한 생수와 핸드폰! 차움이 꿈꾸는 서비스는 기존의 '차병원' 브랜드에서는 도저히 담기 어려운 내용이었다면 접근 전략은 달라질 수밖에 없다. 아니다. 오히려 달라지는 게 더 성공 가능성이 높다. 간판부터 예사롭지 않게 함으로써 그 속에서 이뤄지는 서비스를 있는 그대로 받아들이게 되었고, 남다른 것으로 수용할 수 있었을 것이다. 차움이 굳이 '차움'이란 특별한 이름으로 다가선 이유도 이와 같은 배경에 따른 것은 아닐까?

생활 가전으로 유명한 미국 회사 블랙&데커가 자신의 브랜드를 굳이 감추며 애써 신생 브랜드인 디월트를 만들었다. 블랙&데커는 1910년에 세워진 공구 및 소형 가전 생산 기업으로 1990년 당시 세계 최대 전동공구, 전기 잔디 깎이, 주거용 보안장치 생산업체였다. 백 년이 다된 엄청난 브랜드나 서브 브랜드sub-brand를 사용해서 기존 브랜드의 인지도나 영향력에 묻어가는 대신 전혀 관련이 없는 새 브랜드를 만든 이유는 왜일까? 블랙&데커의 디월트 전략은 하이앤드급 장비 시장을 여는 데 성공했고, 디월트 전동 드라이버는 개당 20만 원을 넘게 받고 있다. 중국산보다 열 배 이상의 가격으로 제품을 내놓고 있는 것이다.

> 당시 전동공구 시장은 크게 세 부문으로 나뉘어 있었다. 기업 시장, 소비자 시장, 그리고 자영 기술자 시장이었다. 규모는 품질을 무엇보다 중시하는 기업 고객이 가장 컸다. 기업 시장에서는 기업들이 소속 생산직 노동자들이 사용할 제품을 사들이는 것이라 품질을 인정받은 블랙&데커 제품을 가장 선호했다. (…) 브랜드를 중시하는 일반 소비자 시장에서도 블랙&데커는 막강했다. 일반 소비자들은 집에서 이따금 사용할 공구를 구입하는데, 품질을 가려낼 지식이 부족하기 때문에 대부분 브랜드 파워에 의존해 구매를 결정한다. 블랙&데커는 전기 청소기 등으로 유명세가 따른 데다, 텔레비전 등 대중매체 광고도 꾸준히 하는 브랜드라 소비자들 사이에 인지도와 신뢰도가 높았다. (…)
>
> 문제는 자영 기술자 시장이었다. 자영 기술자들은 공구 통을 들고 다니면서 직접 소비자를 방문해 수리를 대행해 주는 구매자들이다. 이 시장은 세 부문 중 가장 작은 규모지만, 가장 빠르게 성장하는 시장이었다. 그런데 블랙&데커는 이 시장에서 겨우 9% 정도의 점유율밖에 차지하지 못하고 있었다. 다른 두 시장에서는 맥을 못 추는 일본 브랜드 마키타가 자영 기술자 시장에서는 50%의 점유율을 자랑하며 1위로 군림하고 있었다. (…) 마케팅팀은 직접 현장에 나가 자영 기술자들과 인터뷰를 시작했다. 기술자들의 반응은 이랬다. "블랙&데커는 좋은 팝콘 제조기를 만들지. 그리고 우리 마누라는 거기서 나온 청소기를 정말 좋아해. 하지만 말이야, 내가 공구를 사는 건 밖에 나와 제대로 일하기 위해서라고……." "고객을 방문해서 작업하다 보면 사람들이 우리가 사용하는 공구에 주목하는 경우가 많습니다. 내가 그 회색 블랙&데커를 공구 통에서 꺼내면 아마 다들 비웃을걸요."
>
> 이 보고서를 듣고서야 블랙&데커 경영진은 무릎을 탁 쳤다. 자영 기술자들에게 필요한 것은 품질도, 인지도 높은 브랜드도 아니었다. 자존심이었다. 자기들의 고객이나 동료 기술자들에게 뭔가 전문적임을 뽐낼 수 있는 이미지였다. (…) 새로운 회사 이름은 디월트였고, 전동공구에 사용하는 브랜드명도 같았다. 기존에 블랙&데커가 고집하던 검정색,

진회색 디자인과는 대조적으로, 디월트는 모든 제품을 눈에 잘 띄는 노란색으로 디자인했다. 완전히 새로운 브랜드를 만든 것이다.[31)]

위 사례를 통하여 몇 가지 시사점을 얻을 수 있을 것이다. 먼저, 특정 시장에서의 강점이 또 다른 시장에서의 약점으로 작용한다는 사실이다. 소비자 시장에서 20%에 달하던 블랙&데커의 시장점유율 혹은 높은 인지도가 오히려 자영 기술자 시장에 뛰어드는데 있어 큰 장애로 작용했다는 점이다. 다음으로 품질을 단기간에 쉽게 알 수 없는 제품에 대해서 단기간에 평판을 바꾸기란 쉽지 않다는 것이다. 특별한 기술적 우위를 보이지 않았던 일본의 마키타 브랜드가 자영 기술자 시장에서 선전할 수 있었던 것도 바로 이 때문이었다. 블랙&데커 사례를 염두에 두고 다음 문제에 대해 생각해 보자.

먼저 ① 차병원이 주목한 시장은 무엇인가? ② 차움이란 낯선 이름으로 접근한 이유는 무엇 때문이라고 보는가? ③ 차병원 그룹의 이러한 접근에 대한 시장의 반응은 어떠한가? ④ 일반 기업계에서 의도적으로 낯선 이름으로 접근한 사례가 있는지 알아보고 왜 그런 접근을 시도했는지 알아보자.

①
②
③
④

5) 외부와의 다양한 연계 및 협력 활동

삼성서울병원이 암센터를 암병원으로 승격하면서, 최첨단 암 치료기를 도입하고 세계적인 석학을 대거 영입한다. 미국의 존스홉킨스대나 하버드 의대병원*과 같은 연구 중심의 월드 클래스 병원으로 가겠다는 전략이다. 이를 위해 병원은 향후 5년 동안 우선 약 1,500억 원을 투자할 계획이다.

삼성서울병원장은 또 "미국 보스턴에 하버드 의대와 MIT대가 공동으로 설립한 세계 최고 유전체 연구소인 브로드Broad 연구소의 최신 기법을 공동 활용하는 협약도 맺었다"고 말했다. 브로드 연구소는 암이나 당뇨병을 일으키는 원인 유전자를 찾아내어 이를 교정하는 방식의 개인 맞춤형 치료를 연구하는 기관이다.

* 하버드 의대는 부속병원이 없다?
하버드 의대는 소속병원이 따로 없다. 대신 17개 협력병원이 대학병원으로의 역할을 수행하고 있다. 그중에서도 매사추세츠 종합병원Massachusetts General Hospital(MGH), 브리검 & 여성병원Brigham and Women's Hospital(BWH), 베스 이스라엘 여전도 병원Beth Israel Deaconess Medical Center(BIDMVC) 등이 유명하다. 하버드 의대 주위로 보건대학원과 BWH, BIDMC, 보스턴 어린이병원, 다나-파버 암센터, 죠슬린 당뇨센터 등이 모여 있어 그 지역을 Longwood medical area라고 부른다. MGH와 BWH는 가장 대표적인 병원으로 지역 내에서 랭킹 1, 2위를 다투고 있다. 하지만 파트너스 헬스케어partners healthcare라는 비영리기관을 함께 만들어 행정처리, 투자, 환자 관리 등의 업무를 처리하고 있다.

31) 이원재. 5분 경영학. 한겨레출판, 2009, pp.179~183 편집

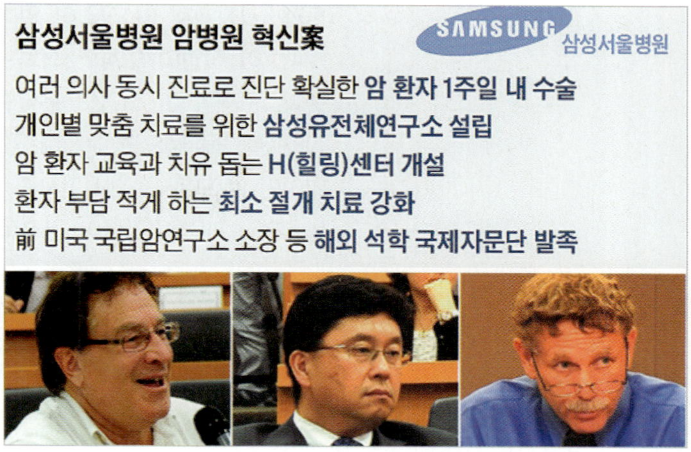
삼성서울병원 암병원 혁신案
SAMSUNG 삼성서울병원
여러 의사 동시 진료로 진단 확실한 암 환자 1주일 내 수술
개인별 맞춤 치료를 위한 삼성유전체연구소 설립
암 환자 교육과 치유 돕는 H(힐링)센터 개설
환자 부담 적게 하는 최소 절개 치료 강화
前 미국 국립암연구소 소장 등 해외 석학 국제자문단 발족

(…) 우선 브로드 연구소의 에릭 랜더 소장이 국제자문위원으로 위촉됐다. 랜더 소장은 오바마 정부의 과학기술 자문위원회 공동 의장을 맡은 인물이다. 전前 미국 국립암연구소NCI 소장인 리처드 클라우스너 박사는 삼성 암병원 상임 고문으로 영입된다. 랜더 소장과 클라우스너 박사는 그동안 노벨의학상 후보에 수차례 올랐던 인물이다. (…) 하버드 의대 교수이자 다나파버 암연구소 분자세포 종양학부 본부장인 윌리엄 한 박사도 암병원에 합류한다. 한 박사는 재미교포이며, 암 유전체와 면역학 분야 석학이다. 그는 2개월 정도 한국에 머물면서 암 연구 전반을 지휘할 예정이다.[32)]

위의 사례를 읽고 향후 병원이 연계·협력할 곳으로 추가되어야 할 것에는 무엇이 더 있는지 생각해 보자. 삼성병원이 아닌 일반 의료기관 관점에서 생각해 보자.

6 새로운 직종들

병원의 역할이 끊임없이 변화해온 것처럼, 병원이라는 공간에서 활동하게 될 인력도 점차 늘어나고 다양해질 것이다. 아래 내용을 읽어 본 후, 향후 의료기관에서 사라질 직종과 새롭게 등장할 직종(혹은 새롭게 추가되어야 할 분야의 인력)은 어떤 것들이 있을지 생각해 보자. 아울러 이들 인력이 꼭 갖추어야 할 능력이나 자격은 무엇인지 생각해 보자.

첫째, 이 직업이 앞으로 얼마나 더 오래 성장하겠는가?

32) 조선일보, 2013. 4. 4.

둘째, 시장에서 이 직업이 얼마나 오래 살아남겠는가?
셋째, 이 직업의 노화와 쇠퇴는 얼마나 빨리 다가오겠는가?
넷째, 언제쯤 이 직업이 구식으로 평가받겠는가?
장래 희망을 물으면 교사나 공무원이라고 대답하는 학생들이 많다. 공부를 잘한다면 열이면 열 모두 의사나 판사를 소리 높여 외친다. 그러나 '비즈니스 엑스레이'에 견주어 볼 때도, 과연 이것들이 앞으로 비전 있는 직업이라고 자신 있게 외칠 수 있을까?[33]

지는 직종과 뜨는 직종

사라지게 될 직종	근거나 이유
새롭게 의료기관에 도입될 직종	**근거나 이유(역할 소개 및 능력이나 자격)**

(① ②)

소매 기업에서 임신한 여성은 금광이나 다름없다. 아기를 가진 부모는 기저귀와 물수건, 유아용 침대와 배내옷, 담요와 젖병 등 많은 것을 구매한다. 따라서 타깃 같은 소매점들은 그들에게서 큰 이익을 기대할 수 있다. 2010년에 실시된 한 조사에 따르면 보통 부모들은 아기의 첫 생일 전에 유아용품에 평균 6,800달러(약 750만 원)를 쓰는 것으로 추정된다.[35] 그러나 이 금액은 빙산의 일각에 불과하다. (…) 요즘 580여 곳에 이르는 미국의 종합병원에서 출산한 산모들은 월트 디즈니 회사의 선물을 받는다. 월트 디즈니가 유아를 둔 부모를 집중적으로 마케팅하는 부서를 2010년에 신설하였기 때문이다.

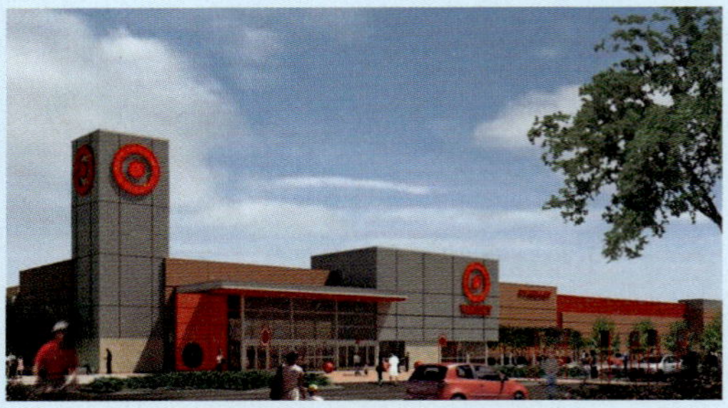
타깃Target[34] 볼티모어 매장 전경

P&G, 피셔프라이스 등 많은 기업이 유사한 증정 프로그램을 실시하고 있다. 월트 디즈니의 추정에 따르면 북아메리카 신생아 시장은 연간 363억 달러(약 40조 원)에 이른다.[36]

33) 안광복. 인생 고수. 웅진 지식하우스, 2008, p.122
34) 2013년 현재 타깃Target은 미국 내 1,782개 매장을 운영 중이다. 1946년부터 이익의 5%를 지역사회에 기부하고 있는데, 이 금액은 주당 4백만 달러에 달한다.
35) "Parents Spend £5,000 on Newborn Baby Before Its First Birthday," Daily Mail, 2010. 9. 20.
36) Brooks Bames, "Disney Looking into Cradle for Customers," The New York Times, 2011. 2. 6.

(…) 기저귀를 샀다고 해서 그 사람이 임신했다고 단정 지을 수 있을까? 친구에게 선물하려고 샀을 수도 있지 않은가. 더구나 타이밍이 중요하다. 예정일을 한 달 앞둔 때는 유용한 쿠폰이 출산하고 몇 주가 지난 다음에는 쓰레기통에 들어갈 수 있기 때문이다. 앤드루 폴은 그 문제를 풀기 위해서 베이비 샤워 등록대에서 얻은 정보부터 분석하기 시작했다. 그 결과 예정일이 다가오면 임산부의 쇼핑 습관이 바뀌는 걸 확인할 수 있었다. (…) 애틀랜타에 사는 23세의 제니 워드가 코코아 버터 로션, 기저귀 가방으로도 사용할 수 있는 큼직한 핸드백, 아연과 마그네슘이 첨가된 영양제, 하늘색 깔개를 샀다면? 그녀는 임산부일 가능성이 87퍼센트이고 예정일은 8월 말이다. 브루클린에 사는 35세의 리즈 올터가 작은 수건 다섯 팩과 민감성 피부를 위한 세탁용 세제, 헐렁한 바지, DHA가 함유된 비타민, 수분 크림을 샀다면? 그녀는 임산부일 확률이 96퍼센트이며 예정일은 5월 초이다. 샌프란시스코에 사는 39세의 케이틀린 파이크가 250달러(약 28만 원)짜리 유모차만 샀다면? 그녀는 친구에게 선물하려고 유모차를 산 것이 거의 분명하다. 게다가 그녀의 인구통계학적 자료에 따르면 2년 전에 이혼했다. (…)

폴이 임신 예측 모델을 고안하고 1년쯤 지났을 때, 한 남자가 타깃의 미네소타 매장에 들어와 관리자를 만나게 해 달라고 요구했다. 그는 광고지를 손에 쥐고 있었고 무척 화난 표정이었다. "내 딸이 우편함에서 이걸 가져왔소! 이제 고등학생인 내 딸에게 유아복과 유아용 침대를 사라고 할인 쿠폰을 보냈다는 게 말이 됩니까? 고등학생한테 빨리 임신하라고 부추기는 겁니까?" 관리자는 그 남자가 무슨 말을 하는지 이해할 수 없었다. 그래서 관리자는 우편물을 건네받아 살펴보았다. 그 남자의 딸에게 발송된 게 분명했고, 그 안에는 임산부용 옷과 유아용 가구 광고지가 들어 있었다. 함박 웃는 아기가 엄마의 눈을 뚫어지게 바라보는 사진까지. 관리자는 그 남자에게 사과하고 또 사과했다. 그리고 며칠 후에도 다시 사과하려고 전화를 걸었다. 그런데 그 남자가 웬일로 겸연쩍게 전화를 받았다.

"내 딸하고 얘기를 해 봤습니다. 그런데 나도 모르는 사이에 우리 집에 일이 좀 있었더군요." 그리고 그는 길게 한숨을 내쉬며 덧붙였다.

"내 딸의 출산 예정일이 8월이랍니다. 정말 미안합니다."

타깃만이 고객들 사이에 걱정을 유발하는 기업은 아니다. 기업의 이익을 위해 개인 정보를 사용했다는 이유로 공격을 받는 기업들이 적지 않다.[37)]

위 내용 중 ① 여러분이 보기에 가장 인상적인 부분을 찾아 그 내용을 그대로 옮겨 보자. 그리고 여러분이 ② 해당 부분에서 특별한 인상을 받은 이유가 무엇인지 생각해 보자.

①

②

여러분 스스로 위 글의 ① 제목을 붙여 보자. 다음으로 그것을 발표하고 다른 사람이 정한 제목도 들어 본 후 토론을 통해 ② 최종적으로 확정된 새로운 제목이 무엇인지 적어 보자.

37) 찰스 두히그. 습관의 힘. 갤리온, 2012, pp.270~275

찾아볼 영상

TED : 다니엘 크래프트 <의료분야의 미래를 위한 앱>
Daniel Kraft <Medicine's future? There's an app for that>

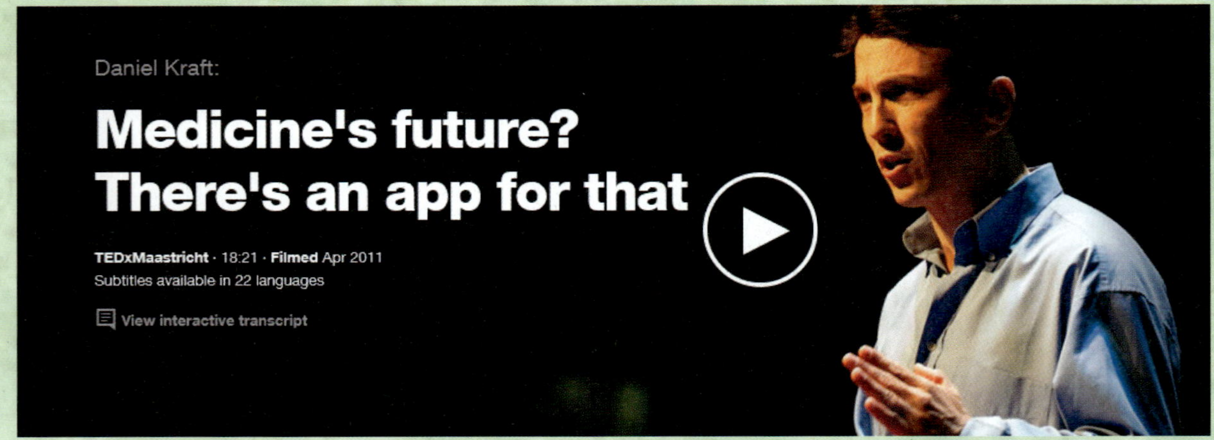
Daniel Kraft:
Medicine's future?
There's an app for that
TEDxMaastricht · 18:21 · Filmed Apr 2011
Subtitles available in 22 languages
View interactive transcript

오늘날 첨단 기술의 끊임없는 발전은 의료 시스템에도 수많은 영향을 미쳤는데, 그중 가장 가까운 예는 핸드폰을 들 수 있다. 영국의 한 어플에서는 아이폰에 연결된 작은 칩에 소변을 떨어뜨려 성병을 자가 진단할 수 있도록 했다. 지금은 자가 진단에서 그치지만, 미래에는 구체적인 진단으로 진단한 사람에게 맞는 병원과 치료 방법까지 추천해 줄 수도 있다고 생각된다. 또 다른 예로 당뇨병 환자들은 아이폰에서 혈당을 측정하고 그 결과를 자신의 주치의에게 바로 전달할 수도 있다. 이렇듯 예약과 접수, 대기를 거치지 않고 바로 자문을 구할 수 있다는 점이 과거와 가장 차별화된다.

뿐만 아니라 의료 진단기기는 점차 경량화되고 가격은 내려가며 휴대성이 높아지고 있다. 앞으로 이러한 기기를 이용하여 집에서도 자신의 건강에 대해 보다 빠르고 정확히 알 수 있게 될 것이다. 이러한 정보는 사람들이 걸릴 수 있는 질병을 예방하고, 앞으로의 건강관리를 더 잘할 수 있도록 돕는다. 그리고 발전된 기술들은 환자를 보다 밀접하게 관리할 수 있도록 돕고, 의사의 능력을 증진하며, 유전자 감식 등을 이용해 사람마다 어떤 병이 발생할 확률이 높은지 지금보다 정확히 알 수 있도록 할 것이다. 이 모든 것들은 현재 기술이 발전해 가고 있는 방향이며 아직 시작에 불과하다. 연설자는 우리가 기술 트렌드와 건강 및 의료에 영향을 주는 방법에 대해 생각하는 동안, 세상이 소형화 분산 및 개인화의 시대로 진입할 것이라고 얘기하고 있다. – 수강 학생의 추천 사유 –

위 동영상 자료를 관람한 후 여러분의 느낌을 ① 100자 이내로 정리해 보자. 아울러 이번 장과 관련해 여러분이 발견한 가장 적절한 ② 동영상 자료가 있다면 해당 자료의 출처를 적어 보도록 하자.

①

②

개인
과제

Chapter 4. 진료과와 병원의 미래

학번		성명		제출일	

① 이번 장을 한 문장으로 표현해 보자.

② 이번 장과 관련해 스스로 찾아본 것에 대해 자세히 적어 보자. 책은 50쪽 이상 읽은 것만 적을 수 있으며, 영상 자료와 신문 및 기타 내용은 출처나 연도 표기를 정확히 적어 보자.

책	
영상자료	
신문	
기타	

③ 이번 장에 관해 200자 이상의 에세이를 손으로 직접 써 보자.

* 이 페이지는 절취하여 다음 시간에 제출할 것

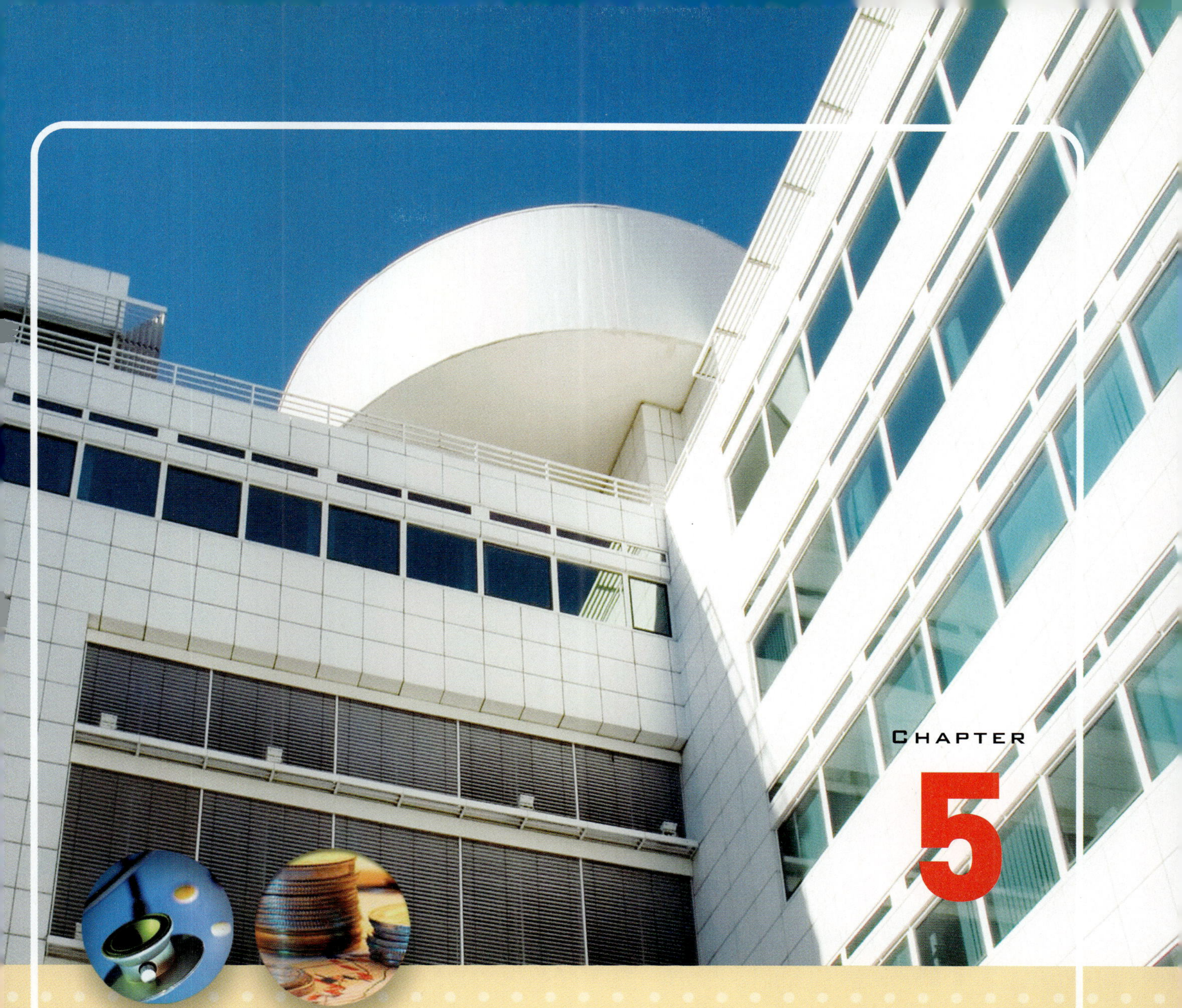

CHAPTER

5

의료 서비스의 이해

제이는 응급 제왕절개 수술을 위해 급히 수술실로 옮겨졌는데 그녀가 의사에게 물었다. "상황이 안 좋은 거 맞죠?"
나는 의사의 대답에 감탄하지 않을 수 없었다. 이런 상황의 우리에게는 완벽한 대답이었다. "만약 해낼 수 없을 거라면, 그 많은 보험 양식들에 사인하라고 했겠어요? 그런 일에 시간을 쓸 필요가 없었겠지요."
의사는 핵심을 집어내고 있었다. 나는 그 의사가 환자의 불안감 해소를 위해 얼마나 자주 '병원 양식들'을 반복하는지 궁금했다. 어쨌든 간에 의사의 대답은 힘이 되었다.[1)]

말 한마디가 정말 큰 힘이 되기도 하는가 하면 어떤 때는 정말 말이 씨가 되기도 한다. 우리의 현재 모습은 과거에 뱉어낸 말의 결과요 미래 역시 오늘의 말들이 쌓이고 싸여 만들어지는 것이리라. 병원인을 꿈꾸는 여러분들이라면 더더욱 늘 조심하고, 한없이 부드럽고 따뜻하기를. 그런 면에서 불안에 떠는 말기암 산모에게까지도 용기를 북돋아 주는 다음과 같은 의사라면 그야말로 병원에서 만나는 최고의 서비스가 아니겠는가.

의사는 상황이 안 좋은 것 아니냐며 매우 불안해하는 산모에게 바쁜 병원에서 쓸데없는 일을 왜 하겠냐며 단숨에 환자를 안심시켰다. "해낼 수 없을 거라면, 뭐하러 그 많은 사인을 했겠어요. 그럴 시간에 딴 일이나 하지"라고 하면서 긍정의 프레이밍을 펼쳤다. 이를 지켜본 보호자는 두고두고 의사의 대답에 탄복할 수밖에 없다. 겁에 질린 산모를 단박에 잠재운 그야말로 완벽한 대답이었기 때문이다.

1) 랜디 포시. 마지막 강의. 살림, 2008, p.126

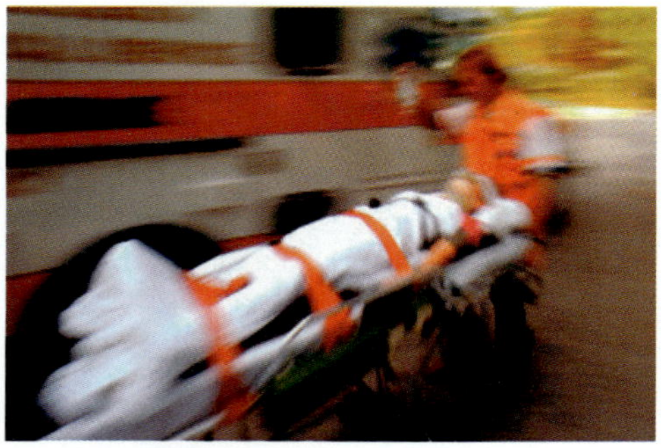

촌각을 다투는 응급환자(출처 : ST. MARY'S HEALTH SYSTEM BLOG)

〈타임〉지가 선정한 '세계 경제를 움직인 50인' 중 한 사람인 맨프레드 켓츠 드 브리스Manfred Kets De Vries는 "1온스의 감성이 1톤의 사실보다 훨씬 효과적이다"라고 말했다. 말 한마디라도 정성을 담아 상대의 마음에 닿을 수 있도록 애써야 한다. 병원인이 될 사람이라면 더더욱 그렇다. 위 글에서 ① 의사의 탁월함은 어떻게 길러진 것인지 생각해 보자. 그리고 병원인에게 '감성' 혹은 '감정'은 양날의 칼이 될 수 있다. 그렇다면 ② 병원인은 이러한 감성을 어떻게 다뤄야 할지 생각해 보자.

①

②

1 마인드 맵 등으로 알아보는 서비스

1) 서비스와 키워드 찾기

(1) 서비스란 무엇일까?

'서비스' 하면 떠오르는 단어들을 적어 보자.

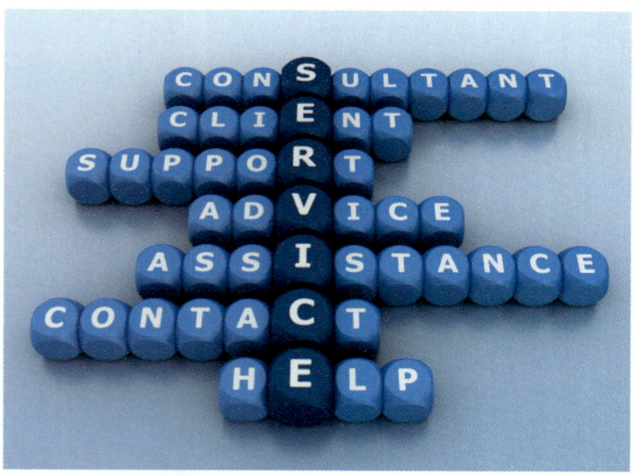

서비스를 주제로 한 참 재미난 표현(출처 : http://www.oaktechnology.co.uk)

(2) 서비스와 관련된 키워드 찾아보기

다른 사람들의 결과를 참고하여 서비스와 관련해 가장 빈번히 나타나는 단어가 무엇인지 적어 보자.

2) 인도주의 vs. 기술주의

서비스 업종의 종사자들은 자신들의 업무나 문제가 다른 업종의 일이나 문제와는 근본적으로 다르다고 말한다. 그들은 다른 업종은 자본집약적이지만 서비스 산업은 인간 집약적이라고 생각한다. 그러나 이러한 구분은 크게 잘못됐다. 서비스 산업이라는 것은 애초에 없다. 단지 서비스가 차지하는 비중이 다른 산업에 비해 더 많거나 적은 산업만이 존재할 뿐이다. 모두가 서비스 업종에 속한다. (…) 제조업은 행해지는 업무 내에서 해결책을 구한다. 가령 자동차의 생산 단가를 낮추기 위한 해답은 대개 그 자동차의 특징과 구성 부품에서 나온다. 이와 대조적으로 서비스는 업무를 수행하는 사람에게서 해답을 찾고자 한다. 우리가 서비스를 대하는 태도는 예전이나 지금이나 같은 자리를 유지한다. 그것은 서비스 수행자의 기술과 태도를 개선하는 것이 서비스의 개선을 좌우한다는 시각이다.

기술주의적 관점이 아니라 인도주의적 관점에서 서비스를 바라보는 한 서비스 부문은 앞으로도 영원히 비효율적일 것이며 고객 만족도 역시 미미한 수준을 벗어나지 못할 것이다. 우리는 서비스를 변함없이 인간적인 업무로만 다루면서 한 개인이 다른 개인에게 직접 행해 주는 무언가라는 시각을 벗어던지지 못하고 있다.

서비스에 대한 인도주의적 개념은 사람의 힘을 대신할 만한 것, 특히 많은 사람으로 이뤄진 조직 집단을 대체할 만한 것을 찾지 못하게 가로막는다. 그러한 시각에서 벗어나지 못하면 우리는 새로운 해결책도 새로운 정의도 찾아내기 힘들다. 서비스가 인도주의적 행위라는 시각은 서비스 업무를 재설계하고 새로운 도구와 프로세스와 조직을 창조하지 못하게 방해하며, 심지어는 문제의 원인을 해결하지 못하게 방해한다. 서비스의 질과 효율을 높이고 싶다면 서비스에도 기술주의적 사고방식을 적용해야 한다.[2)]

위의 글에서 인도주의적 관점의 서비스에 대해 ① 글쓴이가 주장하는 내용을 간략하게 요약해 보자. 아울러 ② 글쓴이의 주장에서 특별히 공감 가는 부분을 짚어 본 후, ③ 저자의 주장에 대한 여러분의 생각이 어떠한지 명확하게 자신의 입장을 밝혀보자. 기술주의적 사고방식이란 무엇을 말하는 것인지 생각해 보자.

①

②

③

2) 테드 레빗. 테드 레빗의 마케팅. 21세기북스, 2011, pp.93~99

2 서비스 개선을 위한 체크리스트

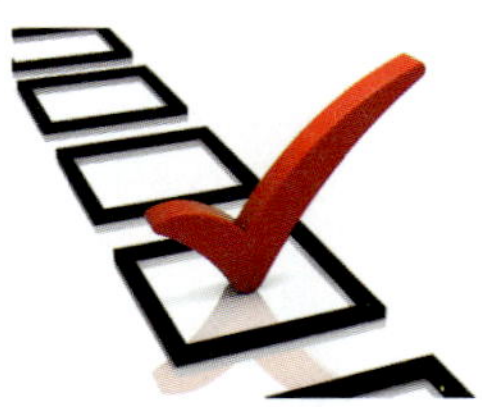

'치료를 받아야 하는 환자'와 '진료를 해야 하는 의사'의 입장에는 큰 차이가 있다. 도대체 지금 어떤 치료를 하는 중인가, 왜 이런 치료가 필요한가, 이 치료를 받는 데 얼마나 걸리는가를 알지 못하니 환자는 답답하고 불안하다. 이러한 불안감을 없애는 방법은 아주 간단하다. '스몰 토크small talk'로 치료의 모든 과정을 환자에게 그때그때 알려주기만 하면 된다. "이가 약간 시릴 수 있습니다", "참기 어려우시면 왼손을 들어 주세요", "기계 돌아가는 소리가 크게 나니 놀라지 마세요. 아프지는 않습니다", "가장 어려운 것은 다 했습니다", "잘 참으셨습니다", "10분 정도 더 걸립니다" 하면서 나를 치료하는 동안 의사는 철저한 수다쟁이가 되었다. 기다림의 심리학에서는 '언제 끝나는지 알고 있는 30분'과 '언제 끝날지 모르는 5분' 가운데 후자가 더 고통스럽다는 게 정설처럼 되어 있다. (…)

이 치과에서는 제일 먼저 '어떤 증상으로 내원했는지'부터 묻는다. 이것이야말로 환자가 제일 관심을 갖고 중요하게 생각하는 부분이기 때문이다. 그 다음으로 '치료에 대한 두려움이 있는가'를 묻는다. (…) 나는 이 병원의 '숱한 환자 가운데 한 사람'이 아니라 '소중하고 특별한 고객'이었다. 내가 병원을 찾은 첫날, 그들은 내 명함을 달라고 했다. 그리고 다시 찾았을 때 병원 입구에 '장정빈 상무님, 환영합니다'라는 문구가 게시판에 붙어 있었다. 나를 치료하는 30분을 위하여 장정빈이라는 이름표를 붙인 것이다. 내가 진료실에서 잠시 기다리자 의사가 들어왔다. 내가 의사를 찾아간 것이 아니라 잠시나마 내 문패가 새겨진 방에서 의사가 들어오기를 기다리는 주인처럼 느껴졌다. (…) 아니나 다를까 진료비는 내가 생각했던 것보다 상당히 비싼 편이었다. 그러나 나는 다른 치과를 찾지 않을 것이다.[3]

저자를 대하던 직원들은 치료 과정마다 끊임없이 그 이유나 방법에 대해 설명해 주었

(① ②)

환자 고객이 가장 싫어하는 치과의사 1위는 바로 '설명Explanation이 부족'한 사람(24.3%)이었습니다. 치료에 대한 필요성과 치료 기간 등 환자 고객이 궁금해하는 것을 제대로 설명하지 않고 치료를 시작하는 것과 설명은 해주는데 어려운 의학용어를 쓰는 것 등이 포함되어 있습니다. 치료를 시작하기 전 생길 수 있는 문제들에 대해 설명이 중요한 것은 아무리 강조해도 지나치지 않습니다. 문제가 생기고 나서 말해 주는 것은 설명이 아니라 '변명'이니까요.

2위는 '환자에 대한 배려Consideration나 준비가 부족'한 치과의사(24%)입니다. 통증이 생길 수 있는 치료를 시작할 때 "지금 마취주사 놓습니다", "신경치료 시작합니다" 등의 설명 없이 불쑥 진료할 때, 아무 말 없이 가슴에 기구를 올려놓을 때, 얼굴에 물이 튀는데도 아랑곳하지 않고 치료를 계속할 때, 환자를 눕혀 놓고 느릿느릿 진료 도구를 챙길 때 환자 고객은 심한 불쾌감을 느끼는 것으로 조사되었습니다. (…) 늘 하는 진료와 응대가 자칫 너무 반복이 되어 '이런 것까지 설명을 해야 하나'란 방심의 유혹이 생겨날 수 있습니다. 하지만 내 앞의 환자 고객은 '처음' 듣는 얘기인 것입니다.[4]

3) 장정빈. 리마커블 서비스Remarkable Service. 올림, 2009, pp.180~182
4) 김동석. 세상을 읽어주는 의사의 책갈피. 글과생각, 2010, pp.159~160

다. 어디 그뿐인가. 언제 끝날지 알고 있는 30분보다도 언제 끝날지 도무지 알 수 없는 5분이 훨씬 더 두렵고 고통스러운 법! 이어지는 과정을 사전에 얘기해 주는 탓에 당초의 예상과 달리 치과 치료가 생각보다 무섭지 않았다. 중간중간에 몇 분 남았고 무엇무엇만 하면 끝난다고 수시로 알려주니 더더욱 그러했다. 그러니 비용이 비싸더라도 다른 치과에 갈 이유가 없다. 치료 내용이야 어디나 거기서 거기겠지만 과정만은 남달랐기 때문이다. 그러니 다른 평범한 치과에 가서 남들처럼 고통과 두려움 속에 치과 치료가 마치기만을 기다리는 그런 나약하고 일방적인 자리에 두 번 다시 설 생각은 없다는 다짐을 해 보는 그다.

1) 서비스 체크리스트

서비스 관점에서 위의 글에서 찾아낼 수 있는 ① 남다른 부분을 찾을 수 있는 만큼 찾아보자. 아울러 위와 같은 내용을 참고하여 각 직종별로 특별히 수행해야 할(혹은 절대로 해서는 안 될) 서비스 체크리스트를 만들어 보자.

직종별 체크리스트

직종	체크리스트
의료직	
간호직	
의료기사직	
경영관리직	

위 내용은 고려대 의학교육학 교실의 이영미 교수팀이 치과 환자 159명을 인터뷰한 자료를 토대로 좋아하는 치과의사와 싫어하는 치과의사 발표결과를 바탕으로 한 것이다. 내용 중 ① 여러분이 가장 공감하는 부분을 찾아 그 내용을 그대로 옮겨 보자. 그리고 여러분이 ② 해당 부분에서 특별히 공감하는 이유가 무엇인지 생각해 보자. 마지막으로 위 조사 결과 ③ 3위에 해당하는 내용은 무엇이었을지 추측해 보자.

①

②

③

여러분 스스로 위 글의 ① 제목을 붙여 보자. 다음으로 그것을 발표하고 다른 사람이 정한 제목도 들어 본 후 토론을 통해 ② 최종적으로 확정된 새로운 제목이 무엇인지 적어 보자.

2) 기업 vs. 의료기관

(1) 핵심 요소

표에 나온 기업과 의료기관의 대표적인 상품은 무엇이며, 이들의 생산(혹은 산출) 과정에서 가장 중요한 핵심이 무엇인지 생각해 보자.

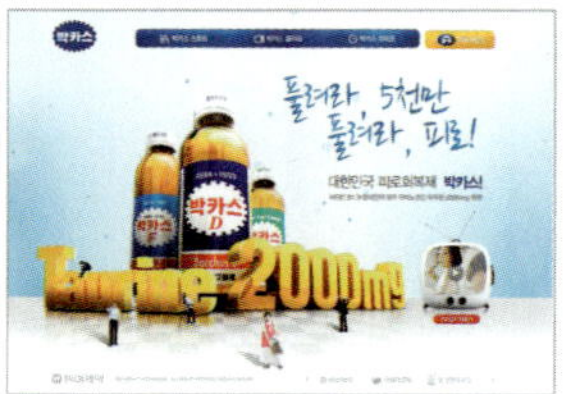

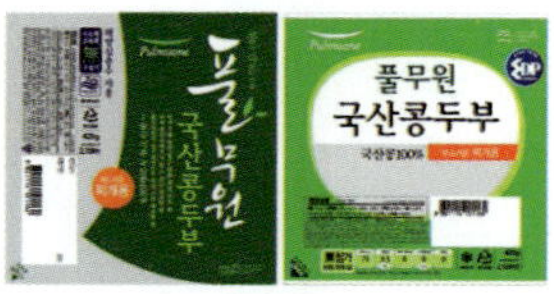

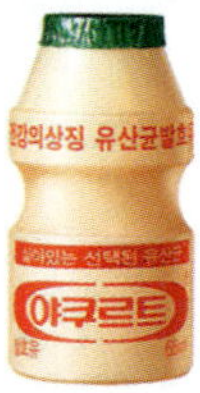

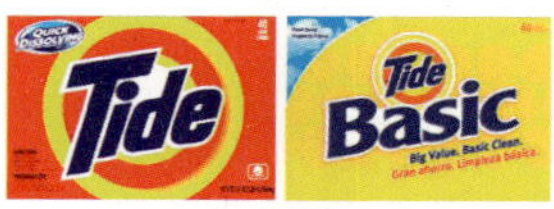

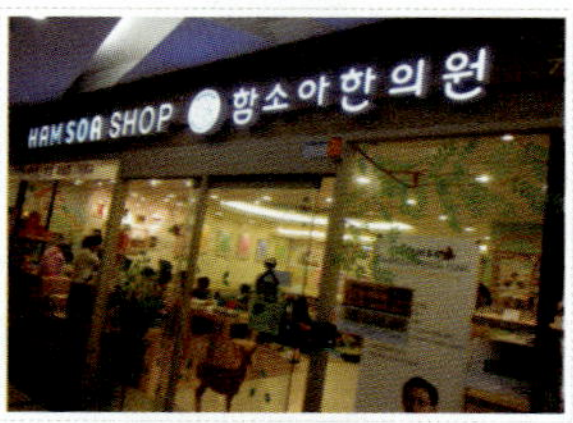

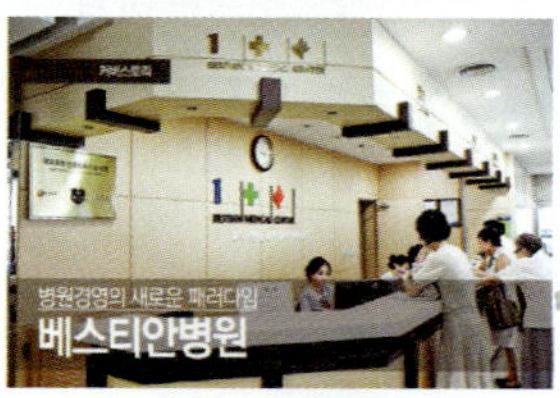

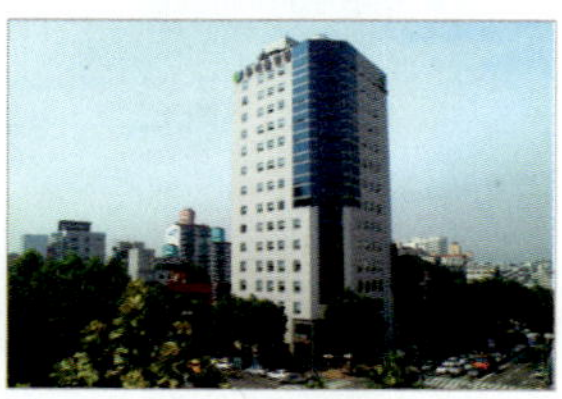

기업의 대표상품(위)과 주력분야가 저마다 다른 의료기관(아래)(맨 밑은 우리들병원 전경)

대표상품 및 핵심 부분

구분		대표 상품	생산(산출) 과정의 핵심
기업	동아제약		
	풀무원		
	한국야쿠르트		
	P&G		
의료기관	함소아한의원		
	세브란스병원		
	우리들병원		
	베스티안병원		

(2) 공통점과 차이점

앞에서 살펴본 생산(산출) 과정의 핵심 부분에서 기업과 의료기관 간 눈에 띄는 유사점이나 차이점을 발견할 수 있었는가? 아래 표를 채워 보면서 기업과 의료기관의 공통점과 차이점 등에 대해 생각해 보자.

기업과 의료기관의 공통점과 차이점

구분	공통점	차이점
공정 (프로세스) 관점		
산출물 관점		
산출물 생성에 가장 중요한 것		

의료 서비스 vs. 일반 서비스

- 공통점[5)]

1. 서비스를 통해 얻을 수 있는 핵심적인 것은 손에 잡히지 않는 무형의 것이다. 서비스의 가치는 수행의 결과로 생기기 때문에 소비자는 유형의 자산을 얻는 것이 아니라 서비스를 받고 비용을 지불한다.
2. 서비스 수행은 노동집약적이고 기술집약적이기 때문에 서비스 제공자마다 그 내용과 질에 상당한 차이가 생긴다.
3. 서비스를 받으려면 직접 찾아와야 하기 때문에 서비스 제공자와 소비자는 같은 시간, 같은 장소에 함께 있어야 한다.
4. 서비스는 사용하지 않으면 소멸한다. 서비스를 제공할 수 있는 물리적, 인적 자원이 있는데 사용하지 않는다면 그로 인해 만들어 낼 수 있는 가치는 사라지고 만다.
5. 서비스에 대한 소비자의 수요는 균등하지 않게 분포되어 있으며 때로는 긴급하다.
6. 소비자의 필요와 기호가 다양하기 때문에 즉각적으로 사용할 수 있는 기술과 자원을 다양하게 구성해서 준비해 놓아야 한다.
7. 신뢰할 수 있는 서비스, 즉 정확하고 의지할 만한 서비스 제공이 필수적이다.
8. 다양한 사람들이 서비스 제공자로 참여해서 고객의 경험을 만들어 내기 때문에 그들이 수행하는 서비스들을 서로 조율할 필요가 있다.
9. 서비스 공급체계 안에는 상호 의존적인 부분들이 많아 복잡하다.

- 차이점[6)]

1. 보건의료 고객들은 보통 아프거나 다쳐서 심각한 스트레스를 받고 있다.
2. 입원 환자들은 서비스 시설에 발을 딛는 것뿐만 아니라 심지어 그 안에서 살아야 한다. 고객의 밤잠까지 재우는 서비스는 거의 없지만 종합병원에서는 가능하다.
3. 보건의료 서비스는 어쩔 수 없이 찾는 서비스지, 원해서 찾는 서비스가 아니다. 병에 걸리거나 그럴 가능성이 있는 경우 사람들은 대부분 마지못해 보건의료 서비스 고객이 된다. 고객들이 원하는 것은 외식을 하고 휴가를 즐기고 전화로 수다를 떨고 축구 경기를 보러 가는 것이지, 신체검사를 받고 유방 X-ray 사진을 찍고 수술을 받기를 원하지는 않는다.
4. 보건의료 서비스는 본질적으로 프라이버시와 관련될 수밖에 없다. 다른 서비스에서는 서비스가 필요하다면서 사실을 있는 그대로 다 털어놓거나 옷을 벗으라고 요구하지 않는다.
5. 보건의료 고객들은 다른 서비스 고객들보다 훨씬 전인적인 맞춤형 서비스를 요구하는 경우가 많다. 보건의료 서비스는 환자의 특정한 의학적 상태만이 아니라 환자의 나이, 정신 상태, 성격, 기호, 교육 정도, 가족 상황, 경제적 제약 등에 맞추어 제공해야 한다. 병세가 심각할수록 '전인적' 서비스의 필요성이 강조된다.
6. 보건의료 고객들은 이미 가지고 있는 의학적 문제를 넘어 더 심각한 손상을 받을 위험을 감수해야 한다. 진료할 때 오진으로 잘못된 치료를 받을 수도 있다. 잘못된 투약으로 해를 입을 수도 있으며 원내 감염의 위험도 있다. 보건의료 서비스를 받는 동안 탈이 날 수 있는 부분은 대단히 많다.

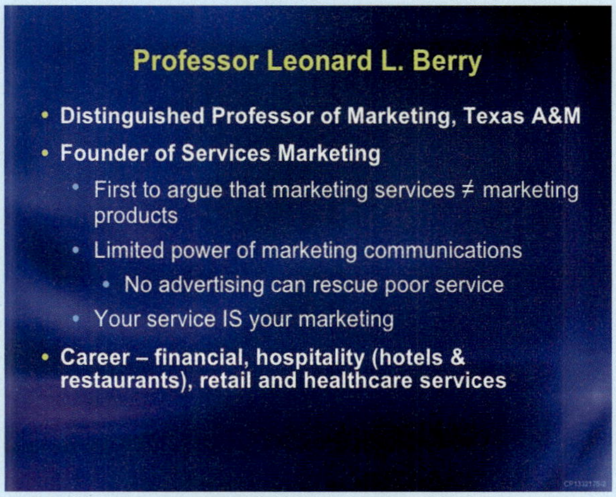

레오나드 베리 교수 약력(출처 : 메이요 클리닉 마케팅 부문 석좌 교수인 Kent D. Seltman의 발표 원고 'Service Systems : Lessons from Mayo Clinic' 중 일부로 http://www.slideshare.net에서 인용)

---

5) Leonard L. Berry, "Leadership Lessons from Mayo Clinic," *Organizational Dynamics*, Fall 2004, pp.228～242

6) Leonard L. Berry and Neeli Bendapudi, "Health Care : A Fertile Field for Service Research," *Journal of Service Research*, November 2007, pp.111～122

3 의료 서비스의 특성

1) 무형성

"거품은 엄청난 보상입니다. 솔직히 말해서 샴푸에는 거품이 필요 없습니다. 하지만 거품을 만드는 화학물질을 첨가한 이유는 사람들이 머리를 감을 때마다 거품을 기대하기 때문입니다. 세탁용 세제도 마찬가집니다. 치약도 똑같습니다. 요즘 모든 회사가 치약을 만들 때 거품을 잘 나게 하려고 소듐 라우레스 설페이트라는 계면활성제를 첨가합니다. 청결 효과는 전혀 없습니다. 하지만 입 주변에 거품이 있으면 사람들이 더 좋아하거든요."[7)]

청결 효과와 아무 상관없는 거품임에도 제품마다 거품을 만드는 첨가물을 집어넣는 이유는 거품을 통해서 자사 제품의 뛰어난 세척력 정도를(실은 세척력도 아니지만) 소비자들에게 보여줄 수 있기 때문이다. 어디 그뿐인가? 거품이 전혀 나지 않는 치약을 생각해 보자. 양치질은 한층 더 무료하고 귀찮은 일이 될 뿐이다.

의료 서비스의 첫 번째 특징은 무형성無形性 · intangible이다. 무형성이란 말 그대로 형태를 갖지 않는다는 뜻이다. 형태를 갖지 않는다는 것은 만져지거나 보이지 않음을 말하는데, 실제로 우리는 병원에 가기 전은 물론, 병원에 가서 진료를 받는 와중에도 의료 서비스의 실체를 보거나 만질 수 있는 것도 아니다. 의사나 간호사의 움직임은 보이지만, 그들이 궁극적으로 제공하려는 의료 서비스는 여전히 보이지 않기 때문이다.

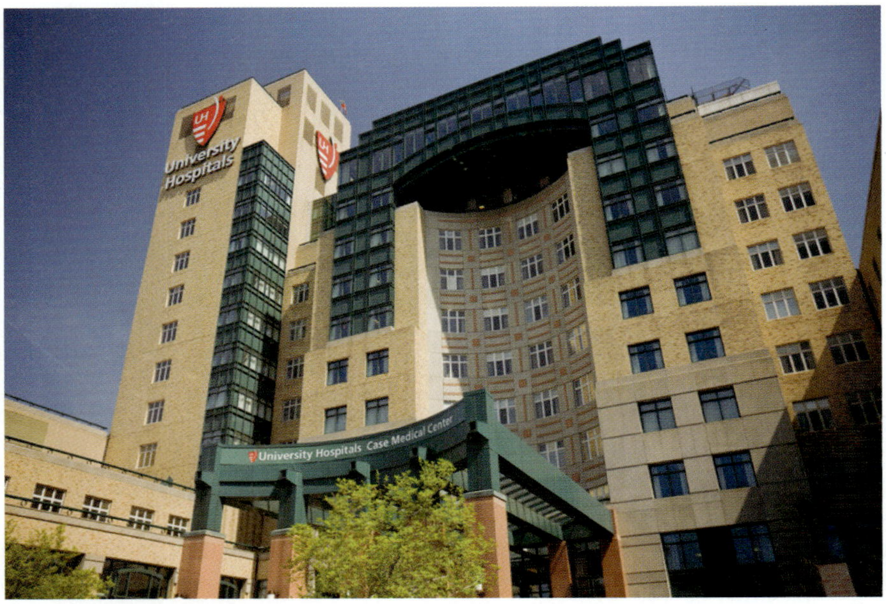

도심 소재 의대부속 병원으로는 최초로 2012년 미국병원협회로부터 질 관리 부문 최고의 병원으로 선정된 케이스 메디컬 센터 전경

이렇듯, 의료 서비스는 대부분 암묵적暗默的[8)]인 연유로 이를 형식화, 표준화하려는 병원들의 노력 또한 만만치 않다. 왜냐하면 보이지 않는 것을 보여주려는, 혹은 보여주어야만 한

7) 찰스 두히그. 습관의 힘. 갤리온, 2012, p.96
8) 보이지도 않고 들리지도 않음

다는 마케팅적 동기 때문이다. '수도권 최초 첨단 장비 도입', '로봇 수술 개시', 'ISO 인증' '대한민국 10대 명의' 등과 같은 표현은 의료의 무형성을 가시화해 보이려는 노력의 결과물들이다.

> 지하철이나 신칸센을 이용하는 승객들은 청소원의 존재를 인식할 이유가 없다. 혹여 더러워지면 그때서야 청소가 잘못되었다고 화를 내거나 클레임을 제기한다. 청소는 보이지 않으면서도 동시에 보여주어야 하는 이중적인 측면의 직종이다.[9]

의료 서비스가 지닌 독특한 특성으로 인해 나타나는 고민과 이를 해결하기 위한 구체적인 방안을 생각해 두어야 한다. 예를 들어 의료 서비스의 특징 중 하나인 무형성으로 인해 병원은 보이지 않는 것을 보여주기 위해 노력하고 있다. 구체적으로 '보이지 않은 것을 보여주기 위한' 병원의 노력에는 어떤 것들이 있는지 생각해 보자.

'수도권 최초'라는 표현에서 다른 병원보다 앞서 나가는 뛰어난 곳임을 알리려는 의도가 숨어 있다. '첨단'이라는 표현에서 병원 측의 의도가 다시 한 번 강조되는 것이다. '대한민국 10대 명의'도 마찬가지다. 보이지도 않고 만져지지도 않는 의술이 '10대 명의'라는 말에 아주 구체적으로 다가온다. '10대'라는 표현으로 서열화가 가능해졌다. 그러니 한눈에 봐도 뛰어난 병원임이 확실히 느껴지는 것이다. 병원들은 이런 식으로 무형성의 의료 서비스를 가시적이고 구체적으로 느낄 수 있게 표현하고자 애쓴다. 보이지 않는 것을 보이게끔 만든 것이다.

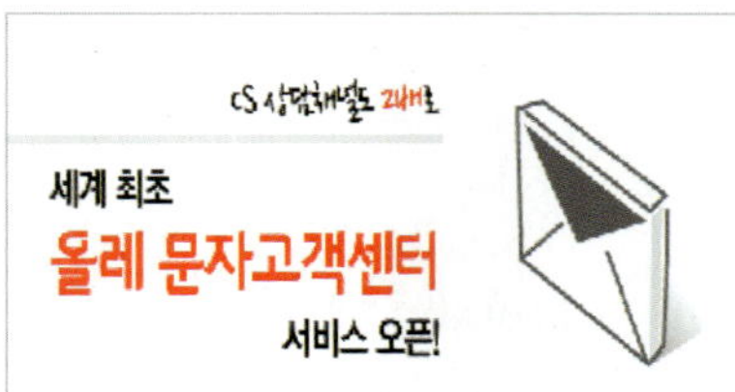
세계 최초
올레 문자고객센터
서비스 오픈!
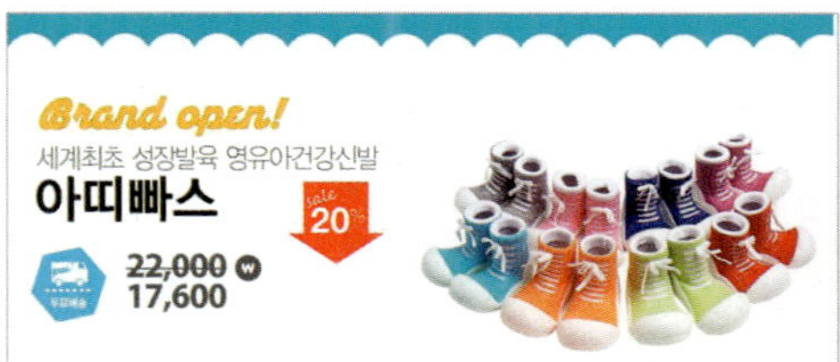
Brand open!
세계최초 성장발육 영유아건강신발
아띠빠스
sale 20%
22,000
17,600
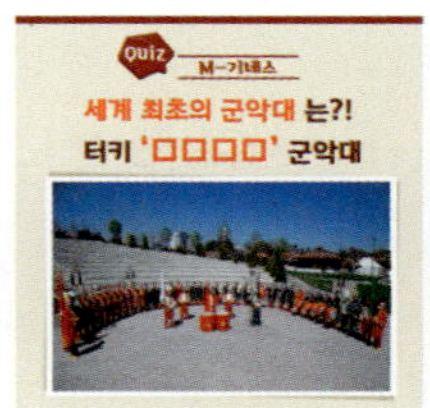
Quiz
세계 최초의 군악대 는?!
터키 'ㅁㅁㅁㅁ' 군악대
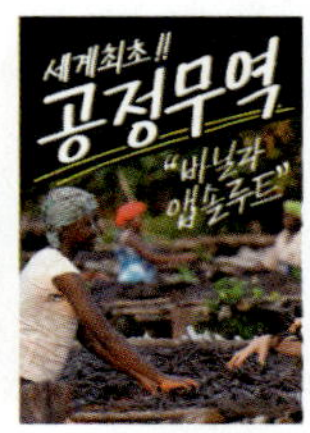
세계최초!!
공정무역

우리 주변에 흔히 볼 수 있는 '최초'를 강조하는 내용들, 마침내 공정무역에까지!

보이지는 않지만, 만져지지는 않지만 그러나 반드시 존재하는 것이 있다. 우리는 이를 무형성이라 부르는데, 실제로 우리 주변에 이와 같은 무형성의 것들이 무척 많이 있다. 병원도 이에 예외는 아닌데, 보이지 않는 것을 보여주려는 노력이 활발히 벌어지고 있는 곳 중 하나가 바로 의료기관이다. 구체적인 병원의 노력, 즉 보이지 않는 것을 애써 보여주려는 의료기관의 ① 실제 사례를 생각해 보고, ② 이를 통해 병원이 표현하고자 하는 메시지는 무엇인지 생각해 보자. 마지막으로 여러분이 병원장이라면 병원 서비스가 지닌 무형적 특징을 해소하기 위해 ③ 어떤 방법을 사용할 것인지 자신의 생각을 제시해 보자.

9) 오세웅. 7분간의 기적. 쌤앤파커스, 2014, p.20

①

②

③

2) 비분리성非分離性, inseparable

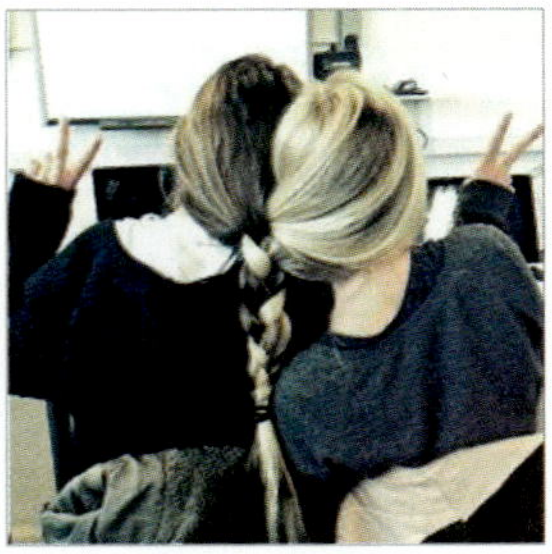

떨어지지 않는 우정?(출처 : http://www.pinterest.com/daviana00/friends)

의료 서비스를 제공하는 사람(의료진)과 그 사람이 제공하는 의료 서비스 자체를 분리하여 생각할 수 없다는 것이 비분리성이란 개념이다. 좋은 부서장을 만나 남다른 느낌으로 근무를 시작할 수 있었던 치매 병동 간호사 사례를 통해 비분리성에 대해 알아보자.

> "알츠하이머 치매 병동에서 근무하는 한 간호사가 일을 시작한 첫 주에 그녀의 상사가 손을 끌며 말했다고 한다. '나와 같이 갑시다. 당신에게 보여주고 싶은 게 있어요.' 그녀는 한 환자의 방으로 그녀를 데려가 가족들이 방 안에 놓아 둔 물건들을 가리켰다. '이것은 메리의 가족사진입니다.' 그녀가 말했다. '이건 그녀의 결혼 사진이구요. 이쪽은 메리와 그녀의 두 딸 사진입니다. 이 딸은 바이올리니스트로 올랜도 교향악단에서 연주하죠. 그리고 이쪽 딸은 대학에서 불문학을 가르칩니다.
>
> 메리가 불어를 유창하게 한다는 것을 아시나요? 그녀의 아버지는 참전 중에 프랑스 여인과 결혼했죠. 그리고 그는 아내의 가족을 도우며 프랑스에 오랫동안 머무르셨습니다. 그래서 여기에 불어로 된 책이 있는 거죠.' 그들은 그렇게 열두 개의 방을 모두 방문했고, 상사는 모든 환자들에 대해 똑같이 이야기해 주었다. '나는 어떻게 상사가 환자들에 대한 나의 태도를 바꿔 놓았는지 절대 잊지 않을 겁니다.' 그녀는 말했다. '나는 그들을 환자가 아닌 평범한 사람으로 보게 되었습니다. 그들의 현재 모습보다는 그 전에 어떤 사람이었는지를 보게 되었습니다. 그날 이후 나는 그들을 더 많이 보살피고 동정하게 됐습니다. 왜냐하면 내가 각각의 사람들을 개인적으로 알고 있다는 느낌이 들었기 때문입니다.'"[10]

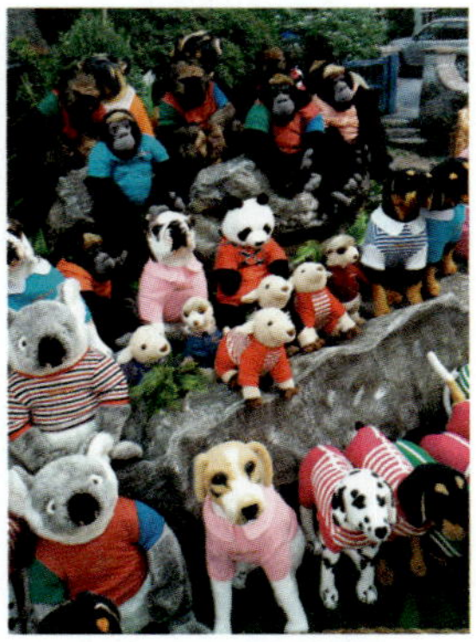

말하지 못한다고 느낌마저 없는 것은 아니다.

알츠하이머 치매 병동에서 무덤덤한 직장생활을 할 수도 있었을 그 간호사는 뜻밖의 상사를 만나 간호사로의 첫 출발을 남다르게 할 수 있었다. 하지만 의식이 없는 환자였음에도 불구하고 가족사진을 보여주고 환자의 개인 이력을 소상히 전해 듣고 난 뒤

10) 프레드 리. 디즈니 병원의 서비스 리더십If Disney ran your hospital. 김앤김북스, 2009, p.196

에는 환자가 남다르게 느껴졌을 것이다.

분리할 수 없기에 의료 서비스는 재고를 만들어 미리미리 쌓아 둘 수도 없을뿐더러, 이를 제공하는 사람이나 제공 시간 혹은 제공 장소에 따라 그때그때마다 그 내용과 질이 크게 영향을 받을 수밖에 없다. 수련의들의 초인적인 근무시간과 노동 강도를 마냥 두고 볼 수 없는 이유도 바로 의료 서비스의 비분리성 때문이다. 이들이 지치면 지칠수록 의료의 질은 끊임없이 위협받게 될 것이며, 심지어 크게 떨어질 수 있기 때문이다.

의료인으로부터 이들이 지닌 남다른 능력, 즉 의술만 쏙 빼낼 수는 없다. 의료의 비분리성이라는 특징에서 알 수 있듯이 비분리성으로 인해 서비스의 질은 서비스를 제공하는 사람, 시간, 장소에 따라 좌우된다. 의료인이 곧 의술이기 때문이다. 따라서 뛰어난 의술을 위해서는 의료인이 뛰어나야 하며 감동적인 서비스를 위해서는 의료인을 포함한 병원의 전 구성원 모두가 남다른 사명감과 강한 동기로 가득 차 있어야 한다.

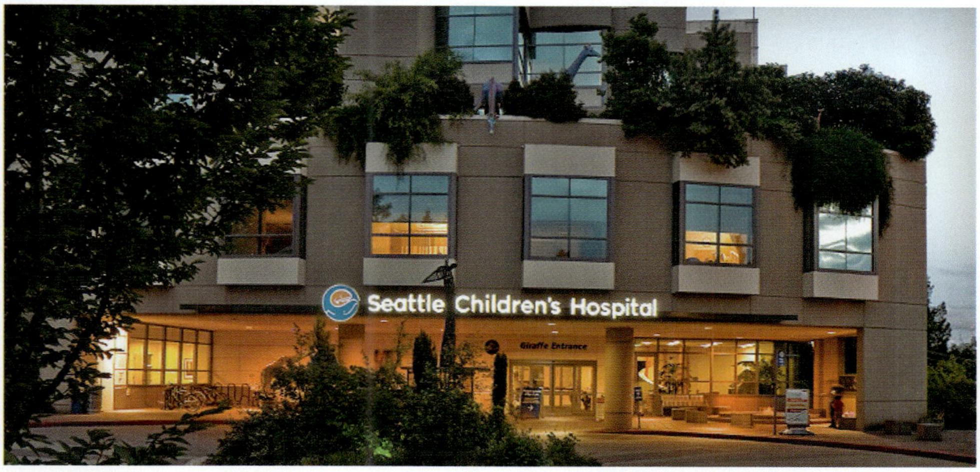

워싱턴 대학 부속 시애틀 아동병원

수련의들의 과중한 업무량 문제와는 별개이지만, 시애틀 아동병원Seattle Children's Hospital의 최고 기술 책임자Chief Technology Officer, CTO인 웨스 라이트Wes Wright는 환자들과 접할 기회가 전혀 없는 IT부서 직원들이 의료 서비스에 대한 관심이 식지 않도록 이들을 동기부여하기 위해 다음과 같은 노력을 기울인 바 있다.

> 병원의 IT부서는 데이터 센터 운영자, 프로그래머, 분석가로 구성돼 있는데, 부서원들은 병원과 떨어진 별도의 공간에서 근무하기 때문에 종종 주변인처럼 느끼곤 했다. 라이트는 이를 해소하기 위해 정기적인 병원 답사를 기획했다. 의사들과 함께 병원 이곳저곳을 다니며 IT기술이 어떻게 사용되는지 눈으로 볼 수 있게 한 것이다. 이를 통해 IT직원은 자신들의 업무가 어떤 영향을 미치는지 직접적으로 확인할 수 있었다. 환자의 아들과 대화를 나누기도 했다. 다시 업무 공간으로 돌아온 그들은 완전히 태도가 달라졌다. 라이트는 "'위대한 일을 하고 있다.' 이것보다 더 큰 동기가 있을까?"라고 말했다.[11]

11) 노영호, 고수진. 리씽킹Rethinking. 황금부엉이, 2012, p.282

우리 주변에서 흔히 볼 수 있는 비분리성의 사례로는 무엇이 있는지 생각해 보자.

3) 정보의 비대칭성[12)]

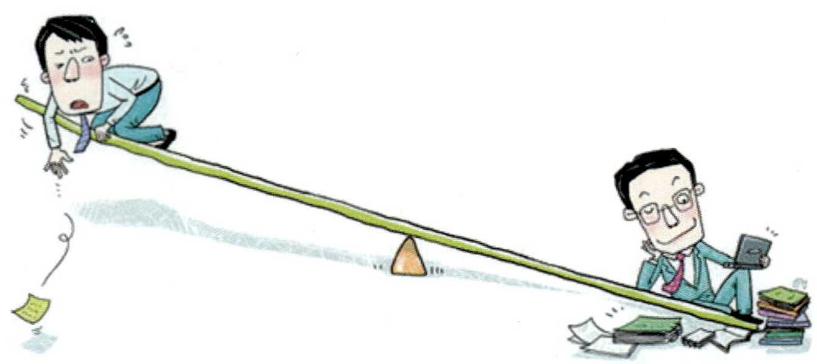

정보의 비대칭성(출처 : 청소년금융교육협의회)

의료 시장에서 환자는 수요자이며 의사는 공급자이다. 의사와 환자 사이에 엄청난 정보의 차이(정보의 비대칭성)로 인해 가장 시장 실패가 높게 나타날 가능성이 높은 시장이다. 요즈음 TV나 라디오 프로에서도 다양한 건강 정보를 제공하고 있어 의학과 건강에 관한 지식을 접할 수 있다고 하지만 보통 사람들의 의학에 대한 지식은 의사에 비해 하늘과 땅 차이다. 또 전문직의 대명사인 변호사가 의뢰인의 관계에서 갖는 정보의 비대칭성 역시 의사와 환자 사이에서 나타나는 것만큼이나 크다. 이렇듯 변호사 시장이나 의사 시장 모두 노동·지식 집약적인 성격을 가지고 있지만 의사 시장은 변호사에 비해 자본이 더 소요되는 특성을 가지고 있다. 의사가 되기까지 대학 6년과 인턴 및 레지던트 5년 등 10년이 넘는 시간이 필요하다. 게다가 펠로우 기간까지 감안한다면 이 기간은 더 늘어난다. 어디 그뿐인가. 현대 의료의 특성상 온전한 의료인으로 활동하기 위해서는 무척이나 많은 의료 장비와 기타 시설의 지원이 불가피하다. 그러기에 변호사에 비해 의사가 훨씬 더 많은 자본이 필요하다는 말이 설득력을 가진다.

의료 시장에서의 성과는 많은 부분 의사에 의해 결정된다. 의사들은 일반적으로 환자에 대해 독점력을 가지고 있으며 자신의 병의원을 찾은 환자에게는 더 큰 독점력을 갖게 된다. 물론 이에 대한 변화의 움직임이 조금씩 드러나고 있는 것 또한 사실이다.

> 과거 15년 전쯤에는 여행사가 정보를 독점하고 있어서 부도덕한 업자들이 과다하게 요금을 받거나 고객들을 제대로 대접하지 않는 것이 가능했다. 하지만 더 이상 이런 방식이 통하지 않는다. 요즘에는 주부들도 컴퓨터를 통해 비행 요금, 호텔 숙박비, 그리고 리뷰 등의 정보를 전문가들과 똑같이 얻는다. (…)

12) 한순구. 대한민국이 묻고 노벨 경제학자가 답하다. 교보문고, 2012, pp.40~54 '건강보험 기금은 정말로 고갈될까' 참고

판매자 위험부담이라는 새로운 규칙은 급속히 발전하는 교육 및 의료 분야도 지배하고 있다. (…) 한때는 일반인들이 범접하지 못할 전문지식의 소유자로 여겨지던 의사들은 이제 자신의 질병에 대해 조사하고 연구하여 치료의 방향까지 생각하고 찾아오는 환자들을 대면하게 되었다. 오늘날 교육자와 헬스케어 전문가들은 정보 비대칭이 제공해 주던 유사한 경외심에 더 이상 의존할 수가 없다. 균형이 반대쪽 방향으로 기울었을 때, 그들이 할 수 있는 일과 할 수 있는 방법은 변해야 한다는 것이다. 교육 및 의료 분야는 이것에 주목해야 한다.[13]

의사들은 정보의 비대칭성에 따른 정보독점력을 근거로 가격 차별화* 價格差別化 · price differentiation를 통해 이윤을 극대화할 수 있다. 환자를 고소득층과 저소득층으로 나누고 고소득층에게는 좀 비싸게 받는 대신 저소득층에게는 싸게 받을 수도 있다.[14] 이렇게 고소득층에게는 고가 전략을, 저소득층에게는 박리다매의 가격 차별화를 하면 의사의 입장에서는 이윤이 증가할 가능성이 증가한다.

* 가격 차별화

숏, 톨, 그란데, 벤티! 그란데Grande는 크다는 뜻의 이탈리아어, 벤티Venti는 20온스 컵이다. 240ml 용량인 숏에 비해 그란데는 거의 두 배 차이! 하지만 가격은 단지 몇 백원 더 비쌀 뿐이다. 원가의 차이가 별로 없는 커피의 특성상 용량을 늘려 수입을 늘리려는 가격차별화 전략이 드러나는 부분이다.

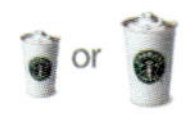

우리 생활 주변에서 ① 정보의 비대칭성이 나타나는 곳은 언제 혹은 어디이며 ② 정보 독점에 따른 가격 차별화 사례를 찾아보자. 그리고 ③ 정보 독점을 막기 위한 방안에 대하여 알아보자.

①

②

③

4) 유발 수요誘發需要 · induced demand

의료 시장의 또 다른 특징으로 '유발 수요'를 들 수 있다. 이는 의료에 관한 독점력을 근거로 새로이 끌어낸 수요로, 다른 분야에서는 흔히 볼 수 없는 것이다. 병원을 찾은 환자들은 자신의 의지와 상관없이 의사들이 권하는 여러 가지 검사를 받는 경우가 있

13) 다니엘 핑크. 파는 것이 인간이다. 청림출판, 2013, pp.89~90

14) 의료에 대해 고소득층은 수요의 가격 탄력도가 낮고 저소득층은 수요의 가격 탄력도가 높다고 표현하고 있다. 그리고 이윤 극대화를 위해 독점기업은 탄력도가 낮은 시장에는 높은 가격을, 탄력도가 높은 시장에는 낮은 가격을 책정하는 것이 현명한 전략이다.

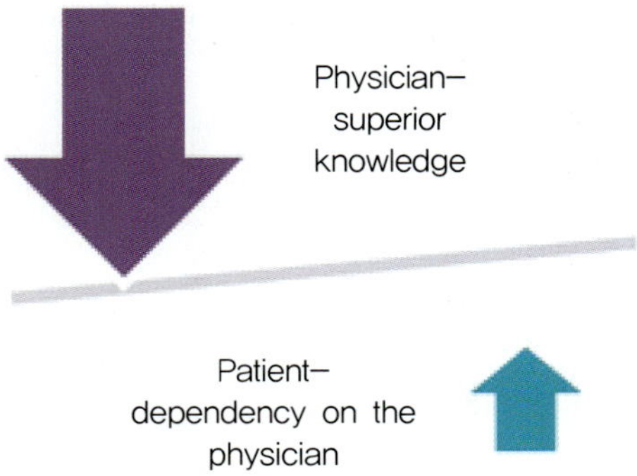

정보에 대한 의사의 우월적 지위 앞에 의사에 대한 의존도가 높은 환자들은 따를 수밖에 없는 경우가 많다.(출처 : 위키피디아)

다. 이 중에는 치료와 무관한 혹은 별 도움이 되지 않는 것들이 포함되기도 한다. 바로 이런 것들이 공급자, 즉 의사에 의해 유발된 수요이다.

변호사와 의료인과의 관계에서는 의뢰인은 법률에 대해서는 잘 모르지만 사건이나 사실에 대해서는 가장 잘 알고 있으며 또 당장 생명을 다루는 일이 아니기 때문에 시간적 여유를 갖고 대처할 수 있다. 하지만 의사와의 관계에서는 그렇지 않다. 증상에 대해서는 환자가 잘 알고 있지만 그 원인에 대해서는 제대로 모르며 의사의 검사와 진찰을 통해서만이 알 수 있다.

또 생명을 다루는 일이기 때문에 환자가 시간적 여유를 갖고 대처하기가 매우 어렵다는 점과 환자가 일단 병의원에 들어가 의사를 만난 이상 다른 의사나 사람에게 정보를 얻을 길이 봉쇄되어 있어 더욱 이런 현상이 나타난다. 따라서 의료 시장에서는 과잉검사 진료의 가능성이 늘 있게 된다. 정부나 시민단체가 제3자의 입장에서 이 폐단을 줄이려고 간섭하지만 자칫 의사들의 진료권을 침해할 소지가 많아 말처럼 그리 쉬운 일이 아니다.[15]

유발 수요란 공급자에 의한 수요provider induced demand, PID라고 하기도 한다. 예를 들어 의사가 가지고 있는 독점력을 근거로 새로이 이끌어 낸 수요를 말하는데, 수요자가 아닌 공급자에 의해 창출된 수요는 다른 시장에서는 흔히 볼 수 없는 것이다. 환자 입장에서는 의사들이 권하는 여러 가지 검사나 치료 방법을 받아들일 수밖에 다른 방도가 없다. 그중에는 꼭 필요한 것도 있지만 그렇지 않은 것도 있을 것이다. 의사의 오더에 의해 이 검사 저 시술을 받으면서 왜 하나 싶은 경우가 있다. 아픈 입장이다 보니 시키는 대로 하기는 하지만 어떨 때는 '정말 받아야 하는 검사인가…' 하는 의구심이 드는 것도 사실이다. 하지만 거기까지다. 진료 현장에서 환자가 취할 수 있는 선택은 실제로 그리 많지 않기 때문이다.

의사 vs. 변호사의 공통점과 차이점

공통점	차이점

15) 임상일. 스킨십 경제학. 두남, 2010, pp.276~282

(① ②)

버몬트 주의 한 마을에서는 아이들의 8퍼센트가 편도선 제거 수술을 받았지만 다른 마을에서는 무려 70퍼센트가 수술을 받았다. 또한 메인 주에서 70대에 접어든 여성들 중 자궁 절제술을 받은 비율은 마을마다 20퍼센트 이하에서 70퍼센트 이상까지 다양하게 분포했다. 아이오와 주에서는 85세까지 전립선 수술을 받은 남성의 비율이 마을마다 15퍼센트에서 60퍼센트까지 분포한다. 〈다트머스 보건의료 지도〉는 미국의 각 지역에 따라 외과적 치료의 시행 정도가 놀랍도록 큰 폭으로 변화함을 보여준다.[16]

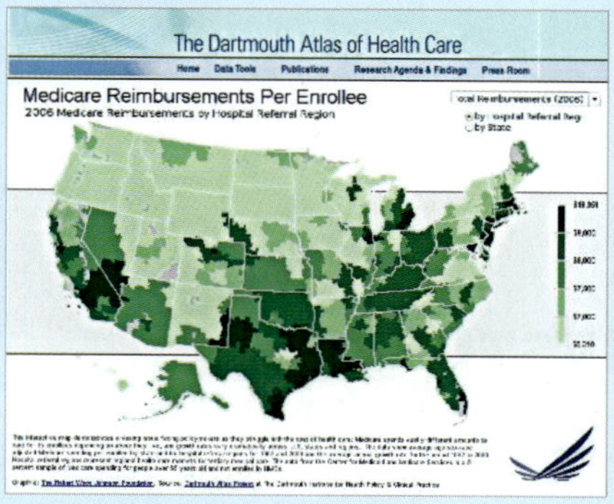

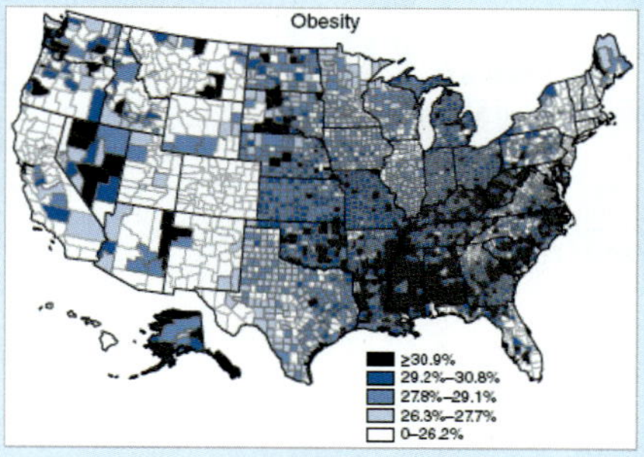

다트머스 보건의료 지도 중 1인당 메디케어 지출과 비만도. 두 내용 모두 진한 쪽이 많은 것이다.

왜 이와 같은 지역적인 차이가 발생할까? 데이비드 에디 박사에 따르면, 각 지역의 성향이 환자의 지역적 변이를 설명해 주는 가장 중요한 단일 요인이라고 한다.[17] 지역적 관행은 외과적 시술 과정의 불확실성에 의해 더 심화된다. 미국 식품의약청의 검사를 통해 검증되는 신약과는 달리, 외과 시술과 의료 기구는 체계적으로 평가하기 쉽지 않다.

지리 말고도 의사들의 전공적 특징도 치료가 어떻게 진행될지를 결정한다. 예를 들어 미국의 전립선암 치료 방법은 대개 환자가 어떤 전공 분야의 의사에게 내원했는지에 따라 결정된다. 한 연구에 따르면 비뇨기과 전문의의 약 80퍼센트가 근치적 수술*을 권하지만, 방사선 종양 전문의의 90퍼센트가 방사선 치료를 권한다고 한다.[18] 조언이 이렇게나 일관되지 않다면, 의사들의 조언이 의사결정에 대한 환자들의 참여를 돕는다고 보기는 어렵다.[19]

* 근치적 수술(혹은 근치 수술 根治手術 · radical operation) 질환을 완전히 고치는 것을 기대해서 행하는 수술의 총칭이다. 예를 들어 암의 근치 수술이라고 하면 전이가 예상되는 주위의 림프절 등도 포함해서 가능한 한 완전히 암을 절제하려고 시도하는 수술을 말하는 것이다.

위 내용 중 ① 여러분이 보기에 PID의 구체적 증거를 찾아보자. 그리고 ② 이러한 PID가 현재까지도 존재한다고 생각하는지, 그렇다면 그 근거는 무엇인가? 마지막으로 ③ PID와 전문가의 권고의 차이는 무엇일지 생각해 보자.

①

②

③

여러분 스스로 위 글의 ① 제목을 붙여 보자. 다음으로 그것을 발표하고 다른 사람이 정한 제목도 들어 본 후 토론을 통해 ② 최종적으로 확정된 새로운 제목이 무엇인지 적어 보자.

16) Center for the Evaluation Clinical Sciences Staffs(Ed.). *The Dartmouth atlas of health care*. Chicago : American Hospital Association, 1996

17) Eddy, D. M.. *Clinical decision making : From theory to practice : A collection of essays from the Journal of the American Medical Association*. Boston : Jones and Bartlett Publishers, 1982

18) Center for the Evaluation Clinical Sciences Staffs(Ed.). *The Dartmouth atlas of health care*. Chicago : American Hospital Association, 1996

19) 게르트 기거렌처. 숫자에 속아 위험한 선택을 하는 사람들. 살림, 2013, pp.140~141

4 의료 서비스의 변화

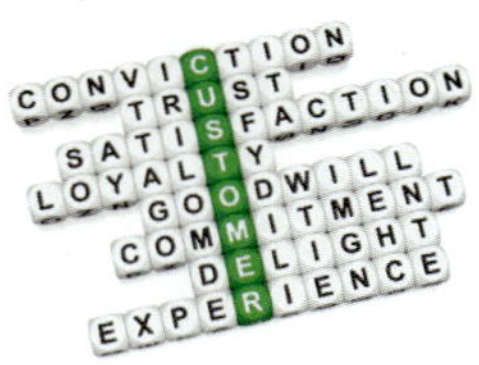

고객 제일 · 환자 우선을 표방하는 다양한 표현들

도움을 받아야 할 처지인 환자 입장에서 보면 당연한 것인지도 모르지만 이들은 치료가 진행되고 있는 중에는 담당 의사에게 불만이나 안 좋은 말은 하지 않는다. 의사에게 밉보여 좋을 게 하나도 없기 때문이다. 대부분 사람들은 사소한 불편은 참고 넘긴다. 병원 대기실의 의자 헝겊이 벗겨져도 시설이 나쁜 병원이라 생각할 뿐, 항의하지 않는다. 하지만 고객이 별다른 항의를 하지 않는다 해서 100% 만족한 것은 아니다. 이들의 마음속까지 편안한 것은 아니기 때문이다. 대신에 환자들은 의사가 아닌 다른 사람들, 예를 들면 그보다 직급이 낮은 사람에게 표출한다. 그렇다. 진실은 청소부가 모두 알고 있다. 진실을 알고 싶다면 청소부에 대한 환자들의 태도를 살펴보거나, 혹은 청소부의 얘기에 귀 기울일 필요가 있다. 적어도 청소부에게까지 환자나 보호자들이 그들의 감정을 애써 감추지는 않기 때문이다.

'고객 제일 · 환자 우선Customer First · Patient First', '고객 만족 · 환자 만족Customer Satisfaction · Patient Satisfaction'과 함께 최근 들어 부쩍 대두되는 개념이 '고객 경험Patient Experience'이란 표현이다. 아래 내용은 이와 같은 고객 경험을 관리하기 위해 '주요 고객 담당자Chief Client Officer'를 운영하고 있는 선의료재단 선병원 얘기다. 고객의 동의하에 하루 동안 고객의 입장이 되어 고객이 받는 모든 진료를 직접 체험하는 것도 모두 그의 몫이다.

> CCO란 Chief Client Officer주요고객담당자의 약자로 실시간 고객을 따라다니며 고객의 불편함을 파악하는 직원이다. CCO는 사소한 불편까지도 파악해야 한다. 그것이 이들의 임무이다. 심지어 수술실이나 입원실까지 동행한다. (…) CCO는 하루 동안 고객의 입장이 되어 고객이 받는 모든 진료를 체험한다. 물론 고객의 동의가 있어야 하고 모든 환자와 동행하진 않는다. 고객의 진료에 방해가 되지 않는 선에서 고객의 진료를 직접 체험하고 관찰한다.
>
> 고객이 병원에 머무르는 동안에는 마치 소울메이트처럼 고객과 하나가 되는 것이다. 고객과 소울메이트가 되려면 CCO는 다양한 진료과목을 경험해야 한다. (…) 환자가 원하는 것이 무엇인지 알기 위해서는 직접 환자가 되어 보는 게 가장 빠른 길이다.[20]

위 내용에 의하면 CCO는 'Chief Client Officer주요고객담당자의 약자로 실시간 고객을 따라다니며 고객의 불편함을 파악하는 직원이다. CCO는 사소한 불편까지도 파악해야 한다. 그것이 이들의 임무'라고 언급해 놓았다. 이에 덧붙여 CCO에 대해 ① 좀 더 상세하게 살펴보고, ② 이와 같은 CCO가 왜 중요한 인물로 대두되는지 그 이유를 생각해 보자. 마지막으로 여러분이 CCO에 대한 정보를 얻은 ③ 출처는 무엇인지 적어 보자.

20) 선승훈. 삼형제의 병원경영 이야기. 매일경제신문사, 2011, pp.89~94

①
②
③

1) 파괴적 혁신

파괴적 혁신이란 잠재적 혁신과 대비되는 개념으로, 기존의 제품이나 서비스의 개선이 아니라 저렴한 가격, 독특한 품질 등을 통해 시장을 넓혀가고 새롭게 만들어 내는 것을 말한다. 의료의 특성상 이와 같은 파괴적 혁신이 가능할까 미심쩍어하는 사람이 많지만, 아래 내용을 살펴보면 의료부문에 파괴적 혁신 징조가 곳곳에 퍼져 있음을 알 수 있을 것이다.

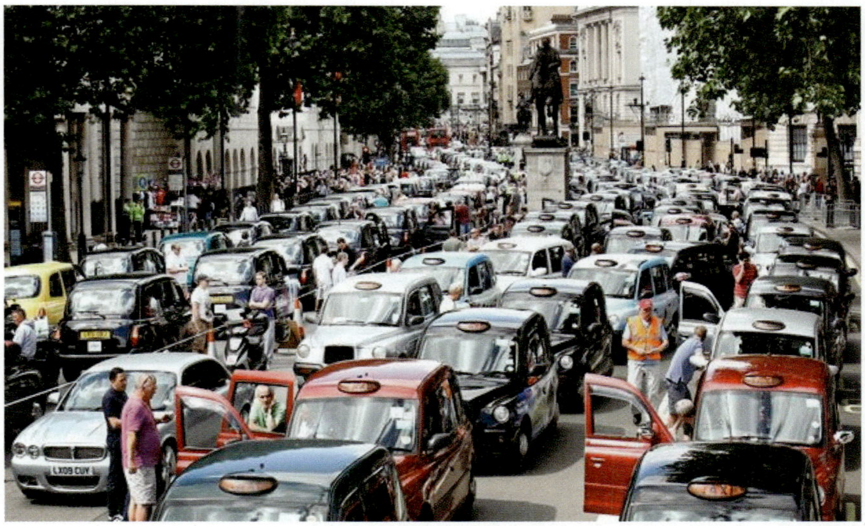

우버Uber 택시에 맞서 시내로 쏟아져 나와 시위 중인 런던의 택시 기사들. 이들에게 우버 택시는 그야말로 마른하늘의 날벼락인 셈(출처 : 가디언 지, 2014. 7. 13.)

> 오늘날 혈관 성형술의 대다수는 질병의 종류나 진료과를 중심으로 한 솔루션 숍을 통해 하고 있다. 예를 들어, 혈관 성형술을 하는 심장내과 전문의는 지난 25년 동안 관상동맥 우회로 조성술을 해 온 심장외과의 영역을 파괴하고 있지만, 이것은 여전히 종합병원의 솔루션 숍 모델 내에서 하고 있을 뿐이다. (…) 경쟁의 범주는 더 이상 심장학 · 방사선학 · 혈관외과 환자로 구분되지 않으며, 단순히 '혈관'이라고 하는 단 하나의 범주로 바뀌어 버렸다. (…) 환자들은 혈관 부위가 어디가 됐든 가치부가과정 사업 모델을 가진 의료조직에서 매일 혈관 성형술만 전담하는 '혈관 중재술 전문의vascular interventionalist'와 혈관 성형술의 전全 과정을 관리할 능력을 갖춘 전문 지원 인력들에게서 더 나은 서비스를 받을 것이다. (…)
>
> 의사여야 할 필요가 없어질지도 모른다. 가령, 의사가 아니더라도 비디오게임을 할 때 필요한 것과 같은 기술을 습득함으로써, 소위 '중재술 전문 의료기사skilled interventionalist'라 부르는 전문 기술인력이 수술을 담당함으로써 고비용 구조의 다른 가치부가과정 사업들마저 파괴시킬 것이다. (…) 물론, 심장내과 전문의나 방사선과 전문의, 외과 전문의는 계속해서 가장 복잡한 혈관질환을 관리해야 하며, 환자의 질병 상태가 불안정하거나 바람직하지 않은 의료 결과의 발생 위험이 높은 경우 등 예측이 어려운 환자군에 대해서는 특히 그렇다. 하지만 그들의 값비싼 전문지식을 필요로 하는 환자 수는 시간이 지나면

서 점점 줄어들 것이고, 더 많은 치료 행위가 기존의 학문 영역과 전문 분야를 넘나드는 구체화된 시술과 기법에 초점을 둔, 그래서 더 저렴한 비용에 더 나은 의료결과를 만들어 낼 수 있는 가치부가과정 사업의 영역에서 이루어질 것이다.[21)]

위 내용을 통해 여러분이 발견한 ① 의료 현장에서의 '파괴'에는 어떤 것들이 있는가? 더불어 위 글을 ② 50자 이내로 줄여 보자. 마지막으로 ③ 밑줄 친 부분의 〈솔루션 숍〉과 〈가치부가과정 사업 모델〉에 대해 책을 찾아 좀 더 자세히 알아보자.

①

②

③

2) 통합 진료팀

* 인스티튜트Institute
진료과를 기본으로 하되 일부 영역에 한해 센터(암센터 · 심혈관 센터 등) 혹은 병원(류마티스 병원 · 재활 병원)의 형태로 관련 전문가를 모아, 해당 분야가 특성화, 전문화되었음을 강조하는 우리의 현실에서 인스티튜트란 낯선 표현일 수밖에 없을 것이다. 흔히 연구소 혹은 연구원이라 번역되는 뜻을 가진 이 단어가 클리블랜드 클리닉에서는 다양한 분야의 전문의들을 포함해 의료 인력 이외의 인력에 이르기까지 다양한 인력이 한데 뭉쳐 활동하는 조직의 의미로 사용되고 있다. 클리블랜드 클리닉은 총 28개의 인스티튜트로 구성되어 있으며, 각 인스티튜트에는 각종 특화 센터와 연구소 등이 있어 인력 규모는 수백 명에 이르기도 한다. 그야말로 기초 연구는 물론 다양한 진료과 전문 인력이 한데 모인 복합적인 의미의 조직 단위가 바로 인스티튜트인 것이다.

2008년에 지금까지의 조직 구분 기본 단위인 '진료과'를 없애고 이를 27개의 임상, 연구, 교육 및 지원 인스티튜트*Institute로 전환했다. 이와 같은 변화는 구성원 간 소통은 물론, 진료비 청구, 서비스들의 지리적 클러스터링clustering에 따른 접근상의 편의 등이 향상됨에 따라 환자에게 더 좋을 것이라는 믿음에 기초한 것이다. 더불어, 다학제간 접근이 교육 프로그램과 연구 활동을 활성화시켜 결국 진단과 치료에도 득이 될 것이라는 생각에서였다. (…)

인스티튜트 형태의 조직 구조는 수천 명 의사들 사이의 관계를 근본적으로 변화시켰다. 이들 중 상당수가 아침에 출근해 전날까지는 한 번도 보지 못했던 낯선 사람들을 만나게 되었다. 그럼에도 불구하고 누구 하나 이의를 제기하는 사람이 없었다. 환자 치료를 위해 좀 더 발전할 수 있는 길이 바로 이 길임을 이해하고 있었기 때문이다. 모든 구성원을 같은 팀에 둠으로써 외부의 이해관계 또는 불공정한 로비를 배제하고, 오직 병원 전체의 입장을 감안해 계획을 세우고, 변화에 대해 소통하고 실제로 실천하는 등 모든 것을 잘 조율할 수 있었다. (…)

전립선암, 콩팥암, 요실금, 성 장애, 기타 비뇨기계 및 콩팥 이상 환자들은 이 분야의 전문 의사들을 한 건물 안에서 모두 만나 볼 수 있게 되었다. 같은 건물 안에서 함께

21) 클레이튼 M. 크리스텐슨, 제롬 H. 그로스만, 제이슨 황 저, 배성윤 옮김. 파괴적 의료혁신. 청년의사, 2010, pp.78～80

일하는 의사들은 다른 병원과는 달리 물리적 혹은 전문 영역 간 장벽을 크게 느끼지 않으면서 새로운 치료법 개발을 위해 협력할 수 있게 되었다.[22)]

위 내용에 의하면 클리블랜드 클리닉은 진료과를 ① 어떤 식으로 통합했다는 말인가? 더불어 통합을 통해 ② 클리블랜드 클리닉이 얻은 긍정적 효과는 무엇인지 생각해 보자.

①

②

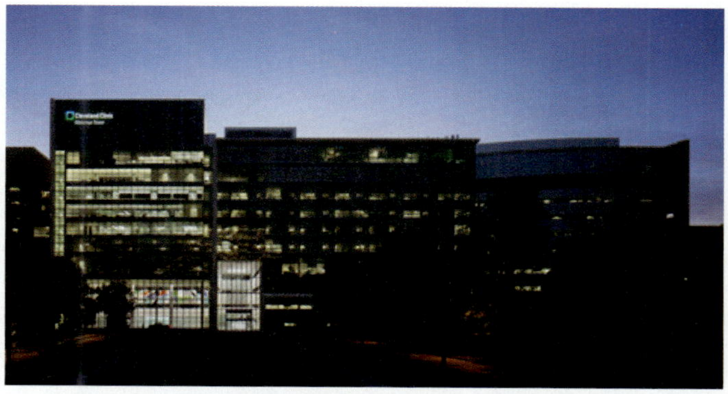

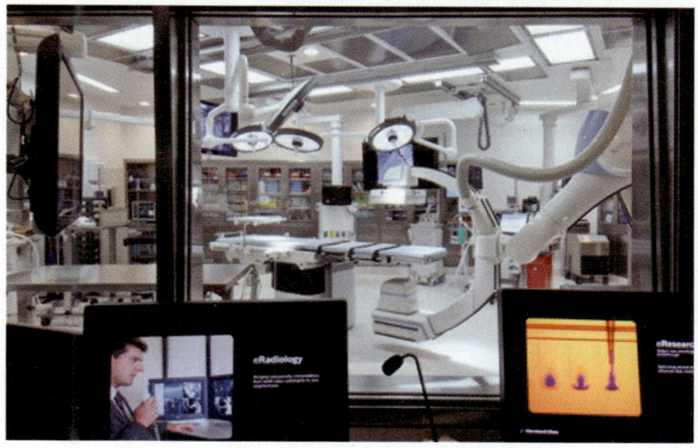

클리블랜드 클리닉 Glickman Urological And Kidney Institute와 내부 전경

3) 고객 경험Patient Experiences의 중시

미국의 연방정부는 2009년부터 의사들에게 진료량(행위별 수가 방식)이 아니라 치료 결과와 제공된 서비스의 가치에 근거한 방식으로 진료비를 지급하기 시작했다. 아울러 병원들에게 다양한 측면의 성과지표(사망률, 감염, 고객 경험 등)를 요구하기 시작했다. 실제로 2013년 기준 메디케어로부터 병원이 받은 금액의 2~3%가 이런 성과와 연동된 것이었고, 그 금액은 점차 확대되어 성과 여부에 따라 받을 수 있는 금액이 10~20%로 그 폭이 크게 늘어날 것으로 예상되고 있다.

클리블랜드 클리닉은 2006년부터 병원 문화와 조직 구조의 변신을 꾀했다. 몸뿐만 아니라 환자에 대한 전인적인 치료를 제공하고자 고객 경험을 최우선 전략으로 정하고 미국 최초로 환자 경험 전담 부서를 신설한 것이다.

의사들은 서비스의 질을 임상적 결과, 즉 완치율, 완화율, 합병증 발생률 등의 측면에서 인식해 왔다. 하지만 이는 치료에 따른 몸 상태를 보여주는 반쪽짜리 지표에 불과하다. 환자들의 입장에서 볼 때 의료 현장에서 동반되는 복잡다단한 감정과 느낌이 고려되어야 한다. 병원 종사자들은 이 두 가지를 반영한 표현을 알고 있다. 바로 '환자 경험patient experience'이다.

22) 토비 코스그로브 저, 홍상진 역. 병원의 미래 클리블랜드 클리닉. 김앤김북스, 2014, pp.78~80

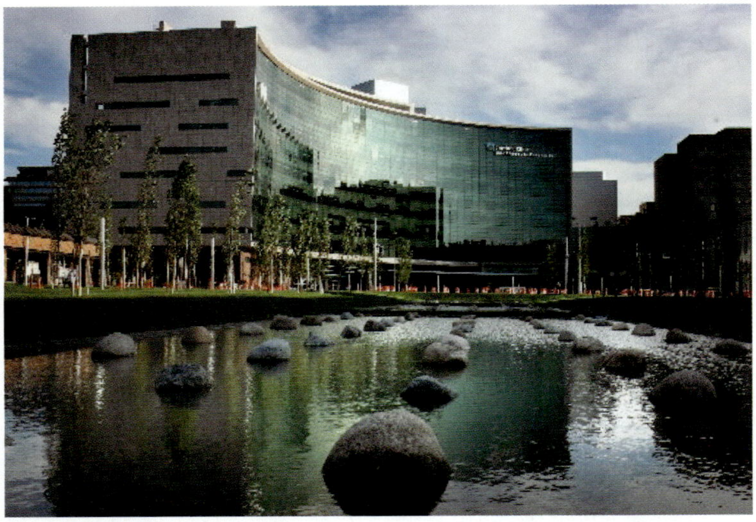

클리블랜드 클리닉 일부 모습(출처 : http://blog.cleveland.com/metro/2010/05/clinic_reports_six_operating_r.html)

환자들은 임상 결과를 판단하는지 법을 알지 못할 수도 있고, 복잡한 심장 수술이나 뇌수술을 하기 위해 의사들이 반드시 알고 있어야 할 수술 노하우를 이해하지 못할 수도 있다. 하지만 그렇다고 환자들이 아무것도 모르는 것은 아니다. 몸소 겪은 경험을 통해 나름 명확한 판단을 내릴 수 있기 때문이다. 병실 청소가 제대로 되고 있는지, 직원들은 예의바른지, 다른 곳과 비교해 병원 식사는 어떤지 그리고 그 병원 분위기가 어떤지도 알고 있다.[23]

위 글을 읽고 클리블랜드 클리닉이 정한 고객 경험 또는 환자 우선의 개념이 무엇인지 상상해 보자.

4) 외래 부문의 부상

우리 병원 수익의 80퍼센트가 외래에서 나온다고 하면 업계 사람들은 깜짝 놀란다. 어떻게 그게 가능하냐고 묻는다. 다른 병원들은 보통 입원 환자가 수입의 절반을 차지한다. (…) 병실이 수익의 중심이 되니까 침대를 꽉꽉 채워야 한다. 그러다 보니 정작 급하게 입원 치료를 받아야 하는 환자가 입원을 하지 못하는 일이 생긴다. 내가 미즈메디를 외래 중심의 병원으로 만들 수 있었던 것은 레지던트 시절 읽었던 책 한 권이 결정적인 역할을 했다. 〈외래The Office Clinic〉라는 얇은 책은 레지던트 과정 중이던 내게 "당신의 삶은 외래에서 이루어진다"라고 말했다. 교육받는 기간에는 80퍼센트를 병실에서 보내고 의사가 된 뒤에는 80퍼센트를 외래에서 보낸다고 했다. (…)

사람은 배운 대로 행동하기 마련이다. 병실에서 대부분의 시간을 보낸 후 의사가 된 사람들은 개원을 해도 병실이 중심이 되는 병원을 열었다. 그들이 생각하는 병원의 본질은 아니었다. 빨리 병을 낫게 하려면 외래가 중요하다. 환자를 처음 만나는 곳도 외래고 마지막으로 만나는 곳도 외래다. 외래에서 정확한 진단을 한다면 불필요한 입원을 막을 수 있다. (…) 세계적인 병원인 매사추세츠 병원에는 1만6천 명이 근무하는데 병상은

23) 토비 코스그로브 저, 홍상진 역. 병원의 미래 클리블랜드 클리닉. 김앤김북스, 2014, pp.173~174

800개밖에 되지 않는다. 그런데 우리는 2천7백 개의 병상까지 나오는 경우도 있다. 의료의 혁신은 여기서부터 시작해야 한다.[24)]

위의 글이 말하려는 내용이 무엇인지 ① 간략하게 줄여 보자. 이와 함께 미즈메디 병원 홈페이지를 찾아서 ② 새롭게 발견한 점 한 가지씩 찾아보자.

①

②

5) 맞춤 의료 시대의 도래

2013년 5월, 여배우 안젤리나 졸리는 깜짝 놀랄 만한 소식을 발표했다. 양쪽 가슴을 들어내는 수술을 받았다는 것이다. 매년 유방암 판정을 받은 여성들 중 수천 명에 달하는 사람들이 이 수술을 받고 있으며, 뒤이어 유방 복원 수술을 받곤 하기에 수술 내용이 놀라울 것은 없지만, 흥미로운 점은 안젤리나가 암에 걸리지도 않았고 지극히 건강한 편이라는 점이다.

그녀가 이처럼 과격한 선택을 한 이유는 그녀의 유전자 검사 결과에서 *BRCA1*이라 부르는 유전자의 변형이 발견되었기 때문이다. 선천적으로 *BRCA1*과 같은 특정 유전자의 변이가 있는 여성들은 비교적 젊은 나이에 유방암이나 난소암으로 사망할 가능성이 아주 높은데, 안젤리나의 어머니는 40대에 암 진단을 받아 56세에 운명했다. 유전자 검사를 통해 알아본 안젤리나의 유방암 가능성은 87%, 난소암 가능성은 50%였다. 그녀는 제거 수술까지 할 이유는 없었지만 본인의 희망에 따라 예방적 조치로 수술을 결정했다고 한다. 이로서 그녀의 유방암 발병 가능성이 5% 이하로 줄어들었다고 한다. 이러한 일들은 안젤리나 졸리였기에 가능한 일이라기보다는, 그녀를 시작으로 더 많은 사람들이 적극적이며 사전적 예방 차원에서 이러한 시술을 선택하게 될 것이다.

비록 의사들이 건강관리 업종에 종사하고 있지만, 대부분의 시간을 건강하지 않은 환자들을 돌보는 데 쏟고 있다. 만일 클리블랜드 클리닉이 아픈 환자를 돌보는 대신, 건강한 사람들이 건강하게 잘 지내도록 하는 데 집중하면 어떻게 될까? 만일 정부와 의업 종사자들이 '환자 치료' 대신 제대로 된 건강관리를 제공하는 쪽으로 방향을 돌린다면 어떨까? 병원들은 무엇이 건강을 위한 행동인지 설명할 책임을 갖고 있지 않은가?

Annie's Healthcare Services CIC
inside out caring

장애가 있는 환자들에 대한 맞춤형 개별 서비스 등 지원 서비스를 전문으로 하는 애니 헬스케어 서비스. 더 자세히 알고 싶다면 인터넷에서 회사 이름을 입력해 보자.

24) 노성일. 1인치의 혁신. 북하우스, 2013, pp.108~111

미국은 심장병뿐만 아니라 암, 당뇨, 고혈압, 폐기종 및 기타 질환 등 만성질환이 많고, 그에 따른 의료비도 많이 들어 경제를 심각하게 위협하고 있다. 이제 상황은 중요한 전환점에 있으며, 생활습관을 보다 건강한 방향으로 개선하지 못할 경우 그 피해는 영원히 계속될 것이다.[25]

위의 내용을 ① 50자 이내로 줄여 보자. 아울러 위 글의 내용을 몇 가지 핵심 키워드로 표현한다면 어떤 단어들을 꼽을 수 있을까?

①

②

(① ②)

2002년 2월 25일 일본 나고야의 300석짜리 소극장에서 90분간 공연을 했다. 객석에는 단 한 사람이 앉아 있었다. 2000년 무렵 한국의 대학에서 강의하며 내 공연장에 빠지지 않고 찾아오던 일본인 이나가키였다. (…) 한동안 연락이 뜸했던 이나가키의 근황을 알게 된 건 2002년 초였다. 그의 친구들로부터 "이나가키가 암에 걸려 살날이 얼마 남지 않았다. 지금 살고 있는 나고야로 와서 공연을 해줄 수 있느냐"는 연락을 받은 것이다. (…)

공연 전날 병실에 누운 이나가키와 재회했다. 비쩍 마른 그는 간신히 숨 쉬고, 연방 가래를 뱉으며 "이 상태로는 도저히 공연장에 못 갈 것 같다"고 힘겹게 말했고, 나는 "당신을 생각하며 멋지게 공연하겠다"고 약속했다. (…) 그런데 공연 두 시간 전 누군가 극장에 들어섰다. 부인과 친구들의 부축을 받고 들어온 이나가키였다. (…) 나는 반사적으로 스태프에게 "바로 공연에 들어갑시다. 딱 한 사람을 위해!"라고 소리쳤다.[26]

위 내용 중 ① 여러분이 보기에 가장 인상적인 부분을 찾아 그 내용을 그대로 옮겨 보자. 그리고 여러분이 ② 해당 부분에서 특별한 인상을 받은 이유가 무엇인지 생각해 보자.

①

②

여러분 스스로 위 글의 ① 제목을 붙여 보자. 다음으로 그것을 발표하고 다른 사람이 정한 제목도 들어 본 후 토론을 통해 ② 최종적으로 확정된 새로운 제목이 무엇인지 적어 보자.

25) 토비 코스그로브 저, 홍상진 역. 병원의 미래 클리블랜드 클리닉. 김앤김북스, 2014, p.206
26) 장사익, 소리꾼, 조선일보, 2014. 3. 19.

6) 허물어지는 진료과 간 경계

> 지방흡입 수술을 놓고 성형외과, 피부과, 일반의 등이 각자 자기 영역이라며 분쟁이 일어나곤 한다. 또 교통사고로 턱뼈가 부러졌을 때, 구강외과, 정형외과, 성형외과 등이 다툰다. 일반적인 결론은 '목소리 크고 힘 있는 과'일지 모르지만, 정답은 '잘하는 과'이다. (…) 그러면 성전환 수술은 누가 하여야 하는가? 가슴은 성형외과에서 만들고, 생식기는 산부인과 또는 비뇨기과에서 할 수 있다. 산부인과에서는 소위 이쁜이 수술을 하고, 비뇨기과에서는 음경을 확대하는 것에서부터 실리콘 보형물을 삽입하는 수술을 하는 등 생식기와 관련된 수술을 시행하는 전문의들은 그들이 노력한다면, 성전환 수술을 더 잘하지 못하란 법이 없다. (…)
>
> 특정과의 전문의라고 해서 환자를 특별히 잘 본다거나 전공이 아니라고 하여 반드시 환자를 잘못 보는 것은 아니다. 문제는 자신이 어디에 관심을 두고 지속적으로 공부하느냐에 달려 있다. 이제는 특정과가 아니라 질병이나 시술 중심의 사고로 전환되어야 한다. 공급자 중심에서 수요자 중심의 영역 구분으로 바뀌어야 하는 것이다. 즉 고객 입장에서 최상의 진료나 서비스를 받을 수 있는 시스템이 되어야 한다.[27]

위 내용을 ① 한 단어로 표현한다면 어떤 것이 적당할까? 더불어 위 글을 ② 50자 이내로 정리해 보자. ③ 이와 비슷한 내용이 이 책 어딘가에 있다. 여러분은 이미 그 부분을 지나왔다. 그렇다면 그곳은 ③ 몇 쪽에 해당하는 곳일까?

①

②

③

27) 엘리오앤컴퍼니, 가립회계법인. 개원가의 병원경영. Elio & Company, 2008, p.156

5 핵심 키워드와 그림으로 그려 보는 미래 의료 서비스

미래 의료 서비스

찾아볼 영상

TED : 스테판 라손 <의사들이 서로에게 배울 수 있는 것>
Stefan Larsson <What doctors can learn from each other>

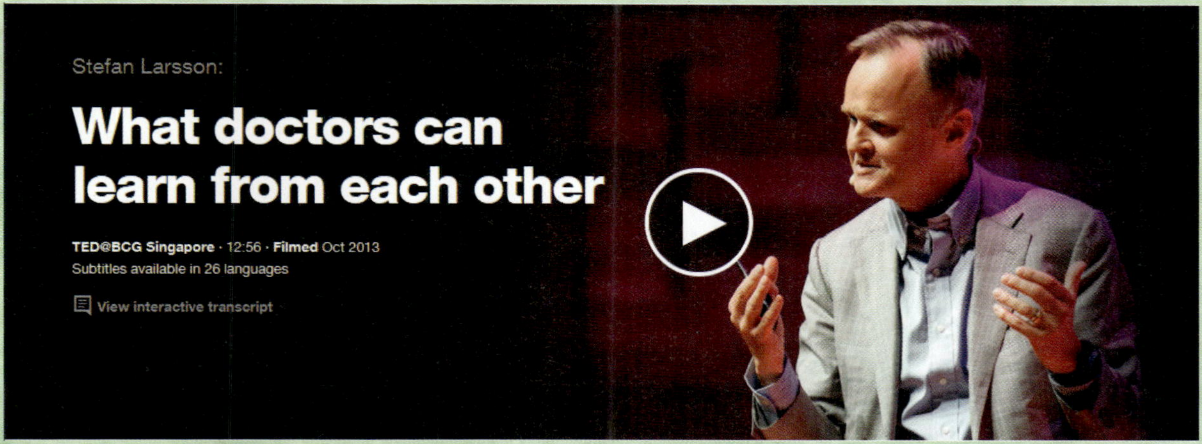

1970년대 말 스웨덴 정형외과 의사들은 자기들이 사용하는 엉덩이 관절수술 방식에 대해 얘기하다가 서로 수술 방식이 다르다는 것을 알았다. 그래서 "질을 측정해서 어떤 방식이 제일 좋은지 배울 필요가 있다" 하고 자료를 공유했다. 그렇게 환자의 뼈에 철심을 넣기 전에 시멘트를 먼저 넣으면 훨씬 오래간다는 것을 알아냈고 이후 치료 방법이 바뀌었다. 이렇게 의사들이 모여서 질의 정의에 대해 합의하고 측정하고 자료를 공유하면 지속적인 개선을 할 수 있다.

또한 비용도 줄일 수 있다. 이렇게 비용뿐만 아니라 환자들에게 중요한 결과 등 의료 가치를 측정함으로써 병원의 직원들과 그 외의 의료계 직원들을 해결책의 중요한 부분으로 변화시킬 수 있다. 의사들이 모여서 의료의 질을 높이기 위해 힘쓴다는 부분이 의료 서비스에 해당하는 것 같아 이 영상을 채택했다. – 수강 학생의 추천 사유 –

위 동영상 자료를 관람한 후 여러분의 느낌을 ① 100자 이내로 정리해 보자. 아울러 이번 장과 관련해 여러분이 발견한 가장 적절한 ② 동영상 자료가 있다면 해당 자료의 출처를 적어 보도록 하자.

①

②

개인 과제

Chapter 5. 의료 서비스의 이해

학번		성명		제출일	

① 이번 장을 한 문장으로 표현해 보자.

② 이번 장과 관련해 스스로 찾아본 것에 대해 자세히 적어 보자. 책은 50쪽 이상 읽은 것만 적을 수 있으며, 영상 자료와 신문 및 기타 내용은 출처나 연도 표기를 정확히 적어 보자.

책	
영상자료	
신문	
기타	

③ 이번 장에 관해 200자 이상의 에세이를 손으로 직접 써 보자.

* 이 페이지는 절취하여 다음 시간에 제출할 것

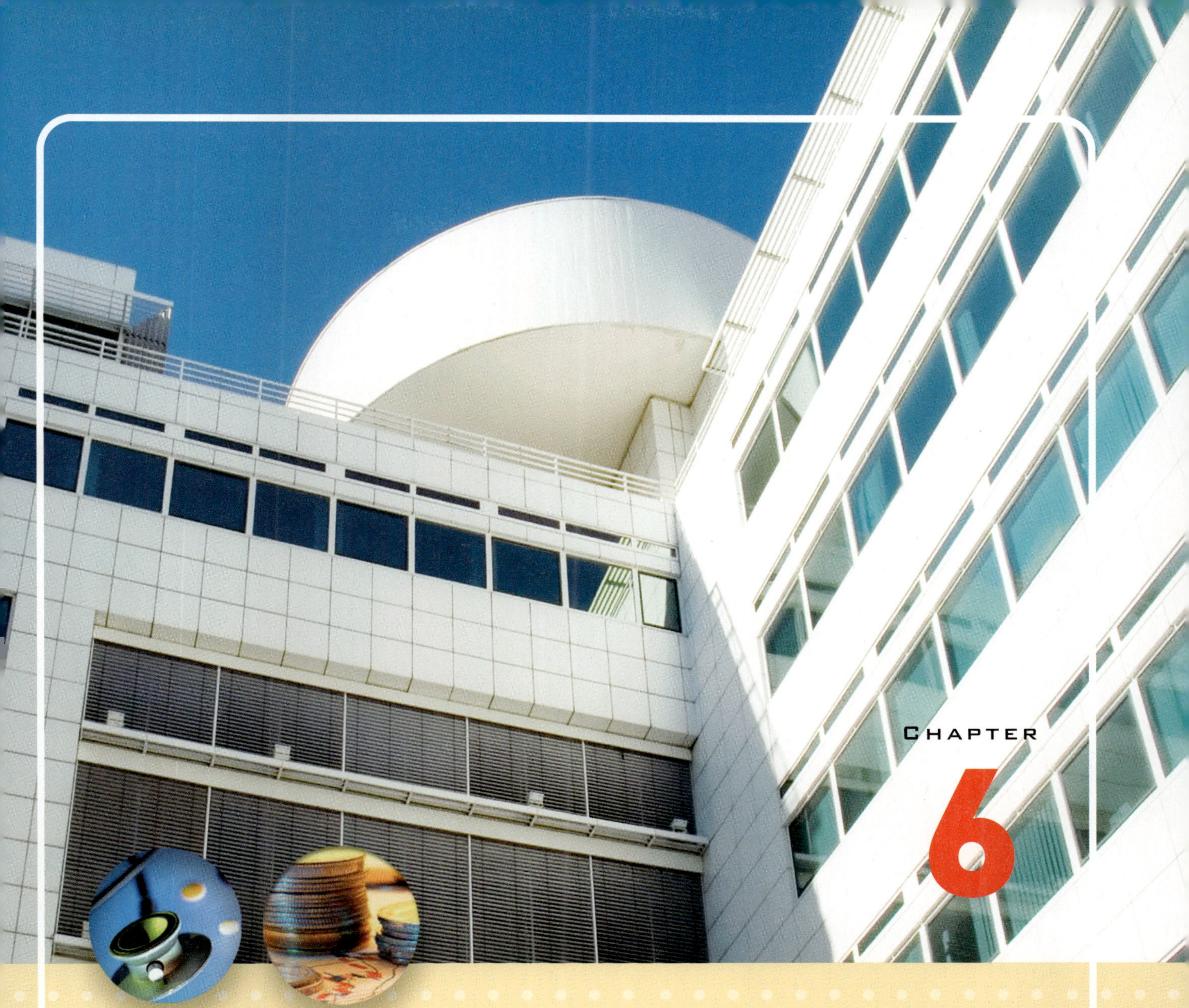

CHAPTER

6

의료인과 병원인 되기

국내에서 활동하는 의사와 간호사 수가 의료 선진국의 절반 수준인 것으로 나타났다. 2014년 7월에 발표된 경제협력개발기구OECD의 주요 회원국 보건의료 지표에 따르면 우리나라의 경우 인구 1,000명당 의사 수는 2.1명으로 OECD 회원국 중 가장 낮은 수준이었으며 간호사 수는 4.8명인 것으로 집계됐다(2012년 기준).

이 수치는 의사 수가 4.9명인 오스트리아의 절반에도 못 미치는 수준이며, 간호사의 경우도 16.6명인 스위스와 큰 차이를 보이는 것이다. 한편 OECD 회원국 평균은 의사 3.2명, 간호사는 9.3명인 것으로 집계되었다. 우리나라의 의대 졸업자는 인구 10만 명당 8.2명으로 OECD 평균(11.1명)보다 적어 중장기적 의료 인력 수급을 위한 중대한 결정이 필요한 것으로 보이는데, 그렇지 않을 경우 의료 인력의 심각한 부족 현상에 직면하게 될 것이기 때문이다. 반면에 의료 인프라는 OECD 평균을 뛰어넘는 수준이다. 병상 수는 인구 1,000명당 10.3병상으로 OECD 평균인 4.8병상을 훌쩍 뛰어넘고 있다.

수치상 의사부족과 달리 국민들의 연간 진료 횟수는 14.3회로 OECD 평균(6.9회)의 두 배나 되었고, 평균 재원일수 역시 16.1일로 OECD 평균(8.4일)의 두 배 수준을 보이고 있다. 아울러 100만 명당 자기공명영상장치MRI 보유대수는 23.5대, 컴퓨터단층촬영장치CT 37.1대로 OECD 평균인 14대와 24.1대를 크게 상회하고 있는 것으로 나타났다. 의사 수는 부족한데 진료 횟수는 많다면 잦은 병원 방문과 회당 평균 진료시간의 감소는 피할 수 없는 현실이다. 하지만 의료 인력의 과다에 대한 상반된 의견이 존재한다. 생각보다 많다고 주장하는 의사협회 등 의료관련 단체 측과 여전히 부족하다는 소비자단체 및 관련 전문가들의 의견이 엇갈리고 있다. 어느 쪽 말이 맞는지 혼란스럽다.

과연 이들은 무엇을 근거로 자신들의 주장을 피력하고 있는지 관련 자료를 찾아보자. 먼저 ① 의료인 단체 혹은 이들과 견해를 같이하는 전문가들의 과다하다는 주장이 담긴 기사를 찾아보고, 다음으로 ② 이들과 달리 부족하다고 주장하는 내용의 기사를 찾아서 붙여 보자. 마지막으로 양측의 주장을 감안해 볼 때 ③ 여러분의 입장은 어떤 쪽이며 그 근거는 무엇인지 적어 보도록 하자.

①

②

③

1 의사

현행 의료법에서는 의료인에 '의사 · 치과의사 · 한의사 · 조산사 · 간호사' 등 다섯 직종을 포함하고 있지만, 여기서는 의사와 간호사를 중심으로 알아보자.

의료 인력에는 해당 진료과의 전임의傳任醫[1)]는 물론 인턴Intern부터 펠로우Fellow까지 모두 포함된다. 언뜻 보기엔 흰 가운만 입고 있으면 모두 의사라고 생각할 수도 있지만, 그들 사이에도 엄격한 신분상 구분이 있다. 대학 부속 병원을 예로 들어 볼 때 의사들은 주임교수를 포함한 전임교원과 인턴 · 레지던트 등의 수련의 및 그 사이에 존재하는 펠로우 등 다양한 계층이 존재한다.

다양한 의료인력

구분		대학 병원	일반 병원
진료스태프	전임의	주임교수	진료과장
		스태프	진료스태프
	전속의	펠로우	
수련의	전공의	레지던트	
		인턴	

1) 전임專任 : 어떤 일을 오로지 맡김, 또는 맡음, shouldering entire responsibility. 전임前任(전에 맡았던 일), 전임轉任(일을 옮겨 바꿈, 이임移任, change of post)과 구별할 것

게다가 의과대학 본과 4학년의 경우 병원 실습 위주로 진행되는 수업의 특성상 학생(예비 의사)까지 가운을 입고 병원에서 상당 시간을 보내고 있다. 모두 비슷한 가운을 입고 있지만 그 속에는 엄격한 위계질서를 가진 다양한 인력이 존재하고 있다.

연도별 의사 국시 응시생 수

1980	1982	1984	1986	1989*	1991	1995			2013	2014	2015
1,429	1,469	1,969	2,138	3,157	3,196	4,019			3,287		

* 1982~1988년에 11개 의대 신설

위의 표에 빠져 있는 연도의 국시 응시생 자료를 추가해 보자. 참고로 2015년 2월 졸업 예정자 수는 의학전문대학원에서 다시 의과대학으로 체제를 바꾸어 의예 24개 대학(2,368명), 치의예 5개 대학(529명), 한의예 11개 대학(700명) 등 3,600여 명에 이른다.

1) 인턴intern

의과대학을 졸업한 후 병원에서 일정 기간 수련 과정을 거치는 수련의修鍊醫 중 제일 첫 번째 단계가 인턴이다. '의사 국가고시'를 통해 의사 면허를 받은 이들은 수련기관 자격을 갖춘 병원에서 1년 동안 임상 수련을 받는다. 이들은 보통 한 달 단위로 소속과를 움직인다. 그래서인지 인턴intern이란 이름 자체가 병원 안에서in 빙빙 돌아가며turn 일하는 사람이란 뜻에서 비롯되었다는 확인되지 않은 얘기도 있다. 병원의 진료과 전부를 돌아가며 익히긴 하지만, 한 과에 머무는 기간이 길지 않다 보니 이 단계에서 인턴이 할 수 있는 일은 한정되기 마련이다.

2012년 1월에 실시된 인턴 원서 접수에서 소위 'Big 5 병원'에 대한 인턴 지원자가 1,150여 명에 달했다. 이는 의사 국가고시 합격자 및 군복무를 마친 전역자 등 전체 자원의 1/3이 넘는 규모였다. 이에 비해 지방 국립대 병원의 경우 지원자 부족으로 상당수 병원이 고전을 면치 못했다.

'Big 5'라 부르는 상위 5개 병원*에 지원자들이 몰린 이유는 이들 병원이 규모뿐만 아니라 진료나 연구실적 등에서 고른 우세를 보여 온 점과 인턴들의 잡무를 줄이는 한편 급여 등 복지 혜택이 남다르기 때문이다. 이에 대해 상대적으로 열세일 수밖에 없는 중소 병원들은

* Big 5 병원
서울아산, 삼성서울, 신촌세브란스, 서울대, 강남성모 등으로 건강보험 실적 기준 이들 병원의 진료비 비중은 2007년 33.1%에서 2011년 35%를 차지하는 등 그 비중이 점차 높아지고 있다. 두 병원을 비교한 흥미로운 기사도 찾아보자.(김정우. 서울아산병원 VS 삼성서울병원. oped.co.kr, 2009. 5. 3.)

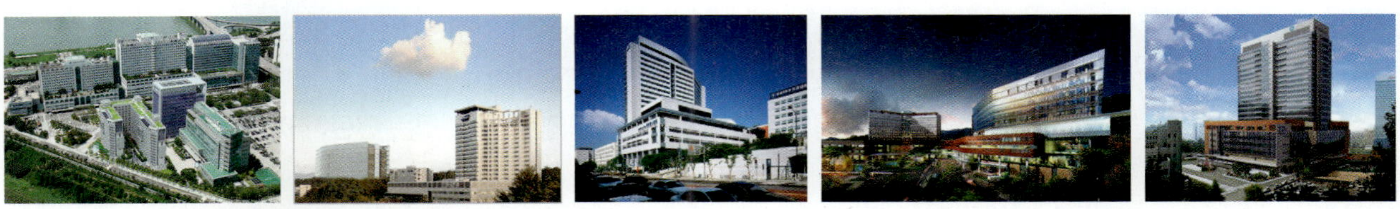

서울아산, 삼성서울, 신촌세브란스, 서울대, 강남성모 병원(좌로부터)

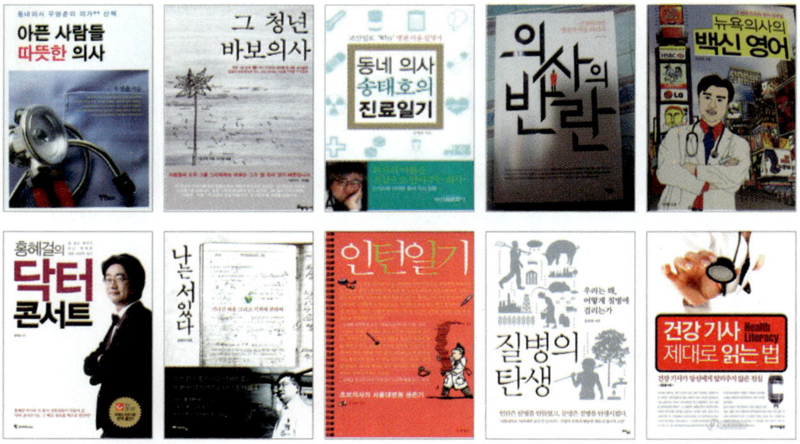

의사들이 쓴 다양한 책들

가족적인 분위기와 대형 병원에서라면 경험하기 힘든 다양한 술기術技를 접할 기회 등을 장점으로 내세우며 매년 지원자 확보에 애쓰고 있다.

아래 내용은 〈아픈 사람들 따뜻한 의사〉와 '의사도 모르는 의사 이야기'란 부제가 붙은 〈독수리의 눈, 사자의 마음, 그리고 여자의 손〉이란 책 등 두 권에서 발췌한 것으로 인턴 과정의 괴로움을 매우 사실적으로 보여주고 있다.

잠을 제대로 잘 수가 있나, 제대로 먹을 시간이 있나, 아는 게 많아서 일이 쉽기를 하나. 인턴 생활은 문자 그대로 고난의 시작이었다. (…) 인턴 때 제일 힘든 과는 외과였는데 한 달 동안 하루에 잠잔 시간은 고작 2~3시간 정도 되었던 것 같은데 그것도 두 다리 쭉 뻗고 편하게 잔 것은 아니었다. 수술실 내에 의사들이 수술복으로 갈아입는 갱의실* 소파에서 새우잠으로 때우는 것이 대부분이었다. (…)

* 갱의실更衣室
更 '다시 갱', '고칠 갱'의 뜻으로 옷을 갈아입는 방을 말함

어느 과를 전공하든 3월에 학기를 시작하여 첫 100일 동안은 '100일 기도'같이 집에 가지를 못하고 병원 내에서만 생활하면서 당직 근무를 하게 된다. (…) 초보 의사인 인턴이 하는 일은 과마다 무척이나 다양하다. 외과의 경우에는 상처나 수술 부위의 소독과 드레싱이 기본이고 수술실에서는 수술을 보조하는데, 보통 '스크럽scrub을 선다'고 하며 수술 보조 역할을 한다. 내과의 경우에는 채혈(각종 혈액 검사를 위해 정맥에서 피를 뽑는 것을 말함)과 정맥주사가 기본이고 주치의가 시술하는 처치를 보조하기도 하고 월말이 되어 가면 직접 요추천자* spinal tapping, 늑막천자thoracentesis 등을 시술해 볼 기회를 주기도 한다.[2)]

* 요추천자
Lumbar puncture와 같은 말로, 척추 안의 척수액을 뽑아보는 검사법. 방법은 환자를 눕힌 뒤에 요추 세 번째에서 네 번째 사이에 주사기를 꽂은 뒤 압력을 제기도 하고 내용물을 뽑아 보게 된다. 뇌염 등이 있을 때 척추천자를 시행하여 병균에 의한 것인지, 바이러스에 의한 것인지, 혹은 결핵균에 의한 것인지 등을 알 수 있으며, 또한 뇌압의 상승 정도를 파악할 수도 있다.

당시 흉부외과는 심장 판막수술이 막 시작되던 시기였다. 서울대학병원의 모든 과科가 아침 7시 반에 수술을 시작하는데, 유독 흉부외과만 1시간 일찍 수술을 시작했다. 인턴은 말이 의사지 거의 막일꾼 수준이다. 새벽 5시 반에 일어나 수술에 필요한 여러 가지 준비를 하고, 6시까지 수술실에 환자를 데리고 들어가야 했다.

그런데 병원 식당이 7시 반에 문을 여니 아침은 굶는 게 당연했고, 오후 2~3시가 되어야 첫 수술을 마치는데 이때가 되어야 겨우 요기를 할 수 있었다. 하루 일과를 마치고 선배 레지던트가 사주는 늦은 저녁을 거의 폭식 수준으로(요즘 말로 '흡입') 먹고 난 후 밀린 일들을 하다 보면 잠자리에 드는 시간은 새벽 1~2시가 예사였다. 그 이후에라도 병동에서 급한 일이 생기면 곤히 쓰러져 토막잠을 자고 있는 인턴이 어김없이 호출되어 달려가

2) 우영춘. 아픈 사람들 따뜻한 의사. 연인M&B, 2014, pp.87~107

> 야 했다. 고생도 이런 고생은 난생 처음이었다. 가장 견디기 힘든 것은 배고픔이었다. 태어나서 처음으로 배고픈 서러움을 겪었다. 아침도 못 먹고 빈속으로 오후 2~3시까지 버티다 보면 저혈당 증상이 나타나 이만저만 힘든 게 아니었다.[3)]

2) 전공의專攻醫, 레지던트resident

다음은 전공의로 흔히들 레지던트라 부르는 사람들이다. 전공의 과정은 인턴 과정을 거친 후 자신의 주력 분야(이른바 전공) 진료과에서 깊게 배우는 과정이다. 인턴 과정을 깊이는 부족하지만 넓게 배우고 익히는 것이라 한다면 전공의 과정은 분야가 좁은 대신 전공과목에 대하여 깊이 있게 익히는 것으로 생각하면 된다. 보통 이 과정에 소요되는 시간은 4년이다. 전공의 과정 이수가 끝나면 마지막 관문이 '전문의專門醫 시험'이다.

정부는 전공의 수를 3,200명 수준에 맞추겠다는 기본 방침에 따라 전공의 정원을 단계적으로 감축하고 있다. 레지던트 1년차 전공의 정원은 2012년 3,982명에서 2013년 3,780명(202명), 2014년 3,634명(146명) 등 조금씩 줄어들고 있다.

> 보통 6시에 기상하여 병동 입원 환자의 상태를 파악하고 처치를 하면서 회진 준비를 한다. 회진 준비가 끝나면 7시 반경에 집담회conference에 참석하여 최신 학술지로 업데이트된 의학 지식을 배우고 스태프에게 문제가 있는 환자에 대해 보고를 한 뒤 토론의 시간을 갖는다. 집담회가 끝나면 각 파트별로 회진을 돌게 되는데 환자의 경과와 향후 치료 계획에 대해 지시를 받게 되는데, 할 일은 많지 공부할 시간은 없지, 그래서 회진 돌 때는 대부분 혼나는 경우가 많다. 회진이 끝나면 보통 9시 정도 되는데 퇴원할 환자와 기존 입원 환자의 처치 및 투약에 대한 오더order 내는 일, 채혈 및 수액 놓기 등 이리 뛰고 저리 뛰다 보면 곧이어 외래에서 새로 입원할 신환이 올라온다. 신환에 대한 진찰과 차트 작성, 각종 검사와 처치에 대한 오더를 내고, 기존 입원 환자의 각종 검사 결과 등을 챙기다 보면 어느덧 오후 4시가 가까워지는데, 오후 회진을 위한 준비를 해야 한다. (…)
>
> 2, 3년차가 되면 내시경, 초음파 등 고난도 기술을 배우고, 외과 계열의 경우 아주 간단한 수술의 집도의가 되기도 한다. 3년차 후반기에 들면 전공의 꽃이라 불리는 '치프'가 되며 당직과 집담회 스케줄 등을 짜고 의국의 모든 살림살이를 맡아서 꾸려 나간다. 보통 4년차 9월부터 12월까지는 병원 일은 손을 놓게 되며 의사로서 마지막 시험인 전문의 고시 준비를 위해 공부에만 몰두하게 된다. 이 전문의 고시에 합격함으로써 도제제도* 같은 길고 힘든 수련의 과정과 작별하게 된다.[4)]

* 도제徒弟
유럽은 중세부터 조합이라고 하는 길드guild라고 하는 장인 시스템을 엄격히 갖췄다. 길드에 회원으로 가입하려면 자신만의 워크숍workshop이나 아틀리에atelierr가 있어야 하는데, 이를 갖기 위해서는 장인이라 부르는 마스터master가 되어야만 했다. 마스터는 도제apprentice, 직인journeyman의 과정을 거쳐야 하는데, 예를 들어 어려서부터 10년 동안 스승(마스터)을 찾아가 숙식을 하며 배워 나가는 도제 수업을 받고, 이 단계를 거쳐 직인이 되면 밖에 나가서 활동할 수 있었다. 스승의 울타리를 벗어나 이곳저곳을 여행하듯 떠돌며 기술을 갈고닦는 것이다. 직인을 벗어나 마스터가 되려면 길드의 심사를 받는데, 이때 출품작이 합격하면 마스터의 자격을 얻게 되는 것이다. 우리가 알고 있는 걸작이라는 뜻의 '마스터피스masterpiece'란 단어도 여기서 비롯된 것이다.

---

3) 이춘성. 독수리의 눈, 사자의 마음, 그리고 여자의 손. 쌤앤파커스, 2012, p.20
4) 우영춘. 아픈 사람들 따뜻한 의사. 연인M&B, 2014, pp.133~136

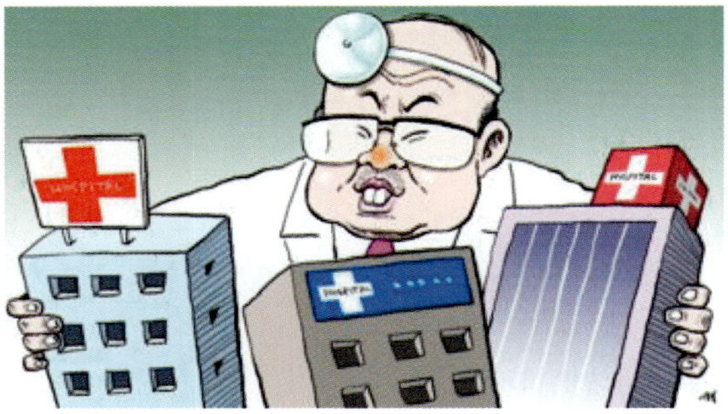

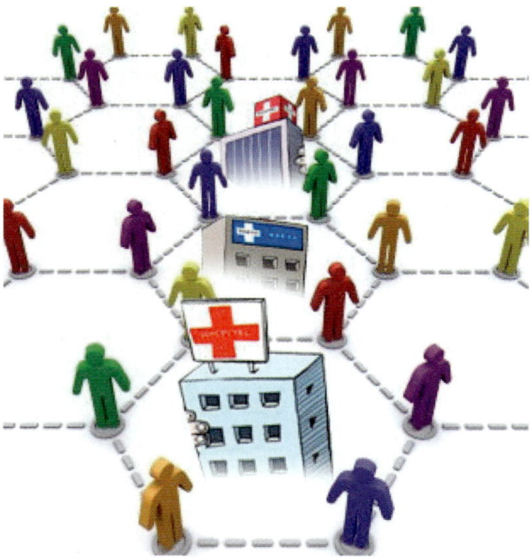

'병원 프랜차이즈에 울고 웃는 닥터들'(한국경제, 2008. 1. 27.)과 '생사기로에 선 네트워크병원, 살길 찾아 동분서주'(중앙일보헬스미디어, 2012. 2. 13.) 기사에 실린 삽화다. 해당 기사를 읽어보자.

대학병원이라면 레지던트 1년차次(이하 R1)가 환자의 주치의를 맡고, R2는 중환자를 맡는다. 외과의 경우 간단한 수술에서 R2가 집도의執刀醫[5]가 되며, R3 과정에서는 고난도의 환자 처치 기술을 배운다. 레지던트 마지막 해인 R4를 치프chief라 하는데, 이는 치프가 '책임을 지는in charge of' '연장자의the most senior' '가장 중요한the most important' 등의 뜻이란 점과도 무관하지 않다.

최고참으로 수련의 과정의 최고봉에 서 있는 이들은 일반적인 수술의 집도의를 맡는다. 그와 동시에 R4는 산더미 같은 양의 책을 쌓아 두고 전문의 시험에 대비하는 상당한 압박에 시달린다. 그러면서도 이제는 홀로서기를 앞둔 터라 다음과 같은 현실적인 고민도 무척 많이 하게 되는 때라 할 수 있다.

> 요새 들어 동료들과 하는 대화의 흔한 주제 중 하나는 '앞으로 어떻게 먹고살아야 할 것인가' 하는 점이다. (…) 앞으로 열심히 노력한다고 해도 우리가 합당하다고 기대하는 대우를 받는 것이 더더욱 어려워질 것이라는 불안함이 고민의 이유가 된다. (…)
>
> 자랑스럽게 본인의 이름을 내걸고 환자를 돌보던 'OO의원' 원장님이 옆 건물에 들어선 누구나 들으면 알 만한 대형 자본의 프랜차이즈 의원에 밀려나 병원을 닫고 언제 잘려 나갈지 모르는 임시직을 전전하게 될 수도 있다. (…) 도시와 시골구석이 대형 병원 프랜차이즈의 편의점식 의원의 점장으로 진료보다는 영업 전선에 목을 맬 날이 올 수도 있다고 생각하니 가슴이 먹먹해진다.[6]

수련의 과정을 무사히 마친 사람들은 전문의 시험을 통해 드디어 꿈에 그리던 전문의가 된다. 오랜 시간 힘든 과정에서 살아남은 이들을 부르는 이름이 바로 '닥터doctor'라는 호칭이다. 그 분야에 관한 깊은 식견을 가진 사람이란 뜻이다. 의과대학을 졸업하고 의사 국가고시에 합격하면 얻게 되는 것이 의사 면허인데, 여기서 '의사'란 '일반의Physician'를 말하는 것이기에, 엄밀히 말해 일반의와 닥터는 달라도 한참 다르다. 한편, 전문의 취득 여부에 관계없이 동네 의원을 개설하거나 보건소 등에서 1차 보건의료를 담당하는 의사들을 통칭해서 '1차 진료의' 혹은 '일반의'로 부르기도 하는데 이의 영어식 표현은 'General Practitioner'가 알맞다.

전문의 중에서 아직 군 문제를 해결하지 못한 남자라면 군대로 가겠지만 대부분은 개

5) 집도執刀란 말 그대로 '칼을 잡는다holding knife'는 뜻
6) 의협신문, 2012. 2. 6. '앞으로 어떻게 먹고 사나요?'

원을 통해 개업의로 홀로 서기를 시도한다. 지금까지의 시간이 좀 더 배우고 좀 더 익히는 시기였다면 이때부터는 생존을 위해 몸부림치는 시기라 할 수 있다.

일반 업종의 경우 한 해 평균 60만 개의 업소가 새로 열리고, 기존의 업소 중 58만 개가 폐업하는 상황이니 대략 그해 창업한 가게 수만큼 문을 닫는 셈이다. 하루에 1,600개 정도가 새로 문을 열고 문을 닫는 것이다. 의료기관에 대한 정확한 자료가 나와 있지는 않지만 치열함은 못지않을 것이다. 폐업에 따른 후유증이 일반 업종보다 심하면 심했지 결코 덜하지 않기 때문이다. 의료기관 개업이란 게 엄청난 투자가 따르기 마련이다 보니 소요 자금의 상당 부분을 금융권 대출로 해결할 수밖에 없는 상황이다. 당연히 금융 부담이 상당한 상황에서 폐업을 하게 되면 그 후유증은 생각 이상으로 심각할 수밖에 없다. 실제로 금융기관 채무 불이행자 혹은 악성 채무자 순위의 상위권을 의료인(의사, 치과의사, 한의사)이 차지하고 있다는 사실이 어제오늘의 이야기가 아니다. 오른쪽 사진에서 보듯 치과 세 곳 그리고 성형외과 두 곳이 한 건물에서 경쟁하고 있다. 옆 건물도 아닌 같은 건물에서 말이다.

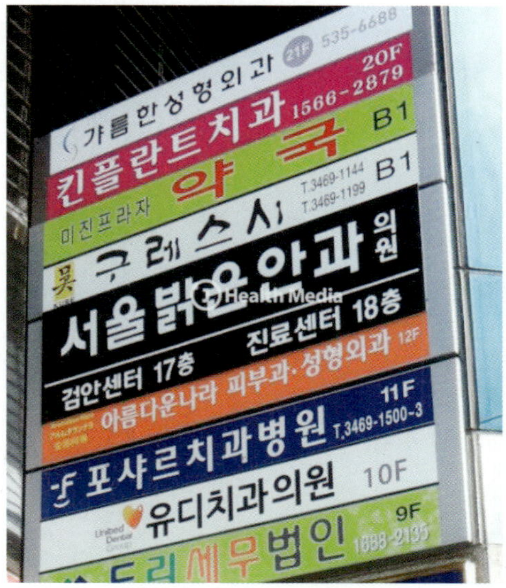

의료기관들의 치열한 경쟁 상황을 가늠케 하는 장면(출처 : 중앙일보 헬스미디어, 2012. 8. 20.)

개원을 염두에 둔 R4들의 고민이 과장된 것만은 아니다. 대한의사협회 의료정책연구소가 한국갤럽에 의뢰해 전국 2만 6,000개 의원 중 1,031개 의원을 표본으로 선정하여 조사한 결과 2012년 현재 의원급 의료기관의 36%가 평균 3억 5천만 원의 부채를 지고 있는 것으로 드러났다. 특히 산부인과의 경우 부채 규모가 5억 2천만 원으로 가장 많았다.

개원 시 투자 비용을 살펴보면 1차 진료기관의 경우 평균 4억 8천만 원으로, 이 중 대부분을 금융권 대출을 통해 마련하는 것으로 알려졌다. 실제로 의원당 평균 대출금액은 3억 7천만 원이었으며, 이에 따른 이자는 월 1백 82만 원인 것으로 조사되었으니 소요 자금의 80% 정도를 대출로 해결하고 있는 셈이다. 타인자본 의존도가 높은 의원의 개원 구조상 수입이 예상했던 수준을 밑돌거나 금리의 갑작스러운 변동 등 예기치 않은 외부환경 요인의 변화에도 흔들릴 수밖에 없는 것이 동네의원, 특히 신설 의원이다.

동네의원의 연평균 매출
(단위 : 만원, 매출은 세전)

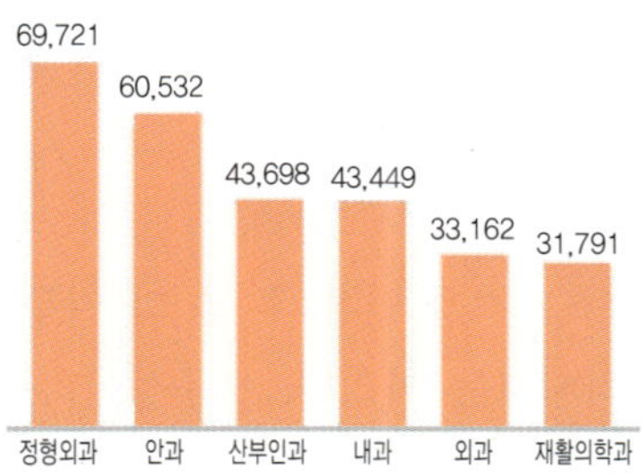

※외과는 성형외과, 피부과 포함

동네의원 부채 현황
(단위 : %)

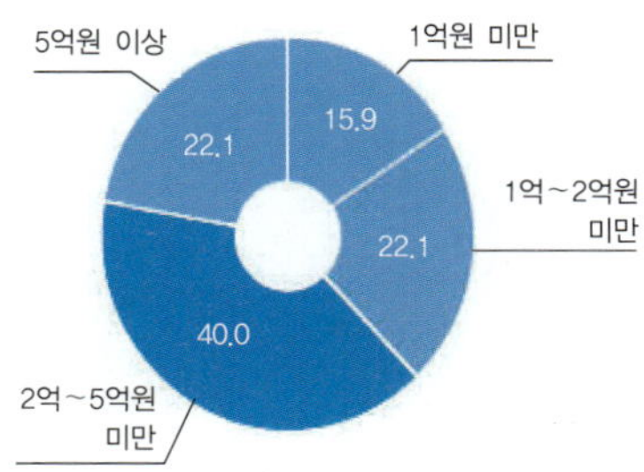

※평균 부채금액 3억 5,079억원

'동네병원 10곳 중 7곳 개원 빚 갚는 데 허덕' 기사(한국경제신문, 2012. 4. 20.) 중 삽화

의원 개설에 따른 단기 및 장기 자금

단기 자금	장기 자금
· 월별 고정비 · 응급 소요 경비 · 현금 흐름의 경색 · 재고 증가에 따른 유지비 · 임시 또는 긴급 홍보비	· 신규 서비스 개발비 · 시설 및 장비 교체비 · 인수 · 합병 · 새로운 시장 진출 · 시설 확장 및 신축비

의원의 경우 연간 총매출은 단독 개원의의 경우 3억 6천만 원, 고용의사를 포함한 형태의 경우 8억 7천만 원, 공동개원형태에 고용의사까지 포함한 경우 16억 원인 것으로 조사됐다. 이를 진료 과목별로 살펴보면 방사선과계가 7억 3천만 원으로 가장 많았으며, 외과가 3억 1천만 원으로 가장 적었다. 세무보고용 손익계산서 분석 결과 2010회계연도 의원 평균 총매출액은 4억 4천 4백만 원이었으며, 평균 3억 1천 4백만 원의 비용이 발생해 기관당 평균 1억 2천 9백만 원의 순이익을 기록하고 있는 것으로 나타났다.[7]

언론에 나온 수련의(인턴, 레지던트)에 대한 자료를 찾아보자. 먼저 ① 이들이 직접 쓴 글을 찾아보고, 다음으로 ② 이들을 주제로 써 놓은 다른 사람들(보건의료 및 병원 전문가 혹은 작가 등)의 글을 찾아서 아래 빈칸에 붙여 보자.

①

②

3) 전임의傳任醫, 펠로우fellow

전임의[8]란 전문의 자격을 얻은 후 좀 더 전문성을 갖추기 위해 연구 및 진료를 희망하는 의사들이 차지하는 자리다. 전문성이라는 표현에서 알 수 있듯이 대학병원 등 일부 병원에서만 볼 수 있는 사람들이 바로 이들이다. 수련 과정을 모두 마친 사람들이다 보니 이들은 거의 완전한 한 사람의 스태프 역할을 담당하고 있다. 비록 후보 선수이긴 하지만 어느 때라도 주전 자리를 꿰찰 수 있는 그런 선수인 셈이다. 다른

7) 치의신보. 〈동네병원 '빚' 심각〉 2012. 4. 30.

8) 여기서 fellow란 '동료'란 의미보다는 '성과나 명예의 표시로 학회나 전문 집단의 일원으로 선택된 사람을 칭하여 높여 부르는 말(someone who is a specially elected member of academic or professional association, usually because of their work or achievements or as a mark of honour)'의 의미가 더 맞을 것임

후보선수처럼 이들에게 필요한 것도 역시 '기회'일 것이다. 주전의 부상이나 이적 등 해당 병원의 빈자리라는 기회가 무척 절실한 이들이다.

> "자네는 펠로가 뭐 하는 사람이라고 생각하나?"
> 그의 표정으로 보아 처음 받아 보는 질문인 듯했다. 잠시 생각하더니 자신 없는 목소리로 대답했다.
> "선생님을 잘 모시고 보필하는 거라고 생각합니다."
> 원하는 답은 아니었지만 내 예상에서 크게 벗어나지 않았다. (…)
>
> 사실 의학은 전통적으로 보수적인 도제교육 형태를 띠고 있다. 스승이나 선배의 가르침에 따라 기술을 익히고 그들에게 지식과 경험을 전수받는다. 이런 교육과정에서 스승이 하라는 대로 하지 않거나 변형된 방법을 쓰면 크게 야단을 맞거나 심한 경우 쫓겨나기도 한다. 스승의 가르침에 이의를 제기한다는 것은 '파문'의 위험을 감수해야 하는 것이다. 그러다 보니 이의 제기는 고사하고 스승의 말투나 걸음걸이까지 닮게 되는 경우가 많다. 그런 사람일수록 수제자가 되기도 한다.
>
> "위키피디아를 아는가? 거기서 메디컬 펠로의 정의를 찾아보면 두 가지가 나와. 하나는 전공 분야의 세부질환에 대해 좀 더 배우는 것이고 또 하나는 연구를 통해서 새로운 기술을 개발하는 것. 그게 펠로야. 거기 어디에도 선생을 잘 모시라는 이야기는 없어. 앞으로는 선생 모시는 것보다 연구와 학문 수련에 정진하기 바라네."[9]

의료 현장에서의 펠로우란 병원(예를 들어, 의과대학 부속 병원)의 전임(교수)이 되기 위해 반드시 거쳐야 하는 과정이기도 하지만, 병원의 입장에서 보면 자격을 충분히 갖추었으나 정원상의 문제나 기타 병원의 여건을 이유로 곧바로 전임 대우를 해주지 않고 한동안 활용할 수 있는(좀 더 정확하게 말하자면 비교적 낮은 처우에 비해 상대적으로 높은 실적을 기대할 수 있는) 좋은 인력 공급원이라 할 수도 있다. 어찌 보면 전임의는 에너지가 넘치고 최신의 기술을 지니고 있는 블루칩이 분명한데도, 상대적으로 저평가된 '숨어 있는 진주'라 볼 수 있다.

아래 나와 있는 내용처럼 한 사람의 완벽한 외과 의사가 되기 위해서는 7단계라는 힘든 과정을 이겨내야 한다는 점에서 본다면 펠로우들이 가야 할 길은 한참 더 남아 있다고 볼 수도 있을 것이다. 잠시 미국의 저명한 정형외과 의사인 헨싱거Robert Hensinger 교수가 쓴 '외과 의사의 숙련과정Educational process of skill set acquisition'이라는 글을 살펴보자.

- 1단계(초심자 단계beginner or novice) : 수술을 배우는 단계로, 수술 술기가 습관이 될 때까지 몸으로 익히게 된다. 의과대학을 졸업하고 전공의(레지던트) 과정에 들어간 의사들이 이 단계에 속한다고 볼 수 있다.

---

9) 노성일. 1인치의 혁신. 북하우스, 2013, pp.104~105

- 2단계(초심자를 벗어난 단계advanced beginner): 1단계에서 배운 지식을 실제 상황에 적용하는 단계다. 전공의를 마칠 즈음 또는 전임의fellow 과정이 여기에 속한다. 수술로 생기는 여러 가지 합병증들을 경험하게 되는 단계다.
- 3단계(혼자 수술을 집도할 수 있는 단계competent): 전임의 과정을 마친 후 취직 또는 개원하면서 홀로 독립하여 수술하는 단계다. 수술에 대한 책임감을 무겁게 느낄 뿐만 아니라, 수술 결과에 기쁨과 실망, 자신감과 좌절, 환희와 공포를 느끼게 된다.
- 4단계(능숙하게 수술할 수 있는 단계proficient): 수많은 환자를 수술하여 수술 술기가 발군의 경지에 도달한 의사를 말한다. 어려운 상황에서도 스트레스를 받지 않고 잘 대처하게 된다.
- 5단계(해당 분야 의사들 가운데 가장 뛰어난 수준의 의사expert): 동료 의사들의 롤 모델이 되며, 어려운 문제로 도움을 청하는 동료 의사들에게 적절한 조언을 해줄 수 있는 단계다.
- 6단계(전 세계적으로 손꼽히는 대가大家): 학문적으로 최고 수준이며, 동시대의 의사들에게 거장 또는 마이스터Meister로 인정받는 몇 안 되는 의사를 말한다.
- 7단계(학문적, 기술적 마이스터이자 혜안과 현명함까지 갖춘 단계practical wisdom): 해당 분야를 개척한 선구적, 선험적인 의사로 전 세계적으로도 수십 년에 1명이 나올까 말까 하는 단계다.

지금까지 수련의와 펠로우에 대해 살펴보았다. 종합하는 의미에서 ① 인턴과 ② 레지던트 및 ③ 펠로우들의 고민은 무엇일지 생각해 보자. 이들의 고민을 한두 가지씩 적어 보자.

①
②
③

4) 일반의一般醫

의사라고 모두 다 수련 과정을 거치는 것은 아니다. 의과대학을 졸업하고 의사 국가고시를 통해 보건복지부장관의 의사 면허를 획득한 사람 중 곧바로 진료에 뛰어드는 사람들(혹은 인턴 과정만 마친 사람)을 일반의General Practitioner, GP라 부른다. 1차 진료 의사라 불리기도 하는 이들은 의료체계의 최일선에서 다양한 환자들을 대상으로 '일반적 수준'의 의료를 행한 후 필요에 따라 상급 의료기관이나 적절한 전문의에게 환자를 의뢰하는 문지기gate keeper 역할을 한다.

일반의의 경우 전문 과목 표기는 허용되지 않기 때문에 전문 과목을 표기하지 않고,

'의원'이라고만 적어 놓은 곳이라면 일반의가 운영하는 의원일 가능성이 높다. 의료기관의 간판에는 전문 과목과 진료 과목이 표기되는데, 이때 두 가지를 혼동해서는 안 된다. 예를 들어 내과 전문의라면 '내과'를 전문 과목으로 간판에 적는 것이 문제가 되지는 않는다. 그러나 '진료 과목'으로는 의사가 원하는 어떤 과목도 자유롭게 함께 적을 수 있다는 것이 현행법상 특징이다. 예를 들어 앞서 언급한 내과 전문의가 소아과와 피부과 진료를 함께 하고자 할 경우 '피부과'와 '소아과'를 진료 과목으로 함께 적어 놓을 수 있다는 것이다.

따라서 간판에 '○○○ 내과 의원'이라 표기된 곳과 '○○○ 의원, 진료 과목 내과'라 표기된 곳의 차이는 크다. '○○○ 내과 의원'으로 적혀 있다면 해당 의원은 내과 전문의가 운영하는 곳이다. 반면에 '○○○ 의원, 진료 과목 내과'로 쓰여 있다면 일반의가 운영하는 의원으로 내과 질환을 본다는 것을 의미한다. 이상에서 보는 바와 같이 전문의 자격을 취득한 특정 전문 과목 외에 진료 과목은 의사가 원하는 대로 표기가 가능하다. 따라서 진료 과목을 많이 적어 둔 곳이 실력이 더 높은 것이 아닐 수도 있음을 알아두자.

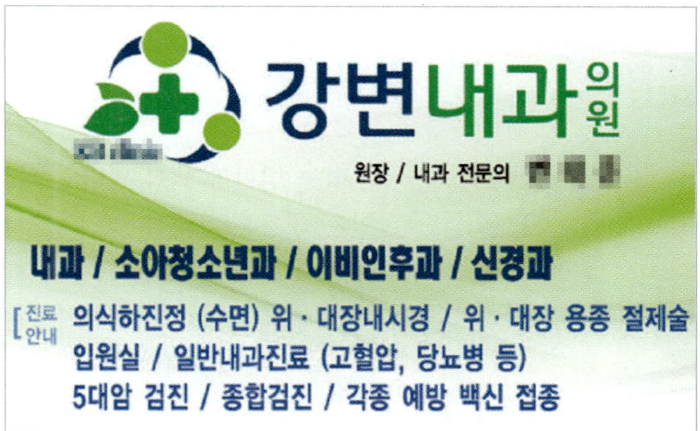
강변내과의원
원장 / 내과 전문의
내과 / 소아청소년과 / 이비인후과 / 신경과
진료 안내
의식하진정 (수면) 위 · 대장내시경 / 위 · 대장 용종 절제술
입원실 / 일반내과진료 (고혈압, 당뇨병 등)
5대암 검진 / 종합검진 / 각종 예방 백신 접종
의원 원장의 명함. 여기서 보듯 내과 전문의인 그는 기관명에 내과를 표기하는 한편, 소아청소년과, 이비인후과, 신경과를 병기해 놓았다.

의사라는 직업은 겉보기에는 화려해 보이기도 하지만 막상 속을 들여다보면 그렇지 않은 경우도 많다. 진료 과별로 주로 다루는 환자들이 차이가 있는데, 그러다 보니 치과 의사는 온종일 사람들의 입 안만 쳐다보기 일쑤며, 치질 수술을 담당하는 대장 항문과는 환자들의 항문만 들여다보는 경우가 대부분이다. 이렇게 각 과마다 처치하는 시술들이 다르다 보니 스트레스도 다양하고, 진료 과별 의사들의 겪는 직업병 또한 다양하고 심각하다. 진료 과별 의사들의 다양한 아픔에 대해 잠시 살펴보자.

> 소아과 의사는 감염성 질환을 가진 환자들이 내원하기 때문에 본인이 전염되어 아플까 봐 전전긍긍한다. 독감이나 바이러스 결막염 같이 유형성으로 번질 때는 자신이 걸리지 않을까 하고 노심초사한다. (…) 메스(칼)를 가지고 항상 수술을 하기 때문에 '칼잡이'라는 화려한 명성을 가지고 있는 외과 의사들은 그 명성과 달리 '주부습진'을 가진 이가 많다. 온종일 수술용 장갑을 끼고 살기 때문에 손에 오랫동안 공기가 통하지 않고 땀이 차서 쉽게 짓물러진다. 손도 자주 씻어야 하니 피부보호 역할을 하는 피지가 남아나질 않는다. (…)
>
> 수술 시간이 길게 걸리는 흉부 외과와 장기 이식을 주로 하는 외과 의사들은 오랫동안 서서 수술을 하기 때문에 하지 정맥류를 많이 가지고 있으며 발에는 정체성 피부염을 앓는 경우가 많다. (…) 대다수의 이비인후과와 치과 의사들은 목 디스크와 어깨 부위의 만성 통증으로 고생을 한다. 잘 보이지 않는 환자의 입 안을 들여다보기 위해 장시간

목을 구부리는 경우가 많기 때문에 생긴 직업병이다. 또한 환자와 가장 가까운 위치에서 호흡하기 때문에 마스크를 필수적으로 하고 조치를 하지만 감기나 독감 같은 호흡기 질환과 결핵, 간염 등의 감염성 질환에도 이환될 수 있는 위험에 항상 노출되어 있다. (…)

정신적인 스트레스로 인해 고통을 받는 경우도 많다. 의사들은 환자들에게는 건강한 삶을 위해 정기적으로 검진받기를 권유하고 과로, 스트레스를 피하라고 말하지만, 의사들은 정작 그렇게 하지 못하고 있다. "의사 말대로 살면 오래 살고 의사처럼 살면 오래 못 산다."는 말이 맞는 것 같기도 하다. (…) 상식적으로 생각할 때 의사들의 수명이 가장 길어야 할 것으로 여겨지지만 스스로는 놀랍게도 일반인들보다 비슷하거나 오히려 짧다.[10]

우리는 병원의 핵심 인력인 의사들에 대해 얼마나 알고 있을까. 그리고 우리가 알고 있는 내용은 올바른 것인가? 사람들의 건강을 책임져야 할 의사들조차 검사 결과에 대한 두려움 등이 겹쳐 검사 시기를 놓치는 경우도 있다. 이런저런 이유로 일반인에 비해 평균 수명이 비슷하거나 오히려 짧은 경우도 있다는 사실을 알고는 있는가? 수Sioux족[11] 인디언에게는 아래와 같은 기도문이 있다고 한다.

'아! 위대한 영혼이여! 상대의 신발을 신고 2주일 동안 걷지 않은 이상, 내가 상대를 판단하거나 비난하지 않도록 하소서!'

다른 사람의 신발을 신고 2주일 동안 걷는다는 것은, 모든 것을 그 사람의 입장에서 생각하고 바라본다는 뜻이다. 의사들에 대해 의사가 써 놓은 글을 통해 이들에 대해 좀 더 알아보면 좋겠다. 아래 예시한 책이나 이와 유사한 책을 찾아 가볍게 읽어 보도록 하자.

① 홍순범. 인턴일기. 글항아리, 2008

② 아툴 가완디. 닥터. 동녘사이언스, 2008

③

10) 우영춘. 아픈 사람들 따뜻한 의사. 연인M&B, 2014, pp.197~200
11) 북아메리카 평원 인디언으로 수어족語族에 속하는 언어를 사용하는 인디언들의 부족연합(출처 : 위키백과)

5) 찾아보기

의료 인력과 관련된 자료를 찾아보자. 내용과 형식 또는 출처에 구애받지 말고 다양한 경로를 통해 찾아본 후 그 결과를 적어 보자.

의료 인력에 관해 찾아보기

구분	찾은 내용	출처
인턴		
레지던트		
전임의		

의사 수와 전문의 수가 어떻게 변화해 왔는지, 그리고 전문의 동향은 어떠한지 표를 작성하면서 알아보자.

의사 및 전문의 인력 변화 (단위 : 명)

구분	1990	2000	2010	2013	( )
의사 수			119,229	131,391	
−의사			82,137	90,710	
−한의사			20,936	22,482	
−치과의사			16,156	18,199	
전문의					
−의사					
−한의사					
−치과의사					

* 연도말 기준

2 간호사

"일반 사람들은 간호사들이 매일 직면하는 일들이 얼마나 힘든지 가늠하기 힘들 겁니다. 가령 소아 중환자실 간호사의 예를 들면, 그들은 자신이 보살피는 아이들이 죽어갈 때의 슬픔과 회복되는 아이들로부터 얻는 기쁨이 항상 공존하는 환경에서 일을 하고 있습니다."[12]

12) 조셉 A. 미첼리. UCLA 헬스시스템 이야기. 청년의사, 2012, p.76

1) 간호 인력 개관

> 의사에 대한 미국인의 코드는 '영웅HERO'이다. 간호사에 관한 감정은 더욱 긍정적이다. 최근에 갤럽Gallup에서 실시한 여론조사 결과를 보면, 간호사는 지난 6년간 다섯 차례나 미국에서 가장 윤리적이고 정직한 직업으로 나타났다(2001년에는 9·11사태의 여파로 소방관 다음으로 2위에 올랐다). 사람들은 간호사를 '돌보는 사람'으로 인식할 뿐만 아니라, 병에 걸리면 의사보다 훨씬 많은 시간을 함께 보내고 '항상' 진심으로 가장 많은 관심을 기울여 주는 직업인으로 인식한다. (…) 간호사에 대한 미국인의 코드는 '어머니MOTHER'다.[13)]

아툴 가완디가 쓴 〈Better : A Surgeon's Notes on Performance〉, 우리말로 〈닥터〉라는 이름으로 번역 출간된 내용으로 80여 만 명의 의사와 20~30만 명 수준인 약사와 의료기사에 비해 간호사는 자그마치 240만 명에 달한다. 어느 나라를 막론하고 보건의료 인력 중 간호 인력이 차지하는 비중이 가장 많은데, 위에 언급된 직종별 인력 수를 찾아 우리나라 버전으로 고쳐 보자.

(① ②)

린다, 에스텔, 졸린은 정말 훌륭한 사람들이었다. 내가 나눈 네 부류의 간호보조원 중에서 최고 순위를 차지했다. 그다음 순위는 괜찮은 부류였다. 와 달라고 버튼을 누르면 그래도 재빠르게 반응해 주고 어머니를 깨끗하고 편안하게 해 주었다. 이들은 쾌활한 성격이거나 사무적인 태도를 보였지만 어머니에게 말을 걸어 주지는 않았다. 또한 어머니가 정상적인 사람으로 대접받는다는 기분이 들게 해 주지도 않았다. 그다음 세 번째 부류에 속하는 이들은 없는 것보다는 나은 사람들이었다. 침대를 정리하거나 씻기거나 옷을 갈아입히는 방식이 어머니에게 위험을 초래했다. 언제나 얼음처럼 차가운 어머니 발에 양말 신기는 일을 잊어버리고 옷의 단추를 잘못 채워 놓았다. 맨 마지막, 최악의 부류에 속하는 사람은 다행히도 거의 없었다. 이들은 아무리 불러도 들은 척도 하지 않았다. 텔레비전 방에서 빈둥거리거나 문밖 테라스에서 담배를 피우고 있어 찾아 헤매고 다녀야 했다. 이들은 질문을 해도 대답을 하지 않거나 도와주어 고맙다는 말을 해도 대꾸조차 하지 않았다.[14)]

위 내용 중 ① 여러분이 보기에 가장 인상적인 부분을 찾아 그 내용을 그대로 옮겨 보자. 그리고 여러분이 ② 해당 부분에서 특별한 인상을 받은 이유가 무엇인지 생각해 보자.

①

②

여러분 스스로 위 글의 ① 제목을 붙여 보자. 다음으로 그것을 발표하고 다른 사람이 정한 제목도 들어 본 후 토론을 통해 ② 최종적으로 확정된 새로운 제목이 무엇인지 적어 보자.

13) 클로테르 라파이유. 컬처코드. 리더스북, 2007, p.125
14) 버지니아 스템 오언스. 어머니를 돌보며. 부키, 2009, p.162

2) 간호사의 직급 체계

병원에 근무하는 간호사, 즉 임상 간호사의 직급 체계는 일반적으로 평간호사, 주임(책임)간호사, 수간호사$_{\text{charge nurse}}$,[15] 간호과장, 간호부장의 순이지만 병원의 종별 또는 규모에 따라 달라질 수 있다. 다시 말해 병원의 사정에 따라 중간 직급의 일부가 빠지는 '변형된 형태'의 직급 체계가 있을 수 있다는 것이다.

일반적으로 평간호사(굳이 평간호사라 부르지는 않지만)와 책임간호사는 일선에서 실무를 담당하는 반면 수간호사는 현장에서 업무를 지시하고 관리하는 역할을 맡고 있다. 한편 간호과장과 간호부장은 후방에서 간호사 전체 또는 단위 병원의 간호 업무를 총괄하는 이른바 관리자의 역할을 하는 사람들이다. 병원에 따라 다소 차이가 있겠지만, 수간호사가 되려면 10년 이상의 실무 경력이 필요하다.

신입 간호사는 환자간호, 물품의 관리, 환자의 안전 및 간호 관리 등 고유 업무를 배우며 일을 익히게 된다. 이 과정이 3~5년 정도 걸리는데, 이 과정이 지나면 '책임간호사' 직책을 맡게 된다. 이때부터 기존의 간호사 고유 업무 외에 관리 업무가 추가된다. 구체적으로 시설 관리, 질 향상 관리 등 일반 간호사 시절에는 하지 않았던 여러 업무가 덧붙여진다.

책임간호사 역할을 10년 정도 수행하면 간호 관리자가 된다. 이때부터 요구되는 능력은 간호보다는 '관리'에 있다. 간호 고유 업무보다 리더십과 조직 관리, 타부서와의 의사소통 역량이 더욱더 중시된다. 이때부터 간호 관리자의 머리에서는 단기 목표 · 중장기 목표 · 전략 · 예산 및 회계 · 비전 등 지금껏 별 관심을 두지 않았던 새로운 용어에 대한 생각이 떠나지 않는다.

3) 임상 간호사와 기타 간호사

간호사라고 의료기관에만 근무하는 것은 아니다. 간호사 면허를 취득한 후 활동하는 곳이 병원이 아닌 경우도 적지 않다. 예를 들어 학교에 근무하는 보건 교사나 산업체 현장에서 활동하는 산업 간호사 및 간호직 공무원으로 일선 보건소나 보건지소에서 활동하는 간호사들도 꽤 된다. 따라서 간호사 중 의료기관에 종사하는 사람들을 다른 간호사들과 구분하기 위해 임상 간호사라 부르기도 한다.

4) 전문 간호사

> 한 환자를 수술하는 수술 팀은 대개 3~4명의 외과의와 마취의 1명, 그리고 간호사 2명으로 이루어져 있다. 큰 수술의 경우, 집도 의사 1명, 보조 의사 3명, 마취 의사,

15) 환자를 직접 담당하지 않고 주로 행정적인 일을 하는 선임 간호사

수술실 소속 스크럽 간호사, 마취 간호사, 회진 간호사 등 최소한 6~7명의 의료진이 수술을 한다. 수술실에 소속된 스크럽 간호사는 수술 도구를 준비하고 직접 의사를 도와주는 간호사이고, 회진 간호사는 각 수술실에 돌아다니며 필요한 물품을 챙겨 주는 간호사이다.[16]

임상 간호사 중 수술실이나 응급실, 산부인과 등에서 3년 이상의 실무 경험을 쌓으면 전문 간호사에 도전할 수 있는 자격을 얻게 된다. 전문 간호사란 말 그대로 간호사의 역할을 특정 분야에 전문화하여 숙련도가 높은 간호사를 말한다. 전문 간호 분야의 교육 과정을 통해 특수한 지식과 기술을 습득한 후 법적으로 인정받고 상급 실무를 수행하는 간호사로, 〈전문 간호사 자격인정 등에 관한 규칙〉에 의하면 우리나라의 전문 간호사 인증 영역에는 13가지가 있다.

나이팅게일 선서 Florence Nightingale Pledge[17]

나는 일생을 의롭게 살며, 전문 간호직에 최선을 다할 것을 주님과 여러분 앞에 엄숙하게 선서합니다.
나는 인간의 생명에 해로운 일은 어떤 상황에서도 하지 않겠습니다. 나는 간호의 수준을 높이기 위하여 전력을 다할 것이며, 간호하면서 알게 된 개인이나 가족의 사정은 비밀로 하겠습니다. 나는 성심으로 보건의료인과 협조하겠으며, 나의 간호를 받는 사람들의 안녕을 위하여 헌신하겠습니다.

I solemnly pledge myself before God and in the presence of this assembly, to pass my life in purity and to practice my profession faithfully. I will abstain from whatever is deleterious and mischievous, and will not take or knowingly administer any harmful drug. I will do all in my power to maintain and elevate the standard of my profession, and will hold in confidence all personal matters committed to my keeping and all family affairs coming to my knowledge in the practice of my calling. With loyalty will I endeavor to aid the physician in his work, and devote myself to the welfare of those committed to my care.

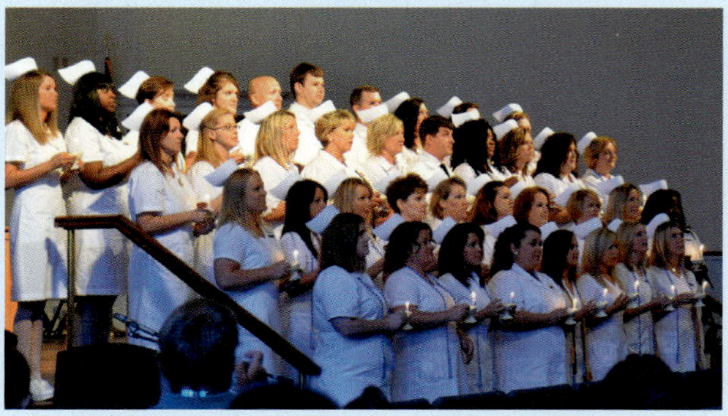

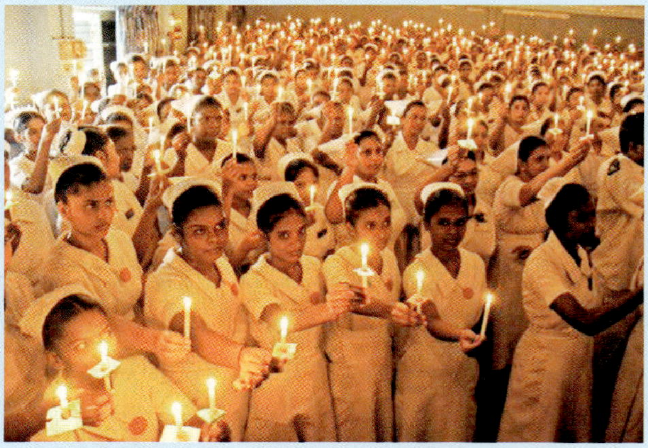

보포트beaufort대학의 나이팅게일 선서 장면(출처 : BCCC Newsblog, 2013. 5. 21.)과 마하트마 간디 기념 병원 간호사들의 선서 갱신식(THE HINDU, 2013. 5. 13.)

16) 백태선. 양·한방 똑똑한 병원 이용. 전나무숲, 2008, p.153

17) 히포크라테스 선서에 착안하여 1893년 미시간주 디트로이트의 리스트라 E. 그레터 등(Mrs. Lystra E. Gretter and a Committee for the Farrand Training School for Nurses)에 의해 만들어졌으며 근대 간호학의 선구자로 상징적 의미가 있는 나이팅게일의 이름을 따 '나이팅게일 선서'로 불리고 있음

전문 간호사의 종류

• 보건 전문 간호사	• 마취 전문 간호사	• 정신 전문 간호사	• 응급 전문 간호사
• 산업 전문 간호사	• 종양 전문 간호사	• 임상 전문 간호사	• 아동 전문 간호사
• 노인 전문 간호사	• 호스피스 전문 간호사	• 감염관리 전문 간호사	
• 중환자 전문 간호사	• 가정 전문 간호사		

전문 간호사의 자격은 간호사 면허를 소지하고 해당 분야 간호 실무 3년 이상의 경력자로서 대학원(전문 간호사 과정) 또는 그 수준에 준한 전문 간호사 교육 과정을 이수하고 전문 간호사 자격시험에 합격해야 한다.

(① ②)

나이팅게일은 간호학의 대모였다. (…) 그녀는 수학적 통계학이라는 새로이 부상하는 분야의 개척자나 마찬가지였다. 나이팅게일은 상식을 타파하고 또 타파한 여성이었다.

나이팅게일은 크림 전쟁을 몸소 겪으면서 전쟁 사상자에 대한 자신의 지각을 바꾸었다. 병사들은 부상 때문에 죽는다는 것이 정설이었고, 그래서 치료의 초점은 그들의 부상에 맞추어졌다. 나이팅게일은 이 정설을 거부하고 병사들의 목숨을 앗아간 것이 왜 질병인가를 보여주었다. 1854년 겨울, 나이팅게일과 서른여덟 명의 여성은 콘스탄티노플 근처의 영국 병영에서 근무하기를 자원했다. (…) 병사들은 부상이 아니라 장티푸스나 콜레라 같은 전염병으로 죽어 가고 있었다. 처음에 나이팅게일은 그들의 죽음이 영양실조 때문이라고 믿었다. 그도 그럴 것이 병사들은 실제로 영양 상태가 아주 나빴다. (…)

봄이 되어 병영 내의 임시 하수구들을 대거 청소하자 사망률이 잠시 주춤했다. 이 사건은 병사들을 죽이는 것이 과연 무엇인가에 대한 나이팅게일의 지각을 결정적으로 바꾸어 주었다. 그녀는 사망의 원인 및 부상 · 영양상태 · 위생과 사망 간의 관계 조사를 위해 체계적으로 정보를 수집해 나갔다. 이때 그녀를 유명하게 한 것은, 그리고 그녀의 지각 변화에 결정적이었던 것은 그녀의 수학 능력이었다. 개혁안을 담은 편지를 빅토리아 여왕에게 보내면서 그녀는 새로운 형태의 자료 정리법과 대비용 도표 · 원도표와 비슷한 형태의 도표 등을 이용했다. (…) 그녀의 보고서는 도표와 차트 형식을 거의 최초로 활용한 것이었고, 이로써 환자들의 간호 방식에도 전반적인 변화가 이루어졌다.[18]

위 내용 중 ① 여러분이 보기에 가장 인상적인 부분을 찾아 그 내용을 그대로 옮겨 보자. 그리고 여러분이 ② 해당 부분에서 특별한 인상을 받은 이유가 무엇인지 생각해 보자.

①

②

여러분 스스로 위 글의 ① 제목을 붙여 보자. 다음으로 그것을 발표하고 다른 사람이 정한 제목도 들어 본 후 토론을 통해 ② 최종적으로 확정된 새로운 제목이 무엇인지 적어 보자.

18) 그레고리 번스. 상식파괴자. 비즈니스맵, 2010, pp.77~80

내용과 형식 또는 출처에 구애받지 말고 다양한 경로를 통해 간호사에 대해 찾아보자. 과연 여러분은 얼마나 다양하고 흥미로운 결과를 제시할 수 있을 것인가. 여러분이 찾은 간호사 관련 이야기를 아래 빈칸에 적어 넣거나 관련 자료를 붙여 보자.

3 의료기사

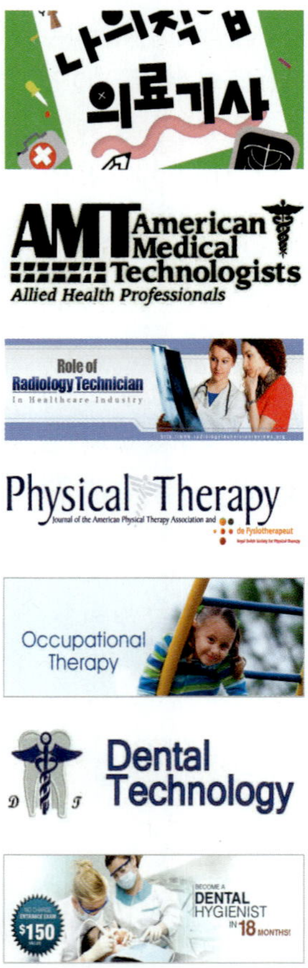

다양한 의료기사. 각각의 표시가 어떤 의료기사를 의미하는지 알아 보자.

법제처 홈페이지(www.moleg.go.kr)를 방문하여 〈의료기사 등에 관한 법률〉을 찾아본 후, 아래 직종에 대하여 ① 역할 및 기능, 자격 등에 대하여 알아보자. 그리고 ② 이들 의료기사에 대해 다룬 기사나 기타의 글을 찾아 붙여 보자.

의료기사 자세히 알아보기

구분	법에서 찾은 역할
임상병리사	
방사선사	
물리치료사	
작업치료사	
치과기공사	
치과위생사	

4 무대 뒤의 사람들

지금까지 의료직과 간호직 및 의료기사 직종에 대하여 살펴보았다. 다음으로 지금까지 언급하지 않았던 기타 직종에 대하여 생각해 보자. 단, 여러분이 졸업 후 맡게 될 경영 관리직은 제외해야 한다. 경영 관리직과 의료 간호직 및 의료기사직을 제외한다면 병원에는 어떤 사람(직종 또는 역할)들이 있는지 곰곰이 생각해 보자. 이를 통해 병원에 얼마나 많은 사람들이 존재하는지에 대해서도 생각해 보는 기회가 되길 바란다. 외국 자료에 대해서는 다음 자료를 활용하기 바란다.

- 도서 찾기 : 〈메이요 클리닉 이야기〉, 〈병원의 미래 클리블랜드 클리닉〉
- 병원 홈페이지 방문하기 : 〈Mayo Clinic〉, 〈Cleveland Clinic〉
- 헬스케어 우수 블로그(Top 30 Healthcare Blogs of 2012, 출처 : http://www.topmastersinhealthcare.com/top-30-blogs-for-healthcare-professionals)

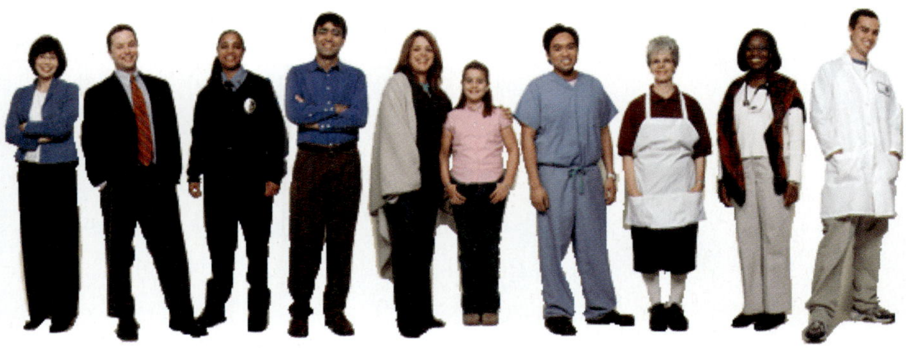

보스턴 아동병원Boston Children's Hospital의 무대 앞 또는 무대 뒤 직원들(출처 : http://www.childrenshospital.org)

무대 뒤의 사람들

구분	직종	역할
국내		
국외		

5 병원인 되기

수업 시간 외에 학생들을 만날 기회가 자주 있다. 연구실에서도 예외가 아니다. 복학생과의 반가운 만남도 있고 신입생과의 설레는 만남도 있다. 그런가 하면 마음을 무겁게 누르는 안타까운 만남도 있다. 재수를 염두에 둔 학생 또는 대학 생활에 제대로 적응하지 못해 휘청거리는 이들과의 만남이 그렇다. 학생과의 면담을 통해 문제의 원인이 학생에게 있지 않나 싶은 생각이 드는 경우라면 안타까운 마음이 더하다. 학생 스스로 원인을 깨닫지 못하는 한 이러한 일은 다시금 반복될 테니 말이다.

아는 자는 좋아하는 자만 못하고 좋아하는 자는 즐기는 자만 못하다는 말이 있다. 〈논어〉에 나오는 말로, '즐기는 자'가 최고수란 얘긴데, 주위를 둘러보면 생각보다 즐기는 사람이 많지 않은 게 현실이다. '즐기는 자'가 되려면 '좋아하는 일'을 택해야 하는 법! 하지만 좋아하는 일 또는 적성에 맞는 분야를 찾는 게 어디 그리 쉬운 일인가. 그것을 찾아내기까지 상당한 시간이 들기도 하고 그 과정에서 수많은 방황과 이를 헤쳐 나갈 남다른 노력이 필요하기 때문이다.

1만 시간의 법칙을 강조하며 10년 정도의 꾸준한 노력을 강조한 〈아웃 라이어〉 같은 책이나 죽기 살기로 당분간 미쳐 보자는 〈1년만 미쳐라〉라는 책도 있다. 두 책의 공통된 주장은 적성도 키워야 한다는 거다. 첫눈에 확 와 닿는 게 아니라 10년 혹은 1년간 치열한 노력을 기울여야 자신의 적성을 찾을 수도, 즐거워질 수도 있다는 말이다.

적성을 찾지 못했는가? 지금 하고 있는 공부에 흥미가 일지 않는가? 혹시 적성에 안 맞는 게 아니라 적성이 드러날 때까지 충분히 파헤치지 않은 건 아닌지 되돌아볼 일이다. 혹여 여러분이 스스로의 노력을 충분히 쏟아 내지 않아 모처럼 찾아온 '적성에 맞는 일'을 발견하지 못하는 일이 없기를 바란다. 섣불리 적성에 맞지 않는다고 판단하기보다는 그것을 발견해 내기까지 치러야 할 나의 노력이 얼마나 있었는지를 먼저 생각해 보는 게 훨씬 더 성공의 확률을 높이는 일이다. 의료인 혹은 병원인으로 거듭나기 위해 더 많은 노력이 필요한 이유가 여기 있다.

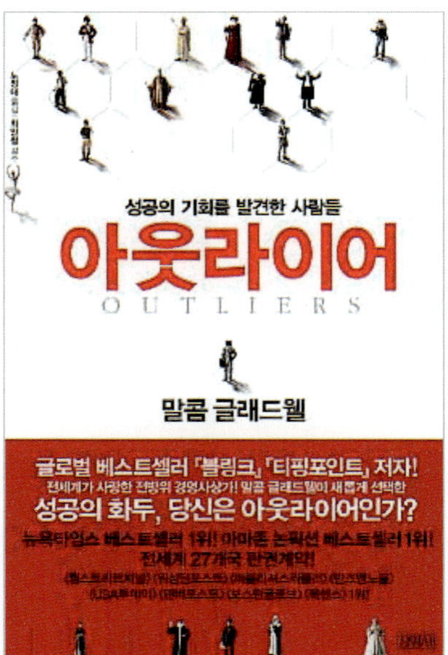

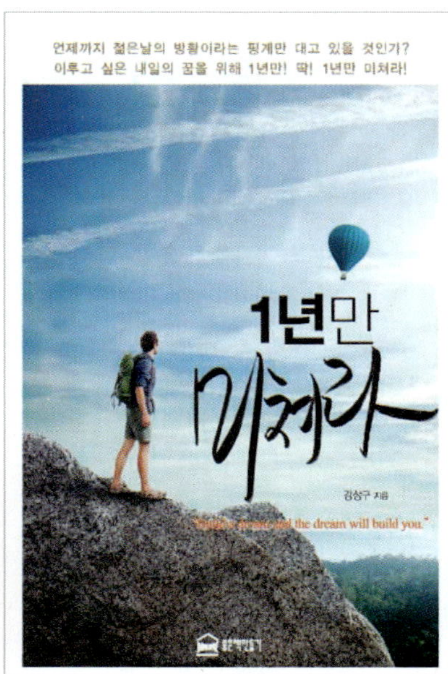

1) 마인드맵으로 알아보는 조직에서 인재가 필요한 이유

인재가 필요한 이유

숱한 기업체가 "한국에 인재가 없다"라고 불만을 토로하지만 정말로 인재가 없어서인지, 인재를 알아보지 못해서인지 생각해 볼 일입니다. 한국 기업체와 한국의 인재는 지난 50년간 외국을 베끼고 따라잡으면서 대단한 성공을 이뤄 왔습니다. 하지만 그사이 세상이 변했습니다. 한국은 따라가는 신세가 아니라 더 앞서 나아가야 하는 부담을 느끼고 있습니다. 따라잡을 때 필요한 인재와 리드해 나갈 때 필요한 인재는 다릅니다.

그러나 기업체는 아직도 따라잡는 시대의 인재 상人才像으로 직원을 평가합니다. 여태껏 유효했던 기준을 내다 버리기가 쉽지는 않을 것입니다. 새로운 시대를 맞아 예전의 인재 평가 기준을 폐기해야 한다는 것을 안다 해도 어떤 잣대로 평가해야 할지 자신이 없어 예전 잣대를 그대로 사용하고 있습니다. <u>그래서 회사도 힘들고 직원도 힘들고 구직자들도 힘듭니다</u>.[19]

밑줄 친 '회사도 힘들고 직원도 힘들고 구직들도 힘들다'는 표현의 의미나 이유는 무엇인가?

19) 조벽. 희망특강. 해냄, 2011, p.60

2) 인재가 갖춰야 할 덕목

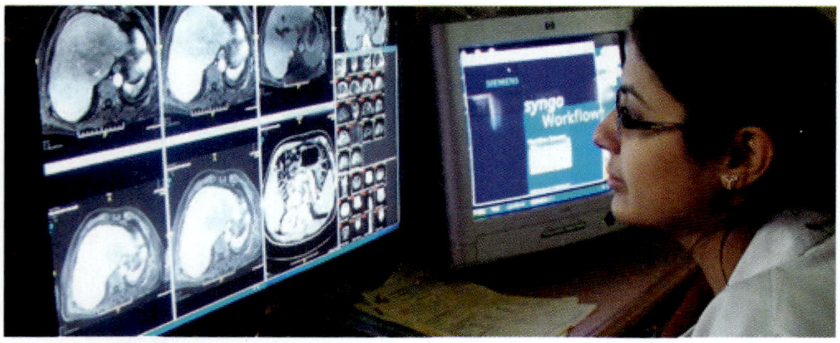

뉴델리 영상진단 전문 DCA 센터에서 판독중인 의사(출처 : http://dcaimaging.org/teleradiology.asp)

GE의 소프트웨어 중 절반 정도가 인도에서 개발되고 있다. 모건 스탠리와 같은 세계적인 금융 서비스 회사도 핵심 업무 중 하나인 회계나 재무 분석 등의 업무를 인도에 거주하는 전문가들에게 맡기고 있다. 그뿐만이 아니다. 미국 병원에서 촬영된 CT영상은 대양을 건너 인도로 전송되어 인도에 거주하는 방사선 전문의에게 판독을 의뢰하고 있다.

신설 병원과 역사가 오래된 병원 간에 차이가 있겠지만, 병원의 경우 일반적으로 인건비가 원가의 절반 정도를 차지하고 있다. 참고로 2003년 한국 제조업 노동자 월평균 인건비를 100으로 볼 때 태국 9.6%, 인도는 1.4%에 불과하다.* 따라서 미국 병원에서 이들 지역 인력의 활용 효과는 생각보다 크다. 그 결과 인도의 IT 서비스 산업은 연간 30퍼센트에서 60퍼센트 비율로 확대되어 왔다. 놀라운 성장의 배경에는 '가상 서비스*virtual service'라는 새로운 영역이 한 축을 맡고 있다.

* 주요국 도시 생산직 임금
상하이(중국)의 생산직 임금은 449달러, 뉴델리(인도) 276달러, 자카르타(인도네시아) 239달러, 카라치(파키스탄) 173달러, 하노이(베트남) 145달러, 다카(방글라데시) 74달러 수준이며(한겨레, 2014. 8. 26.) 중국 정부에서는 2020년까지 지금의 임금 수준을 두 배로 올리겠다고 공언한 바 있다. 그렇게 될 경우 저임금 메리트는 크게 줄어들게 될 것이다. 참고로 한국의 비정규직 임금은 143만 원이다.

* 가상 서비스virtual service
의료 부문에서, 어느 한 나라에서 초음파 스캔을 하여, 그것을 다른 나라에서 판독하고, 제3국에서 두 번째 판독을 한 후, 원래 나라로 다시 보내는 일을 들 수 있다.

미국의 워싱턴 D.C.가 아침 7시일 때 인도 뉴델리의 시간은 대략 오후 5시 경이다. 두 지역 간 10시간이라는 상당한 시차가 있으니 힘든 쪽은 인도 의사다. 하지만 이 점만 빼고 보면 미국 병원은 좀 더 저렴한 가격에 판독을 맡겨 기쁘고, 인도 의사는 생활 리듬은 다소 달라지지만, 인도보다 훨씬 높은 수익을 올릴 수 있는 상호 윈윈win-win의 적절한 사례가 아닐 수 없다. 미국에 사는 방사선 전문의 입장에서 보면 경쟁자가 더 많아졌다. 미국 내 다른 전문의와 더불어 인도에 있는 전문의와도 겨뤄야 할 판이다. 지구촌을 상대로 직장 선택의 폭이 넓어진 듯 보이지만, 실제 상황은 프로페셔널로 살아가기가 점점 더 어려워지고 있음이 분명하다. 이와 같은 상황에서 프로페셔널이 갖춰야 할 것은 무엇일까?

다음은 피터 드러커의 〈프로페셔널의 조건〉 중 일부이다. 이 글을 읽고 여러분은 ① 앞으로 어떤 사람으로 기억되길 바라는지, 그리고 ② 이를 위해 구체적으로 스스로를 어떻게 단련시켜 나갈지 생각해 보자.

> 나는 열세 살이 되던 해에 어느 선생님으로부터 종교 과목을 배웠는데, 그 선생님은 진실로 사람을 감동시키는 힘을 지니고 있었다. 그 선생님은 어느 날 교실에 들어서자마자 학생들 한 사람 한 사람에게 "너희들은 죽은 뒤 어떤 사람으로 기억되기를 바라느냐?"

라는 질문을 했다. 물론 아무도 대답하는 사람이 없었다. 잠시 있다가, 선생님은 껄껄 웃으시며 다음과 같이 말했다. "나는 너희들이 질문에 대답할 수 있을 것으로 기대하지 않았다. 그러나 50세가 될 때까지도 여전히 이 질문에 대답을 할 수 없다면, 그 사람은 인생을 잘못 살았다고 봐야 할 거야."

마침내 우리는 고등학교 졸업 60주년 동창회를 가졌다. 졸업 후 서로 만나지 못했기 때문에, 처음 만났을 때 우리 모두는 어색한 말만 주고받았다. 조금 지나자 누군가가 그 선생님 이야기를 꺼냈다. "너희들 필리글러Pfliegler 신부님 기억나니? 그때 신부님이 하신 질문도?" 우리 모두는 필리글러 선생님과 그분이 하신 질문을 기억하고 있었다. 그날 모인 친구들 모두 그 질문이 자신들의 인생을 크게 바꾸어 놓았다고 말했다. 비록 마흔 살이 될 때까지는 그 질문의 뜻을 잘 이해하지 못했지만 말이다.
나는 지금도 여전히 그 질문을 계속하고 있다.[20]

나는 정확히 스무 살이 되는 날에 프랑크푸르트의 최대 신문사에 금융 및 외교 담당 기자로서 첫발을 내디뎠다. (…) 신문은 석간이었다. 우리는 오전 여섯시부터 일하기 시작해서 오후 두시 반, 그러니까 최종 편집판이 인쇄에 들어가면 퇴근했다. 나는 남은 오후 시간과 밤 시간을 이용해 공부하기 시작했다. 국제 관계와 국제법, 사회 제도와 법률 제도의 역사, 일반 역사, 재무 등에 관해 공부했다. 공부를 하면서 차츰 나만의 공부법도 개발하게 되었는데, 나는 지금까지도 그 방법을 이용하고 있다. 나는 3년 또는 4년마다 다른 주제를 선택한다. 그 주제는 통계학, 중세 역사, 일본 미술, 경제학 등 매우 다양하다. 3년 정도 공부한다고 해서 그 분야를 완전히 터득할 수는 없겠지만, 그 분야가 어떤 것인지를 이해하는 정도는 충분히 가능하다. 그런 식으로 나는 60여 년 이상 동안 3년 내지 4년마다 주제를 바꾸어 공부를 계속해 오고 있다.[21]

①

②

아래 빈칸에 인재가 갖춰야 할 덕목에는 어떤 것들이 있는지 키워드 중심으로 적어 보도록 하자.

인재의 덕목德目

20) 피터 드러커. 프로페셔널의 조건. 청림출판, 2001, pp.354~355
21) 피터 드러커. 앞의 책, pp.159~160

3) 인재란 누구인가

(1) 참 드문 인재

60명이 듣는 수업 시간에 있었던 일이다. '쇠고기를 넘어서Beyond Beef'라는 주제로 한 장짜리 에세이를 써오라는 숙제를 내줬던 것! 바로 그 숙제를 걷었다. 잠시 후 교단 앞에 수북하게 과제물이 쌓였다. 첫 시간을 마치고 평소와 달리 20분이라는 다소 긴 시간 동안 쉬기로 했다. 난데없는 긴 휴식에 일부는 밖에 나갔고, 미처 모자란 잠을 청하는 학생도 여럿 있었다. 그사이 학생들이 제출한 에세이를 읽기 시작했다.

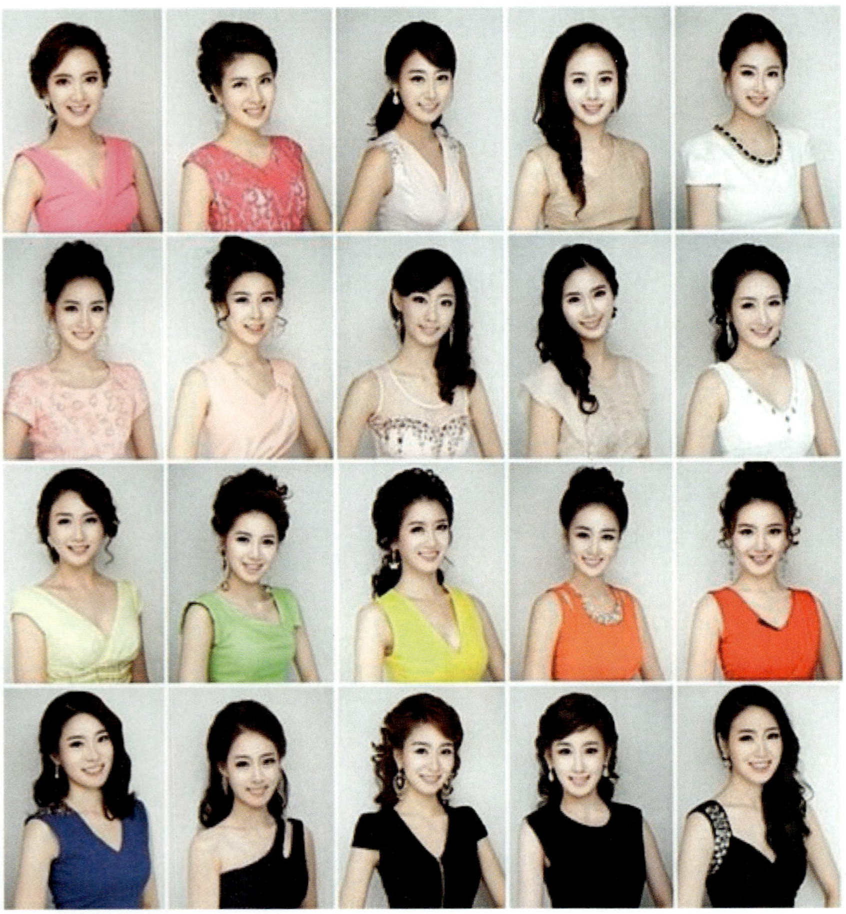
세계일보 '미스코리아 후보 20명, 얼굴 똑같아' 기사에 게재된 사진(2013. 4. 28.)

학생들의 에세이를 살펴보니 '육식肉食 중심의 잘못된 식생활'에 대한 글이 가장 많았다. 다음으로 '과도한 육식이 건강에 미칠 영향'이었고, 비슷한 수의 학생들이 '미국산 쇠고기 반대 촛불 시위'에 대해 써놓았다. 60명이나 되는 학생들의 주제가 세 가지뿐이라니 놀랍지 않은가? 얼굴도 다르고 성격도 다를 텐데 어떻게 이리 비슷할 수가 있는지! 학생들이 하나같이 비슷한 자료를 참고하지 않고서야 어떻게 이렇듯 세 가지 주제로 모아질 수 있단 말인가! 제 목소리를 갖지 못하고 남의 소리를 마치 제 소리인 양 착각하고 살아가는 젊은이에게 무슨 커다란 미래가 있을 수 있을까? 혹시라도 학생들이 인터넷 포털 사이트에서 하나같이 '쇠고기'라는 키워드를 입력하고 거기에 뜬 자료를 참고해 글을 썼다면 이건 보통 심각한 문제가 아니다.

'어떻게 이야기를 풀어 갈까'를 고민하는 과정에서 생각이 커지는 법이다. 마땅한 생각이 떠오르지 않아 엄청 스트레스를 받는 바로 그 과정에서 우리의 뇌 용량도 부쩍 커지는 것이다. 그럼에도 불구하고 스스로 생각하는 게 귀찮고 힘들다고 피하기만 한다면 우리는 언제 성장하게 될까? 왜 학생들은 남과 다름을 두려워하는 걸까? 학생들은 쉽게 가는 길이 결국에는 고만고만한 삶과 연결된다는 것을 알기나 하는 걸까? 젊기에 언제든 다시 시작할 수 있는 학생들이 벌써 안전하고 덜 힘들어 보이는 것만 쫓는다면 그를 과연 젊은이라 부를 수 있을까?

에세이는 어느 것 하나 건질게 없어 있어도 그만 없어도 그만인 존재감 없는 글이 대부분이었다. 글의 수준이 떨어져서 그렇다고 하기보다는 학생들끼리 너무 비슷하다 보니 어느 것 하나 도드라진 것을 찾기 어려웠다는 편이 더 정확하다. 내용 못지않게 자신만의 특징을 드러냈다면 훨씬 더 좋았을 것을…….

> 기업이 사람을 뽑을 때 겉보기만으로는 그 사람의 능력을 정확히 판단할 수 없다. 이 상황에서 기업은 간접적인 방법으로나마 그 사람의 능력에 관해 평가하고 그 결과에 기초해 사람을 뽑을 수밖에 없다. 이때 가장 흔히 쓰이는 방법이 그 사람의 '학벌'을 보는 것이다. 어떤 학교를 어떤 성적으로 졸업했다는 사실에 기초해 그 사람의 능력에 대한 판단을 한다는 말이다. (…)
>
> 내가 깨달은 바는 머리가 좋아 강의에 나오지 않고서도 시험을 잘 치는 학생에게 A학점을 주는 것이 바람직하지 않다는 점이다. 강의가 지루하다고 느껴도 꼬박꼬박 출석할 만큼의 성실성과 인내심을 갖는 것이 중요하다는 깨달음이었다. 그래서 출석 상황을 학점에 반영하는 정책으로 바꿨을 뿐 아니라, 강의 시간에 정확히 맞춰 오는 것까지 강조하기 시작했다. 단지 머리만 좋아서는 안 되고 성실성과 인내력까지 갖춰야 A학점을 맞을 수 있게 만들어 학점이 올바른 정보를 전달할 수 있게 만들자는 것이 나의 의도였다.[22]

만일 여러분이 신입 직원 선발 위원이라면 ① 어떤 선발 기준을 사용할 것인가. 그리고 여러분이 그 기준을 사용하려는 ② 근거는 무엇 때문인가? ③ 인터넷을 통해 '자기 생각 있는 젊은이가 되라'(최인아, 제일기획 제작본부장) 글을 찾아서 읽어 보고 그 내용을 붙여 놓자.

①

②

③ 최인아(제일기획 제작본부장). 자기 생각 있는 젊은이가 되라. 중앙일보, 2008. 10. 25.

22) 이준구. 쿠오바디스 한국 경제. 푸른숲, 2009, pp.207~208

(2) 의사에서 변호사로

1978년생 김정은. 그녀는 연세 의대를 졸업하고 2006년, 케이스웨스턴 리저브 대학 로스쿨 학생이 되었고 2007년 보스턴 대학 로스쿨로 학교를 옮겼다. 로스쿨과 MBA를 복수 전공하며 엄청난 공부량을 소화한 후 의료 비즈니스와 생명과학 관련 분야에서 단연 선두 주자인 로펌 롭스앤그레이에서 일하고 있다.

우리나라의 GDP는 약 1조 달러로 이 중 7% 정도가 의료비로 지출되고 있다. 미국 GDP는 한국의 15배 정도인 15조 달러 정도로 이 중 18% 내외를 의료부문에 쏟아붓고 있다. 의료 지출의 적절성 혹은 적정성을 넘어 우리나라와 미국 두 나라를 단순 비교하면 GDP 대비 2.5배에 시장 규모면에서는 40배 가까이 큰 곳이 바로 미국 시장이다. 그러다 보니 의료 관련 전문 변호사들의 역할이나 업무 범위가 절대적으로 넓을 수밖에 없을 것이다. 그래서 그녀가 맡고 있는 일도 다양하다.

병원 인수합병, 유명 대학병원들 관련 업무, 의료에 대한 정부 규제 관련 업무, 환자 프라이버시 관련 업무, 의료 관련 불공정 행위 업무뿐 아니라 다국적 제약회사들의 인수합병, 라이선싱, 합작투자, 주식상장 등 의료 비즈니스와 생명과학에 관련된 다양한 활동을 벌이고 있는 그녀다.

> 한국에서나 미국에서나 항상 교수님들께서는 "신문을 많이 읽어라!"라고 강조하여 말씀하셨고, 이번 기회에 제대로 신문 읽는 습관을 들여야겠다는 각오를 했다. 우선 MBA 학생인 만큼 경영과 관련된 분야의 종사자라면 훑기라도 한다는 〈월스트리트 저널〉을 읽고 이해할 수 있는 수준이 되어야겠다고 다짐했다. (…) 그러나 아침마다 수십 장에 이르는 두툼한 신문을 손에 쥐고 있으면, '이걸 언제 다 읽지?'라는 중압감에 가슴이 갑갑해왔다. (…)
>
> 처음 〈월스트리트 저널〉을 들었을 때는 경기의 흐름을 전혀 알지 못했지만, 1년간 끊임없이 신문을 읽은 결과 어떠한 문제들로 인해 미국을 비롯한 세계 경제가 흔들리고 있는지 이해할 수 있었다. 더 나아가 내가 전공하는 의료 시장은 어떤 타격을 받았고, 전체적인 경기 흐름 속에서 어떤 방향으로 흘러가고 있는지 파악할 수 있었다. 또 다른 세계가 눈앞에 펼쳐지기 시작한 것이다. (…) 1년 넘게 신문을 읽자 하루 한 시간 정도면 그날 신문을 다 읽을 수 있었다. (…)
>
> 하루 2, 3시간씩 읽던 〈월스트리트 저널〉을 하루 1시간이면 읽을 수 있게 되자, 남은 시간으로 새로운 신문에 도전하기로 했다. 〈월스트리트 저널〉은 보수 성향이 강한 신문이므로, 진보 성향이 강한 〈뉴욕타임스〉에도 도전했다. 양쪽의 의견을 접하고 싶었기 때문이다. 동일한 사태에 대해서도 서로 다른 시점으로 쓰인 기사를 읽으면서 모든 이야기에는 양면이 있음을 배웠다.[23]

23) 김정은. 인생에 한 번은 나만을 위해. 웅진 지식하우스, 2012, pp.151~154

꾸준한 신문 읽기를 통해 ① 그녀가 얻을 수 있었던 것은 무엇이었을까? 여러분에게 글쓴이의 '신문 읽기'와 같은 역할을 하는 것으로는 ② 무엇이 있는지 적어 보자.

①

②

김정은의 삶을 대하는 태도에 대하여 여러분은 과연 어떤 생각을 갖게 되는가? TED에 들어가 나이젤 마쉬Nigel Marsh의 〈일과 삶의 균형은 어떻게 이루는가How to make work-life balance work〉를 시청한 후 200자 이내의 감상문을 써 보자. 참고로 이 강연은 우리나라 직장인들의 블로그에 가장 많이 포스팅된 강연 중 하나이다.

(3) 1인 기업 CEO 정유정

〈7년의 밤〉은 작가가 한때 '간호사'였다는 데 흥미가 당겨 읽게 되었다. 취업에 유리하고 평생토록 전문직으로 활동할 수 있다는 점에서 대학 입시부터 높은 경쟁률을 보이고 있는 분야가 바로 간호 영역이다. 그런 간호직을 팽개치고 작가의 길로 돌아섰다는 데 놀랐고, 이를 실현한 그녀의 의지력에 호기심이 더했다. 자기가 하고 싶은 일을 하는 것이 가장 바람직하다지만, 어디 그게 쉬운 일인가.

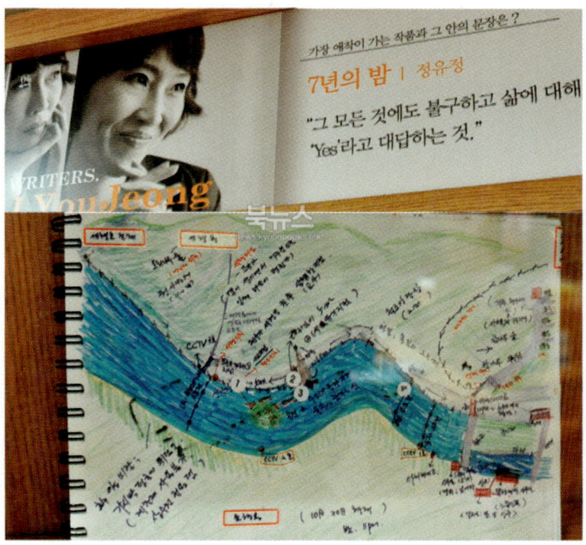
가장 애착이 가는 작품과 그 안의 문장은?
7년의 밤 | 정유정
"그 모든 것에도 불구하고 삶에 대해
'Yes'라고 대답하는 것."
북뉴스
작가 정유정과 〈7년의 밤〉 집필을 위한 사전 자료(출처 : 교보문고 북뉴스, 2014. 11. 19.)

여기서 한 가지 궁금한 것이 있다. 작가가 되기 전에 '간호사로의 삶'은 그녀에게 어떤 의미가 있는 것일까 하는 것이다. 자신에 꼭 맞는 삶을 한 번에 찾는다는 게 어디 그리 말처럼 쉬운 일이겠는가. 돌아올 사람은 결국 돌아오기 마련이라 하지만, 여기저기 헤매다 겨우겨우 자신에 맞는, 제자리를 찾는 게 더 일반적이다. 그렇다고 볼 때 제자리를 찾기까지 방황하며 지낸 시간들은 어떤 의미가 있을까 하는 의문이 들었던 것이다.

그 대답은 그녀의 작품 〈7년의 밤〉에서 찾을 수 있었다. 500쪽이 넘는 소설에는 그녀가 간호사 직업을 갖지 않았다면 결코 쉽지 않았을 전문적 표현이 곳곳에 드러나 있기 때문이었다.

'식염수를 세 병씩 들이부어 상처 안까지 씻어 내고, 발등과 발바닥을 빙 둘러 꿰매고, 엑스레이를 찍고, 깁스를 대고, 피 검사를 하고, 링거액을 꽂고, 주사를 다섯 대씩이나 맞은 뒤에야 팀장은 진료실 뒤편 주사실에 누울 수 있었다.'[24]는 표현처럼 말이다. 그런가 하면 '전날 했던 깁스를 잘라 버리고, 항생제를 섞은 식염수로 상처를 씻고, 소독약을 붓고, 거즈를 두툼하게 댄 뒤, 종아리까지 오는 반 깁스를 대서 탄력 붕대로 고정했다. 마지막으로 손목 실밥을 제거해 주었다.'는 표현이나 '급성 약물중독 증세와 중추신경계 억제 증세, 심전도상의 부정맥, 경미한 호흡 장애 외에 다른 이상은 아직 발견하지 못했다고 했지.'[25]라는 표현은 또 어떤가.

설혹 간호사라는 직업이 그녀가 원하는 것이 아니었다 하더라도, 간호사로서의 경험은 작가인 그녀를 더욱더 남다르게 만드는 중요한 부분이 되고 있음을 느낄 수 있었다. 예를 들어 위에 언급한 것처럼 식염수를 '들이붓는다'는 표현도 그렇고 '항생제를 섞은' 물로 상처를 씻는다는 것도 소설을 통해서 알게 된 '유용한 정보'였다. 그야말로 의료 현장에 있던 사람이 아니고서는 좀처럼 그려내기 어려운 표현 아니겠는가.

살다 보면 이건 아니다 싶기도 하고 저건 별로다 싶을 때도 있다. 더 멋지고 더 빛나는 그 무엇에 대한 열망이 크면 클수록 그렇지 못한 현실에 실망과 좌절 또한 크기 마련이다. 남의 떡, 남의 자리가 크게 보이고 좋아 보이는 게 현실이다. 그러다 보니 한 방에, 단박에 무엇을 이루려만 하고 그러다 보면 마음은 점점 황량荒涼해지기만 한다.

하지만 멀리 가고 돌아가더라도 그냥 꾸준히 가보는 것도 괜찮은 전략이다. 목적지를 잊지 않는다면 둘러 가든 돌아가든 언젠가는 그곳에 닿지 않을까. 우리가 끝까지 가고자 하는 의지만 있다면 말이다. 그리고 그렇게 목적지에 다다르고 나면 오히려 둘러 가고 돌아왔던 그 엉뚱한 여정의 경험들이 우리를 더욱더 빛나게 만들지 않을까? 마치 정유정 작가의 '쓸데없어 보였던' 간호사 경험이 다른 작가와 확연하게 구별되는 그녀만의 남다른 글을 쓸 수 있게 만든 것처럼 말이다.

지금 우리가 내던져 버리고 싶은 것, 피해 가고 싶은 것이 있다면 다시 한 번 살펴보자. 내놓기 쑥스럽고 부끄러운 점이라도 상관없다. 혹시 그것이 나중에 여러분들을 더 살찌울 자양분이 될지 누가 알겠는가? 내게 필요 없거나 쓸모없다고 생각했던 일이 나중에 도움이 되었던 경험이 있었다면 ① 이를 적어 보자. 다음으로 ② 지금 여러분이 차곡차곡 준비하고 있는 것 가운데 가장 큰 도움이 될 것으로 예상되는 것을 순

---

24) 정유정. 7년의 밤. 은행나무, 2011, p.366
25) 정유정. 7년의 밤. 은행나무, 2011, p.410

서대로 세 가지만 적어 보자.

①
②

4) 기업 vs. 의료기관의 선발 기준

(1) 10대 그룹

우리나라 10대 그룹의 계열 기업 중 두 곳을 선정해서 해당 기업의 지원 자격 및 기준에 대해 살펴보자.

10대 기업 지원 자격 및 기준

기업명	지원 자격 및 기준

* '평가 항목'은 학력이나 자격 및 경력 등 필요에 따라 작성자가 적절히 정해 표기할 것. 단, 위 표만 가지고도 해당 기업 지원 준비에 문제없도록 내용의 간결성과 완성도를 동시에 고려하여 작성할 것

(2) Big 5 및 기타 의료기관

Big 5 의료기관 중 두 곳을 정해 해당 병원의 지원 자격 및 기준에 대해 알아보자.

Big 5 의료기관의 지원 자격 및 기준

병원명	지원 자격 및 기준

6 미래 만들기

1) 미래 탐색

본인이 취업을 희망하는 기관의 홈페이지를 찾아본 후 이들 기관의 지원 자격, 평가 내용 및 기타 입사 관련 절차에 대하여 상세히 알아보자.

미래 탐색

구분	주요 내용
희망 기관	
지원 자격	
평가 내용 및 형식	
기타 특이 사항	

2) 나를 드러내기

지금까지의 조사 결과를 바탕으로 병원인 혹은 조직인을 꿈꾸는 여러분이 갖춰야 할 최소한의 기준과 최대한의 목표치를 정해 보자. 아울러 현재 스스로의 위치가 어느 정도인지도 함께 표기해 보자. 자신을 정확히 아는 바로 거기서부터 우리는 다시 시작할 수 있다.

나를 드러내기

평가 항목	요구하는 기본 수준	현재 본인의 수준	평가

평가는 5점 척도로 할 것 : 1. 매우 부족 - 2. 부족 - 3. 보통임 - 4. 양호함 - 5. 매우 양호함

찾아볼 영상

TED : 아툴 거완드 <어떻게 의료를 고칠 수 있을까?>
Atul Gawande <How do we heal medicine?>

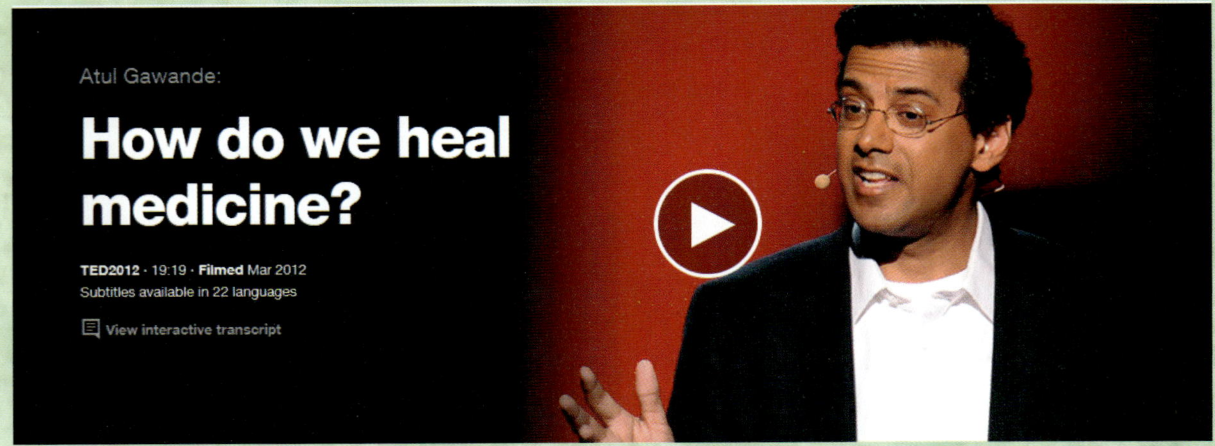
Atul Gawande:
How do we heal medicine?
TED2012 · 19:19 · Filmed Mar 2012
Subtitles available in 22 languages
View interactive transcript

요즘 1차 진료 기관에서도 의료진은 거의 전문의들이다. 모든 분야에서 지식이 넘쳐 나지만, 복잡하게 전문화되어 있을 뿐, 환자를 위한 제대로 된 조직화가 이루어지지 못하고 있다. 지금 병원들이 복잡하고 전문화되어 있지만 제대로 된 의료인이 되기 위해선 꾸준히 의사소통하고, 모든 것을 어떻게 다루어야 하는지 등 조직화가 되어야 한다는 점에서 이 영상을 채택했다.
– 수강 학생의 추천 사유 –

위 동영상 자료를 관람한 후 여러분의 느낌을 ① 100자 이내로 정리해 보자. 아울러 이번 장과 관련해 여러분이 발견한 가장 적절한 ② 동영상 자료가 있다면 해당 자료의 출처를 적어 보도록 하자.

①

②

개인 과제

Chapter 6. 의료인과 병원인 되기

학번		성명		제출일	

① 이번 장을 한 문장으로 표현해 보자.

② 이번 장과 관련해 스스로 찾아본 것에 대해 자세히 적어 보자. 책은 50쪽 이상 읽은 것만 적을 수 있으며, 영상 자료와 신문 및 기타 내용은 출처나 연도 표기를 정확히 적어 보자.

책	
영상자료	
신문	
기타	

③ 이번 장에 관해 200자 이상의 에세이를 손으로 직접 써 보자.

* 이 페이지는 절취하여 다음 시간에 제출할 것

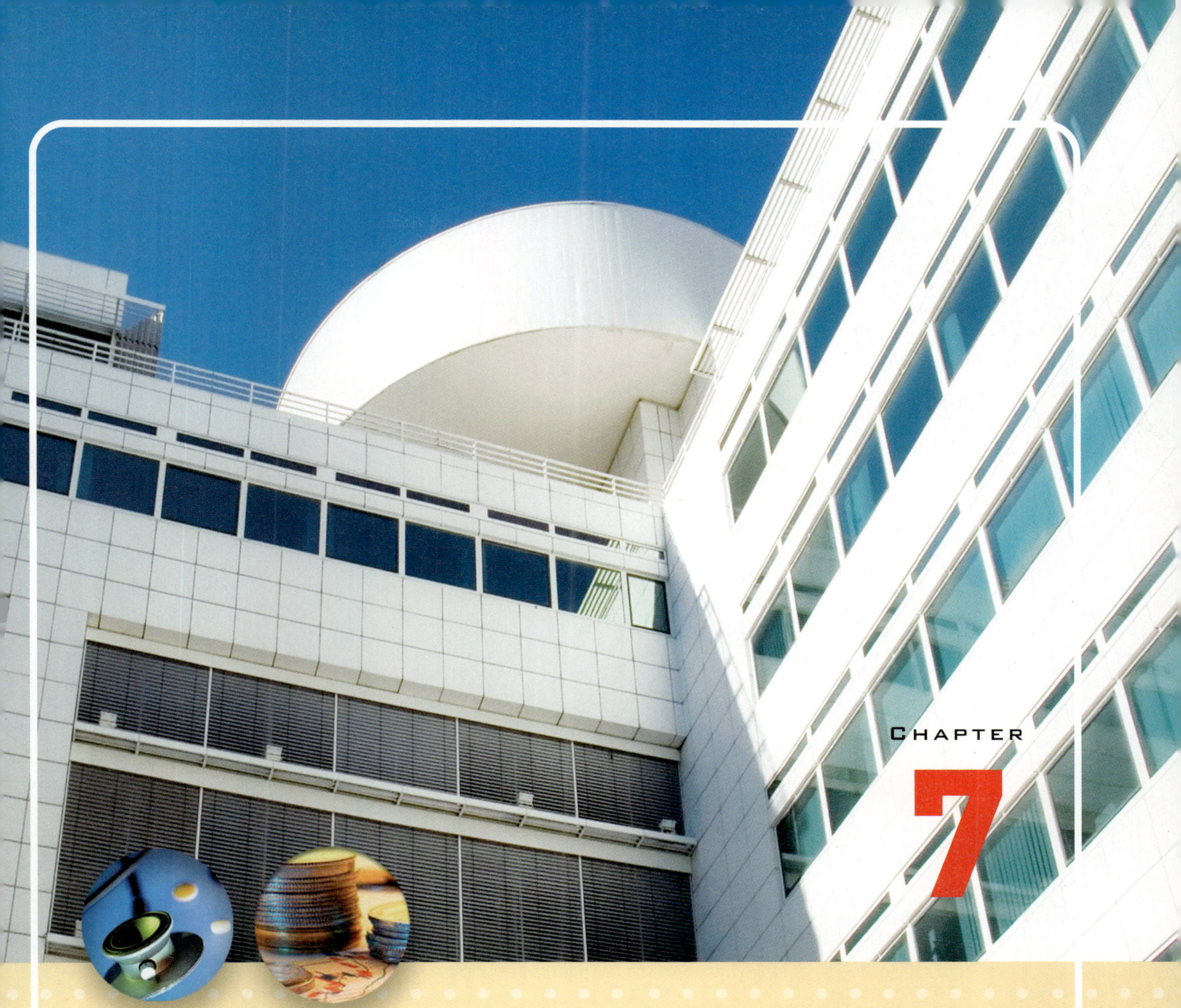

CHAPTER 7

의사소통

내가 본 바로는 대부분의 의사들은 정확한 정보를 알고 싶어 하는 환자의 요구를 무시해 버린다. "복잡한 문제예요." 그들은 한숨을 지으며 말하고는 고개를 흔들었다. 그래도 고집스럽게 물으면 짜증을 냈다. 너무 알려고 들거나 너무 많이 아는 것을 의사들은 위협으로 받아들이는 것 같다.
나는 의사들에게 더 많은 정보를 달라고 조르곤 했다. 하지만 어머니를 치료하는 의사가 주변에 단 한 명밖에 없는 전문의라면 어찌 감히 그 의사의 기분을 상하게 만들랴. 그렇게 되면 점점 더 말을 에둘러서 하게 되고, 절망적인 심정을 가장하게 된다.
"무슨 방법이 없을까요? 조언을 좀 해 주실 수는 없나요?"
의사와 환자 자식 간에는 말할 것도 없고, 의사와 환자 간의 밀고 당기는 춤은 섬세한 미뉴에트*이자, 기만당하는 기분으로 목을 졸리는 일이기도 하다.[1)]

* 미뉴에트minuet
4분의 3박자의 우아하고 약간 빠른 춤곡이다. 17~18세기에 프랑스와 영국에서 유행한 것으로, 후에 기악의 형식으로 소나타 · 현악곡 · 교향곡의 악장에도 쓰였다.

직원들에게 머리는 쓰지 말고 시키는 대로 오로지 일만 할 것을 요구하던 때가 있었다. 당시 공장 출입문에는 머리는 두고 들어오라Check your brain outside before entering는 지금으로서는 아주 황당한 내용이 전혀 이상하지 않던 때가 있었다는 것이다. 이 부분을 직접 확인하고 싶다면 윌리엄 A. 코헨의 〈리더스 윈도우쿠폰북, 2010〉를 찾아보기 바란다. 이뿐만이 아니다. 1930년대와 1940년대 포드 자동차의 리버 루지River Rouge 공장에서는 근로자들이 근무 중에 웃음조차 마음 놓고 웃지 못하도록 이를 엄격하게 금지하였다. 개인의 지극한 감정 표현인 웃음은 물론, 미소, 휘파람, 콧노래 등도 회사에 대한 불복종의 신호로 간주되었다. 이는 일할 때와 놀 때를 엄격히 구분하는 것이 노동성과

1) 버지니아 스템 오언스. 어머니를 돌보며. 부키, 2009, pp.81~82

등 경영 향상에 도움이 된다는 당시의 풍조에 기인한 것이다. 하지만 세상은 많이 달라졌다. 병원도 예외가 아니다.

주부 한모(58 · 경기 고양시) 씨는 최근 가슴이 아파 대학병원 심장내과에 갔다가 혈관 조영술이 필요하다는 진단을 받고 입원했다. 주치의의 지시에 따라 입원하기는 했지만 혈관 조영술이 뭔지, 심장 상태는 어떤지 등에 대해 구체적으로 듣지 못해 답답했다.

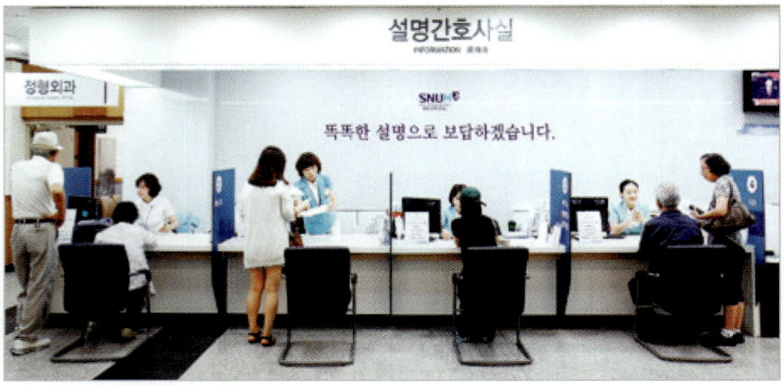
설명간호사실
정형외과
SNUH
똑똑한 설명으로 보답하겠습니다.

(…) '설명 간호사' 제도는 환자가 의사와 면담하는 시간이 짧아 궁금증을 완전히 풀어 주지 못하는 한계를 보완하기 위해 도입됐다. (…) 설명 간호사는 전문 의학 정보, 환자의 주요 관심사를 정확하게 파악하고 있는 5~15년 경력의 간호사 중, 몇 개월간 특별 교육을 받은 자에 한해 선발한다. 병원마다 다르지만 병동, 외래 진료실에 8~14명씩 배치돼 있다. 설명 간호사와의 상담은 시간제한이 없으며 비용도 들지 않는다. (…)[2]

병원에서 설명 간호사 제도를 도입한 ① 제일 큰 이유는 무엇 때문일까? 그리고 이러한 제도가 필요한 ② 또 다른 곳은 병원의 어느 부서(혹은 과정)일까?

①

②

1 같은 내용 다른 결과

1) 치료제 복용 환자의 상반된 반응

친구는 모든 환자에게, 프로작[3]을 먹으면 30~50퍼센트의 확률로 발기 부전이나 성욕 저하 같은 성적 문제가 발생할 수 있다고 경고해 왔다. 많은 환자들이 이 말을 듣고 크게 걱정했지만 다른 질문은 하지 않았다. (…) 친구는 나와의 대화 이전에 환자들이 '대략 30~50퍼센트 확률로 성적性的 문제가 발생'한다는 말의 의미를 어떻게 받아들이는

2) 조선일보, 2014. 7. 16.
3) 해피 드러그란 이름으로 잘 알려진 우울증 치료제의 상품명

> 지 전혀 확인해 보지 않았음을 깨달았다. 사실 많은 환자들은 이 말을 시도한 성교의 30~50퍼센트가 실패한다는 뜻으로 받아들였다.
>
> 그는 (…) 위험 소통 방식을 바꾸었다. 이를테면 "프로작을 처방받은 사람이 10명이라면 그중 3~5명 정도는 성적인 문제를 겪습니다."라는 식으로 말이다. (…) 환자들은 부작용의 위험을 백분율이 아니라 빈도로 듣게 되면, 프로작을 먹을 때 덜 불안해한다. 그리고 자신이 혹시라도 그 3~5명에 포함된다면 무엇을 해야 할지에 대해 물어본다.[4)]

위의 밑줄 친 내용처럼 우울증 치료제인 프로작의 부작용에 대한 의사의 두 가지 설명 중 유독 ① 두 번째 설명 방식에 대해 환자들의 적극적인 질문 공세가 이어지는 이유는 무엇 때문인가? 아울러 이를 통해 의료기관 종사자들이 ② 환자들과의 의사소통 과정에서 특별히 신경 써야 할 부분이 있다면 무엇인지 찾아보자.

①

②

2) 상반된 수술 동의율

심각한 심장 질환 환자에게 의사가 힘든 수술을 권유하는 상황을 가정해 보자. 환자와 보호자는 완쾌 여부와 함께 수술에서 깨어날 생존 가능성에 높은 관심을 보일 수밖에 없을 것이다. 수술의 성공에 대해 자신할 수는 없지만, 다른 방법이 없다고 생각하는 의사라면 다음 중 어떤 표현을 써서 환자와 가족의 수술 동의를 얻어낼 수 있을까?

① "이 수술을 받은 사람 100명 가운데 90명이 5년 후에도 살아 있었습니다."
② "이 수술을 받은 사람 100명 가운데 10명이 5년 이내에 죽었습니다."

사실, 위의 두 가지 표현은 모두 같은 내용을 담고 있다.[5)] 다만, 한쪽은 '100명 중에 90명'이 사는 쪽을 강조한 반면, 다른 한쪽은 '100명 중 10명이 죽는다'며 죽은 사람 10명에 방점을 찍었을 뿐이다. 하지만 어떤 표현을 쓰느냐에 따라 수술 동의율에는 큰 차이가 있을 것이다.

두 가지 내용이 정확히 동일한 내용을 담고 있음에도 사람들이 달리 반응한 데는 프레이밍 효과*의 영향 때문이다. 이러한 부분은 전문가

* 프레이밍 효과framing effect
인지된 이득을 포함하는 리스크와 인지된 손실을 포함하는 리스크를 다르게 생각하는 보편적인 경향을 말한다.

4) 게르트 기거렌처. 숫자에 속아 위험한 선택을 하는 사람들. 살림, 2013, pp.9~10
5) 리처드 탈러, 캐스 선스타인. 넛지Nudge. 리더스북, 2009, pp.65~66

들인 의사들도 예외가 아니다. 의사들 역시 '100명 중 10명이 죽는' 수술법보다는 '100명 중 90명이 사는' 수술법을 선택할 가능성이 더 높다.[6] 알고 보면 둘 다 똑같은 수술 방법임에도 그렇다는 것이다. 우리가 별생각 없이 사용하는 말이 어떤 의미를 담고 있는지 다시 한 번 생각해 볼 때다. 병원에서는 특히 더 그렇다.

2 저마다 다른 생각

제2장에서 이미 보았던 해리스 인터랙티브사의 조사(미국인 23,000명을 대상으로 조직의 목적 인지 정도, 의사소통 수준 등을 알아본) 결과를 다시 한 번 살펴보자.

- 37%만이 조직이 무엇을 왜 달성하려고 하는지 분명하게 안다고 했다.
- 22%만이 팀과 조직의 목표에 대해 열의를 갖고 있었다.
- 22%만이 자신의 업무가 팀과 조직의 목표와 일치한다고 했다.
- 17%만이 조직이 다양한 의견을 존중하고, 더 좋은 새로운 아이디어를 수용하는 의사소통 문화를 갖고 있다고 생각했다.
- 13%만이 다른 그룹 혹은 다른 부서와 서로 신뢰하고 협력하는 업무 관계를 갖고 있었다.

〈성공하는 사람들의 8번째 습관〉의 저자 스티븐 코비$_{\text{Stephen R. Covey}}$는 위의 조사 결과를 축구팀에 비유하여 "여기 한 축구팀이 있다. 운동장에서 뛰고 있는 11명의 선수 중 4명만이 어느 쪽 골대에 공을 넣어야 하는지 알고 있다. 재미난 사실은 11명 중 달랑 2명만이 골 욕심이 있을 뿐이라는 것이다. 더 놀라운 사실은 이들 2명을 제외한 나머지 선수들은 상대와 싸우느라 힘쓰는 게 아니라 자기 편 선수들과 싸우느라 애쓰고 있다는 사실이다. 이런 팀이 경기에서 승리할 리 없고, 이런 조직이 제대로 버텨 나갈지는 정말 미지수다"라고 표현한 바 있다.

〈타워스 페린$_{\text{Towers Perrin}}$ 2007 글로벌 인적자원 보고서〉[7]에 의하면 우리나라 기업의 의사소통 문제는 더더욱 심각한 것으로 보인다. 조직 구성원들의 적극적인 업무 몰입도가 글로벌 평균이 21%인 데 비해 겨우 8%에 그치고 있기 때문이다. 이를 스티븐

6) Cialdini, Robert B., Raymond R. Reno, and Carl A. Kallgren. "Activating and Aligning Social Norms for Persuasive Impact." Social Influence 1, 2006, 3~15. 손실의 측면에서 구성된 정보 캠페인 (b)가 정보 캠페인 (a)보다 훨씬 더 강력한 것으로 드러났다.

7) 회사의 명칭이 타워스 왓슨$_{\text{TOWERS WATSON}}$으로 바뀌었다. 2014년 연구$_{\text{The 2014 Global Workforce Study}}$ 결과를 간략히 살펴보면 ① 10명 중 4명이 열심이며 ② 전 연령대에 걸쳐 본봉$_{\text{base pay}}$이 회사 결정에 가장 중요한 요인이고 ③ 응답자의 41%가 안정된 일자리를 직업 선택의 핵심으로 생각하고 있다는 것이다.

코비 식으로 풀어 보면 직원 12명 가운데 1명만이 조직의 목표에 대해 열의를 가지고 있다는 얘기가 되는 것이다. 피터 드러커는 "인간에게 가장 중요한 능력은 자기표현이며, 경영이나 관리는 의사소통에 의해 좌우된다"고 말했다. 그렇다면 이와 같은 의사소통의 중요성에도 불구하고 상당히 심각할 정도의 의사소통 문제가 발생하는 이유는 무엇 때문일까?

1) 어려운 우리말 "됐어!"

흔하게 들을 수 있는 "됐습니다"라는 말! 하지만 그 '됐다'란 의미를 제대로 파악하기란 쉽지 않다. 무엇보다도 이 표현에는 여러 가지 의미가 담겨 있기 때문이다. 식사 중에 불쑥 찾아온 친구에게 식사를 권할 때 친구가 한 말 "됐어"는 무슨 뜻일까. 먹었다는 뜻인가 아니면 배는 고프지만 밥까지 얻어먹기에 자존심이 허락하지 않는다는 표현일까. "됐다"는 말만으로는 도무지 알 수 없는 이유는 말이 담고 있는 정보의 한계 때문이다. 즉 말이 전부가 아니라는 것인데, 때에 따라 말로 표현되는 내용은 진실과 아주 거리가 먼 경우도 있다.

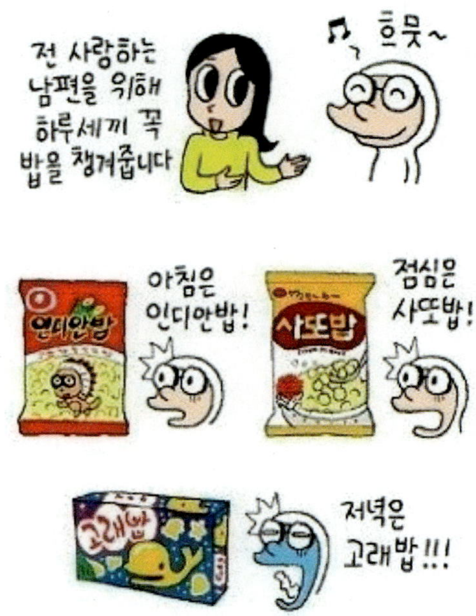
전 사랑하는 남편을 위해 하루세끼 꼭 밥을 챙겨줍니다
흐뭇~
아침은 인디안밥!
점심은 사또밥!
저녁은 고래밥!!!
말은 끝까지 들어 봐야!(출처 : http://dealinside.ca/debate/88304)

미국의 사회심리학자 앨버트 메라비언은 대화시 청각聽覺 38%, 표정(35%)과 태도(20%) 등 몸짓 언어(혹은 시각)가 55%의 비중을 차지하는 데 반해 말하는 내용(언어)은 7%에 불과하다고 주장했다. 의사소통에서 비언어적 대화가 가지는 힘을 설명할 때 자주 언급되는 '메라비언의 법칙'에 의하면 비언어적 요소들이 커뮤니케이션의 93%를 담당한다는 것이다.

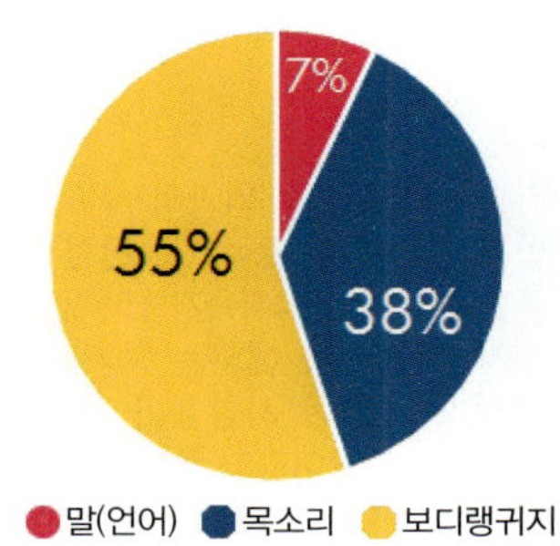

친구가 한 말 "됐다"의 진정한 의미를 파악하느라 여러분은 한동안 밥을 먹는 둥 마는 둥 하며 그 말의 의미를 새겨 볼 것이다. 아마도 머릿속은 다음과 같은 과정을 거치면서 친구가 한 말의 진위眞僞 여부(먹었다는 건지 안 먹었다는 건지)를 파악하느라 바삐 움직이게 될 것이다.

정보원source	✈	부호화encode	✈	채널channel	✈	해석decode	✈	수신자receiver
(친구	–	됐어!	–	먹었다는 건지 안 먹었다는 건지	–			아! 안 먹었구나!)

정보의 전달과 수용

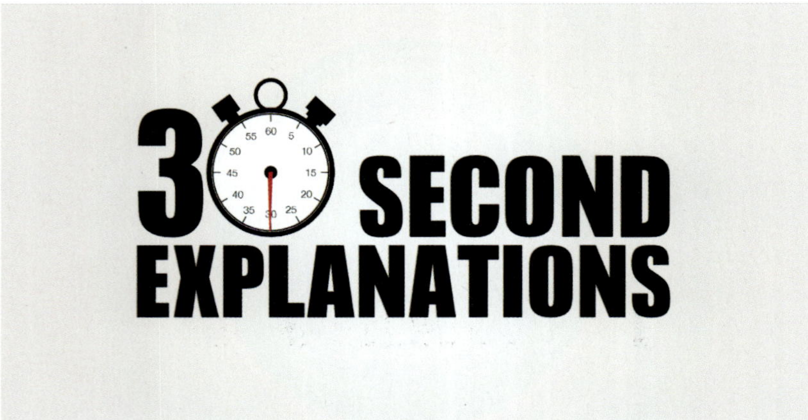

Digital Splash Media에서 만든 동영상 'Picture Superiority Effect : Video Explanation', 말로만 하는 것보다 그림을 덧붙이면 훨씬 더 효과적이라는 내용이다. 35초 분량이니 찾아보도록 하자.

밥을 먹지 않은 게 확실하다는 생각이 들면 여러분은 다시 한 번 식사를 권할 게 분명하다. '그러지 말고 이리 와서 앉으라'느니, '맛이라도 좀 보라'며 부추길 것이다. 좀 더 세심한 사람이라면 '지금 막 먹으려는 참이었는데 혼자 식사하는 게 뭐하니 같이 좀 앉아 달라'며 친구가 좀 더 편하게 식탁에 다가올 수 있도록 분위기를 만들지도 모른다.

밥을 안 먹은 게 분명함에도 불구하고 친구의 '됐다'는 말에 "그럴래, 그래 그럼…." 하면서 단박에 명토 박는[8] 사람이라면 그 친구로부터 두고두고 눈치 없는 녀석에다 말귀를 못 알아듣는 멍청이로 기억될 것이 분명하다. 심한 경우라면 '밥 한 공기'로 두 사람의 우정에 금이 가는 일이 벌어질 수도 있다. 이러니 정말 어려운 게 우리말 "됐어"이다. 아래 빈칸에 비언어적 표현으로 인해 오해하거나 오해받아 당황했던 여러분 자신의 경험을 적어 보자.

2) 의사들이 내보이는 커뮤니케이션

* 가운gown
가운이란 말에는 '외과의사의 수술복'이란 의미가 있기는 하나, 일반적으로 판검사들의 법복法服이나 졸업식에서 학위 취득자들이 입는 옷에 더 가깝다. 하지만 국어사전에서는 '의사들의 위생복'이란 풀이도 있고 많은 사람들이 일상적으로 쓰기에 더 이상 틀린 말이라고 하기도 어렵게 되었다.

고려대학교 안암병원에서는 일부 교수를 중심으로 나비넥타이 착용 운동이 벌어지고 있다. 이들이 나비넥타이를 매기 시작한 이유는 병원 내 감염을 막기 위해서라는 것이다. 흔히 매는 긴 넥타이는 진료 시 불편할 뿐만 아니라 이를 통해 병원균이 다른 환자에게까지 전염될까 염려되기 때문이다. 실제로 2009년 한림대 의대에서 전공의들

8) 일부러 꼭 지적하여 확실하게 말하는

이 착용한 가운*gown 28개와 넥타이 14개를 검사해 보니 가운 7개와 넥타이 1개에서 '슈퍼 박테리아'로 불리는 메티실린 내성 황색 포도알 균MRSA이 검출된 적이 있다. 영국 정부에서는 2008년 의사들에게 넥타이와 긴소매를 제한하고, 진료 시 짧은 소매를 입을 것을 권하기도 했다. 짧은 가운을 입은 의료기관이 점점 늘어나고 있고, 심지어 반팔 옷을 입고 진료하는 의사도 심심치 않게 볼 수 있는 것은 모두 병원 내 감염을 방지하려는 노력에서 비롯된 것이라 할 수 있다.

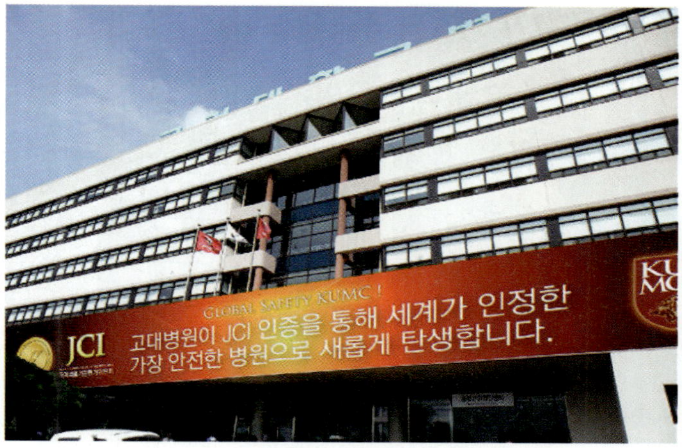
GLOBAL SAFETY KUMC !
JCI
고대병원이 JCI 인증을 통해 세계가 인정한
가장 안전한 병원으로 새롭게 탄생합니다.

고려대학교 병원 전경

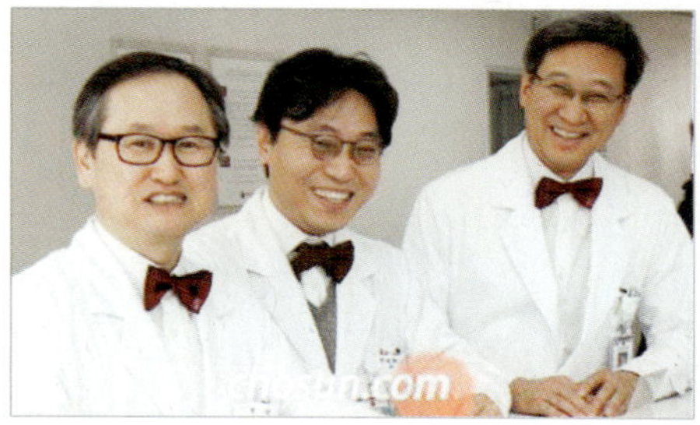

환자들의 원내 감염을 예방하기 위한 의사들의 작지만 확실한 움직임 중 하나인 나비넥타이! 오른쪽 사진에서 ① 고려대학교 안암병원 의사들은 환자들에게 어떤 메시지를 전하려는 것일까? 다음으로 ② 병원이 환자들과의 의사소통을 원활히 하기 위해 할 수 있는 다양한 방안에 대해 생각해 보자.

①

②

3) 불편하거나 민망한 환자복

군대를 두 번이나 다녀온 가수 싸이에게 군복은 다시는 입고 싶지 않은 옷일 수도 있다. 하지만 일반적으로 사람들이 한결같이 피하고 싶은 옷은 환자복과 죄수복이 아닐까. 스스로 조심하면 피해 갈 수 있는 죄수복과 달리 환자복은 본인의 노력 여부에 관계없이 많은 사람이 입게 된다. 특히 나이가 들면 들수록 그 확률은 높아지는 게 바로 환자복이다.

대부분의 사람들이 평생토록 한 번 이상 입게 될 환자복! 하지만 이 환자복에는 정작 환자의 입장이 거의 반영되어 있지 않다. 그보다는 의료진들의 입장만 고려된 사뭇 일방적인 디자인이 바로 이 옷이다. 소매를 쉽게 걷어 올릴 수 있도록 널찍하게 디자인해야 함은 물론, 바지도 금방 내릴 수 있도록 노끈이나 고무줄로 처리한 펑퍼짐한 형태가 대부분이다.

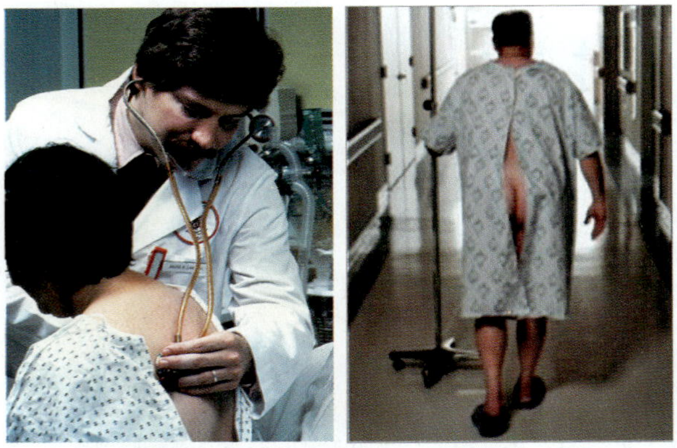

진찰하기는 편한, 하지만 참 망측한 환자복. 죄수복이라 불리기도 하는 일자로 풀어 젖혀지는 이런 복장이 모든 환자들에게 꼭 필요한 것은 아니지 않을까(The dreaded hospital gown, described as health care's prison jumpsuit, often imposed on patients needlessly : study, 출처 : http://www.goodgeorgialawyer.com/?page=9, http://news.nationalpost.com. 2014. 10. 1.)

환자복에서 가장 먼저 고려해야 할 점이 의학적 차원과 치료의 목적에 있음을 부정할 순 없다. 하지만 병원 측의 무성의 탓에 이 같은 환자복이 계속 사용되고 있다면 이건 나름 심각한 문제인 것이다. 환자복이 두꺼울 경우 정확한 실제 체온 측정에 오류가 있을 수 있다. 따라서 체온이라는 중요한 정보를 확보하기 위해 얇은 옷감을 사용한다는 것은 일면 타당한 것으로 여겨지기도 한다. 하지만 하루 몇 회의 체온 측정을 위해 나머지 대부분의 시간에 환자가 한기寒氣에 떨거나 불편함을 느낀다면 이건 심각한 문제다. 온기를 느낄 수 있는 두툼한 소재로 만든 환자복을 입되, 기존의 체온계를 좀 더 개선해 이에 영향받지 않는 제대로 된 체온을 잴 수 있는 방안을 마련해야 한다. 환자의 불편을 전제로 병원이 잘 돌아가는 식이라면 그건 환자에게는 물론이고 병원에게도 좋은 방법은 아니기 때문이다. 환자는 환자이기 이전에 한 사람의 고귀한 영혼의 소유자요 다른 사람 못지않은 미적 감각을 지닌 존재다. 미국의 클리블랜드 클리닉은 격조 있는 새로운 환자복을 만들기 위해 패션 디자이너를 영입하기도 했다.

* 오픈-백 가운open-back gown
진료 과정에서 의료진의 편의성을 위해 쉽게 입고 쉽게 벗을 수 있도록 만든 푹 패인 환자복으로, 대부분의 병원에서 현재까지 사용 중인 환자복을 말한다.

통합 진료팀은 환자들로부터 모욕감과 불편하다는 지적을 받고 있는 기존의 오픈-백 가운*을 대신할 새 환자복을 제작하기 위해 패션 디자이너 다이안 폰 퍼젠버그를 영입했다. 이러한 움직임은 비록 그 시작이 미미했는지는 몰라도, 큰 변화를 불러일으켰다.[9]

환자라는 이유로 평상시와 다르게 억압받거나 제재를 받는 경우가 비단 환자복에 국한되는 것만은 아닐 것이다. 보통 사람에서 환자 신분으로 바뀌면서 어떤 것들이 제한이 되는지 곰곰이 생각해 보자.

유명한 대학병원의 신경과 교수였던 전범석은 2004년 6월 5일, 남한산성 벌봉 정상에서 원인을 알 수 없는 졸도로 인해 전신마비가 되었다. 사고 직후 의식이 돌아온 순간부터 팔다리를 전혀 움직일 수 없었던 그가 환자의 신분으로 오랜 투병 생활을 거친 후 다시 예전의 그 자리에 돌아오기까지 상황을 생생하게 기록한 〈나는 서있다〉는 그

9) 토비 코스그로브 저, 홍상진 역. 병원의 미래 클리블랜드 클리닉. 김앤김북스, 2014, p.178

런 면에서 읽어볼 만하다. 책을 찾아보고 인상적인 부분을 적어 보자.

전범석. 나는 서있다. 예담, 2009

3 보이는 게 전부는 아니다

1883년, 올리버 웬들 홈스는 하버드 의과대학의 새 건물 개관식 연설에서 흥미로운 기획을 발표했다.[10] "저는 종종 전문 사냥꾼 커플(의사 남편과 영리한 의사 아내)이 질병을 사냥할 수 있지 않을까 하는 꿈을 꾸곤 했습니다. 영리한 아내가 환자가 자살하기 하루 전에만 그를 방문했어도 많은 사람들의 목숨을 구할 수 있었을 겁니다. 아내는 사업가의 얼굴을 보고 파산 직전이라는 사실을 읽어 냈을 겁니다. 하지만 둔해 빠진 남편은 사업가가 소화불량에 걸렸다고 기록하겠지요. 아내는 리본이 비뚤어진 것만 보고도 가정부가 애인에게 버림받았다는 사실을 알아차릴 겁니다. 아내들은 표정, 힘없는 축 늘어진 어깨, 목소리만으로도 이런 사정을 잘 파악하지요. 하지만 의사 남편은 이런 사실에서 아무것도 읽어 내지 못합니다."

대개 환자들이 의사를 찾아가 증상을 호소하면 "그런 증상이 얼마나 오래되었나요"라는 질문을 받지만, "그런 증상이 언제부터 시작되었나요"라는 질문은 좀처럼 받지 않는다. 첫 번째 질문에 대답하려면 일단 시계로 잴 수 있는 정확한 시간을 말해야 한다. 그 시간은 교과서나 인터넷에서 얻은 지식과 맞아떨어지는 경우도 있다. 하지만 두 번째 질문은 물리적 시간과 주관적 시간을 모두 묻는다. 웬들 홈스의 이야기에서 의사 부인은 바로 주관적 시간을 중요하게 여겼다. 일단 "언제부터 증상이 시작되었나요"라고 물으면 환자의 과거사를 알 수 있는 방법이 열린다. 환자는 여유를 가지고 과거사를 자세히 말할 수 있다. 그렇지 않더라도 이 질문을 통해 환자는 적어도 진짜 정보를 털어놓을 수 있다. "4개월간 증상이 계속되었어요"와 "3개월 전에 아내와 헤어졌는데, 그때부터 증상이 시작되었죠"라는 진술은 엄연히 다르다.[11]

의학적 지식이 풍부한 의사는 눈앞에 환자를 놓고도 아무것도 발견하지 못한 반면,

10) Oliver Wendell Holmes, "Opening Speech", *Boston Medical and Surgery Journal*, 1883, pp.361~368
11) 대리언 리더, 데이비드 코필드. 우리는 왜 아플까. 동녘사이언스, 2011, pp.81~82

그의 아내는 환자의 증상 너머에 있는 원인까지 정확히 파악하고 있다. 의사는 단지 소화불량에 걸린 환자를 보았을 뿐인 데 반해, 그의 아내는 그 사람이 파산 직전이라 거의 제정신이 아닌 상황임을 알 수 있었다는 점이 놀랍다. 보이는 게 전부는 아니다. 히포크라테스는 질병보다는 질병을 갖고 있는 환자에 더 관심을 갖고 치료해야 한다고 말했다고 한다. 보이지 않는 것까지 보기 위해서 우리가 더 갖추어야 할 것이 참으로 많다. '둔해 빠진' 의사 남편보다 '영리한' 의사의 아내가 더 잘 볼 수 있었던 사례를 통해 다음과 같은 질문에 대해 생각해 보자.

위 내용 중 밑줄 친 두 질문의 ① 차이에 대하여 생각해 보자. 그리고 의사가 보지 못한 이유와 의사도 아닌 ② 의사의 아내가 더 잘 볼 수 있었던 이유는 무엇 때문일까? ③ 여러분이 의사가 아닌 의사의 아내와 같은 식견을 갖추기 위해 노력해야 할 부분이 있다면 구체적으로 어떤 것들이 있을까? 마지막으로 ④ 보이지 않는 부분까지 보려는 노력은 왜 중요한가?

①

②

③

④

4 소통 vs. 불통

1) 소통疏通

(1) 강도와 신경통

가정집에 도둑이 들었다. 잠자던 부부를 깨워 칼을 들이대고는 눈을 부라리며 작지만 강한 소리로 다음과 같이 말했다. "손들어!"
엉겁결에 일어난 주인 남자는 얼굴을 찡그리며 다음과 같이 말했다. "신경통 때문에 손을 들 수가 없소."
바로 그 순간, 도둑은 표정을 누그러뜨리며 다음과 같이 말했다. "신경통? 나도 신경통인데……."
분위기는 달라졌다. 귀중품을 챙겨 도망가야 할 도둑과 자다가 봉변을 당해 벌벌 떨어야 할 주인은 오간 데 없고 두 사람은 신경통을 놓고 얘기 보따리를 풀기 시작했다. 증세가 어떻고, 치료에는 뭐가 좋더라는 식이었다. 이야기가 점점 깊어지면서 방 안에는 따스한 온기마저 감돌았다. 지켜보던 부인은 커피를 내왔다. 한참 시간이 지난 후 두 사람은 어서 빨리 나으라고 서로 격려하며 악수를 나눴다. 부부의 배웅을 받으며 도둑은 집을 나섰다. 오 헨리O. Henry의 단편 소설 〈강도와 신경통〉에 나오는 얘기다. 강도가 들었지만, '빨리 치료 잘해서 건강하라'는 덕담을 나누며 헤어지는 해피엔딩이다. 입장은 달랐지만 두 사람의 공동 관심사였던 '신경통' 얘기로 서로 소통할 수 있었기 때문이다.

(2) 마녀의 빵witches' Loaves(마녀의 복수)

오 헨리의 또 다른 단편소설 중 〈마녀의 빵〉의 상황은 정반대다. 과유불급*이라고나 할까. 미스 마더 미첨이라는 마흔 살의 홀로 사는 여주인이 운영하는 조그만 빵가게에 일주일에 두세 번 찾아오는 손님얘기로 이야기가 시작된다. 여기저기 낡아 기운 허름한 옷차림의 그가 사가는 빵은 언제나 묵은 식빵 두 덩어리뿐이다. 그를 가엾이 여긴 빵가게 여주인은 어느 날엔가, 불쌍한 마음에 빵 속에 버터를 듬뿍 밀어 넣고 다시 꼭 아물려 놓은 그 빵을 넣어 주었다. 아마도 빵을 먹다가 버터를 발견하면 틀림없이 그 남자가 기뻐하리라는 순수한 마음에서였다. 얼마간 가슴이 두근거리지 않는 것도 아니었다. 그는 총각인 것으로 보였고 마더 미첨 자신은 결혼을 하지 않은 어엿한 싱글이 아닌가!

* 과유불급過猶不及
지나침이 부족함과 같지 않다는 말로, 너무 지나쳐도 부족한 것과 마찬가지로 적절치 못하다는 뜻이다.

그러나 얼마 후 그녀는 남자로부터 큰 원망을 듣는다. "이 바보!" "이 주제넘은 고약한 여자야!" 알고 보니 그 남자는 블럼버거라는 제도사였고 언제나 연필로 먼저 초안을 그리고 그것이 완성되면 한 주먹의 굳은 식빵 부스러기로 연필 자국을 지워나갔던 것이다. 그 편이 고무지우개보다 훨씬 잘 지워지기 때문이었다. 오랫동안 그려왔던 설계도! 식사용이 아니라 설계할 때 필요한 지우개로 사용했던 것인데, 바로 그 빵 지우개 속에 버터가 들어가 있었으니…. 왜 그녀는 그 남자에게 물어보지 않았을까? 제도사였던 그 남자를 단지 생활이 어려운 불쌍한 남자로밖에 보지 못했던 이유는 무엇 때문일까?

전화위복 사례가 ① 해피엔딩으로 끝나게 된 구체적인 이유를 세 가지 이상 들어보자. 그리고 과유불급 사례를 해피엔딩으로 마무리하려면 어떻게 해야 했었는지 ② 그 방안에 대하여 생각해 보자.

①
②

2) 불통不通

(1) 로드아일랜드 병원

* 혈종血腫
내출혈로 피가 한곳에 모여 혹과 같이 된 것을 말한다.

응급실 의사는 86세 노인의 뇌 사진에서 경막하 혈종* subdural hematoma을 확인하자 당직 신경외과 의사에게 급히 연락했다. (…)

"선생님, 수술 동의서에 혈종이 어디에 있는지 기록돼 있지 않은데요."

(…) 그런데 신경외과 의사가 이렇게 말했다. "좀 전에 뇌 사진을 보았는데 두개골 오른쪽이었네. 수술을 서두르지 않으면 곧 사망할 텐데."

"그래도 필름을 다시 확인해 봐야겠습니다."

(…) "꼭 그렇게 하고 싶다면, 자네나 빌어먹을 응급실에 전화해서 찾아보라고! 그 사이에 나는 환자의 목숨을 구할 테니까." 그리고 신경외과 의사는 서류철을 움켜잡고 동의서에 '오른쪽'이라 휘갈겨 쓰고는 서명을 했다. "됐나? 당장 수술을 해야 한다고."

간호사는 로드아일랜드 병원에서 근무한 지 1년밖에 안 되었지만 그 병원의 문화를 잘 알고 있었다. 그 의사의 이름은 커다란 화이트보드에 검은색으로 쓰여 있었다. 악명이 높으니 조심해야 할 의사라는 뜻이었다.

(…) 의사는 구멍을 두 곳에 더 내고, 톱을 사용해서 환자 두개골을 삼각형으로 잘라 냈다. 뇌를 둘러싼 반투명한 섬유질 막인 뇌 경질막이 드러났다. 그때 누군가 소리쳤다.

"아이코!" 혈종이 보이지 않았다. 엉뚱한 곳을 수술했다는 뜻이었다. 신경외과 의사가 비명을 지르듯 소리쳤다. "반대 방향이었어!" (…) 한 시간이면 끝났어야 할 수술이 거의 두 시간이나 걸렸다. 그 후, 환자는 집중치료실로 옮겨졌지만 의식을 완전히 되찾지는 못했다. 그리고 2주 후 그는 숨을 거두었다.[12]

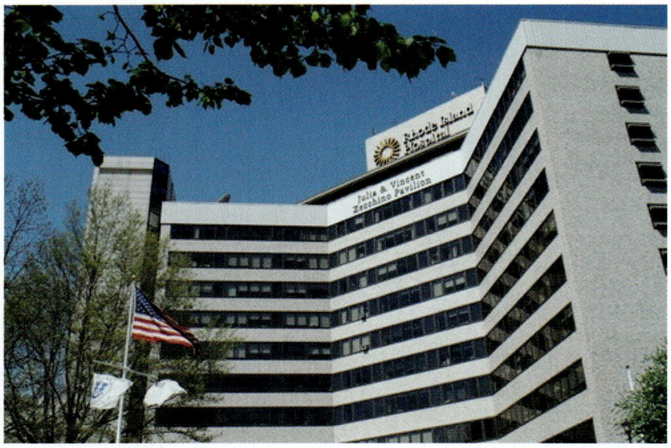

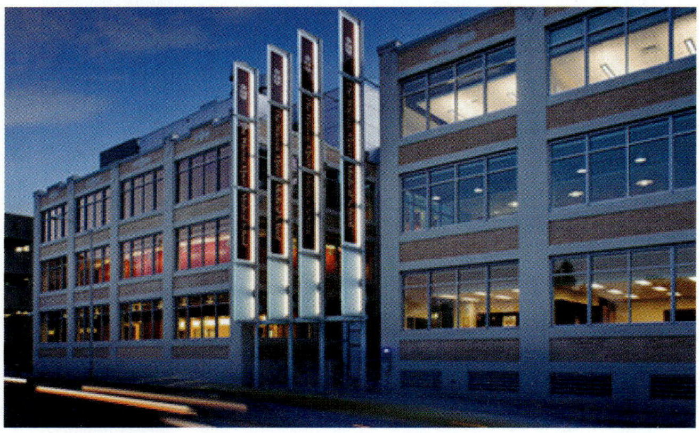

1863년에 개원해 150년 된 병원 전경과 병원 역사상 가장 많은 1,500만 달러의 기증을 받아 새로 지은 뇌 과학 연구소

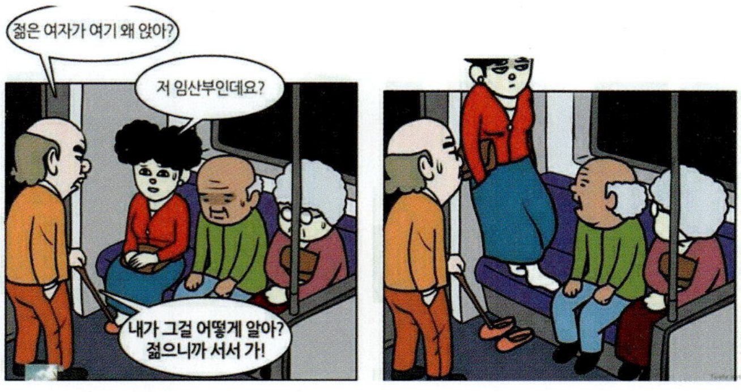
젊은 여자가 여기 왜 앉아?
저 임산부인데요?
내가 그걸 어떻게 알아? 젊으니까 서서 가!

말은 예쁘게(출처 : 2차원개그_마인드C© mindc4@nate.com 도움_양정욱)

여러분이 느껴 본 소통의 중요성에 대한 경험이 있다면 이를 간략히 적어 보도록 하자.

①

②

12) 찰스 두히그. 습관의 힘. 갤리온, 2012, pp.225~228

(2) 이대 목동병원

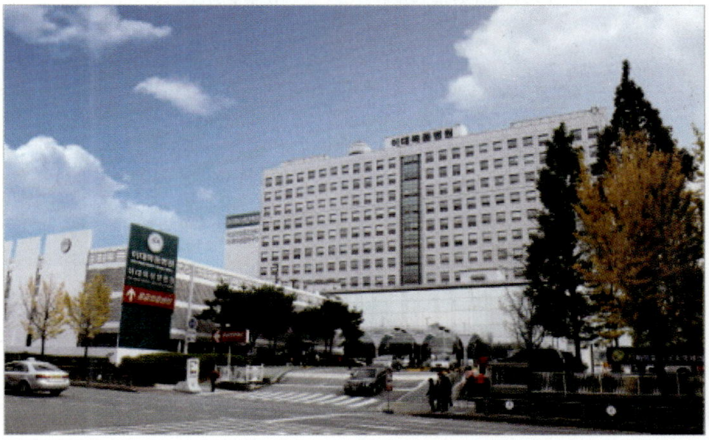

서울 양천구 이대 목동병원은 지난해 12월 말부터 지난 4월 말까지 이비인후과 · 소아과 · 내과 · 가정의학과 환자들의 얼굴 엑스레이를 촬영한 뒤 좌우를 바꿔 병원전산 시스템에 올렸다. 의사들은 이런 사실을 모른 채 바뀐 필름 영상을 근거로 환자들을 치료했다. 넉 달간 좌우가 바뀐 엑스레이 필름으로 치료받은 환자는 578명에 달한다. 이 중엔 소아 환자 93명도 포함돼 있다.

병원은 4개월이 지나서야 이런 사실을 '우연히' 발견했다. 4월 24일 광대뼈 수술 환자가 정기검진에서 엑스레이를 찍었는데 실제 쇠가 박힌 곳과 필름 영상이 반대로 나온 것이다. (…) 병원은 해당 방사선사와 방사선 실장에게 시말서[13]를 받는 것으로 끝냈다. 병원 쪽은 "좌우가 뒤바뀐 필름으로 치료를 받은 환자들 중에 수술 · 시술 환자는 없다"고 했다. 이대 목동병원 관계자는 '중대한 실수'였음을 인정한다면서도 "대부분 중증 질환이 아니라 약물치료 대상자이기 때문에 큰 문제가 없다고 판단해 환자들에게 알리지 않았다"고 했다.[14]

솔직함으로 득을 본 경우 혹은 솔직하지 못해 곤란에 빠졌던 사례 혹은 여러분 스스로의 경험에 대해 적어 보자.

5 의료인들의 공감 능력

존스 홉킨스Johns Hopkins 의대의 데이비드 니콜스 학장은 의사로 성공할 확률이 높은 학생은 임상기술이 뛰어난 명문 의대 졸업자보다 사람을 다룰 줄 아는 사람이라고 말한다. 그가 말하는 성공 확률 높은 의사란 다시 말해 의사소통, 설득, 공감 능력 같은

13) 시말서始末書 : 잘못한 사람이 그 일의 전말顚末을 자세히 적은 문서. 전말서顚末書.
14) 한겨레, 2014. 6. 30.

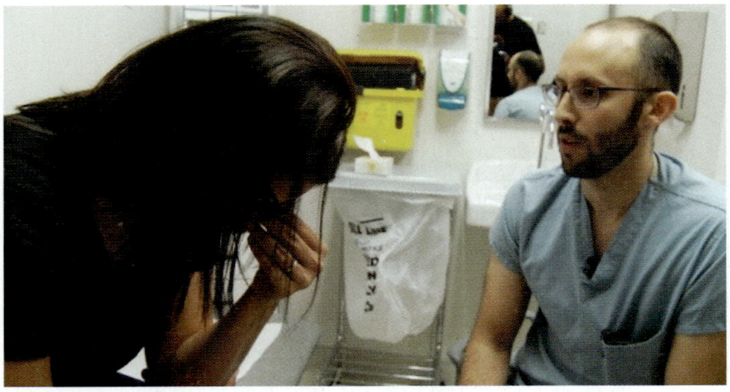

레지던트들의 환자 응대법을 평가 반영하는 토론토 병원Toronto hospital tests surgical residents' bedside manner(출처 : www.cbc.ca/news/health/toronto-hospital-tests-surgical-residents-bedside-manner-1.2758284)

'소프트 기술Soft Skill'을 갖춘 사람이라는 것이다.

하버드 의대 교수인 제롬 그룹만도 의학적 기술보다 더 중요한 것이 의사와 환자 간 의사소통이라고 말하는 걸 보면 의사소통의 문제는 의사가 되기 위한 과정뿐만 아니라 의사로 지내는 평생토록 함께해야 할 아주 중요한 덕목이라는 것이다.[15] 사람을 다루는 의술이기에 말 못하는 컴퓨터나 자동차를 고치는 기술과는 다르다는 것이다.

"나는 그저 환자의 말을 귀 기울여 들었을 뿐입니다."
〈월 스트리트 저널〉과의 인터뷰에서 그 의사는 밝혔다.
"그는 말했습니다. '내가 내 몸을 잘 아는데, 뭔가 정상이 아닙니다.'"
공감하는 능력이 한 사람의 생명을 구한 것이다.
"의사들은 환자가 느끼는 몸과 마음의 상태에 대해서 단순히 정확한 설명만으로 공감을 표시할 게 아니라 말의 타이밍, 음색, 완급, 그리고 환자의 감정을 움직이는 모든 면에서 전반적인 동조를 나타내야 한다." 아우러 조디 할펀은 다음과 같이 조언한다. "과학기술과 기타 도구들을 이용하는 한편 공감을 통해 객관적인 지식을 보완해야 정확한 진단을 할 수 있다."
이처럼 의료 활동에 관한 새로운 시각을 견지하기 위해서는 공감의 능력이 의료 분야에서 필요한 재능 가운데 하나로 전면에 떠오르고 있다.[16]

1) 이런 의사 vs. 저런 의사

아래 나와 있는 이런 의사와 저런 의사의 경우를 읽어본 후 두 의사를 비교해 보자.

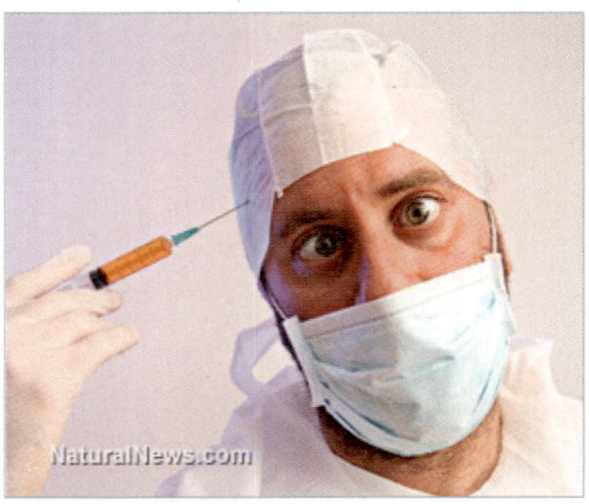

Stupid Doctor(출처 : http://www.omsj.org/blogs/ptsd-vaccine)

• 이런 의사

그는 심지어 어머니의 담당 의사도 아니었다. 그날 아침 그는 다른 의사의 회진을 대신 도는 중이었다. 에벌린은 어머니의 손을 잡고 서 있었다. 병실에 들어온 그는 자신을 소개하지도 않았다.
에벌린은 말했다.
"안녕하세요, 선생님. 제가 딸, 에벌린 카우칩니다."
그는 차트에서 눈을 떼지도 않은 채 큰 소리로 말했다.
"어머니는 급성 폐암입니다. 간장, 췌장, 비장으로 전이되고 있고, 골수로 침투하는 징후도 좀 보이는군요."

15) 대니얼 홍. 하버드 가지 마라. 한겨레에듀, 2010, p.184 참조
16) 다니엘 핑크. 새로운 미래가 온다. 한국경제신문, 2006, pp.186~187

> 바로 그 순간까지도 그녀의 어머니는 자신이 암에 걸렸다는 사실을 몰랐다. 어머니가 몹시 두려워했기에 알리고 싶지 않았던 것이다. 그녀의 얼굴에 나타났던 그 겁에 질린 표정은 평생 잊지 못할 터였다. 측근들과 함께 유유히 복도를 따라 내려가던 그 의사도. 이틀 뒤 어머니는 혼수상태에 빠졌다.[17]

위 내용이 어떤 상황인지 이해했는가? 위 상황을 한 줄로 요약해 보자.

• 저런 의사

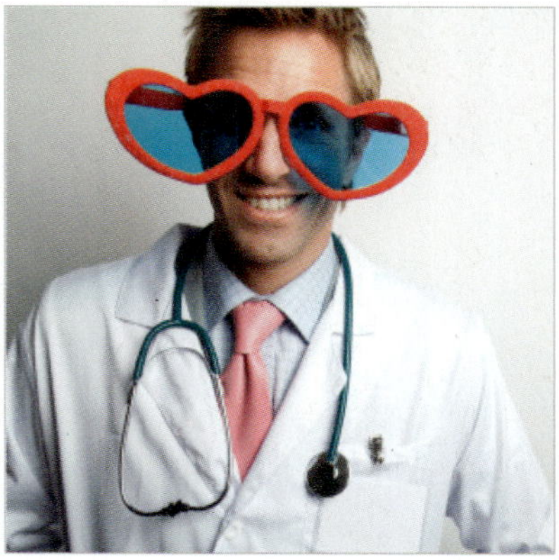

언제나 O.K. 하는 의사(출처 : wordviewediting.com/is-it-ever-ok-for-doctors-to-ask-patients-out-online)

> 치료는 십 분도 걸리지 않았다. 나는 다시 몸을 일으켜 입을 헹궜다. 피가 진하게 섞여 나온다. 마치 이를 뽑기라도 한 듯. 한두 번 헹궈도 피가 계속 나온다. 나는 피를 다 씻어 내려고 물을 다섯 컵이나 사용한다. 잇몸이 많이 상해 있긴 한 모양이다. 발치를 한 것도 아닌데, 간호사는 내 이에 솜뭉치를 끼워준다.
> "한 이십 분 정도 물고 계시다가 버리세요." 의사가 진통소염제를 처방해 준다.
> "닷새 친데 혹시 이삼 일쯤 먹은 뒤 통증이 느껴지지 않으면 더 안 드셔도 됩니다. 그래도 한두 번은 더 오셔야겠어요. 간호사랑 다음 주 아무 날이나 약속을 잡으세요."
> "혹시 오늘 술 마셔도 됩니까?" 나는 어림도 없는 질문을 의사에게 던졌다.
> "세상에 금지돼 있는 건 없어요. 마셔도 되지요. 근데 오늘 술을 드시면, 치료 기간이 두 배 이상 길어질 거예요. 저 같으면 완치될 때까지 술을 안 마실 겁니다." 이 의사는 유머 감각이 있는 사람이다. 유머 감각이라기보다 융통성이라고 해야 할까.[18]

이런 저런 의사 중 ① 누가 더 좋은 의사일까? ② 그렇게 생각한 이유나 근거는 무엇인가? 아울러 ③ '이런 의사의 장점과 저런 의사의 단점'에 대해 생각해 보자.

①

②

③

17) 패니 플래그. 프라이드 그린 토마토Fried Green Tomatoes at the Whistle Stop Cafe. 민음사, 2011, p.85
18) 고종석. 해피 패밀리. 문학동네, 2013, p.34

2) 의료 소송도 피해 가는 한마디

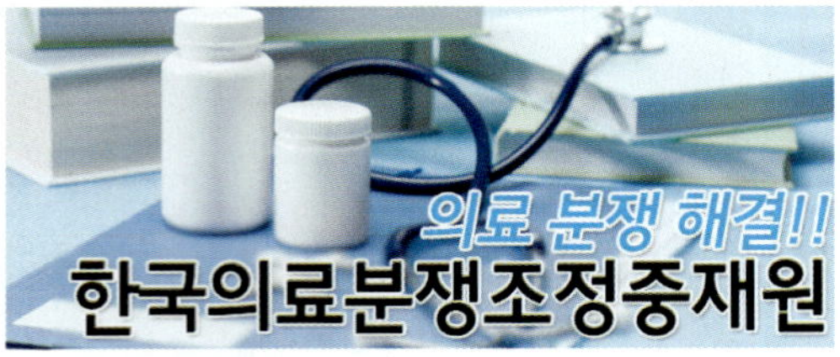

의료사고 피해자에 대한 신속하고 공정한 구제, 의료인의 안정적인 진료환경을 위해 2012년 8월에 만들어진 보건복지부 산하 한국의료분쟁조정중재원(이하 의료중재원)

> 소송訴訟은 미국에서 매우 빠르게 성장하는 사업이다. 미국의 변호사 수가 모든 나라의 변호사를 합한 것보다도 많다. 그동안 소송이 폭발적으로 증가한 탓에, 미국에서는 사업비용에서 소송비용이 큰 비중을 차지한다. 사업이든 교육이든 의료든, 소송당하지 않으려고 모든 일을 두 번, 세 번씩 확인하느라 엄청난 비용이 발생하는 탓에 미국의 국제 경쟁력이 갈수록 약해지고 있다. 현재 미국의 의료비 지출이 GDP의 17%가 넘는데, 이는 세계 평균의 두 배가 넘으며, 의료비 지출 2위인 독일보다도 몇 %포인트나 높다. 그런데도 성과가 없다. 의료비의 절반이 소송 방지 비용으로 지출된다면, 간 수술이 개선될 수가 없다. 의료 과실 소송을 방지하려고 환자에게 불필요한 시험과 절차를 강요한다면, 간 수술비용은 절대 내려가지 않는다. (…) 소송을 일삼는 문화가 미국 경제 전반에 팽배한 탓에, 모든 비용이 상승한다.[19]

전문 투자가로, 중국이 미래 사회의 주역이라는 생각에 딸의 장래를 위해 중국 상하이로 이사 갈 정도로 적극적이고 독특한 행보를 보이는 짐 로저스의 보건의료 분야에 대한 평을 어디까지 받아들여야 할지 매우 조심스럽다. 내용에서 보는 바와 같이 그의 의견은 아주 과격하다. 비록 그의 표현이 다소 과장되었다고 말할 수야 있겠지만, 틀렸다고 할 수만은 없는 것이 오늘날 미국의 현실이다. 왜냐하면 대부분의 미국 의사들이 소송에 대비한 보험에 가입해 있으며, 전문 과목이나 주로 시행하는 시술의 종류에 따라 큰 차이가 있기는 하나 미국 의사 한 명이 지불하는 연간 보험료는 연간 3만~20만 달러에 달하고 있기 때문이다. 지난 2005년에는 부시 대통령이 공개 석상에서 보험료로 26만 5,000달러를 납부하는 신경외과 의사를 거론한 적이 있을 정도로 문제는 심각하다.

친절하고 자상仔詳[20]한 의사들은 소송에도 잘 걸리지 않는다고 한다. 미국의 밴더빌트 의과대학이 내과 의사 645명을 대상으로 한 연구에서 밝혀진 것이다. 이 연구에 의하면 친절하고 자상한 의사들 중 37퍼센트는 조사 시점 기준 6년 동안 단 한 번의 소송에도 휘말리지 않았다는 것이다. 이와 반면에 소송 사건의 절반 이상이 일부 의사(8퍼센트)에 몰려 있었다. 환자들은 좋은 감정을 가졌던 의사에겐 절대로 소송을 걸지 않는다는 말이 결코 과장된 것이 아니다.

> 메이요 병원의 한 인기 의사를 보자. 그는 진료를 기다리는 환자를 마냥 기다리게 하지 않는다. 간호사나 자신이 직접 나서서 환자에게 무슨 이유로 얼마나 기다려야 하는지 설명해 준다.
> "많이 기다리셨죠? 앞의 환자에게 예기치 못한 증상이 나타나서 그래요. 앞으로 10분

19) 짐 로저스. 세계 경제의 메가트렌드에 주목하라. 이레미디어, 2013, pp.183~185
20) 자세히 이야기하다.

정도면 끝날 겁니다."
약속된 진료 시간보다 20분이나 늦어졌다면 진료할 때 반드시 사과한다.
"정말 죄송합니다. 약속된 시간보다 많이 늦어졌군요."
의사가 이렇게 친절하게 나오면 환자는 할 말이 없다. 그 의사는 환자 진료 중에는 전화가 걸려 와도 받지 않는다. 진료 중 통화는 환자를 무시하는 것으로 여기기 때문이다. 만일 환자가 진료를 위해 옷을 벗고 있다면 반드시 커튼을 내리거나 문을 닫도록 간호사에게 지시한다. 환자의 프라이버시를 존중해서다. 만일 그래도 환자가 불만스런 표정으로 진료실을 나서면 어떻게 할까?
"저 환자가 왜 화를 내고 갔는지 알아봐 주세요."
환자가 화낸 이유를 알게 되면 환자의 집으로 직접 전화해 오해를 풀어 준다.
환자들은 정직한 의사에게도 너그럽다. 그렇다고 의사가 자신의 실수를 무조건 자인해야 된다는 뜻은 아니다. 의사가 스스로 '실수', '착오', '사고'라는 단어를 쓰는 것은 소송을 유발할 수 있는 행위이기 때문에 조심해야 한다. 단지 자신이 범한 실수에 대해 진심으로 미안하게 생각하고 있다는 사실을 전달하라는 것이다.
"예기치 못한 증세가 나타나서 정말 죄송하군요." "상황이 이렇게 될 줄은 몰랐습니다. 죄송합니다."
환자는 이런 말만 듣고도 위로를 얻는다. 의사가 최선을 다했구나, 정말 어쩔 수 없는 상황이었구나, 하고 생각하게 되는 것이다.[21)]

위에 나온 의사가 여러분이 생각하는 일반적인 의사(혹은 문제 있는 의사)와 다른 점이 있다면 무엇인지 ① 찾을 수 있는 만큼 찾아보자. 아울러 ② 효과적인 의사소통을 위해 특별히 신경 써야 하는 부분이 무엇일지에 대하여 생각해 보자.

①
②

6 효과적 의사소통

1) 의사소통 경로 확보

스탠포드 대학의 전임교수로 있던 신경외과 의사! 부러울 게 없어 보이는 그의 가장 큰 핸디캡은 '여성'이라는 신분 때문이었다. 당시로서는 여성 외과 의사가 극히 드물

21) 김상운. 1등의 기술. 랜덤하우스코리아, 2007, pp.159~162

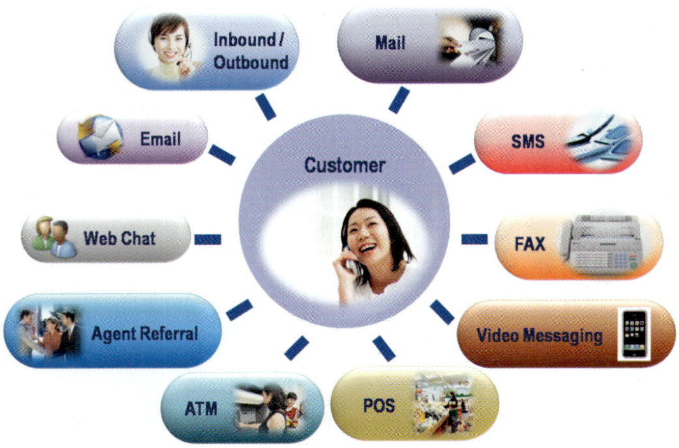

다양한 의사소통 경로(출처 : http://www.slideshare.net/crystalbianco9/best-practices-in-business-writing-and-communication-34170110)

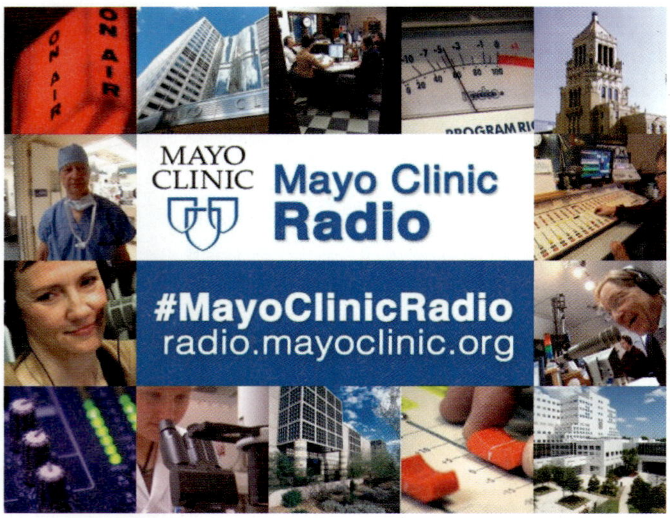

매주 토요일 한 시간씩 방송되는 메이요 클리닉 라디오 방송. 보건의료 관련 유용한 정보는 물론 환자들과 소통하는 중요한 채널로 활용되고 있다.

었기 때문에 곤란한 점이 한둘이 아니었던 것이다.

수련의 시절엔 당직실 부근에 여자 전용 화장실이 없어 곤란했다. 수술복으로 갈아입으며 수술 계획을 논의할 수도 없었고 동료 의사들과 사담을 나누며 친분을 쌓아 갈 기회도 상대적으로 드물었다. 옷은 남자가 없을 때 갈아입었던 그녀였다. 여성 탈의실은 물론 전용 휴게실 등 어느 것 하나 갖춰지지 않던 그때 그 시절이었던 것이다. 하지만 당시로서는 예외적인 '여성' 수련의였던 그녀는 이를 그대로 받아들일 수밖에 없었다. 하지만 그녀가 주어진 환경에 스스로를 맞추기만 한 것은 아니었다.

그녀는 스탠포드의 부교수가 되자마자 교수의회 선출직에 출마했다. 이 자리는 많은 이들이 선호하는 자리는 아니었지만 그녀로 하여금 의대에서 진행되는 상황에 대해 알 수 있게 해주었다. 이후에 그녀는 교수의회 회장으로 선출되었고 수많은 위원회에 소속되어 일했다. 이러한 활동이 어떤 의미를 가지는가라는 질문에 의도적으로 정보에 접근할 기회를 얻어내는 데, 또한 중요한 의사소통 구조 속에 진입하는 데 그런 활동들이 중요한 역할을 했다고 답한다.[22]

위 내용에서 ① 그녀에게 '동료 의사들과 사담을 나누는 활동'의 가치는 어느 정도일까? 이와 함께 ② 소중한 정보를 획득하기 위해 여러분이 구축해 놓은 의사소통 채널(혹은 정보 획득 채널)에는 어떤 것들이 있는지 구체적으로 적어 보자.

①

②

22) 제프리 페퍼. 권력의 경영. 지식노마드, 2008, p.177

2) 구두口頭 전달 방식의 한계 인식

포병砲兵의 숫자 읽는 법은 일반인과 다르다. 발음하기 쉽고 잘 알아들을 수 있도록 일, 이 삼, 사 대신 '하나, 둘, 삼, 넷'이라고 한다. 얼핏 듣기에 우습게 들릴지도 모르겠지만, 포병에 있어 숫자의 중요성은 상상을 초월할 정도다. 대수롭지 않은 좌표상의 착오가 가져올 피해는 이만저만이 아니다. 하찮아 보이는 오차로 인해 적군 대신 아군이 포격 대상이 되는가 하면, 엉뚱한 조준으로 수천 년 된 인류의 유산이 한순간에 잿더미로 변해 버린다. 그래서 포병은 '하나, 둘, 삼, 넷'이라고 말하는 것이다.

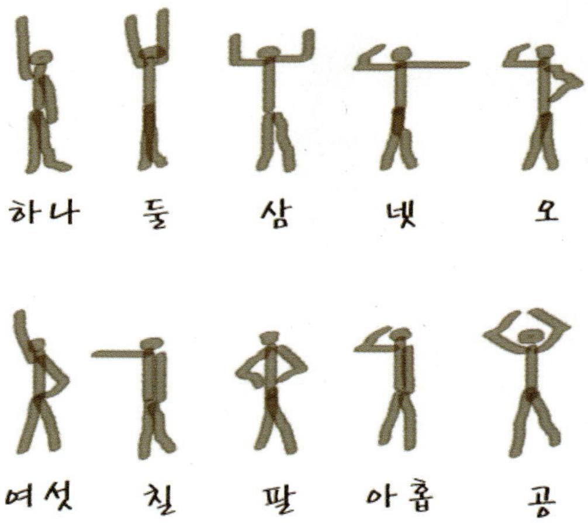

포병의 숫자 세기

저는 포병 출신이라서 이런 복명복창이 포사격에 있어서 얼마나 중요한지 잘 압니다. 즉 '편각 둘, 삼, 여섯', '사각 삼, 하나, 오'라고 지점을 알려주면 바로 이어서 그 말이 맞는지 무전으로 늘 확인하는 작업을 하게 됩니다. 숫자가 잘 전달되는 것이 중요하기 때문에 포병의 숫자는 읽는 법이 다르지요. 즉 발음하기 쉽고 잘 알아들을 수 있도록 일, 이 삼, 사……가 아닌 '하나, 둘, 삼, 넷, 오, 여섯, 칠, 팔, 아홉'이라고 부릅니다.[23]

군의 포병이 숫자를 특이하게 읽어 나가는 이유를 여러분은 ① 무엇 때문이라고 생각하는가. 혹시 이와 유사한 것들을 ② 우리 주변에서 발견한 적은 없는지 생각해 보자.

①

②

3) 비언어적 신호nonverbal communication에 대한 정확한 해석

미국 카이저 사우스 병원은 간호사들의 투약 실수로 인한 의료 사고로 골치를 앓았습니다. 하루 800개에 달하는 약품을 다루고 환자에게 투약하는 간호사들이 한 해에 250번 정도 실수를 했는데 확률로만 보면 1,000번에 1번꼴이지만, 단 한 번의 실수로 환자의 생명이 좌우되는 심각한 문제였기에 상황을 그대로 둘 수는 없었습니다. 간호사들의 실수 원인을 추적해 보니 사고 대부분이 투약 중에 일어난다는 것을 발견했습니다. 간호사들이 워낙 많은 일을 해야 하다 보니 투약하는 틈에도 다른 일을 하다가 실수하는 것이었습니다. 이 문제는 간호사들의 집중력만으로는 풀릴 일이 아니었습니다. 카이저 사우스 병원은 이 문제를 해결할 아주 간단한 방법을 찾았습니다. 투약 중인 간호사는 다른 사람들의 방해를 받지 않도록 노란 조끼를 입도록 한 것입니다. 노란 조끼를 입은

23) 김동석. 세상을 읽어주는 의사의 책갈피. 글과생각, 2010, p.200

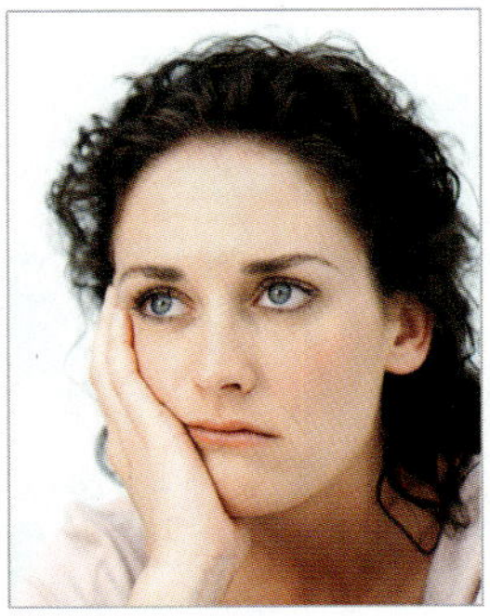

그녀의 표정을 읽을 수 있는가 (출처 : http://2012books.lardbucket.org/books/a-primer-on-communication-studies/s04-nonverbal-communication.html)

간호사는 환자의 투약에 집중해야 하니 다른 사람에게 업무 지시를 하도록 규정(환경)을 바꾸었고, 그 결과 간호사의 투약 실수는 절반으로 줄어들었습니다.[24)]

사실 위의 사례에서와 같이 눈에 띄는 옷을 착용하는 것은 카이저 사우스 병원만의 경우는 아니다. 존스 홉킨스 병원에서도 보라색 유니폼을 입고 일한다고 해서 '퍼플피플purple people'이라 부르는 사람들이 있다. 보라색 사람들이란 뜻의 이들은 특수이송팀으로 특별히 교육받은 간호사로 구성되어 있는데, 거의 모든 응급 상황을 처리할 수 있는 장비를 지니고 있다. 위 글에서 카이저 사우스 병원의 노란 조끼의 의미와 효과에 대한 여러분의 생각을 정리해 보자.

4) 물리적 장애 극복

신경정보 학자들의 연구 결과에 따르면, 눈은 초당 1,000만 비트, 귀는 100만 비트, 후각은 10만 비트의 정보를 뇌로 전달하는 것으로 알려져 있다. 하지만 이 중 사람이 인식하는 정보는 0.0004%에 불과한 40비트에 불과하다는 것이다. 그렇다고 본다면 인간의 모든 결정은 감정적일 뿐, 의식은 결정 후에 이를 합리화하는 데 사용될 뿐이라는 말이다.[25)]

주변을 항상 청결히 하고 부서 간 높은 벽을 허물어야 하는 이유는 바로 이 때문이다. 회의실이나 사무실 안이 훤히 비치도록 통유리 등 투명한 재질로 마감하는 것도 물리적인 방해요인을 가급적 줄이는 한편, 더 나아가 물리적으로 잘 넘나들 수 있도록 하려는 뜻이 담겨 있다. 표현의 복잡함 또한 받아들이는 입장에서 볼 때 물리적 장애의 하나로 작용하게 된다. 똑같은 내용에 대해 두 가지 상반된 표현을 살펴보면 그 의미를 확연하게 이해할 수 있을 것이다.

"중년기 여성의 유방암 이환 확률은 1%다. 한 여성이 유방암에 걸렸다면, 유방 촬영술을 통해 그 결과가 양성으로 나올 확률은 90%다. 하지만 유방암에 걸리지 않았더라도 결과가 양성으로 나올 확률이 9%에 달한다. 그렇다면 양성으로 나온 여성의 실제 유방암 확률은 얼마인가?"

24) IGM세계경영연구원. 세상 모든 CEO가 묻고 싶은 질문들, 위즈덤하우스, 2012, p.41
25) 이 주장은 한스-게오르그 호이젤Hans-Georg Hausel 박사의 주장으로, 그에 대한 상세한 내용은 뒤에서 살펴볼 예정임

여러분은 위 내용의 질문을 이해했는가? 그렇다면 그 여성의 유방암 확률은 얼마인가? 이 질문에 대한 답이 쉽게 떠오르지 않는다면, 이는 전적으로 여러분만의 탓은 아니다. 문제의 표현 자체가 너무 복잡하다는 게 더 큰 문제이기 때문이다. 위와 동일한 내용의 질문은 다음과 같이 훨씬 이해하기 쉬운 방식으로 표현할 수 있다.

"100명의 여성 중 1명이 유방암에 걸렸고, 유방 촬영술 결과 양성 판정이 나온다.

(①　　　　　　　　　　　　②　　　　　　　　　　　　)

나는 가급적이면 환자의 병과 치료 방법, 주의 사항 등을 환자와 보호자가 정확하게 이해할 때까지 거듭 설명했다. 그럴 때 가장 효과적인 방법이 바로 그림을 그려 설명하는 것이다. (…) 물론 나중에는 여러 가지 영상 장비가 내 그림 실력을 대신하게 되었지만, 자궁경부경 등 구입 당시에는 고가였던 첨단 진단 장비를 늘 다른 병원들보다 먼저 들인 것도 환자들에게 직접 환부를 보여주기 위함이었다.

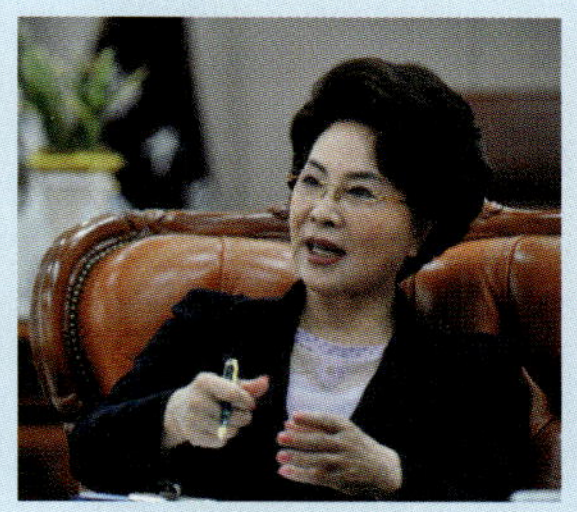

산부인과 의원을 통해 길의료재단을 일구고, 경원대를 꾸려가고 있는 이길여 총장(출처 : 한국대학신문 Daily UNN, 2010. 5. 13.)

의료진이라면 몰라도 환자들에게 무슨 교육이 필요하냐고 반문할 사람이 있을지도 모른다. 하지만 실제로 환자들에게 설명하고 교육하며 치료를 하는 것과 그렇지 않은 것은 엄청난 차이가 있다. 환자가 자신의 몸과 병에 대해 많이 알면 알수록 자신의 몸 상태에 더 많은 관심을 갖게 된다. 그리고 그런 환자일수록 당연히 더 적극적으로 치료를 수용하게 되어 치료 효과도 높아진다. 그것이 바로 교육의 힘이다. (…) 환자들에게 '그림 잘 그리는 의사'로 통했다면 간호사들 사이에서 내 별명은 '분필 든 의사'였다. 나는 기회가 생길 때마다 간호사들을 칠판 앞에 모아 놓고 분필을 들었다.

"의료진의 기본 역할은 환자들을 아프지 않게 해주는 거예요. 여러분이 왜 환자에게 더 정성을 기울여야 하는지, 환자가 정성 어린 케어를 받을 때 환자의 몸에 어떤 변화가 생기는지 설명해 줄게요."

이런 식으로 나는 간호사들에게 통증 이론을 가르쳤다 환자들이 어떤 경우에 얼마나 고통을 받는지, 어떻게 하면 고통을 덜어 줄 수 있는지 심리적 이해를 가지고 있으면 아무래도 환자들을 더 잘 케어할 수 있고, 그만큼 마음에서 우러나오는 간호를 할 수 있으리란 생각에서였다.[26]

위 내용 중 ① 여러분이 가장 공감하는 부분을 찾아 그 내용을 그대로 옮겨 보자. 그리고 여러분이 ② 해당 부분에서 특별히 공감하는 이유가 무엇인지 생각해 보자.

①

②

여러분 스스로 위 글의 ① 제목을 붙여 보자. 다음으로 그것을 발표하고 다른 사람이 정한 제목도 들어 본 후 토론을 통해 ② 최종적으로 확정된 새로운 제목이 무엇인지 적어 보자.

26) 이길여. 아름다운 바람개비. 메디치, 2012, pp.94~96

하지만 기술적 한계로 말미암아 멀쩡한 99명의 여성 중에서 9명도 양성인 것처럼 나온다. 모두 합쳐 10명이 양성이란 결과가 나오는 셈인데, 그렇다면 양성 결과가 나온 여성 중 실제로 암에 걸린 여성은 몇 명인가?"

첫 번째 문제와 달리 두 번째 문제는 읽으면서 곧바로 답이 떠오르지 않는가? 10명의 여성 중 오직 한 명이 진짜 암에 걸린 것이니 그 확률은 10%라는 게 단박에 드러난다. '알아듣기 쉬운 표현', '간결한 표현'은 물리적 장애를 극복하는 중요한 수단임이 분명하지 않은가.

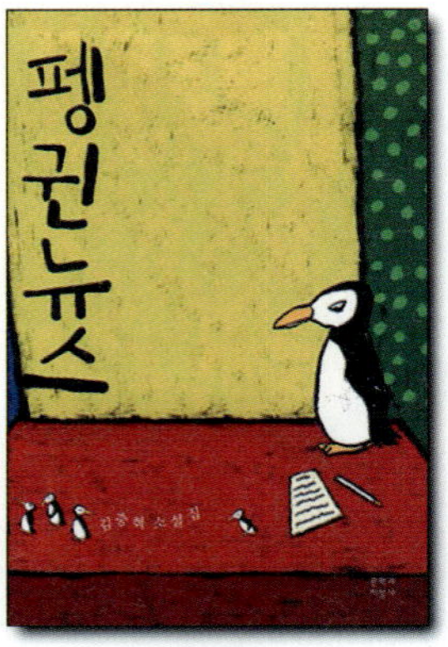

5) 정보 여과濾過[27]에 대한 주의

소설가 김중혁의 〈펭귄뉴스〉란 단편 소설 모음집에는 완벽한 해킹 차단 시스템을 갖춘 회사에서 해커를 고용해 자사의 정보 보안 수준을 체크하는 과정을 담은 '멍청한 유비쿼터스'란 단편이 있다. 자신들의 보안수준을 시험하고 확인하려는 고객(일류 기업)들의 의뢰를 받아 해당 기업을 해킹하고 그 결과를 보고하는 일을 업으로 삼고 있는 해커에 대한 이야기로, 유비쿼터스의 성패 여부도 결국은 사람에 있음을 보여

(① ②)

'SNUH 건강 톡톡'에는 2명의 의사가 출연해 일반인들이 궁금해하는 건강 정보들을 알기 쉽게 풀어낸다. (…) 청취자들이 부담 없이 들을 수 있도록, 분량은 1편당 15~20분이다.

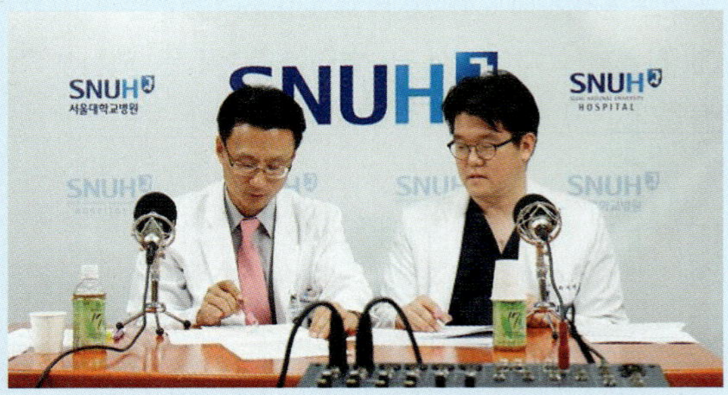

'SNUH 건강 톡톡'은 월 3~4회 업로드 서비스를 진행할 예정이다. 해당 방송은 병원 홈페이지나 아이폰, 안드로이드 팟캐스트 앱에서 '서울대학교병원'을 검색하면 된다. 'SNUH 건강 톡톡'은 이슈가 되는 건강 주제를 다룸으로써, 국민들이 건강 정보에 대한 잘못된 오해를 바로잡고 올바른 의학 정보를 알기 쉽게 설명할 계획이다.[28]

위 내용 중 ① 여러분이 보기에 가장 인상적인 부분을 찾아 그 내용을 그대로 옮겨 보자. 그리고 여러분이 ② 해당 부분에서 특별한 인상을 받은 이유가 무엇인지 생각해 보자.

①

②

여러분 스스로 위 글의 ① 제목을 붙여 보자. 다음으로 그것을 발표하고 다른 사람이 정한 제목도 들어 본 후 토론을 통해 ② 최종적으로 확정된 새로운 제목이 무엇인지 적어 보자.

27) 액체 따위를 걸러서 받쳐 냄, filtration
28) 웰빙코리아뉴스, 2014. 7. 16.

주는 재미있는 내용이다. 다음은 소설의 한 부분인데 우리의 생각이란 것도 자신도 모르게 편견이라는 틀로 여과하여 결국에는 진실과는 멀어지게 되는 것이 아닌가 하는 생각이 든다.

> 인간들의 믿음이란 정보를 기반으로 생겨나는 것이 아니다. 이미지가 믿음으로 바뀌는 것이다. 의사는 돈이 많을 것이라는 이미지, 변호사는 말을 잘할 것이라는 이미지, 소설가는 담배를 많이 피울 것이라는 이미지, 해커는 지저분할 것이라는 이미지. 인간들은 그런 이미지를 자신의 머릿속에 차곡차곡 저장해 놓고, 그것을 사실이라고 생각한다. 그 사실이 모여 정보가 된다.[29]

정보가 넘쳐 나는 사회다 보니 수많은 정보에 일일이 반응하다간 제풀에 지쳐 버리기 일쑤다. 그런가 하면 진위 여부는 물론 출처도 애매한 정보가 인터넷을 도배하거나 '카더라' 통신으로 급속히 퍼지기도 한다. 근거 없는 정보는 매우 신속하게 퍼져 나가는 반면, 정작 사실인 정보는 더디 퍼지고 거짓 정보에 마음을 빼앗긴 사람들은 진실을 놓치곤 하는 것이다.

커피믹스 시장을 흔들어 놓았던 남양유업의 카제인 나트륨 이슈도 진실에서 한참 비껴 나 있다. 결론부터 말하면 카제인 나트륨은 인체에 무해하다. 카제인은 정제된 우유 단백질인 셈이기 때문이다. 하지만 카제인 나트륨 대신에 진짜 우유를 넣었다는 새로운 제품의 출현에, 뭔지는 잘 모르지만 '뺀 게 더 낫겠지' 하는 생각과 이왕이면 몸에 좋은 게 좋다는 생각이 상승작용을 일으켰다. 그 결과 1조 2,000억 원대의 국내 커피믹스 시장이 크게 요동쳤다. 부동不動의 강자 동서식품과 세계적인 다국적 기업 네슬레가 8대2의 비율로 점유해 오던 바람 한 점 없던 이 시장에 무서운 강풍이 불어닥쳤다.

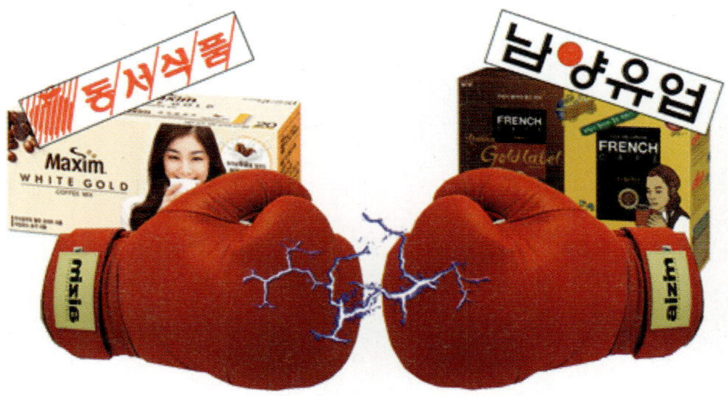

'동서식품 vs 남양유업, 식을 줄 모르는 카제인 논쟁'을 기사화한 파이낸셜투데이(2012. 3. 19.)

남양유업은 제품 출시 6개월 만에 업계 2위로 뛰어올랐고, 세계 최초로 인스턴트 커피를 만든 네슬레는 커피믹스 시장에서 아예 발을 빼고 고급 원두커피 시장으로 방향을 틀어버렸다. "화학적 합성품인 카제인 나트륨 대신 진짜 무지방 우유를 넣었다"는 카피로 커피 시장을 흔들어 버린 남양의 전략이 합성 첨가물에 대한 소비자의 기피 현상과 맞아떨어져 만들어진 결과였다. 하지만 그 과정에는 소비자들의 적지 않은 정보의 여과도 있었다. 정보 여과의 원인은 소비자들의 선입견일 수도 있고, 듣고 싶은 부분만을 들으려 할 뿐, 자세하고 정확한 정보를 알아보려 하지 않은 태도에 기인한 것일 수도 있다.

29) 김중혁. 펭귄뉴스 〈멍청한 유비쿼터스〉. 문학과 지성사, 2006, p.116

6) 문화적 요인 감안

아래 내용 중 여러분이 이해되는 부분은 무엇인가?

"엣~취!"
"블레스 유신의 가호를"
"댕큐"

아마도 여러분이 이해하고 있는 부분은 '① 엣~취! ② 신의 가호를! ③ 댕큐'와 관련된 부분일 것이다. 하지만 세 가지 모두를 알고 있다 하더라도 단편적인 내용만 알고 있을 확률이 높다. '기침 소리와 블레스 유라며 염려하는 말과 그에 대한 감사의 표현' 말이다. 하지만 정작 이 세 가지 모두가 한데 모여 이루는 전체적인 맥락이 무엇인지 알고 있는 경우는 드물다. 기침한 사람이 나중에 '댕큐'라고 말하는 상황을 이해하기 위해서는 문화적 맥락에 대한 이해가 선결되어야 하기 때문이다.

서양 사람들은 옆 사람이 재채기를 하면 주위 사람이 다음과 같이 말한다.
"블레스 유Bless you!"
그러면 재채기했던 사람은 "댕큐thank you"라고 말한다.

단편적으로 무조건 외우면서 받아들일 수도 있다. 예를 들면 '재채기를 하면 주위에서 가장 먼저 들은 사람이 무조건 "블레스 유"라 해야 한다'고 외워 버리면 된다. 그리고 그런 상황이 오면 누구보다 먼저 '블레스 유'라고 하면 그만이다. 하지만 그 배경 지식, 즉 문화적 지식이 바탕을 이루면 블레스 유는 한결 자연스럽다. 그렇지 못하다면 별 의미 없이 계속 '블레스 유'라고만 외칠 수밖에 없겠지만 말이다.

서양 사람들이 가지고 있는 재채기에 대한 내용은 이렇다. 즉 재채기를 할 때 사람들은 가장 무방비 상태가 된다는 것이다. 의지와 관계없이 눈이 감기고, 우리 몸의 감각기관은 일시적으로 마비 상태가 되는 바로 그 취약한 순간, 이 허점을 이용해 악귀가 몸속으로 침입한다는 것이다.

사악한 기운은 인간의 건전한 사고력을 손상시키거나 질병의 원인이 될 수 있다. 그래서 주위에 있던 사람이 재빨리 "블레스 유!"라고 외침으로써 사악한 기운이나 악귀가 침입하지 못하도록 막아 준다는 것이다. 그러니 '블레스 유'라 외치며 신의 기호를 빌어 줄 수밖에. 이처럼 문화적 이해의 정도는 원활한 의사소통에 큰 영향을 미치고 있다.

문화적 차이로 인해 생긴 오해 사례로 본인이 직접 겪은 것이나 다른 곳에서 찾은 내용을 다음 빈칸에 적어 보자.

7) 전문성 지향의 경계

'지식의 저주The Curse of Knowledge'라는 표현이 있다. 지식의 저주란 쉽게 말해 특정 분야의 전문가가 되고 나면 '그 분야에 대해 모르는 상태'를 상상하기 어렵다는 것이다. 문제는 자신뿐 아니라 다른 사람들도 당연히 알고 있을 것이라 생각하고 행동한다는 것이다.

스탠퍼드대 경영학과 칩 히스Chip Heath 교수는 "CEO처럼 한 산업의 최고 전문가라면 일반 사람들보다 세 걸음쯤 앞서서 얘기하는 경우가 많다. 그럼 상대방은 전혀 못 알아듣게 된다. 이미 알고 있는 상태에서 다른 사람들이 '모르는 상태'를 상상하기가 어렵기 때문인데, 이게 바로 지식의 저주다. 예를 들어 어떤 CEO가 주주 총회나 사내 회의에서 '고객에게 최고의 가치를 전달하는 것이 우리의 목표다'라고 말한다면, CEO 자신은 어떤 의미인지 알고 있을지 몰라도 듣는 사람은 도대체 무슨 의미인지 못 알아듣는다"고 말하기도 했다.

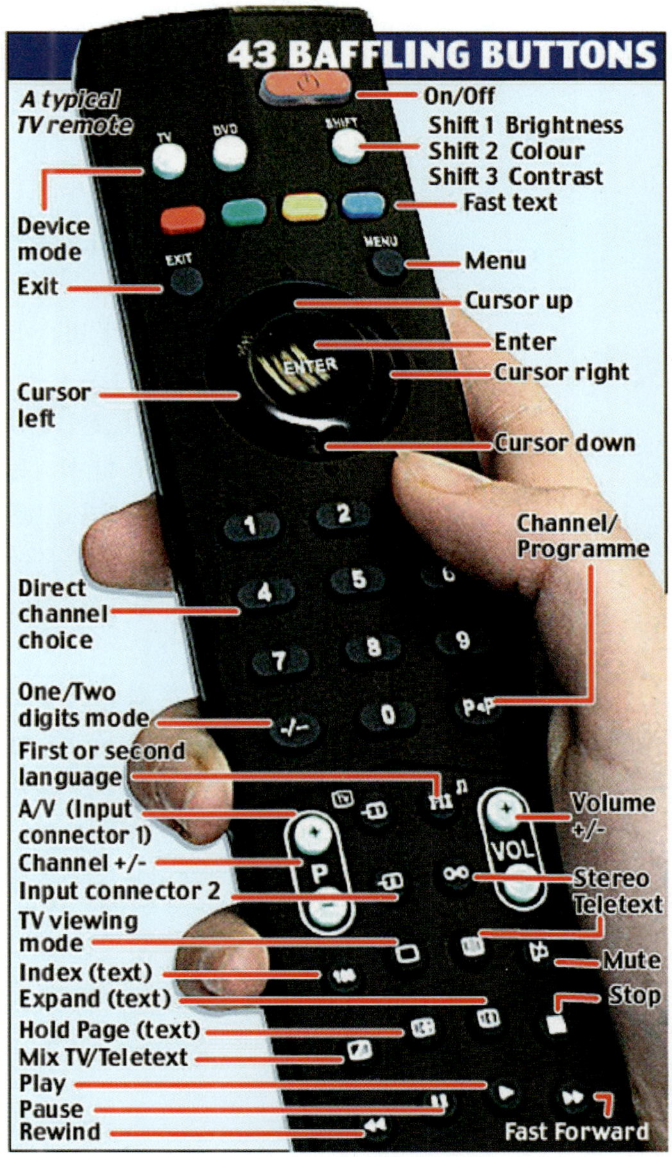

복잡한 장비의 문제를 다룬 〈Mail Online〉의 기사(Gadgets : Why complicated electronic devices are driving us mad)에 실린 사진(출처 : http://www.dailymail.co.uk/sciencetech/article-508949/Gadgets-Why-complicated-electronic-devices-driving-mad.html)

사람들이 흔히 쓰는 버튼은 사실 몇 개에 불과함에도 불구하고 엔지니어들이 새로운 기능을 추가하면서 리모컨의 버튼 수가 무작정 늘어나는 것도 어찌 보면 지식의 저주다. 리모컨 기능에 빠삭한 엔지니어 입장에서 버튼 한두 개 더 붙는 게 문제될 리가 없다. 'FF'니 '외부 접속'이니 '환경 설정'이니 하는 게 너무나 익숙하고 편한 엔지니어들이고 기업들이다. 하지만 기술 발전이 과도

한 복잡함으로 번지면서 정작 보호받아야 할 소비자들이 기술의 위압에 압도당해 버리는 불편한 진실! 이러한 현상은 병원 조직도 자유롭지 못하다. 환자들이 알아들을 수 없는 말들임에도 병원 구성원들에겐 너무나 익숙하고 편하다. 그러다 보니 그들의 '일상용어'가 보통 사람들에게 얼마나 어려운 '전문용어'이며 때로는 이들을 얼마나 불안하고 힘들게 만들고 있는지에 대해 생각해 볼 필요가 있다. 기술의 수위가 높아질수록 그에 반하여 단순함과 소박함에 대한 요구 역시 중요하다는 점을 잊지 말아야 한다.

바보도 알아들을 수 있을 정도로 쉽게 표현할 줄 아는 사람이 진짜 전문가다. 쉽게 설명하는 사람이야말로 정말로 많이 알고 있는 사람이다. 5공화국 당시 대통령 경제수석을 담당했던 김재익 수석은 인플레(인플레이션)가 뭐냐고 묻는 늙으신 어머니에게 다음과 같이 말했다고 한다. 두 사람의 대화를 재구성해 보면 아마도 다음과 같은 내용이었을 것이다.

어머니 : 애야, 사람들이 인플레 인플레 하던데 도대체 그 인플레가 뭐냐?
김 수석 : (…) 어머니, 그건 돈에 물 타는 거예요. 그래서 돈이 너무 흔해지는 거예요.
어머니 : 아~. 돈 값이 똥값이 되는 거구먼!

그렇다. 인플레는 돈 값이 똥값이 되는 것이다. 인플레가 심하다 보면 하나에 천 원 했던 배추가 오천 원 만 원되는 것이니 돈 값이 똥값 되는 게 아니고 무엇인가? 인플레를 묻는 질문에 '물' 타고 '똥' 섞어 피부에 와 닿게 설명할 수 있는 사람이 진짜 전문가다. 어려운 말을 섞어 무슨 말인지 도무지 알지 못하게 만드는 사람은 사이비 전문가일 가능성이 높다.

간혹 못 알아듣게 하려고 일부러 그러는 경우도 있다. DKNY는 병원에서 흔히 사용하는 약자이다. 유명 브랜드 이름이 아니라 독거노인 환자를 앞에 두고 말하기 힘들 때 머리글자만 따서 간호사들끼리 통용하는 은어다. 이처럼 다른 사람은 쉽게 알아들을 수 없는 사투리나 전문용어 등 ① 여러분만 알고 있는 독특한 표현이 있는가? ② 전문용어의 사용으로 의사소통에 불편함을 겪었던 경험에 대해 적어 보자.

①

②

7 의사소통 사례

1) 성공 사례 : GE의 간부 인사 청문회

GE에는 남다른 청문회聽聞會가 있다. 이름하여 '간부 인사 청문회'인데, 신임 간부라면 누구도 피해 갈 수 없는 필수 과정이다. 실제로 새 보직을 맡은 간부들은 취임 1개월 이내에 '청문회' 자리를 거쳐야만 한다.

단순한 토론회나 담화 수준이 아니라 굳이 '청문회'라는 무시무시(?)한 이름을 붙인 이유는 그만큼 이 과정을 중요하게 여기고 있기 때문이다. 이른바 '정직과 신뢰'라는 것이 기업이 사회적으로 표방해야 할 중요한 가치임이 분명하지만, 이러한 덕목은 조직 내에서도 마찬가지로, 오히려 더 중요한 가치로 여겨지기도 한다. 왜냐하면 정직과 신뢰가 결여된 구성원들과 이들로 이루어진 조직이 제대로 된 일처리를 해나갈 수는 없기 때문이다. 따라서 조직력, 창의성, 실행, 성과 등 모든 것의 기본이 바로 상호간 신뢰와 믿음이라 생각하고 있는 GE로서는 두 시간 정도의 '간부 인사 청문회'란 어찌 보면 당연한 과정인 것이다.

GE는 취임 후 1개월 내에 물어보고 싶은 것을 모두 물어보는 과정이 있다. 예를 들어 새로운 영업 이사로 K라는 인물이 영입되었다고 치자. K는 출근하면서부터 1개월 이내에 이러한 청문회 미팅을 가져야 한다. 이때의 청문회 미팅은 어떤 사안에 대한 것이 아니라 K라는 사람 자체에 관한 것이다. 이러한 '간부 인사 청문회'는 팀원들만 모인 자리에서 약 2시간 동안 진행된다. 이 미팅은 펜으로 이루어지는데, 회의실에 커다란 보드가 준비되어 있고 팀원들은 각자 보드 펜을 가지고 있다. 보드는 다섯 칸 정도로 나뉘어 있는데, 팀원들은 자신의 의문이나 질문 등을 보드 위에 쓴다. K에 관해 궁금한 다섯 가지 질문을 적는 것이다. (…)

'여자관계가 복잡하다는데, 진짜인가?' '누구 백으로 왔다던데?'
'당신의 이력을 보니 우리 팀을 잘 이끌어 갈지 걱정이 되는데, 좋은 아이디어가 있는가?'
'비전은 무엇인가?'

이렇게 질문을 적어 놓고 난 뒤, K가 회의실에 초대된다. 그는 보드에 적혀 있는 질문을 보고 성실하게 대답해야 한다. 의무 사항은 아니지만, 한 조직을 이끌기 위해 그래야만 한다는 것을 K는 아주 잘 알게 되는 것이다. 권위적인 곳에서 이력을 쌓는 사람이라면 당황할 수도 있지만, 이렇게 하는 것이 진짜 리더가 되는 것이라는 점을 그 자신이 잘 알고 있기 때문에 문제는 없다. 오히려 이 과정을 통해 편안해졌다고 말하는 사람도 많다. 털어서 먼지 안 나는 사람 없다는 속담이 있다. 하지만 이 먼지를 화장실에서 수군거리는 것과 공개적으로 털어서 속 시원히 실체를 보는 것 사이에는 분명 차이가 있다. 루머는 실체 없이 커지게 마련이고, 그 크기에 따라 신뢰도나 조직력은 그만큼 낮아지게 마련이다.[30]

GE의 특이한 의사소통 문화의 ① 가장 큰 장점은 무엇인가? 그리고 이와 같은 청문회를 우리 주변에서는 ② 자주 볼 수 없는 이유는 무엇 때문이라고 생각하는가? ③ 그 해결책은 무엇일까?

①
②
③

2) 실패 사례 : 대한항공 801편 비행기

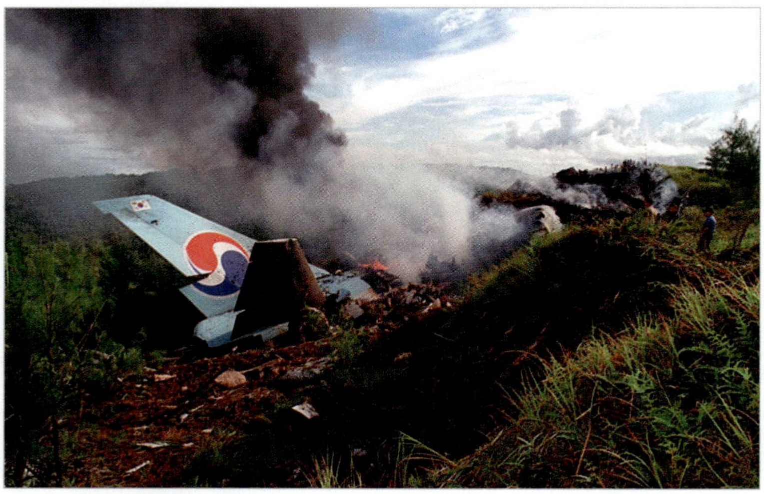

추락한 801편 항공기(출처 : https://mirror.enha.kr/wiki/대한항공%20801편%20추락%20사고)

1997년 8월 6일 새벽 1시 42분 무렵, 대한항공 801편 비행기가 괌 공항 남서쪽 4.6킬로미터 지점에 있는 야산 니미츠 힐 Nimitz Hill 언덕을 들이받았다. 시가 6,000만 달러에 달하던 이 비행기는 시속 160킬로의 속도로 달리는 21톤짜리 고철 덩어리에 불과했다. 이 사고로 254명의 탑승객 중 228명이 그 자리에서 사망했다.

항공계에서 걸작이라 칭하던 보잉 747도, 기장과 부기장 및 기관사 등 조종실에 세 사람이나 있었음에도 이 사고를 막지는 못했다. 심지어 기장의 경우 사고 몇 달 전, 낮은 고도에서 엔진이 고장 난 상황에서도 비행기를 안전하게 착륙시킨 공로로 회사로부터 상을 받기도 했던 베테랑 조종사였다. 참담한 사고의 원인은 의외로 단순한, 하지만 한국인들에게는 고질적인 이유 때문이었다. 바로 '의사소통의 부재'가 화를 키운 것이었다. 사고 기록을 담은 블랙박스 분석 결과의 일부를 살펴보자.

날씨가 개지 않아 조종사들은 아무것도 볼 수 없었다. 기장은 랜딩기어를 내리고 플랩을 펼쳤다. 오전 1시 41분 48초, 기장이 말했다. "와이퍼 온." 기관사는 와이퍼를 켰다. 비가 오고 있었다. 오전 1시 41분 59초, 부기장이 혼잣말을 했다. "안 보이잖아?" 그는

30) 이채욱. Pass!on 백만불짜리 열정. 랜덤하우스중앙, 2006, pp.86~88

> 활주로를 찾고 있었다. 보이지 않았다.
> (…) 오전 1시 42분 19초, 부기장이 말했다. "착륙, 포기합시다."
> (…) 훗날 조사를 통해 그 시점에 부기장이 조종권을 넘겨받고 조종간을 당겼더라면, 니미츠 힐에 충돌하지 않고 재착륙을 시도할 수 있는 충분한 여유가 있었음이 확인되었다. 부기장은 기장이 명백히 잘못하고 있을 경우, 그렇게 행동하라고 훈련을 받고 있다. 하지만 그것은 교실에서 배우는 내용일 뿐이고 하늘에서 벌어지는 일은 엄연히 달랐다. 실수를 하면 손으로 등을 맞을 수도 있는 것이 조종실이 현실이었다.
> 오전 1시 42분 20초, 기관사가 말했다. "안 보이잖아." (…) 그들은 기장이 '고 어라운드'하기를, 조종간을 당겨 다시 착륙을 시도하기를 바랐다. 하지만 너무 늦었다. (…)
> 오전 1시 42분 25초 78, 충돌음 (…)
> 오전 1시 42분 28초 91, 신음 소리 (…) 녹음 끝.[31]

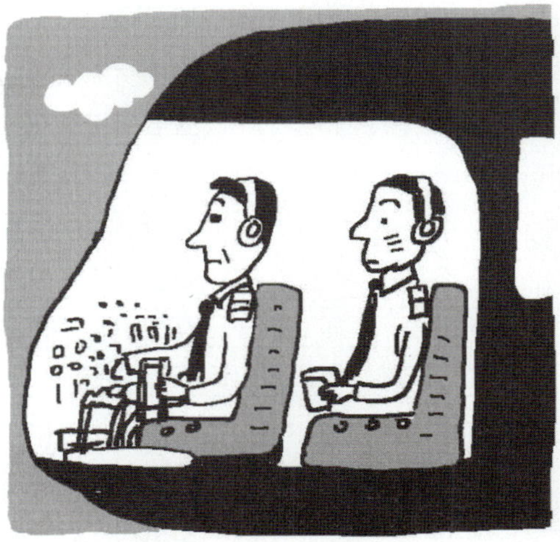

조종석 위계문화를 기사화한 국제신문 삽화(2013. 7. 11.)

의사소통의 부재는 단지 우리만의 문제는 아닌 셈이다. 1997년 대한항공 801편便[32]비행기 추락 사건이 발생한 지도 20년이 돼간다. 하지만 사고의 가장 큰 원인으로 지목된 '경직성'은 여전히 풀리지 않은 상태다. 상사의 말이라면 무조건 따르거나 혹은 이의를 제기하길 꺼리는 등 지나친 유교적 관습이 여전히 자리하고 있기 때문이다. 그러니 801편 비행기 추락 사건은 여전히 계속되고 있다고나 할까? 의사소통과 관련하여 ① 801편의 사고 원인을 다섯 가지 이상 적어 보고, ② 그중에서 아직도 우리 주변에 남아 있는 여전한 관습에는 어떤 것이 있는지 생각해 보자. 덧붙여 ③ 이러한 유교적 관습을 덜어내기 위해 노력해야 할 것으로는 어떤 것들이 있을지 찾아 보자.

①

②

③

3) 훈민정음 vs. 독스Docs

우리에게는 '아래한글'이라는 걸출한 워드프로세서가 있다. 이웃 중국과 일본의 워드프로세서 시장은 마이크로소프트의 워드에 넘어간 지 오래다. 그리 보면 한국은 마이크로소프트의 'MS WORD'를 이겨낸 몇 안 되는 나라 중 하나인 셈이다.

---

31) 말콤 글래드웰. 아웃라이어. 김영사, 2009, pp.255~257

32) 전하여 보내는 데 이용하는 계제階梯(한자의 의미는 계단과 사닥다리)

'훈민정음'은 삼성전자가 자체 개발한 워드프로세서다. '아래한글'이 압도적인 시장 지배력을 갖고 있음에도 삼성전자는 각종 기획서와 보고서 등에 자신들이 만든 훈민정음이라는 워드프로세서를 기본으로 사용하고 있다. '독스'는 인터넷 최강업체인 구글이 자체 개발한 워드프로세서다. 경쟁사인 마이크로소프트Microsoft가 만들고 지구상 가장 많은 사람들이 사용하는 'MS WORD'가 있지만, 구글은 독스를 기본으로 활용하고 있다. 보안 문제와 기업의 자존심을 감안해 볼 때 독자적인 워드프로세서 사용은 그럴 수도 있겠다 싶다.

그런데 여기서 흥미로운 점이 있다. 자체 제작한 워드프로세서를 사용한다는 면에서 삼성과 구글은 공통점이 있지만 두 업체가 자체 개발한 워드프로세서 사이에는 큰 차이가 있다. 예를 들어 제품에 대한 관점이 전혀 다르다. 구글의 독스는 자료를 생성하고 채워가는 과정에 함께 작업하면 좋을 사람을 그 문서에 초대할 수 있는데, 동시에 30명까지 함께 작업할 수 있는 온라인 기능이 있다. 아래한글도 마찬가지겠지만 문서 작업을 완료한 후 출력물을 보고서 형태로 제출하거나 또는 메일을 통해 전달하기 전까지는 순전히 작성자의 생각이나 범위를 벗어나기 힘든 게 훈민정음이다. 이에 비해 생각 과정에서 마칠 때까지 많은 사람들이 교류하고 협력하며 커뮤니케이션할 수 있다는 독스의 색다른 기능은 눈여겨볼 부분이다. 우리의 생각이 문서 작성기에 머물렀던 반면에 구글의 생각은 문서 작성기를 넘어 집단 지성과 오픈 이노베이션 등 인터넷 시대의 가치를 담은 것이다. 훈민정음과 독스의 차이는 삼성전자와 구글의 차이로 그대로 이어진다. 작은 차이가 큰 차이를 만드는 것이다.

위 글에서 ① 여러분이 보기에 가장 공감가는 부분은 무엇이며, 그 부분에서 특별한 인상을 받은 이유는 무엇인가? 그리고 ② 훈민정음 대신 독스를 개발할 수 있는 역량을 키우기 위해 가장 필요한 것은 무엇이라고 생각하는가?

①

②

찾아볼 영상

TED : 브라이언 골드맨 <의사들도 실수를 합니다. 이에 대해 얘기를 나눠 볼까요?>
Brian Goldman <Doctors make mistakes. Can we talk about that?>

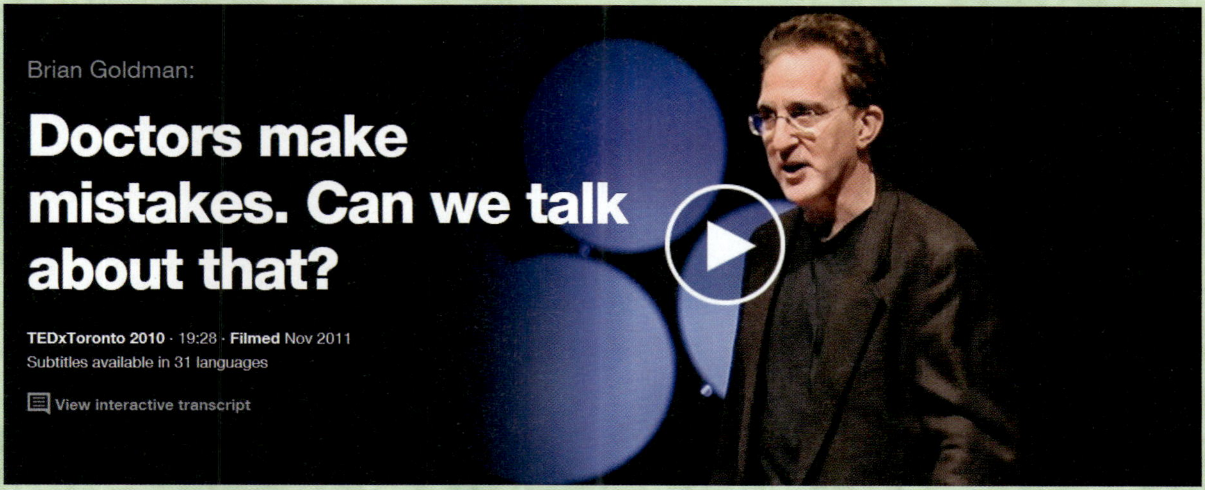
Brian Goldman:
Doctors make mistakes. Can we talk about that?
TEDxToronto 2010 · 19:28 · Filmed Nov 2011
Subtitles available in 31 languages
View interactive transcript

일반적으로 진찰 중 1분 이상 대화가 오가는 게 힘들다. 또한 의사는 권위적 자세로 환자를 대한다. 이로써 환자는 자신의 정확한 의사 표출을 100% 하지 못하는 경우가 대부분이고 의사들은 실수할 수 있다는 것을 절대적으로 부인한다. 연설자도 위와 같은 행동을 하는 의사였다. 그러나 몇 번의 큰 실수로 인해 자기의 자존감에 회의를 느꼈다. 그 자신이 인간임을 인정하며, 그 사실을 받아들이고, 실수를 자랑스러워하진 않지만 이미 벌어진 일로부터 다른 누군가를 가르칠 수 있는 한 가지를 배우려고 노력한다. 그들은 자신의 경험을 다른 사람과 공유하며 다른 의사가 그들의 실수에 대해 얘기할 때 그들을 지지한다고 한다. – 수강 학생의 추천 사유 –

위 동영상 자료를 관람한 후 여러분의 느낌을 ① 100자 이내로 정리해 보자. 아울러 이번 장과 관련해 여러분이 발견한 가장 적절한 ② 동영상 자료가 있다면 해당 자료의 출처를 적어 보도록 하자. 그리고 ③ 이번 장 주제에 걸맞은 적절한 동영상 자료를 찾아보자.

①

②

③

개인 과제

Chapter 7. 의사소통

학번		성명		제출일	

① 이번 장을 한 문장으로 표현해 보자.

② 이번 장과 관련해 스스로 찾아본 것에 대해 자세히 적어 보자. 책은 50쪽 이상 읽은 것만 적을 수 있으며, 영상 자료와 신문 및 기타 내용은 출처나 연도 표기를 정확히 적어 보자.

책	
영상자료	
신문	
기타	

③ 이번 장에 관해 200자 이상의 에세이를 손으로 직접 써 보자.

* 이 페이지는 절취하여 다음 시간에 제출할 것

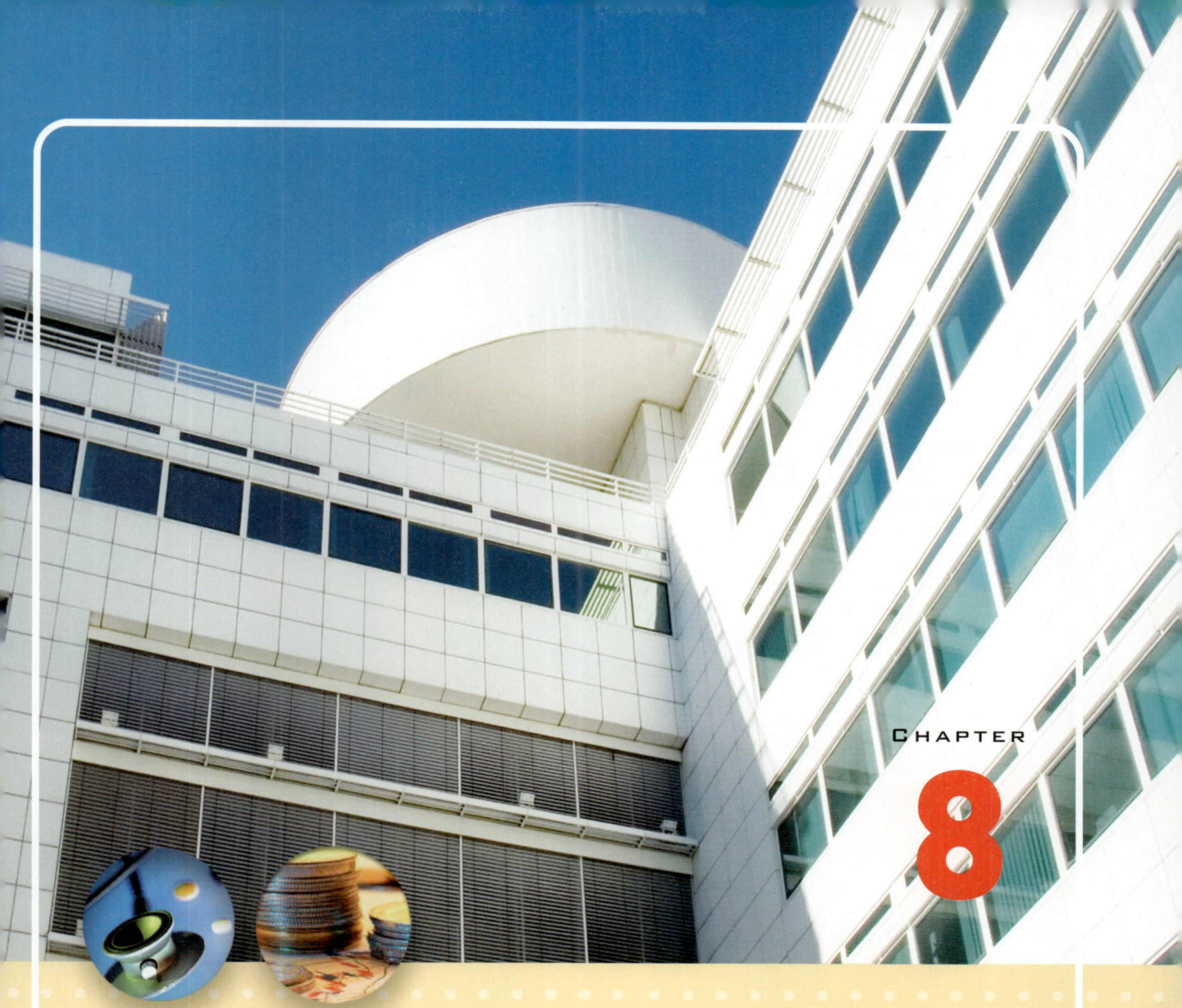

CHAPTER

8

의료 마케팅

동경대 뇌신경 외과를 설립한 시미즈 켄타로 교수는 매우 훌륭한 의사였지만, 수술할 환자들에게 인폼드 콘센트informed consent(수술 전 환자에게 수술 내용을 알리고 동의를 얻는 것)도 하지 않고 그냥 자신에게 모든 걸 맡기라고만 했다. 유명 교수에게 수술 받을 수 있는 것만으로도 감사한 일이므로 만약 의료 사고가 발생하더라도 본인이나 가족들은 운이 나빴을 뿐이라고 생각했다. 불평은 생각도 하지 못할 일이었다.[1)]

일본에서도 1960년대 초반까지는 완쾌 여부를 떠나 병원에 가보는 것만으로도 큰 다행이라 여기던 시절이었다. 의료 인력이나 시설이 워낙 부족하다 보니 의사들에게 진찰받는 것 자체가 황송했을 정도였다. 사정이 이러하니 달리 무슨 말을 할 수 있었겠는가. 환자가 사망하는 경우라도 불평은커녕 애써 준 의료진에게 그저 고개 숙이며 감사할 뿐이었다. 죽기 전이나마 환자를 병원에 모셔 간 유족들도 스스로 '할 만큼 했다'는 위안을 품을 정도로 당시의 병원은 드문 존재였다.

의료 서비스는 귀했고 의료인은 더 귀했다. 그러다 보니 환자나 그 가족들은 진료비를 내면서도 마냥 감사할 뿐이었다. 이는 단지 일본에 국한된 얘기는 아니다. 우리도 역시 마찬가지였으니 말이다. 해방 당시 의사 수는 남북한 통틀어 3천 명 정도였다. 당시 남쪽 인구가 2천만에 북쪽이 1천만 등 우리나라 인구는 모두 3천만 명이었으니 인구 1만 명당 의사 1명꼴이었다. 대부분의 사람들이 의사를 구경조차 하기 어려운 수준이었다. 하지만 지금은 임상에서 활동하는 의사 수를 기준으로 1만 명당 21명이다.

1) 구로카와 키요시. 대학병원 혁명. 한언, 2008, p.10

1 마케팅의 이해

1) 마케팅의 정의

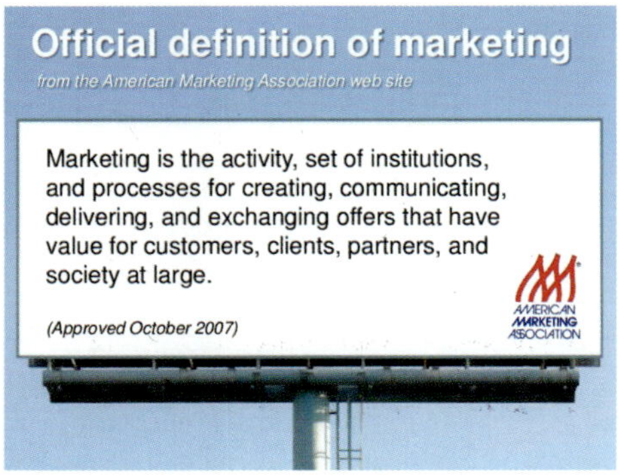

1960년대의 마케팅이란 '제품과 서비스를 생산자로부터 소비자 또는 사용자에게 흐르도록 하는 기업 활동의 수행'으로 정의할 수 있다. 당시 마케팅의 핵심은 유통을 강조했다는 점과 함께 마케팅의 주체를 기업에 국한하고 있다는 특징 혹은 한계를 가지고 있었다. 미국 마케팅 학회에서는 1985년에 기존의 정의를 다음과 같이 수정하였다.

'마케팅이란 개인과 조직의 목표를 충족시킬 교환을 야기시키기 위해 아이디어 및 제품, 서비스의 개념화와 가격 설정, 촉진, 유통을 계획하고 수행하는 과정이다.'

최초의 정의와 달리 수정한 내용에서는 유통에서 '교환$_{exchange}$'이란 광의의 개념이 도입되었고, 이와 더불어 마케팅의 주체와 대상도 기업에서 개인과 조직으로 크게 확대되었다. 아울러 마케팅의 의사결정 분야를 명확하게 포괄하고 있다. 박항준과 민보연은 〈The Market 경쟁을 뛰어넘는 시장선택 전략〉에서 마케팅이란 용어를 통해 마케팅의 정의를 재미나게 표현하고 있다.

> 마케팅을 가장 잘 정의하는 개념은 Marketing이라는 철자 속에서 찾을 수 있다. 시장이라는 의미의 Market과 진행의 의미인 ~ing가 결합된 Marketing은 시장으로 가는 단계, 시장으로 가는 길, 시장화(시장에서의 홍보), 시장을 개척하는 과정 등으로 정의 내려져야 한다. 여기에는 시장개척에서부터 시장 창조, 시장 세분화, 시장 타깃팅, 시장조사, 시장 분할, 시장 잠식, 시장 대체, 시장 경쟁 등이 있다.[2)]

2) 마케팅 관점의 변화

마케팅의 개념은 시대에 따라 다음과 같이 그 내용이 달라져 왔다.

마케팅 관점의 변화

생산 지향 시대 → 제품 지향 시대 → 판매 지향 시대 → 마케팅 지향 시대 → 사회 지향 시대

2) 박항준, 민보연. The Market 경쟁을 뛰어넘는 시장선택 전략. 매일경제신문사, 2006, p.37

(1) 생산 지향 시대

공급에 비해 수요가 넘쳐 판매에 특별히 애쓰지 않아도 되었다. 이 시대는 생산량을 증대시킬지에 대한 고민이 관건이었다. 병원은커녕 의사도 드문 시대였다. 의사부족 문제를 시급히 해결하려다 보니 미국의 경우 의대 교육기간이 2년 혹은 1년 반이 보통이었다. 하버드 의대가 3년제로 자리 잡은 게 1870년이었고 4년제 의과대학이 생긴 것은 1893년의 존스홉킨스 의대가 처음이다. 미국 의학교육의 개혁자로 알려진 프린스턴 고등 연구소 창설자 아브라함 플렉스너$_{\text{Abraham Flexner}}$는 의학교육기관 조사를 토대로 1910년, 플렉스너 보고서를 작성했고 이를 토대로 미국의 의학교육은 대대적인 개선의 계기를 마련하게 되었다.

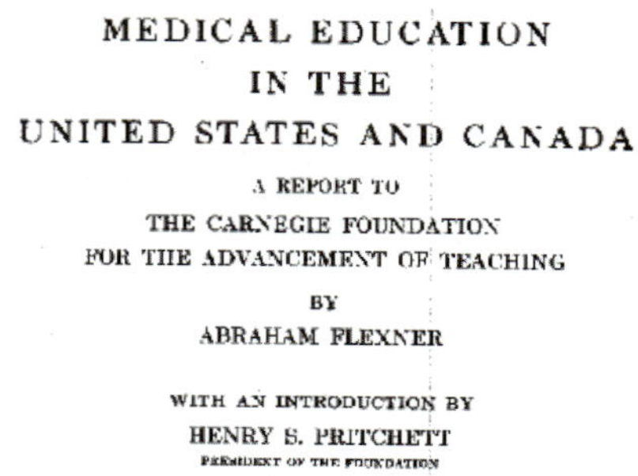
MEDICAL EDUCATION
IN THE
UNITED STATES AND CANADA
A REPORT TO
THE CARNEGIE FOUNDATION
FOR THE ADVANCEMENT OF TEACHING
BY
ABRAHAM FLEXNER
WITH AN INTRODUCTION BY
HENRY S. PRITCHETT
PRESIDENT OF THE FOUNDATION

미국 의학교육의 기초를 세운 플렉스너 보고서 표지(Abraham Flexner, "Uncle" of American Medical Education)

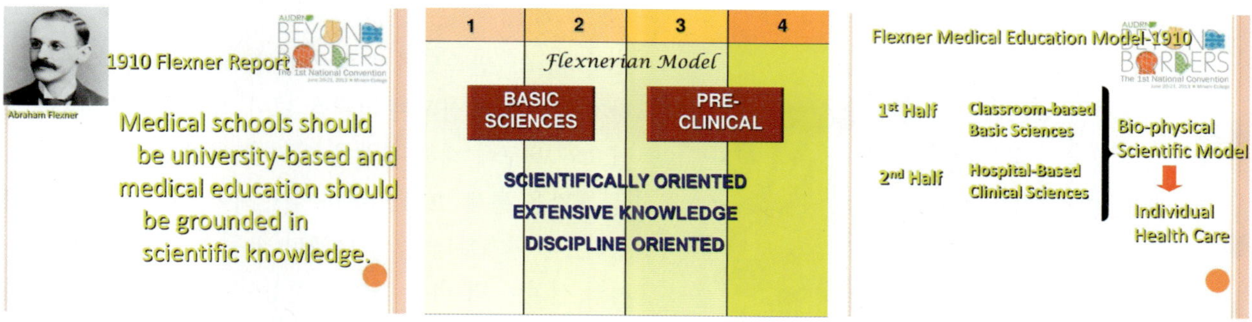

1910년에 나온 보고서의 핵심 내용, 즉 대학 중심의 과학적 기반에 의한 의학교육과 기초과학 과정과 전 임상 교육을 축으로 한 교육내용 구성 등은 당시 상황에선 매우 파격적인 주장이었다.(출처 : http://www.slideshare.net/mclavinlove/audrn-national-convention-slide)

(2) 제품 지향 시대

최고의 품질과 성능을 가진 좋은 제품이라면 시장에서 환영받는 데 무리가 없을 것이라는 생각이 지배적이었다. 따라서 제품을 부단히 개선해 지속적으로 좋은 제품을 생산하는 것이 관건이었다. 여전히 시장의 주도권은 공급자에 있었다. 의료 소송이라는 단어가 생소했고, 환자권리라는 개념은 더더욱 요원했다.

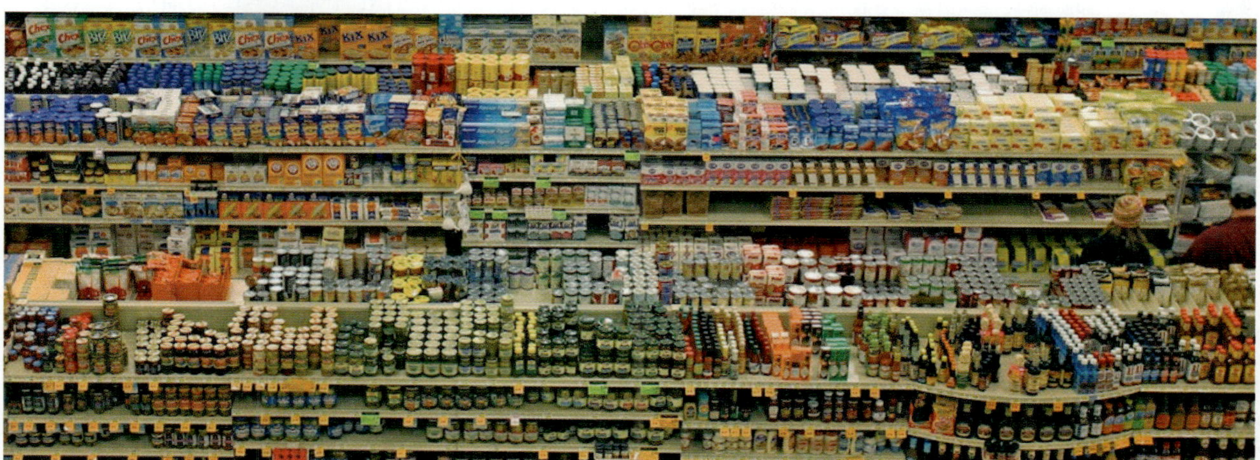

산더미처럼 쌓인 제품들(출처 : http://polar.me/blog/2014/02/plant-the-seeds-for-success-in-native-ads)

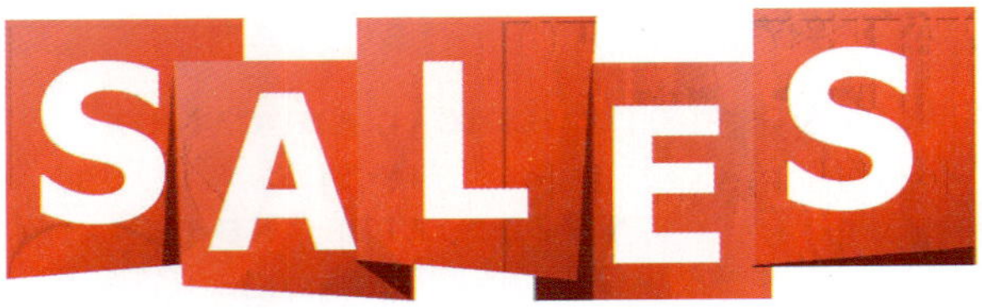

세일즈의 시대

(3) 판매 지향 시대

수요에 비해 공급량이 넘쳐 나면서 좋은 제품도 경우에 따라 소비자들에게 외면 받는 시대로 돌변했다. 드디어 판매를 위해 적극적으로 나서서 고객들의 관심을 끌어모아야 하는 시대가 찾아왔다. 다만 기업들의 관심사는 판매 시점 그 너머에 까지 이르지는 않았다. 경제 수준의 향상과 건강보험(의료보험)의 도입으로 새로운 소비 혹은 소비층이 형성되면서 의료기관의 양적 팽창과 더불어 의료공급도 늘어나게 되었다. 그 결과 일방적인 공급자 중심의 시대가 종언을 고하는 대신 의료시장에서도 경쟁이라는 용어가 점차 익숙하게 사용되기 시작했다.

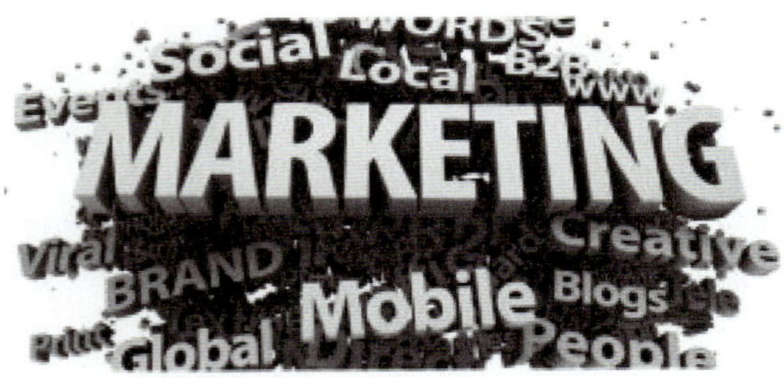

온갖 마케팅의 시대(출처 : http://www.businessblogshub.com/2012/10/how-marketing-has-changed-in-the-digital-age)

(4) 마케팅 지향 시대

소비자들의 만족도까지 감안해야 하는 시대가 되었다. 단지 제품을 생산하는 차원을 넘어 기업들은 소비자들의 필요와 욕구에 대해 관심을 가지게 되었고 그에 따른 제품 개발을 통해 고객 만족을 실현해야 하는 시대가 도래했다. 이 단계부터 병원 마케팅 활동 또는 홍보 전담 부서의 신설이 더 이상 특별한 현상이 되지 않았다. 단순하고 일방적인 의료 서비스 공급에서 벗어나 소비자들의 기호 등 수요자의 입장을 중시하는 일대 변화가 생겨났다.

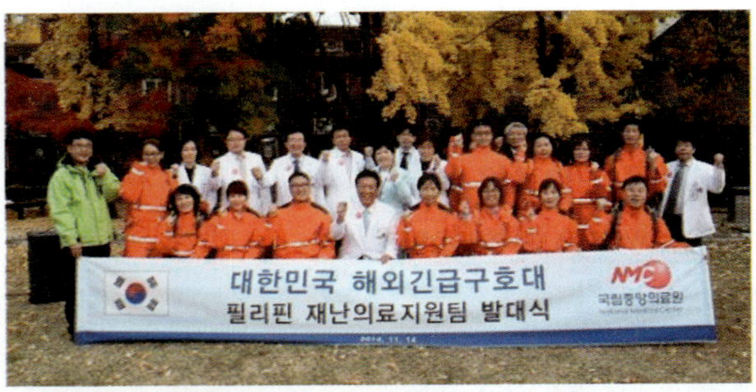

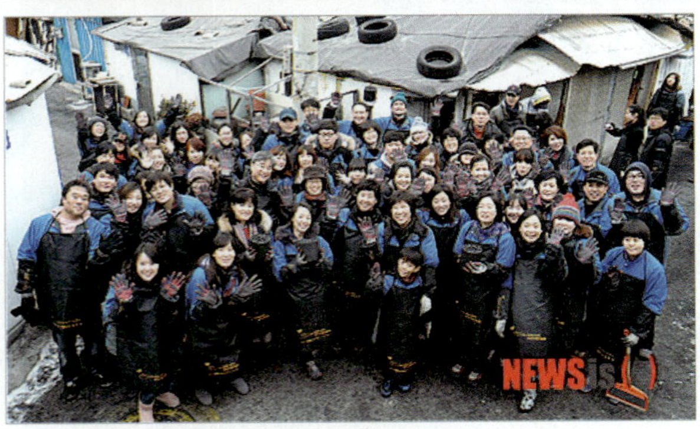

삼성서울병원, 연탄 나르기 봉사활동(출처 : 뉴시스, 2012. 12. 30.)

(5) 사회 지향 시대

제품과 소비에 대한 인식이 예전에 비해 크게 달라졌다. 기업은 생산에서 판매를 넘어 사회적 책임에 대한 사회적 기대를 수용해야만 하는 시대가 되었다. 지속 가능성, 공정성 등이 생산에서 판매에 이르는 기업의 전 활동에 걸쳐 중요한 화두가 되는 시대인 것이다. 소비자들은 제품은 물론 해당 기업의 이미지와 사회적 활동 여부에 따라 구입 여부를 결정하는 시대로 변모했다.

의료기관들이 재해 현장으로 속속 달려가는 모습을 심심치 않게 보게 된다. 쓰나미 현장에서 세월호 참사 현장에 이르기까지 때와 장소를 가리지 않는다. 병원도 사회의 중요한 구성원 중 하나인 만큼 그 사회에 대한 책임 있는 역할이 기대되는 것이다.

3) 니즈Needs, 원츠Wants 및 디멘드Demands의 이해

마케터는 Needs, Wants 및 Demands에 대해 정확히 이해해야만 한다. Needs란 인간의 기본적 욕구, 즉 생존에 필요한 음식, 공기, 물, 의복 및 쉴 곳 같은 것이다. 물론 사람들이 휴양, 교육 및 여흥에 대한 강한 니즈가 있기는 하나 이러한 것들은 니즈를 만족시키는 특별한 무엇과 결합될 때 Wants화 되는 것이다. 미국인들은 음식을 니즈하지만 햄버거, 감자튀김 및 음료수로 자신의 욕구를 해소하길 바라는 반면, 모리셔스 사람들은 음식에 대한 니즈를 망고, 밥, 렌츠콩 등으로 해결하길 원한다. 여기서 보듯 Wants란 사회에 따라 달라지는 것이다.(The marketer must try to understand the target market's needs, wants, and demands. Needs describe basic human requirements. People need food, air, water, clothing, and shelter to survive. People also have strong needs for recreation, education, and entertainment. These needs become wants when they are directed to specific objects that might satisfy the need. An American needs food but wants a hamburger, French fries, and a soft drink. A person in Mauritius needs food but wants a mango, rice, lentils, and beans. Wants are shaped by one's society.)

Demands란 지불 능력을 전제로 하는 특정품에 대한 Wants를 말한다. 많은 사람들이 메르세데스 벤츠를 원하지만, 지불 능력이 있는 일부 사람만이 가질 수 있을 뿐이다. 기업들은 얼마나 많은 사람들이 자신들의 제품을 구입할 의사와 지불 능력을 가지고 있는가는 물론, 얼마나 많은 고객들이 자신들의 제품을 원하는지에 대해 반드시 알아두어야 한다.(Demands are wants for specific products backed by an ability to pay. Many people want a Mercedes; only a few are able and willing to buy one. Companies must measure not only how many people want their product but also how many would actually by willing and able to buy it.[3])

의료 부문에서의 니즈와 원츠에 대한 정의는 일반 분야에서의 그것과는 다소 차이가 있다. 원츠, 즉 의료 욕구는 소비자가 몸에 이상을 느끼면서 의료 서비스 소비의 필요성을 갖게 될 때 생겨나게 되는 자연스러운 신체적 반응을 의미하는 반면, 니즈, 즉 의료 요구는 기존의 의료 지식에 기반하여 의료인과 같은 전문 인력이 보고 판단하기에 해당 소비자에게 의료 서비스가 필요하다고 여겨질 경우를 뜻한다. 다시 말해 의료 욕구(원츠)는 보통 사람들이 느끼는 의료 서비스에 대한 필요성인 반면 의료 요구(니즈)는 전문가들이 볼 때 필요한 의료 서비스를 말한다. 이상의 내용을 염두에 두고 아래 두 건의 자료를 함께 읽은 후 ① 니즈Needs, ② 원츠Wants, ③ 디멘드Demands에 대한 여러분의 생각을 정리해 보자.

마케팅에선 의미가 모호하거나 쉽게 그 차이가 와 닿지 않는 단어들이 몇 개 있다. 예를

3) Philip Kotler. Marketing Management. 10th. ed., p.11

들면 Needs와 Wants의 차이, 그리고 소비자Consumer와 고객Customer의 차이가 대표적이다. Needs는 결핍의 해결을 말하며 Wants는 결핍의 해결을 넘어서 그것이 구체화된 욕망을 말한다. 쉽게 예를 들어 보자. 지나가는 20대 초반의 남자에게 사고 싶은 자동차를 물으면 고급 외제 스포츠카나 중형 세단을 말할 확률이 높을 것이다. 그러나 일반적인 그 나이 대의 경제력을 감안하면 그의 첫 번째 자동차는 경차나 소형 세단이 될 확률이 높다. Needs는 현실과 닿아 있고, Wants는 꿈과 닿아 있다. 소비자Consumer와 고객Customer의 차이는 Needs와 Wants의 차이만큼 분명하다. 소비자는 단순하게 말하면 생산자의 반대말이다. 산업혁명 이후로 생산자는 누가 쓰게 될지는 모르지만 사회가 필요로 할 것 같은 물건을 생산해 냈다. 불특정 다수Mass가 사주길 원하면서 말이다. 바로 이들이 바로 소비자Consumer다. 그러나 이들 소비자의 구매는 당장 급한 결핍을 해결하기 위해 그나마 그중 나은 것을 구매하는, 말하자면 Needs에 가깝다고 볼 수 있다. 그 해결의 수준이 기초적일 수밖에 없다. 반면 고객Customer은 자신의 취향이나 성향이 잘 반영된 제품을 구매하는 사람, 그리고 그런 자신을 너무나 잘 알고, 이해하고, 심지어 사랑하는 것 같은, 그래서 자신의 입맛에, 취향에 딱 맞는 제품만 만들어 내는 브랜드나 그런 제품만을 취급하는 매장만을 이용하는 단골을 의미한다.[4)]

'니즈'에서 '원츠'로의 전환에 주목하고 그 차이를 이해하는 것은 매우 중요하다. 이때 니즈는 소비자의 기능적 필요functional needs의 줄임말로, 원츠는 '비기능적 욕구nonfunctional wants'의 줄임말로 이해하면 쉽다. 넥타이를 예로 들어 보자. 사람들이 넥타이를 매는 이유는 무엇일까? 넥타이가 제공하는 기능적 효용은 무엇인가? 엄밀히 말해 넥타이는 옷이 아니다. 사실 넥타이 자체의 기능은 없는 것이나 마찬가지다. 다만 자신의 멋과 개성을 드러내고 사회적 지위를 나타내려는 욕망의 표현일 뿐이다. 중요한 것은 원츠라는 관점에서 생각할 경우, 수요와 가격의 제한이 사라지고 무한대의 시장이 생긴다는 점이다. 기업이 원츠에 주목해야 하는 이유가 바로 여기에 있다. 고전적인 경제학 원리에 따르면 소비자가 제품을 소비할 때는 '한계효용 체감의 법칙'이 작용한다. 이것은 수박을 처음 한 조각 먹을 때는 무척 맛있게 느끼다가 두 조각, 세 조각으로 먹는 양이 늘어나면 만족도가 떨어진다는 원리다. 하지만 원츠에 기반을 둔 제품에는 한계효용 체감의 법칙이 적용되지 않는다. 예를 들어 넥타이를 수십 개 가진 사람에게 누군가 명품에 속하는 페라가모 넥타이를 선물했다고 가정해 보자. 이 경우 넥타이 수가 늘어났다고 해서 그의 한계효용이 떨어지기는커녕 오히려 만족도가 높아진다. 이처럼 원츠의 관점에서는 수요에 제한이 없기 때문에 시장을 끝없이 넓혀 갈 수 있는 블루오션이 형성된다. 또한 원츠에 기반을 둔 제품은 가격 제한을 받지 않는다.[5)]

①

②

③

4) 장중호. 마케터가 알아야 할 21가지 이야기. 상상미디어, 2013, pp.25~26
5) 박종세 외 10인. 21세기 경영대가를 만나다. 김영사, 2008, pp.88~89

2 마케팅 환경

마케팅 환경에는 참으로 다양한 내용이 있을 수 있다. 끊임없이 변화하는 환경의 특성상 다양한 요인이 존재하는 한편 이들이 미치는 영향력 또한 참으로 다양하고 제각각이다.

1) 거시 환경

(1) 인구

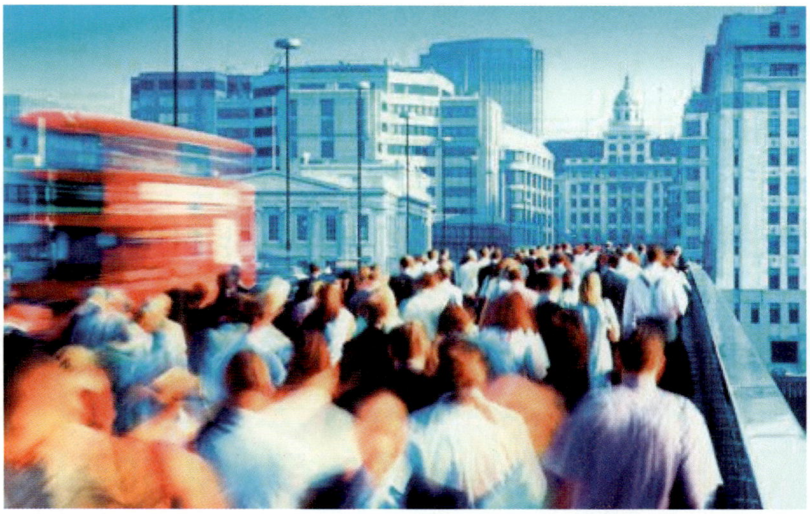
영국의 인구가 6,100만에서 7,000만으로 늘어날 전망임에 따라 적정인구에 대한 기사(Britain's population is booming – how many more people can we take?)를 다룬 텔레그래프지(The Telegraph) 사진(2014. 11. 20.)

인구는 힘일까 짐일까? 중국에 대한 세계 각국 기업의 러브콜이 끊이질 않는 이유는 그 엄청난 인구가 만들어 낼 잠재적 시장 가치 때문이다. 그런가 하면 반세기가 넘도록 미국이 세계 모든 기업의 꿈의 격전장이 된 것도 인구 3억 명의 미국 시장이 만들어 내는 엄청난 소비 능력 때문이다. GDP를 기준해 볼 때 싱가포르와는 비교할 수 없을 정도로 낮은 인도네시아가 어떤 면에서는 더욱더 전략적으로 평가하게 되는 이유 또한 엄청난 부존자원과 더불어 상당한 인구와 그에 따른 잠재 시장의 가치 때문인 것이다. 이런 면에서 본다면 인구란 힘이 분명하다.

하지만 지나치게 많은 인구는 여전히 짐이다. 최근 들어 완화 정책을 내놓기는 했지만, 그동안 중국에서는 한족에 대해 철저하게 하나만 낳도록 강요한 것도 무작정 낳다 보면 거지꼴을 못 면한다는 깜냥에 따른 것이다. 1960년대 이후 1990년대 초반까지 우리나라에서 가족계획이란 단어의 의미는 아이를 적게 낳는 것이었다. 둘만 낳자고 했다가 둘도 많으니 하나만 낳아 잘 기르자고 했다. 그러던 우리나라가 세계 최저 수준의 출산율을 보이면서 가족계획은 많이 낳아 잘 기르는 것으로 바뀌었고 다산多産을 장려하기 위한 방안 마련에 온 사회가 고심하고 있다.

적정 수준의 인구를 유지하는 것은 많은 의미가 있다. 내수 시장을 유지해 경제의 각 주체들이 잘 살아갈 수 있도록 터전, 즉 경제 생태계를 만들어 간다는 의미가 있는가 하면, 적정 수준의 인구 유지를 전제로 했던 각종 사회보장제도, 즉 연금제도와 건강보험제도 및 조세 수입을 통한 국가 또는 정부라는 실체를 이어감에 있어서도 더 없이 중요한 게 바로 적정 인구다. 국방도 그렇고 노동력이라는 입장에서도 적정 인구는 중요할 텐데, 바로 그 적정 인구 유지에 빨간불이 켜진 것이다. 인구는 병원 산업을 비롯한 의료계에도 큰 영향을 미치고 있다. 인구가 줄어들수록 병원계에 불어 닥칠 문제점으로는 어떤 것들이 있을까?

(2) 경제 상황

1960년대, 아무것도 가진 게 없었던 우리나라는 독일에 광부와 간호사를 보내고 이들이 받게 될 임금을 담보로 차관을 얻을 정도로 열악했다. 국민소득은 87달러에 불과했고 변변찮은 기업체 하나 없던 1963년 당시 독일 파견 근로자로 지원한 사람은 2,800여 명이었다. 이 중 합격한 367명의 명단은 사법시험 합격자처럼 신문에 실렸다. 대졸자도 20%나 돼 '신사 광부'라 불리기도 했다. 비록 분야와 대상 국가는 달랐지만, 의사들의 외국행도 상당 기간 계속되었다. 1970년대 당시 국내의 유명 의대에서는 졸업생들의 절반 가까이 미국으로 취업 이민을 떠나기도 했다.

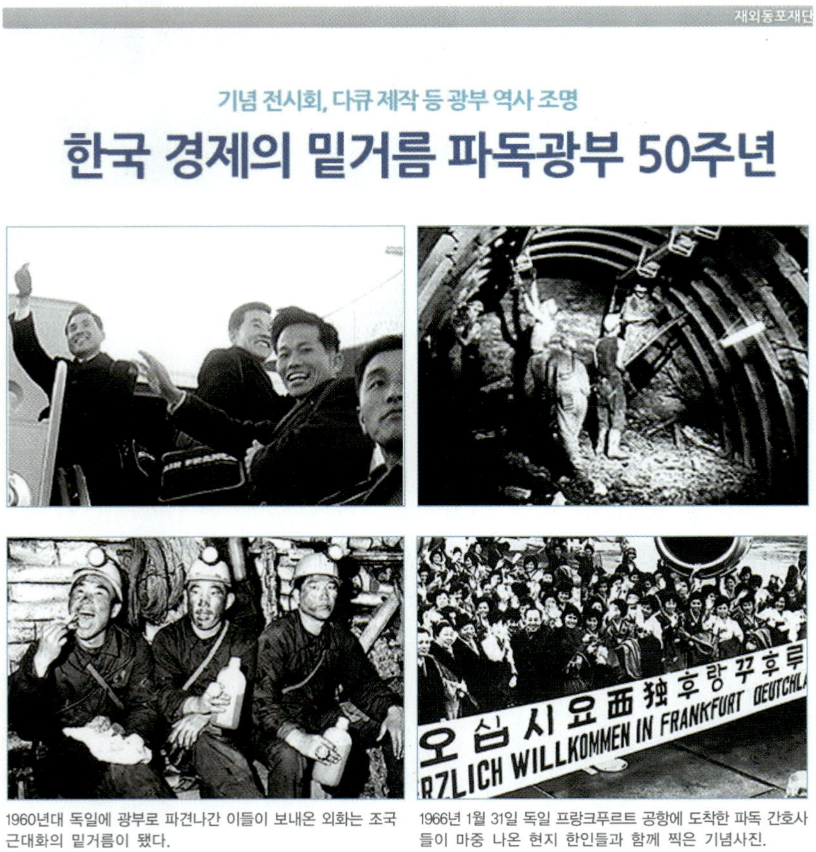
재외동포재단

기념 전시회, 다큐 제작 등 광부 역사 조명

한국 경제의 밑거름 파독광부 50주년

1960년대 독일에 광부로 파견나간 이들이 보내온 외화는 조국 근대화의 밑거름이 됐다.

1966년 1월 31일 독일 프랑크푸르트 공항에 도착한 파독 간호사들이 마중 나온 현지 한인들과 함께 찍은 기념사진.

(출처 : 재외동포의 창, 2013. 2.)

1960년대 당시 무척 드물었던 대학 졸업자를 외국의 광부로 보낼 수밖에 없었던 것이나, 최고 수준의 의대를 졸업한 그야말로 애써 키운 인재를 외국에 보내 버린 것은 국가적으로도 큰 손실이 아닐 수 없다. 그럼에도 불구하고 이들의 외국행을 막을 수 없었던 이유는 1960년대의 한국 경제가 너무나 보잘것없었고 1970년대의 우리 경제 역시 별로 매력적이지 못했기 때문이었다.

이처럼 경제 혹은 경제 수준은 유능한 인력을 끌어들이기도 하고 그 반대로 흘려버리기도 한다. 아울러 경제 수준에 따라 시장은 규모와 기회는 물론 수준에 이르기까지 큰 영향을 받게 된다. 냉장고가 드물었던 1960년대에 '딤채'라는 김치 냉장고 시장이 자리 잡을 여지는 생각조차 힘들지 않았을까. 그런가 하면 운송 수단으로의 자동차에서 더 나아가 레저 혹은 움직이는 삶의 공간으로 자동차 문화가 뿌리내릴 수 있었던 것은 모두가 경제라는 뒷받침이 있었기에 가능한 것이다.

(3) 자연 환경

중동 지역에서는 해sun보다는 달moon이 더 대접받는다. 단적인 예로 몇몇 국가의 국기에는 달이 새겨져 있다. 워낙 더운 지역이다 보니 한낮은 활동하는 시간이라기보다는 정지된 시간이요 죽은 시간이다. 오히려 이들의 활동은 해가 뉘엿뉘엿 지고 난 후 달이 떠오르면서 활기를 띠게 된다. 낮보다 훨씬 더 선선한 바로 이 시간부터 사람들과 공동체가 시끌벅적해지는 것이다. 그러니 밤 시간은 우리 생각과 달리 활동적인 시간이고 살아 있는 시간인 것이다.

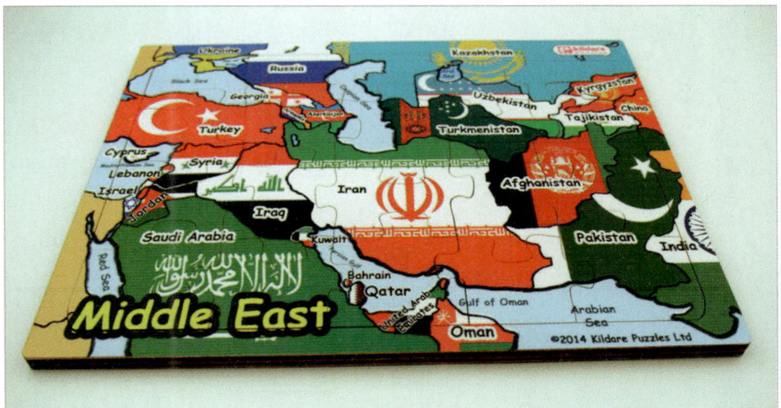

중동지역 국기를 이용한 퍼즐. 터키와 파키스탄, 그리고 우즈벡과 투르크메니스탄 국기의 달이 선명하다.(출처 : http://inclusionhq.co.uk/products/middle-east)

반면에, 일 년의 절반 이상이 우중충하고 심지어 백야白夜라 해서 밤이 계속되는 지역에 거주하는 북유럽 사람들의 태양에 대한 간절함은 상상 이상이다. 자주 볼 수 없는 태양이기에, 해만 비친다면 어디서든 상관없이 일광욕에 나선다. 그만큼 해가 간절하게 그리운 것이다.

달을 반기든 해를 사랑하든 두 지역 사람들에게는 공통적인 특징이 있다. 바로 자연 환경에 적응하는 삶이라는 것이다. 북유럽의 독특한 가구나 세계적으로 유명한 스위스의 정밀 시계 공업은 일 년의 절반 가까이 가정에 갇혀 지내는(?) 이들 지역의 환경적 특성이 반영된 것이다. 흔들림 없는 신앙이 삶의 중심에 자리 잡은 중동 지역 사람들의 특징 또한 거의 변화가 없는 사막 기후의 특성을 보여주는 것은 아닐까.

겨울이 특별히 긴 지역과 일 년 내내 태양빛이 아쉽지 않은 나라의 질환 특성이 같을 리 없다. 먼저, 정신질환이나 자살자의 숫자에서 차이가 날 것이다. 아주 추운 그린란드나 알래스카와 아마존이나 아프리카 지역의 질병 양상은 다를 수밖에 없다. 풍토병이란 것도 바로 이와 같은 자연 환경의 영향이 반영된 것이다.

(4) 기술 환경

인류 역사상 가장 창의적 인물로 손꼽히는 레오나르도 다빈치는 다양한 부문에서 그의 천재성을 유감없이 발휘했다. 기중기는 물론이며 낙하산과 비행기까지 자신의 아이디어를 드로잉 형태로 남겨 놓았기에 시공을 뛰어넘은 그의 놀라운 창의성에 이의를 제기하는 사람은 어디에도 없다. 하지만 안타깝게도 그의 드로잉 작품 중에 그의 생존 시절에 개발된 것은 거의 없다. 그 이유는 당시의 기술 수준이 레오나르도 다빈치의 천재성을 구현할 정도로 뛰어나지 않았기 때문이다.

이러한 일들은 레오나르도 다빈치에 국한된 것은 아니다. 어느 시대나 아이디어와 기술 수준 간에는 차이가 있어 왔기 때문이다. 일반인들의 우주여행이라는 아이디어는 여전히 많은 기술적 난제로 인해 지연되고 있다. 그런 반면에 음식물의 장기 보관은 멸균법이나 냉동법을 포함한 다양한 보관 기술의 향상 덕분에 일상화된 지 이미 오래다.

균의 발견과 멸균법이라는 기술적 뒷받침이 없었던들 통조림이라는 제품이 나올 수 있었겠는가? 균의 발견 역시 현미경이라는 장비의 개발 없이는 상상할 수도 없었을 것이다. 이처럼 우리 시대의 각종 제품은 결국 우리 시대의 기술 수준에 크게 의존할 수밖에 없는 것이다.

> 세계적으로 3억 5천만 명이 진단을 받았다는 당뇨병의 경우를 생각해 보자. 당뇨 관리에서 가장 중요한 것은 혈당 조절이다. (…) 그런데 혈당을 측정하려면 혈액 샘플이 있어야 한다. 정맥혈을 뽑아서 측정하는 것이 가장 정확하지만, 병원에서만 가능한 일이므로 자주 하기는 어렵다. 때문에 사용되어 온 것이 가정용 혈당 측정기와 혈당 시험지다. 손가락 끝을 찔러서 피를 한 방울 얻어서 작은 시험지에 묻힌 다음 간단한 기계를 이용하여 결과를 얻어야 했다. 하지만 이 방법은 아프고 귀찮고 비싼 편이다. (…)
>
> 하지만 지속적 혈당 모니터링이라고 알려진 방법이 이미 개발되어 있다. 이는 복부의 피부 바로 아래에 삽입한 초소형 센서를 활용하는 방법인데, 몸속에 삽입된 센서는 조직액의 당 수치를 '5분마다' 측정하여 그 결과를 수신기로 전송한다. 당연히 무선통신 방법이다. (…) 혈당 시험지와 가정용 혈당 측정기들이 당뇨병 환자의 집에서 사라지는 날이 머지않은 것이다.[6)]
>
> 2010년 말, 세계 의료 시장에 일대 혁명을 일으킨 제품이 등장했다. 그것은 바로 '아프지 않은 주사기'였다. 이 제품은 주삿바늘 끝부분의 직경이 2μm[7)]밖에 되지 않고, 뿌리 부분도 8μm에 불과한 초미세 주사기다. 그래서 맞아도 느낌은 모기에 물린 정도에 불과하다. 이는 의료계뿐만 아니라 대중에게도 놀라운 소식임에 분명했다. '주사는 아픈 것'이라는 선입견 때문에, 아이들은 물론 어른들도(일부나마) 주사 맞기를 두려워하고 있으니 말이다. 이런 주사기에 대한 세계인의 인식 자체를 뒤바꿔 놓은 기업은 일본 의료 기기 전문 업체 테루모$_{Terumo}$다.[8)]

6) 박재영. 개념 의료. 청년의사, 2013, pp.296~297
7) 100만분의 1미터로 '미크론$_{micron}$'이라 읽는다.
8) 정두희. 미장세$_{美長勢}$. 쌤앤파커스, 2014, pp.105~106

주사 바늘이 필요 없는 초소형 센서와 주사의 공포를 없앤 아프지 않은 주사기! 앞으로 새롭게 나올 혁명적 기술에는 어떤 것이 있을까?

(5) 사회문화적 환경

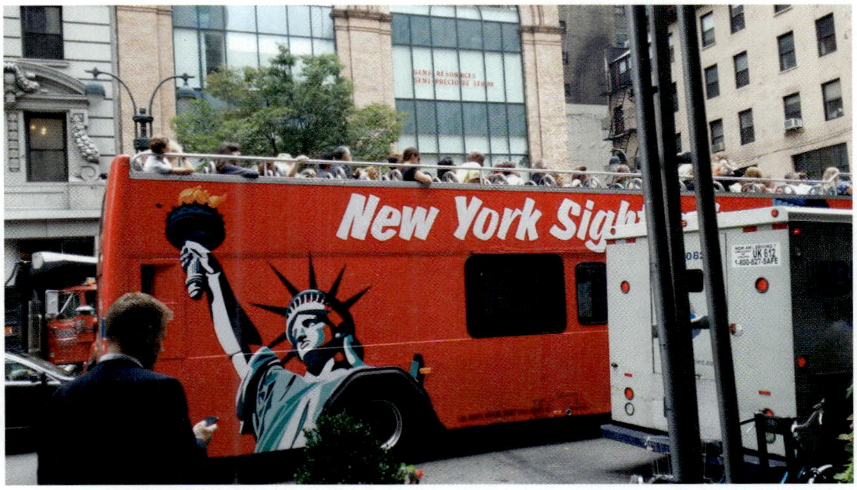

뉴욕의 시티투어 버스

역사에서는 언제나 문호를 개방한 지역들이 가장 번창한 곳이 되었다. 14세기 말, 사람들은 누구라도 사마르칸트Samarkand로 이주할 수 있었다. 이곳은 중국과 지중해를 잇는 실크로드의 핵심이자 다양한 문화가 교차하는 꿈의 도시로 번성하였다. 한때 타메를란은 몽골 제국의 수도였으며, 세계의 언어와 종교가 마구 섞인 거대한 용광로 같은 도시였다. 서기 1000년에는 스페인 안달루시아 지역의 코르도바Cordoba가 그 자리에 있었다. 이슬람 칼리프의 수도로 100년 동안 인종, 문화, 종교가 넘쳐났고, 세계 최대 규모의 도서관을 보유한 지성의 중심지기도 했다. 21세기 현재 과학, 철학, 지리학, 역사, 미술 등 문화의 르네상스를 이루는 곳이라면 단연 뉴욕을 빼놓을 수 없다는 데 이견이 있을 수 없을 것이다. 그렇다면 뉴욕의 매력은, 뉴욕의 경쟁력은 어디서 오는 것일까?

> 뉴욕에는 절대적인 위치를 점하는 인종 그룹이 없습니다. 백인은 뉴욕 전체 인구의 30퍼센트 정도에 불과합니다. 미국 전체 인구의 3퍼센트 정도인 아시아인이 뉴욕에서는 20퍼센트가 넘습니다. 또 뉴욕시에 거주하는 5세 이하 어린이 가운데 57퍼센트는 아버지가 외국에서 태어난 사람입니다. LA보다 훨씬 높은 비율이지요. 그래서 뉴욕은 길모퉁이를 돌아설 때마다 색다른 문화가 튀어나옵니다. 수십여 인종과 그들의 수백여 문화가 곱해져 수천여 가지의 경쟁력 있는 문화와 비즈니스가 만들어집니다.[9)]

멜팅 폿Melting Pot은 다양한 인종이 모여 하나의 도시 문화를 만들어가는 현상을 일컫는 말이다. 사실 이 말은 1700년대 미국 건국 때 다양한 이민자들이 모여 단일 문화를

9) 유병률. 딜리셔스 샌드위치. 웅진윙스, 2008, p.150

이뤄낸 데에서 탄생했다. 세계 각국에서 온 다양한 사람들을 하나로 녹여내는 미국 사회는 이들의 다양한 인종만큼이나 여러 문화가 혼재되어 있다. 이러한 사회문화적 특징은 의료 혹은 질병양상이나 구성에도 그대로 반영되고 있다.

(6) 법적 환경 등

잉글우드 병원은 수술 과정의 '출혈과 수혈'에 대한 고민을 통해 새로운 블루오션을 열었다. 뉴저지 주에 있는 이 병원은 뉴욕 주변 3개 주에 위치해 자신들의 병원과 경쟁 관계에 있는 82개의 종합병원에 비해 탁월한 차별성을 확보했다. 좀 더 구체적으로 말하면 '무혈 수술Bloodless Medicine and Surgery'이라 부르는 새로운 수술법을 개발한 것이다.

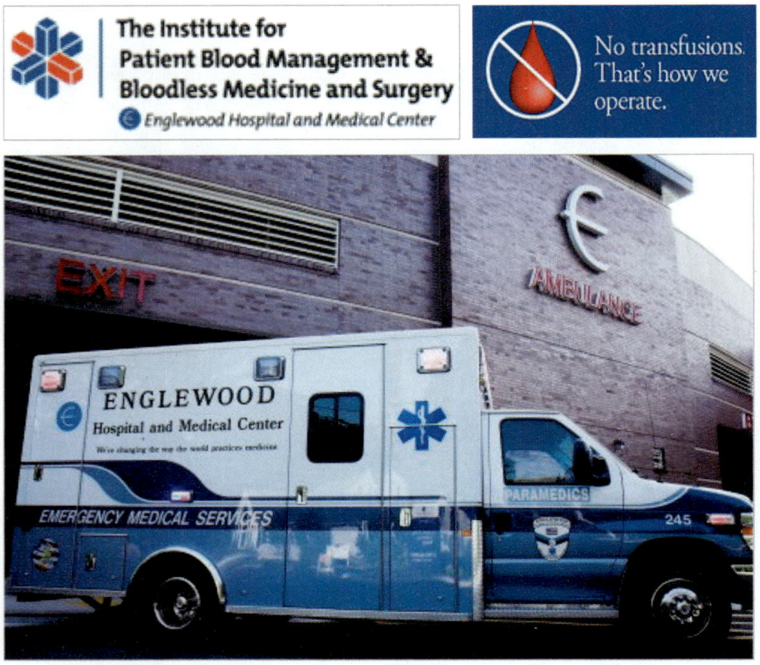

무수혈Bloodless, No transfusions 수술에 대한 로고 및 잉글우드 시와 응급의료 서비스 계약을 체결한 잉글우드 병원(출처 : The Paramus Post, 2012. 1. 3.)

당초 이 수술법은 종교적인 이유로 수혈을 거부하는 '여호와의 증인' 신도를 위해 만들어졌다. 종교적인 교리 차원에서 다른 사람들의 피를 수혈하지 않는 게 이들의 특징이었다. 하지만 이들이라고 해서 질병이나 사고에서 예외일 수는 없었던 것. 하지만 이들은 수혈이 필요한 순간에도 교리를 지키며 수혈을 거부하기 일쑤였다. 그래서 착안한 방법이 자가 수혈 방식, 즉 자신의 피를 재이용하는 수술 방식으로 환자들이 교리와 현실 사이에서 고민하지 않도록 해 준 것이다. 하지만 무혈 수술에 대한 의료 기술이 제 궤도에 오르자 당초에 의도했던 여호와의 증인 신도뿐만 아니라 일반 환자들까지 몰리기 시작했다. 수혈 과정에서 생기는 감염이 사회문제가 되고, 이를 위해 보다 안전한 수술을 원하는 환자들이 늘어나기 시작했기 때문이다. 무혈 수술의 장점은 또 있다. 이 수술법은 면역 체계에 부담이 덜해 환자들의 회복이 더 빨라진다는 것이다. 그 결과 뉴저지뿐만 아니라 미국은 물론 해외에서도 환자들이 이 병원으로 몰리게 되었다. 잉글우드 병원은 '피가 나지 않는 치료와 수술'이라는 속성을 소유함으로써 다음과 같이 엄청난 차별화를 이루어 낼 수 있었다.10)

- 병원에 근무하는 200명 이상의 의사들은 피가 나지 않는 치료와 수술 과정을 교육받아 전국의 의사들에게 가르치고 있다.
- 잉글우드의 후원으로 개최된 여성 무혈 건강관리 콘퍼런스에 약 900명이 참가했다.
- 약 2만 명의 환자가 수술을 받았으며 잉글우드는 무혈 수술 분야의 대표 병원으로

10) 잭 트라우트, 스티브 리브킨. 차별화 마케팅. 더난출판, 2012, pp.169~170

자리 잡았다.
- 차별화된 수술을 받기 위해서 미국 내 30개 주, 세계 20개국 환자들이 잉글우드를 찾았다.

먼저, 잉글우드 병원을 인터넷에서 찾아보고 해당 병원 홈페이지의 무혈 수술 부분을 찾아서 해당 사이트 주소를 적어 보자. 그리고 ② 본문에 나와 있지는 않지만 잉글우드 병원이 출혈 없는 수술에 관심을 가지게 된 계기는 무엇일까? 이 병원의 역사가 답을 찾는 데 도움이 될 것이다.

①

②

2) 미시 환경

거시 환경과 달리 미시 환경은 의료기관의 노력 여하에 따라 통제가 가능하다. 일반적으로 미시 환경에는 관련 산업의 현황, 경쟁 병원 및 해당 병원의 수준이나 상태, 환자를 포함한 진료권 내 고객 등이 이에 해당한다고 볼 수 있다. 각각의 미시 환경에 대하여 산업 분석, 경쟁 분석, 고객 분석의 형태로 분석이 가능하다. 예를 들어 마이클 포터의 5가지 경쟁 요인5 forces model은 대표적인 산업 분석 모델이며 GE의 시장 매력도·경쟁 위치 매트릭스 등은 시장 분석에 자주 활용되는 모델이다. 여기서는 마이클 포터의 5가지 경쟁 요인에 대하여 간략히 살펴보도록 하겠다.

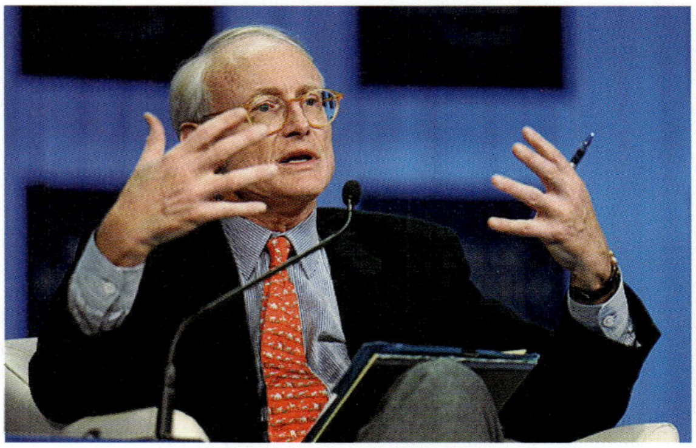
SOCIAL BUSINESS NEWS의 'Porter's Five Forces and Social Business'에 실린 포터 교수의 모습(2012. 6. 27.)

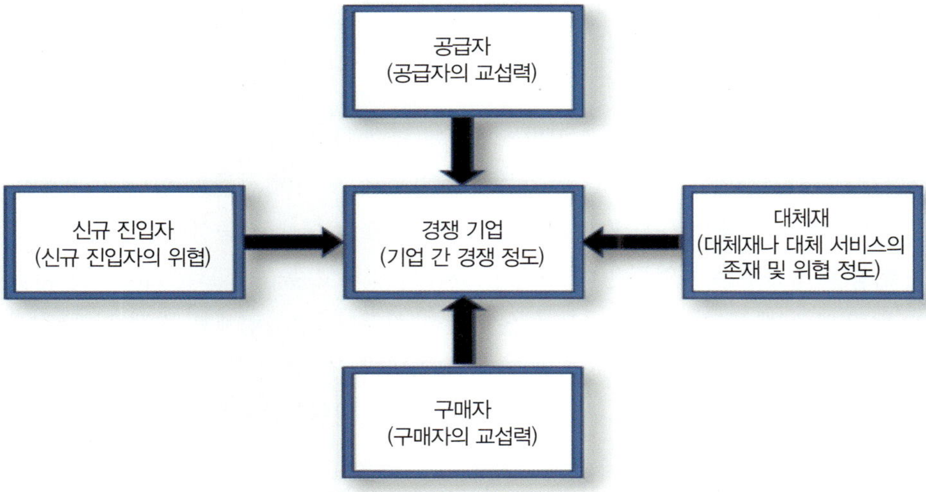

5가지 경쟁 요인

마이클 포터의 5가지 경쟁 요인 모델[11]에서 5가지 경쟁 요인, 즉 파이브 포스5 forces란 업계를 5가지 경쟁 요인으로 분석하고, 그 결과를 토대로 자사의 방침을 결정하는 것이다. 이때 경쟁 상황에 따른 방침은 다시 3가지 기본 전략으로 나누어진다.

(1) 요인별 개략적 소개

• 요인 1 : 신규 진입자(신규 진입자의 위협)

이 부분은 진입 장벽이라는 용어로 설명이 가능하다. 해당 분야에 새로 들어오기가 쉬울 경우 신규 진입자에 의한 위협은 상존한다. 하지만 해당 분야의 내적 혹은 외적 특성상 신규 진입이 쉽지 않다면 이에 의한 위협은 낮아질 수밖에 없을 것이다. 일반적으로 신규 진입의 용이성 여부는 규모의 경제, 제품 차별화, 초기 투자비 정도, 교체 비용, 유통 경로 확보, 원가 우위, 정부 정책 등에 의해 결정된다. 예를 들어 자동차 산업과 중국집 개설을 비교해 보자. 엄청난 초기 투자비가 요구되는 자동차 산업에 아무나 뛰어들 수는 없다. 하지만 기존의 중국집이 존재하더라도 인근에 중국집 하나 더 내기란 크게 어려운 일이 아닐 수도 있다. 이런 관점에서 볼 때 엄청난 시설 투자가 필요한 암센터라면 상황은 달라진다.

• 요인 2 : 경쟁 기업(기업 간 경쟁 정도)

경쟁이 심화된 곳에 함부로 뛰어들 수는 없다. 마이클 포터는 기업 간 경쟁 강도가 높아지는 요인으로 8가지를 들었다.

- 동업자 등 비슷한 규모의 회사가 많이 존재한다.
- 해당 산업의 성장세가 더디다.
- 고정비용 또는 재고 비용이 많다.
- 고만고만하여 차별화된 제품이 없고 구매자 교체 비용도 거의 없다.
- 생산 설비 등을 자주 교체하지 않는다.
- 경쟁 기업이 제각각 다른 전략을 취한다.
- 전략에 따른 결과가 좋다.
- 철수 장벽이 높다.

• 요인 3 : 대체재(대체재나 대체 서비스의 존재 및 위협 정도)

마이클 포터는 산업을 '서로 대체 가능한 제품을 만드는 회사들의 집단'이라 정의하고 있다. 따라서 직접적인 대체품은 물론 잠재적으로 대체 가능성이 있는 제품 혹은 그 제품을 생산하는 기업들은 모두 경쟁 관계에 있다고 볼 수 있다. 나이키와 아디다스 등 스포츠 용품 회사가 스마트폰을 포함한 컴퓨터 게임 업체를 경쟁 관계로 생각하고 있는 것은 이들 모두 업종에 관계없이 소비자들의 시간을 놓고 싸우고 있기 때문이다. 게임에 빠져 산책이나 운동에 소홀히 하게 되면 이는 곧바로 스포츠 업체 매

11) 이 부분은 '나카노 아키라. 마이클 포터의 경쟁전략. 비즈니스맵, 2010'을 참고하였음

출에 직접적인 영향을 미치는 셈이니 나이키의 경쟁 상대로 게임 업체를 들지 못할 이유가 없지 않을까.

성형 시장에서는 기존 성형외과와 치과(구강악안면외과) 외에, 피부미용 및 피부성형이란 표현으로 치고 들어오는 피부과와 '수술 없이 성형한다'는 일부 한의원까지 이 시장에 뛰어들고 있다. 이른바 대체재의 춘추전국시대라고나 할까.

• 요인 4 : 구매자(구매자의 교섭력)
구매자란 그 산업으로부터 제품이나 서비스를 구입하는 주체로, 이들이 해당 산업에 강력한 영향력을 행사하고 있다면(혹은 할 수 있는 상황이라면) 해당 산업계의 경쟁 수준은 아주 높은 상황이라고 보면 된다. 일반적으로 구매자의 교섭력이 커지는 요인에는 다음과 같은 것들이 있다.

- 특정 구매자의 구입량이 공급자의 매출에서 차지하는 비중이 크다.
  P&G 총 매출 중 월마트가 차지하는 부분은 절대적이다. 따라서 월마트는 구매자임에도 불구하고 가격 결정권 등 뛰어난 교섭 능력을 보유하고 있다.
- 특정 구매자가 구입하는 제품이 구매자의 비용 또는 구매 물품 전체에서 차지하는 비율이 크다.
  특등급 한우를 전문적으로 판매하는 정육점에서는 좋은 한우 고기를 적절한 가격에 구입하는 것이 판매 못지않게 중요한 일이다. 따라서 해당 정육점에서는 구입 과정에서 여간 까다로운 게 아니다. 그도 그럴 것이 정육점의 수익은 한우의 구입 과정에서 벌써 판가름 나기 때문이다.
- 공급자를 교체하는 비용이 적게 든다.
  냉장고 필터가 비싸다 해서 냉장고를 바꾸는 사람은 드물다. 비싼 필터 생각에 그 비싼 냉장고를 새로 들여놓을 수는 없는 법이다. 냉장고와 같이 교체 비용이 많이 드는 경우 필터는 비싸고 계속 그 제품을 사용할 수밖에 없다. 하지만 더 맛있는 아이스크림, 더 감칠맛 나는 라면은 신제품이 나오기 무섭게 기존 제품은 순식간에 헌신짝처럼 버려진다. 소비자 입장에서 다른 제품을 선택하는 데 따른 비용은 없거나 있어도 무시할 만한 수준이기에 더 그렇다.
- 공급자의 제품이 구매자의 제품이나 서비스 품질에 거의 영향을 미치지 않는다.
  음식 맛의 기본은 재료가 분명하다. 하지만 재료가 어떤 것이냐에 따라 떡볶이나 당면의 맛이 달라지기보다는 누가 요리하느냐가 더 중요하지 않을까. 물론 쌀과 밀가루 등 원재료가 무엇인지에 따라 달라지겠지만 두 제품 모두 쌀을 원료로 한 것이라면 결론은 요리사의 실력이다. 이런 경우에 떡볶이 업체들은 소비자들의 선택을 받기 위해 치열한 경쟁을 벌일 수밖에 없다.
- 구매자가 충분한 정보를 갖고 있다(구매자가 구매 결정에 영향력을 행사할 수 있다).
  대형 마트에서는 다양한 상품을 비교해 가며 원하는 물건을 구할 수 있는 반면, 대형 병원에서는 시키는 대로 하라는 대로 할 수밖에 없는 경우를 생각해 보면

이 말의 의미를 알 수 있을 것이다.

• 요인 5 : 공급자(공급자의 교섭력)

공급자란 해당 산업에 제품이나 서비스를 제공하는 사람들로 기업이나 의료기관이 여기에 속한다. 마이클 포터는 공급자가 속한 산업이 소수의 몇몇 기업에 의해 좌우되고 있다면 공급자의 힘, 즉 공급자의 교섭력이 크다고 보았다. 의료기관이 한두 개밖에 없는 나라와 수백 개가 넘는 나라는 비교해 보면 결론은 뻔하다. 한두 개의 의료기관이 의료 서비스를 좌우하는 곳에서 소비자들인 환자들은 입원할 수 있음에 감사하고 치료에 그저 고마워할 뿐이다. 하지만 수백 개가 넘는 곳이라면 상황은 달라질 것이다. 의료기관들이 저마다 자신들의 병원을 이용해 달라며 소비자들의 선택을 받고자 기를 쓰고 노력하지 않을까. 최근에 일간지를 중심으로 한 의료기관들의 신문광고가 늘어나고 있고 그 내용과 디자인 자체도 과거에 비해 무척 세련되어 가고 있다. 이런 현상은 우리나라 의료 시장 혹은 병원 시장의 경쟁 강도가 전에 비해 더 치열해졌음을 보여주는 것이다.

(2) 3가지 기본 전략

• 비용 우위

저비용, 즉 비용을 낮추는 것은 가장 확실한 방법 중 하나다. 비용 우위의 전제조건은 저비용 구조를 체질화하여 타 기업에 비해 저렴한 가격으로 제품이나 서비스를 공급할 수 있어야 한다. 이를 위해서는 규모의 경제, 생산성 향상 등이 필요할 것이다.

• 차별화

다른 기업에는 없는 특성을 살려 그 산업 내에서 특별한 위치를 차지하는 것이다. 잉글우드 종합병원의 수혈 없는 수술을 생각해 보라. 차별화의 대상으로는 제품 디자인, 브랜드 이미지, 기술 차별화는 물론 제품 자체 혹은 서비스의 차별화 등 다양하다.

• 집중화

특정 지역 혹은 특정 타깃에 자원을 집중하는 것이다. 집중화 전략의 특징은 이 전략과 함께 비용 우위 전략이나 차별화 전략을 병행한다는 것이다. 구체적으로 말하자면 집중화 전략에서는 경영자원을 집중하여 특정 부분에서 비용 우위 혹은 차별화를 동시에 혹은 이 중 한 가지를 실현하는 것이다.

• GE의 '시장 매력도 · 경쟁 위치 매트릭스 모델'에 대해 알아보자.

(① ②)

우리는 길에서 모두 22개월을 보내면서 10만 마일을 달려 기네스북에 기록을 올렸다. 그리고 6개 대륙에 걸쳐 50여 개 국가를 통과했다. 나는 외딴 지역의 국경을 통과할 때만큼 그 나라의 진상이 드러나는 때도 없다는 사실을 알게 되었다. 국경을 통과할 때 가장 먼저 생각해야 하는 것은 뇌물을 주어야 하는가이다. 매사가 공명정대하고 간단한가? 통관 절차가 효율적으로 진행되는가? 그리고 통관 절차가 10분이면 끝나는가, 아니면 온종일 걸리는가? (…)

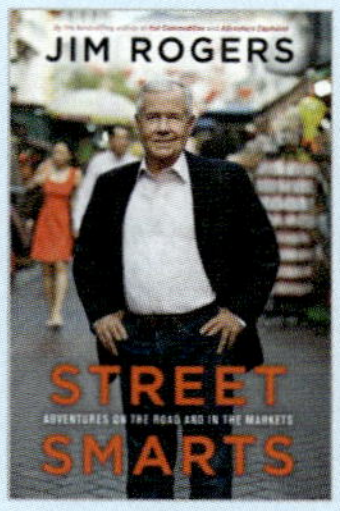

19세기를 알려면 런던, 20세기라면 뉴욕을 그리고 21세기를 알려면 아시아로 갈 것을 주장하는 거리의 현자 짐 로저스와 투자를 위한 10가지 통찰력[12]에 대한 글에 게시된 사진(출처 : http://crownpublishing.com/feature/10-investing-insights-from-street-smarts-by-jim-rogers/#.VG6kFDSsUUk)

한 나라를 꿰뚫어 보려면 암시장은 필수 요소다. 암시장이 존재하면, 암시장 환율에 프리미엄이 대폭 붙었는지 금방 알 수 있다. 암시장은 사람의 체온과 같다. 사람의 체온을 재보면 몸에 이상이 있는지 알 수 있다. 어디에 이상이 있는지는 알 수 없지만, 문제가 있다는 사실은 알 수 있다. 고열이라면 심각한 문제가 있다는 뜻이다. 암시장도 마찬가지다. 한 나라에 암시장이 존재한다면, 그 나라에 무슨 문제인지는 몰라도 문제가 있다는 신호다. 암시장 환율에 프리미엄이 잔뜩 붙어 있다면, 즉 공식 환율과 암시장 환율의 차이가 크다면, 문제가 심각하다는 뜻이다. 한 나라에 관해서 알고 싶다면, 그 나라 장관보다도 암시장 사람과 이야기해 보면 더 많이 배울 수 있다. 국경 지역을 벗어나면 곧바로 그 나라의 도로 상태가 드러난다. 교통 신호등이 있는가? 상점은 모양을 갖췄는가, 아니면 판잣집인가? 진짜 호텔이 있는가, 아니면 무늬만 호텔인가? (…)

태비서와 나는 튀니지와 알제리에서 아프리카 중심부를 가로질러 내려와 보츠와나 국경에 도착했을 때, 겨우 한 시간 남짓 만에 아프리카의 다른 나라들과 전혀 다르다는 사실을 명확하게 깨달았다. (…) 암시장도 없고, 뇌물도 없었으며, 모든 일이 효율적이었다. 고속도로, 교통 신호등, 도로표지 모두 양호했다. (…) 보츠와나에서 주식시장을 발견한 나는 곧바로 투자를 시작했다. 나는 거래소에 상장된 모든 종목에 투자했다. (…) 나는 18년 동안 막대한 이익을 얻고서 보츠와나 주식을 팔아 버렸다.[13]

위 내용 중 ① 여러분이 보기에 가장 인상적인 부분을 찾아 그 내용을 그대로 옮겨 보자. 그리고 여러분이 ② 해당 부분에서 특별한 인상을 받은 이유가 무엇인지 생각해 보자.

①

②

여러분 스스로 위 글의 ① 제목을 붙여 보자. 다음으로 그것을 발표하고 다른 사람이 정한 제목도 들어 본 후 토론을 통해 ② 최종적으로 확정된 새로운 제목이 무엇인지 적어 보자.

위 글을 읽고 ① 짐 로저스가 보츠와나에 투자를 결정하게 된 동기는 무엇이었는지, 다음으로 ② 짐 로저스가 한 나라를 꿰뚫어 보는 주요 표징에는 어떤 것들이 있었는지 찾아보자. 그리고 ③ 국경이 아니라 병원이라면 환자나 보호자들은 어느 곳, 어떤 상황에서 그 병원의 수준을 알게 되는 것일까?

①

②

③

12) 열 번째 항목은 '북한과 미얀마에 투자하는 것'이라는데, 두 번째에서 아홉 번째 항목의 내용은 무엇일까?
13) 짐 로저스. 세계경제의 메가트렌드에 주목하라. 이레미디어, 2013, pp.104~107

3 마케팅과 STP

1) 시장 세분화Segmentation

오만 가지 제품을 다 취급하는 만물상과 특정 제품을 주로 취급하는 전문점은 나름대로 장점이 있다. 어떤 제품이든 취급하다 보니 아쉬운 게 있는 고객들은 일단 이 집부터 들르고 보는 식이다. 하지만 모든 제품을 취급하는 전략은 아무나 쓸 수 있는 방법이 아니다. 널찍한 공간과 넉넉한 자금이 뒷받침되지 않는 한 오래 버티기 힘들다.

모든 것을 잘하면야 그보다 더 좋을 수 없겠지만 이는 현실적으로 불가능하다. 오히려 내가 잘할 수 있는 분야에 초점을 맞춰 거기에 전력투구하는 편이 훨씬 더 유리하다. 전문성을 키울 수 있으며, 영역이 넓지 않으니 크게 힘들이지 않고 집중할 수 있는 것이다. 마케팅에서는 이를 시장 세분화, 마켓 세그먼테이션market segmentation이란 말을 쓰는데, 모든 것을 다 하는 종합병원과 달리 특정 질환을 중심으로 하는 전문 병원도 알고 보면 마켓을 조각조각 낸 후 그중 한 조각에 올인한 셈이다. 성장 클리닉은 모든 연령대 중 대부분의 발육이 이뤄지는 10대 청소년만을 대상으로, 여러 관심 분야 중 발육에만 초점을 맞췄다는 면에서, 연령대와 관심 분야에 대하여 시장 세분화한 것임을 알 수 있다.

전문가로서 마케팅의 정의를 내려 보라 하면 나는 이렇게 말하겠다. 마케팅이란 차별화다. 마케팅이란 독점적 지위를 확보하는 것이다. 내가 점찍은 분야에서 누구도 범접하지 못하도록 확실하게 자리를 잡으면 성공한 마케팅이고, 성공한 사업이고, 성공한 인생이다. 한 뼘짜리 좁은 영역이어도 상관없다. 아니, 오히려 좁을수록 좋다. 전문 마케터로서 나는 시장 세분화를 매우 중시한다. 이렇게 좁은 시장을 공략해서 과연 무슨 이익이 남느냐는 우려가 절로 나올 정도로 핵심 타깃을 쪼개고 또 쪼개라고 입버릇처럼 말하곤 한다. 거기에 우리가 살 길이 있기 때문이다.[14]

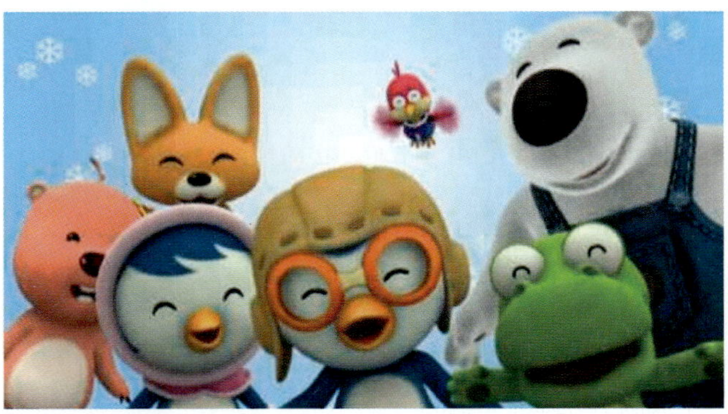

뽀로로와 그 친구들(출처 : http://www.youtube.com/watch?v=xl18J8P8n80)

2) 목표 시장Target Market

외국산 일색인 우리나라 캐릭터 시장의 판도를 뒤집어 놓은 게 바로 '뽀로로'다. 프랑스 공영 방송 TF1에서 2005년 방송될 당시 47퍼센트라는 놀라운 시청률을 기록한 뽀로로. 유아용 애니메이션이라는 블루오션 시장, 5분짜리로 짧게 만들어 아이들의 집중력이 흐트러지지 않게 한 점 그리고 다양한 동물들

14) 조서환. 근성(같은 운명, 다른 태도). 쌤앤파커스, 2014, p.138

을 등장시킨 점 등이 돋보이면서 애니메이션뿐만 아니라 출판, 교육용 콘텐츠, 장난감 등 1,600여 종에 달하는 다양한 파생 상품이 출시되었고 지금 이 순간도 품목 수가 꾸준히 늘고 있다. 2010년 당시 뽀로로의 브랜드 가치는 3,900억 원(서울산업통산진흥원 평가)에다 한 해 5,000억 원에 이르는 시장을 창출한 것으로 알려지고 있다. 40대 중반의 젊은 CEO가 직원 6명과 회사를 차린 지 10년도 채 안 돼 거대한 브랜드제국을 일으킨 것이다.

대형 마트 분야의 후발주자였던 월마트는 또 어떤가. 울워스Woolworth는 물론 케이마트Kmart와의 싸움도 생각조차 할 수 없었던 월마트였기에 창업주 샘 월튼은 이들 매장이 들어서기에는 인구가 너무 적은 곳, 즉 시장이 너무 작아 이들 기업이 눈길조차 보내지 않는 곳부터 진출하면서 힘을 키워 나갔다.

최저가는 월마트의 대표적 구호!

싸움을 피하고 그 누구도 관심을 가지지 않는 곳이라는 표적 시장을 정한 그는, 1962년 아칸소 주의 작은 도시 로저스에 그의 첫 점포를 열었다. 경쟁이 거의 없는 지역에 점포를 열었기에 손쉽게 시장을 석권할 수 있었고 그 역량을 모아 좀 더 큰 지역으로 진출할 수 있었던 월마트였다. 시작은 미미했지만 첫 점포를 연 지 30년이 지난 뒤 샘 월튼은 미국 최고의 부자이자 세계 최대의 소매 업체 대표가 되었다.

목표 시장이란 관점에서 볼 때 뽀로로 성공의 핵심은 무엇이라 생각하는가?

3) 포지셔닝Positioning

"미국의 슈퍼마켓 한 곳에 진열된 브랜드 품목은 평균 4만 종이 넘는다고 한다. 그러나 한 가족에게 필요한 물품은 겨우 150여 종이다. 결국 슈퍼마켓에 진열된 나머지 3만 9,850종은 소비자로부터 버림을 받는 셈이다."[15]

세상에는 치즈를 만드는 크래프트Kraft Foods 같은 회사가 700여 개 정도 있고, 피클을 만드는 기업이 400여 개 정도 되며 제과업체도 1,000여 개 가까이 된다. 모두가 허쉬Hershey Foods 같은 유명 업체는 아니어도 나름 이름 있는 업체가 그 정도다. 그러니 그 많은 기업들이 치열한 한판 승부를 벌이는 마케팅 현장은 그야말로 전쟁터가 따로 없다.

15) 정상수. 스매싱. 해냄, 2010, p.37

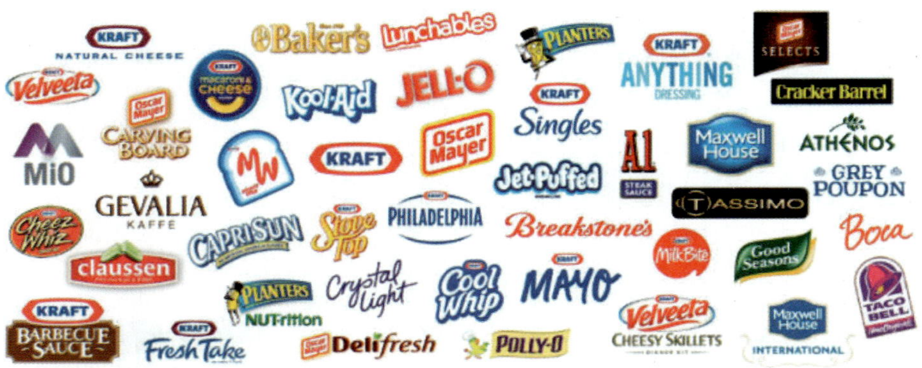

크래프트 한 회사가 보유중인 브랜드(출처 : http://kraftsupplierdiversity.com/overview)

그 많은 제품들을 뚫고 어떻게 소비자들의 기억 속에 자리 잡을 것인가? 브랜드의 홍수 속에서 자사 브랜드를 '어떻게 포지셔닝할 것인가'는 기업의 사활이 걸린 화두이다. 광고산업에 일대 혁신을 일으켰던 잭 트라우트와 알 리스의 명저 〈포지셔닝〉[16]의 핵심은 다음과 같다.

- 고객의 마음속에 파고들어 가라.
- 한 가지 간단한 메시지를 심어라.
- 그 메시지는 당신과 경쟁자를 뚜렷하게 구분 지을 수 있어야 한다.
- 한 가지에 초점을 맞추고 나머지는 과감하게 포기하라.

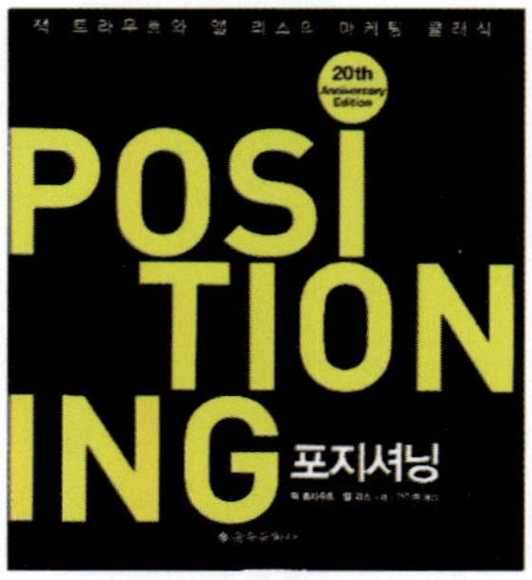

2002년에 나온 포지셔닝 출간 20주년 기념판(20th Anniversary Edition) 표지(출처 : 을유문화사)

유방암 치료에 전념하겠다는 것은 의료 서비스를 유방암 쪽으로 전문화한다는 포지셔닝을 뜻하고 여성 암에 집중하겠다는 말은 남자보다는 여자 쪽에 포지셔닝하겠다는 표현이다. 〈포지셔닝〉이란 책이 출간된 지 20년이 되던 해에 출판 20주년을 기념하는 '20주년 기념판'이 다시 나올 정도인 것을 보면 이 책의 영향력은 20년이 지나도 여전히 계속되었던 셈이다.

여러분 생각에 잭 트라우트와 알 리스 두 사람이 말하는 포지셔닝의 핵심에 가장 충실한 광고는 무엇이라고 생각하는가? 아래 표를 이용하여 그러한 광고가 있는지 찾아보고 빈칸을 채워 보도록 하자.

포지셔닝 광고

포지셔닝 원칙에 합당한 광고 사례	선정 이유

16) 잭 트라우트, 알 리스. 포지셔닝. 을유문화사, 2002

(1) 박경철의 포지셔닝 교육법

'시골의사'라는 필명으로 더 잘 알려진 박경철. 현직 병원장인 그는 외과 전문의보다는 주식에 관한 고수로 잘 알려져 오다 최근에는 젊은이들의 자기 개발을 돕는 라이프 코치로 더 잘 알려진 사람이다. 의사나 주식 전문가 등 한 가지도 제대로 하기 쉽지 않은 일임에도 일인 삼역을 소화해 내는 엄청난 에너지의 소유자인 그다.

2013년 기준 우리나라 의사 수는 9만 명 정도 된다. 하지만 그 어떤 의사도 박경철만큼 수많은 젊은이들에게 정신적 멘토가 되어 준 사람은 없었다. 그는 자녀 교육에도 남다르다. 박경철은 자녀에게 꼭 해야 할 것으로 매일같이 하루 두 종류의 신문을 읽도록 하고 있다고 한다. 게다가 일주일에 한 권씩 책을 읽어야 하는데, 책은 그가 직접 골라 주는 것이라고 한다. 일주일에 책은 한 권인 데 반해 매일 읽는 신문은 두 가지로 한 데는 나름 이유가 있을 것이다. 흔히 조·중·동조선, 중앙, 동아일보이라 불리는 보수지 한 종과 경향과 한겨레 등 진보 진영의 신문 한 가지 등 동일한 사안에 대해 서로 다른 논지를 펴고 있는 두 가지 신문을 읽음으로써 자신만의 생각을 가졌으면 하는 바람 때문일 것이다.

스마트폰으로 온갖 신문들을 다 볼 수가 있는데 무슨 신문을 또 구독하냐고 한다면 그건 큰 오산이다. 스마트폰으로 보는 인터넷 신문과 종이에 인쇄된 아날로그 신문 보는 것의 효과는 천지 차이다. 종이 신문은 대강의 내용을 파악하기에도 훨씬 수월하다. 게다가 기사가 배치된 신문 면 쪽수를 보는 것만으로도 무엇이 중요하고 무엇이 덜 중요한 뉴스인지 대번에 알 수 있다.

거기에 비해 스마트폰은 온갖 신문에 접속할 수만 있을 뿐이다. '접속한다'는 것과 '접속할 수 있다'는 것의 차이는 '읽을 수 있다'와 '읽는다' 간의 차이만큼이나 크다. 수십 종의 인터넷 신문에 접속할 수 있다고 해서 매일같이 수십 종의 신문을 읽는 것은 아니지 않는가. 언제 어디서나 쉽게 읽을 수 있다는 '가독성'이 개선되었을지는 몰라도 독서량 그 자체는 점점 더 떨어지고 있다는 사실이 이를 증명하고 있다.

매주 한 권씩 책을 읽는다면 일 년에 50여 권의 책을 보는 것이다. 권수로 치자면 그리 대단해 보이지 않을 수도 있다. 하지만 꾸준하게 일 년간 책을 읽어 가는 과정에서 자연스럽게 생겨나는 습관은 엄청난 결과를 가져올 것이다. 부모님의 요구에 마지못해 시작했다손 치더라도 어느 순간 책 읽는 습관이 몸에 붙게 되고, 더 나아가 독서가 즐거워지기 시작할 것이다. 이 단계가 좀 더 지나고 나면 마침내 책에 푹 빠져 단 하루도 책 없이는 살 수 없는 금단의 지경(?)에 이르게 되는 것이다. 책에 빠지고 책에 미쳐 사는 사람의 삶은 더 이상 걱정할 필요가 없다. 무슨 일을 하든 자기 밥벌이는 하고 살게 되어 있다. 참고로 우리나라 국민의 1년 독서량은 생각보다 심각한 수준이다. 독서량 최상위국 미국은 1인당 한 달에 6.6권, 일본 6.1권, 프랑스 5.9권이며 중국은 2.6권으로 38위를 차지하고 있는 가운데 한국은 1.3권으로 166위를 차지하고 있다. 독서하지 않는 국민에게 미래가 없다는 것이 사실이라면 심각성은 더 크다.

(2) 대학 vs. 신문 두 종과 책 한 권

대학의 규모에 따라 학과의 수도 다르겠지만, 계산상 50개의 학과가 있다고 가정해 보자. 한 학과에 1학년부터 4학년까지 4개 학년이 있으니 50개 학과 200개 학년이 있는 셈이다. 어느 학과든 '공부 귀신'이 있다. 1학년과 3학년에 한 명씩 있기도 하고, 2학년과 4학년 혹은 3, 4학년에 한 명씩 있는 식이다.

한 학과에 두 명의 공부 귀신이 있는 셈이니 50개 학과 전부로는 100명의 공부 귀신이 있는 셈이다. 한 학기에 100명이니 1년이면 200명이다. 물론 1학기 때 학생이 2학기 때 그 학생과 같은 경우가 많지만, 계산의 편의상 200명이라고 하자. 그렇게 보면 웬만한 대학마다 200명의 공부 귀신이 있다는 계산이 가능하다. 신입생 2천여 명 규모의 대학이라면 대략 1만여 명 중 200명이 공부 귀신인 셈이다. 학생 수 대비 2%를 차지하는 공부 귀신이다. 하지만 이런 대학에서 매년 책 50권 혹은 매일같이 두 종류의 신문을 꼬박꼬박 읽는 학생이 몇 명이나 될까? 책도 그렇고 신문도 그러한데, 이 둘을 동시에 꾸준히 해 나가는 학생은 정말 드물다. 그러니 박경철은 일찌감치 자녀를 정말로 독특하게 키우는 셈이 분명하다.

야자하랴 학원 가랴 짬짬이 학교에서 밀린 잠을 보충하느라 꿈속을 헤매는 아이는 또 얼마인가. 거의 대부분 학생들이 이런 패턴을 보이고 있다. 그야말로 90% 이상의 학생이 이런 길을 가고 있는 셈이다. 나 홀로 가는 게 아니다 보니 돋보이지도 않는다. 열에 아홉이 가는 길이니 경쟁은 치열한데, 성과는 별로다. 거기서 더 뛰어나야 하니 이만저만 힘든 게 아니다. 90%가 가는 길은 언제나 힘들고 괴롭다. 하지만 신문 두 종에 책 한 권으로 가는 길은 눈을 씻고 찾아봐도 드물다. 드물다기보다는 희귀하다. 거의 볼 수가 없을 정도다. 그 정도면 대학에서도 별종에 속한다고 감히 말할 수 있을 정도다. 신문 두 종과 일주일에 책 한 권이 뭐 그리 대단하랴 싶다면 다음의 상황을 생각해 보면 결과는 확연하다.

- 전국에 매년 1만여 명씩 배출되는 공부 귀신의 인생은 어떤 모습일까?
- 신문 두 종을 꼬박꼬박 읽으며 일주일에 책 한 권을 읽는 아이의 미래는 어떤 모습일까?
- 여러분이 두 가지 중에 하나를 선택할 수 있다면, 혹은 여러분의 자녀에게 두 가지 중 하나를 선물할 수 있다면 어떤 것을 선택할 것인가?

답은 뻔하다. 문자텍스트 · text란 무엇인가? 인류가 남긴 최고의 유산이 아닌가. 수많은 지적 노동의 결과물들이 온전히 담긴 지혜의 보고가 바로 책이다. 그러니 책으로 단련된 사람은 아마도 잘살게 될 것이다. 수많은 책과 신문을 통해 차곡차곡 쌓여진 그의 내공하며 잘 다듬어진 그의 인격 덕분에 물리적인 풍요나 세속적인 성공을 장담하긴 어려워도 적어도 남다른 삶, 풍요로운 삶을 살게 될 가능성이 높다는 것만큼은 확실하지 않을까. 베스트 원이 아니라 온리 원의 삶이어야 한다. 남이 가지 않은 길을 걸어가며 유니크한 삶을 살아가야 한다. 박경철은 그의 자녀를 온리 원으로 유니크하게 키우고 있다. 그러니 그는 또 얼마나 현명한가.

① 여러분이 가장 최근에 읽고 있는 책은 무엇이고 그 이전에 읽었던 책은 무엇이며 그 시점은 언제인가? ② 〈그들은 어떻게 읽었을까북포스〉를 찾아서 책을 꾸준히 읽어온 유명인사 한 사람을 정해 책이 그 사람에게 가져다준 영향에는 어떤 것들이 있는지 알아보자. 마지막으로 여러분은 장래에 ③ 여러분의 자녀를 잘 키우기 위해 어떤 계획을 가지고 있는지 그 방안에 대해 고민해 보고 그 내용을 적어 보자.

①

②

③

(3) 호주 관광청의 돈 안 드는 대박 광고

아래 사진과 연례 이벤트를 찾아보고 왜 '별로 돈 안 들이는' 대박 광고인지 그 이유를 생각해 보자.

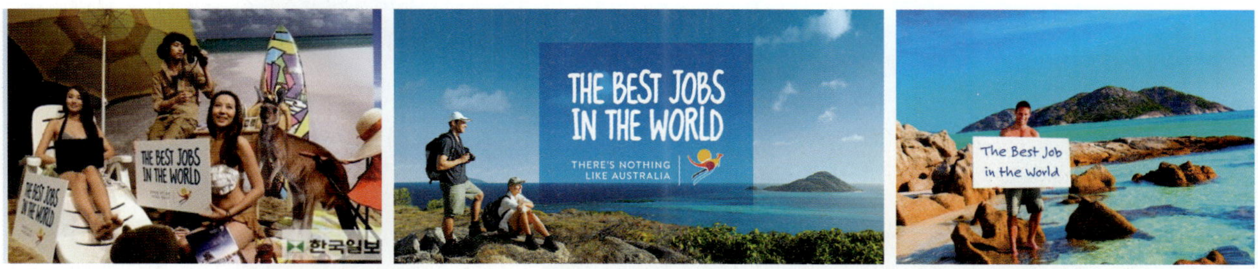

별로 돈 들이지 않는 광고성 홍보사진. 하지만 때만 되면 각 신문은 호주 관광청이 제공하는 사진 게재에 열을 올리고 있다. 그 이유는 바로 기발한 아이디어 때문이다.(왼쪽부터 한국, 프랑스, 영국에 실린 사진)

2014년 6월 24일, 인터넷 매체를 비롯해 주요 일간지에 비슷한 사진이 연달아 실렸다. 부산 사상구에 있는 한 대학에서 국가보훈대상자 어르신 170명에게 보훈의 달을 맞이하여 삼계탕을 대접한 것이다. 기발한 행사를 기획한 곳은 경남정보대 학생회! 학생식당에서 치러진 이번 행사로 전국민들에게 경남정보대를 알렸다. 만일 학교 당국이 광고료를 지불하고 지면을 구입하려 했다면 그 비용은 상당할 것이 분명하다. 하지만 학생회는 아이디어 하나로 큰일을 해냈다.

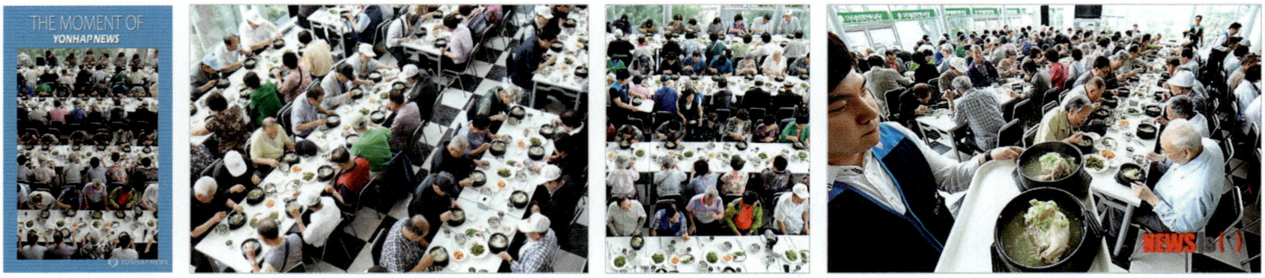

보훈의 삼계탕(연합뉴스, 세계일보 서울신문, 채널 A, 중앙일보 게재 사진)

4 4P와 마케팅 믹스

1) 개념

의료기관의 마케팅 활동을 한마디로 요약하면 어떤 서비스Product를 어떤 가격Price에 어떤 경로(유통)Placement로 제공하며 이를 어떻게 활성화할 것인지 촉진Promotion 방안을 모색하는 과정이라 할 수 있다. 한편, 마케팅 믹스란 마케팅 목표를 달성하기 위하여 4P로 알려진 서비스(기업의 경우 상품)Product, 가격Price, 유통Placement, 촉진Promotion 등 네 가지를 적절히 배합하여 활용하는 것을 말한다. 일반적으로 판매 지향적 기업이 제품을 만들고 난 후 판매 활동과 광고를 통해 고객을 찾는 반면, 마케팅 지향적 기업은 고객의 욕구를 찾아낸 후 마케팅 믹스를 이용해서 고객들을 만족시키는 접근법을 사용하는 것으로 알려져 있다.[17)]

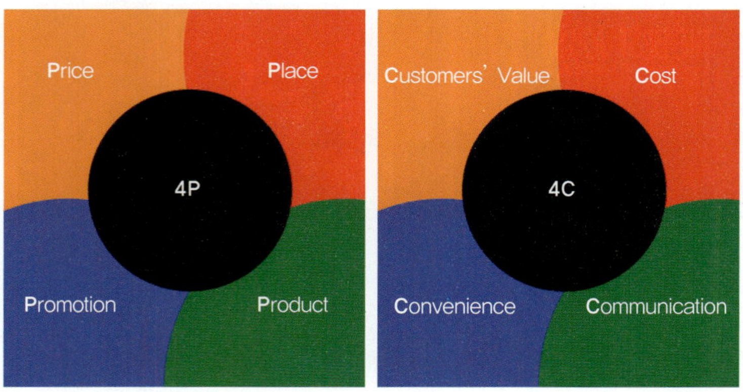

4P와 4C

17) Philip Kotler. "From Sales Obsession to Marketing Effectiveness." *Harvard Business Review*, November-December 1977 : 67~75

일반적으로 병원에서는 4P를 다른 식으로 표현해 병원용 4P를 쓰기도 하고 더 나아가 의료기관의 특성상 4P보다 4C가 더 중요하다고 말하는 경우도 있다. 여서 4P란 병원의 특성상 의료 서비스Product, 의료 수가Price, 공급(혹은 전달)Placement, 촉진Promotion으로 표현하기도 한다. 아울러 4C란 고객 가치Customers' Value, 비용Cost, 편의성Convenience, 의사소통Communication을 말한다.

차병원 그룹의 차움은 기존에 없던 서비스를 제공하는 셈이니 제품Product을 새롭게 만든 것이고, 네트워크 치과에서 내놓은 저렴한 임플란트 상품은 가격Price을 낮춘 것이며 홈플러스와 같은 양판점에 입점한 의원이나 24시 진료를 표방하는 의원 등은 새로운 장소(할인점)나 죽어 있던 시간(밤 시간)이라는 새로운 유통 경로Placement에 착안한 것이다. 따라서 마케팅 믹스 전략은 4P의 개별적 활용 혹은 4P의 복합적 활용을 바탕으로 무궁무진한 방안이 생겨날 수 있을 것이다.

- 서비스(혹은 제품) 전략
- 가격 전략
- 경로(혹은 유통 경로) 전략
- 촉진 전략

2) 사례 조사

위에 언급한 네 가지 전략 사례를 일반 기업 및 병원 사례를 중심으로 조사해 보자.

마케팅 믹스 사례

구분	기업 사례	병원 사례
서비스(제품)전략		
가격 전략		
유통 전략		
촉진 전략		

3) 제품 주기별 전략Product LIfe-Cycle

역사가 가장 오래된 합성 섬유로 1938년에 개발된 나일론은 미국 듀폰사를 세계적인 기업의 반열에 올려놓은 일등 공신이라 할 수 있다. 하지만 나일론의 개발보다 더 놀라운 사실은 듀폰사가 나일론 제품 주기별 전략을 통해 나일론의 라이프 사이클을 크게 연장시켜 왔다는 점이다. 좀 더 구체적으로 말한다면 듀폰사는 끊임없이 나일론의 상품 가치를 확장해 왔고 그 결과 제품으로서의 나일론의 수명, 즉 상업적 가치를 늘려 왔다는 것이다.

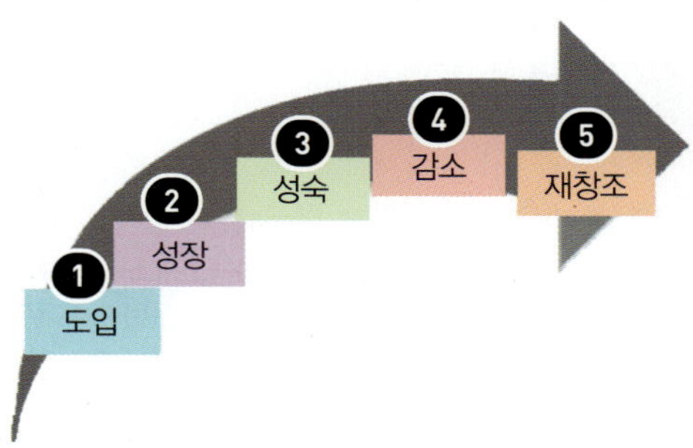

제품 주기

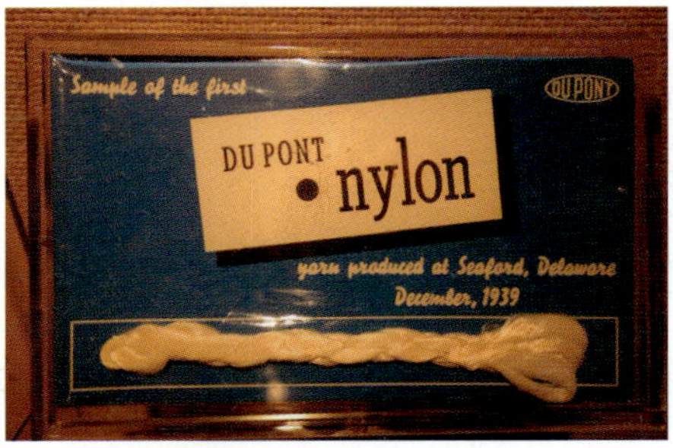

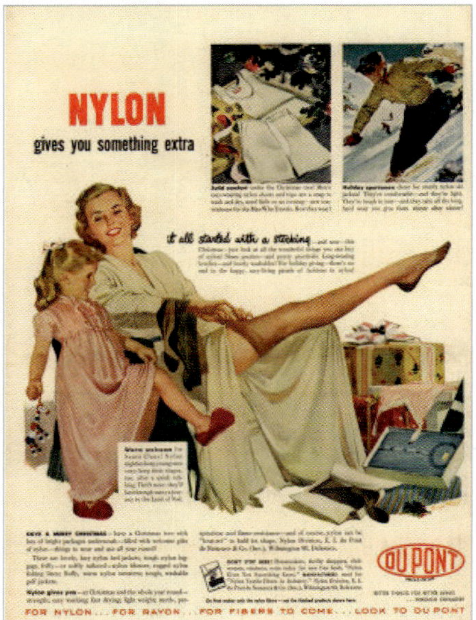

1939년 최초의 나일론 샘플(출처 : http://commons.wikimedia.org/wiki/File: Sample_of_first_DuPont_nylon,_December_1939_–_Heritage_Exhibit_–_Longwood_Gardens_–_DSC00947.JP)과 이를 활용한 스타킹 제품 광고(출처 : www.chm.bris.ac.uk)

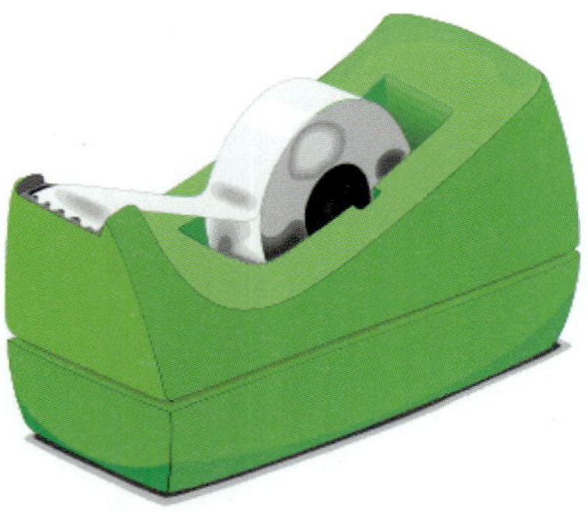

디스펜서(출처 : http://aliciabruxvoort.net/tag/pinterest/)

당초 나일론이 처음 출시되었을 때만 하더라도 이의 용도는 주로 군대의 낙하산이나 로프 등에 한정되었다. 그러던 나일론은 니트의 소재로 일반 소비재 시장에 출시되었고, 이어 여성 양말류 산업에서도 일대 혁신을 가져왔다. 보편적인 소비재 원료로서 나일론의 사용 분야가 확대될수록 듀폰사의 매출과 이익은 지극히 안정적인 증가세를 보여 왔다. 하지만 몇 년 지나지 않아, 다른 제품과 마찬가지로 나일론의 성장세도 한계를 드러내기 시작했고, 시간이 지나면서 매출과 수익도 주춤거리기 시작했다. 하지만 듀폰사는 이미 이에 대한 대비를 단단히 마련해 놓았다.

- 기존 사용자들의 사용 빈도 늘리기
- 기존 사용자들을 위한 다양한 용도 개발
- 시장 확대를 통한 새로운 사용자 창출
- 나일론의 새로운 용도 창출

제너럴 푸드와 3M도 듀폰이 나일론에 취했던 네 가지 방안들(기존 사용자들의 사용 빈도 늘리기, 기존 사용자들을 위한 다양한 용도 개발, 시장 확대를 통한 새로운 사용자 창출, 새로운 용도 창출)을 자신들의 제품 '젤오'* 와 '스카치테이프'에 적용했고, 그 결과 제품의 생명을 연장할 수 있었다.

첫째, 제너럴 푸드는 기존 사용자들의 젤오 사용 빈도를 늘리고자 맛의 종류를 12가지 이상 늘렸다. 그런가 하면 3M은 보다 편하게 사용할 수 있도록 스카치테이프 디스펜서를 출시했다.

둘째, 기존 소비자들이 보다 다양하게 젤오를 사용하도록 샐러드 주재료로의 기능을 강화했다. 구체적으로 제너럴 푸드는 채소 맛이 가미된 젤오 상품을 내놓은 것이다. 3M도 컬러 테이프, 무늬가 들어간 테이프, 방수 테이프, 투명 테이프, 라이트온 테이프(글씨를 써 넣을 수 있게 만든 것), 선물 포장 및 장식에 사용하는 테이프 등을 개발해 냈다.

셋째, 제너럴 푸드는 디저트나 샐러드 재료로 젤오를 사용하지 않을 만한 사람들을 공략 대상으로 삼아 새 용도를 만들어 냈다. 저칼로리 대용식인 메트리칼이 인기를 끌자 회사는 당시 유행에 맞춰 젤오에 체중 조절용 식품의 이미지를 성공적으로 덧붙인 광고 전략을 활용했다. 3M 역시 스카치테이프와 흡사하지만 가격대는 낮은 '로켓' 테이프를 출시하는 한편 폭과 길이, 강도를 다양화한 일반용 셀로판테이프 라인을 개발함으로써 일반 시장과 산업용 테이프 시장 모두에서

* 젤오
동물의 뼈, 심줄 등에서 추출한 콜라겐에서 나온 젤라틴으로 만든 젤리 타입의 저 칼로리 푸딩이며 분말 형태의 상품도 있다. 젤라틴이란 동물의 가죽 · 힘줄 · 연골 등을 구성하는 천연 단백질인 콜라겐을 뜨거운 물로 처리하면 얻어지는 유도 단백질의 일종이다.

이 제품의 사용을 확대했다.

넷째, 다음 단계는 기본 원재료의 새로운 용도를 적극적으로 찾는 것인데, 일부 여성들이 손톱을 강화하기 위해 파우더형 젤라틴을 액체에 녹여서 사용한다는 사실을 알아내고는 '맛과 향을 전혀 가미하지 않은' 젤오를 출시하였으며, 3M의 경우 액체형 접착제와 경쟁할 수 있는 양면 테이프, 자동차 범퍼의 장식용으로 사용할 수 있는 반사 테이프, 페인트 대신 편하게 사용할 수 있도록 마커 테이프 등을 개발함으로써 제품의 새로운 용도를 확대해 나갔다.

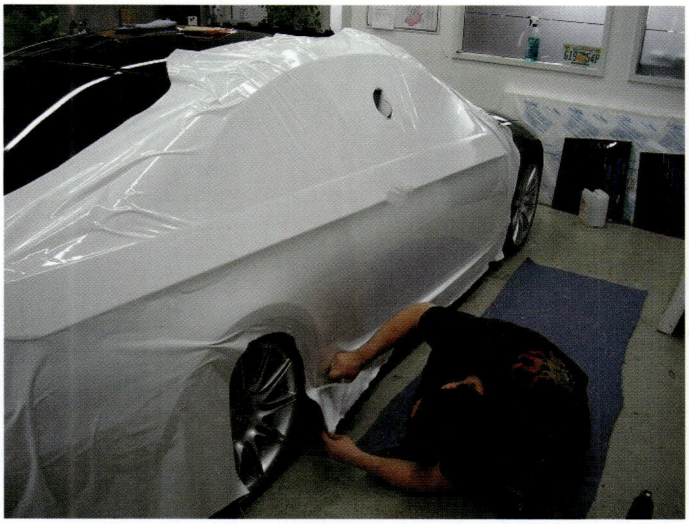

차량 도색을 대신하는 3M 테이프(출처 : http://www.bmwblog.com/2008/08/06/how-to-change-your-bmws-color-by-using-3m-tape)

이러한 전략은 나일론에 국한되는 것만은 아니다. 흔하고 흔한 소금통에도 이런 접근은 가능하다. 단순하고 평범한 소금통이라는 제품이 어떻게 시장을 넓혀 갈지 생각해 보자. ① 기존 사용자들의 사용 빈도 늘리기, ② 기존 사용자들을 위한 다양한 용도 개발, ③ 시장 확대를 통한 새로운 사용자 창출(새로운 사용자로 시장 확대), ④ 소금통의 새로운 용도 창출(새로운 용도 발견)에 대하여 고민해 보자.

①

②

③

④

5 브랜드Brand

원가 4만 원짜리 여성 구두의 밑창에는 원청업체의 브랜드와 함께 27만 원의 가격표가 붙었다. 7배 가까운 폭리다. 백화점 입점 수수료가 35~40%이니 구두 매장을 임대해 준 구실밖에 하지 않는 백화점이 10만 원을 먹고 나머지 13만 원을 원청업체가 가져가는 구조다. 물론 원청업체가 제품 개발비와 물류비, 재고 부담 등을 진다고는 하지만 그 격차가 너무 크다. 한국의 모든 유명 브랜드 업체가 파는 구두의 90% 이상은 이렇게 만들어지고 팔린다. (…) 소비자는 브랜드를 원했다. 같은 재료를 써서 같은 전문가가 만들어 반값에 팔아도 외면당했다. (…) 왜 백화점 가서 구두를 사냐고요. 제품 가격의 대부분이 유통 마진인데, 알면서도 백화점 가는 것 보면 참 희한하죠?"[18]

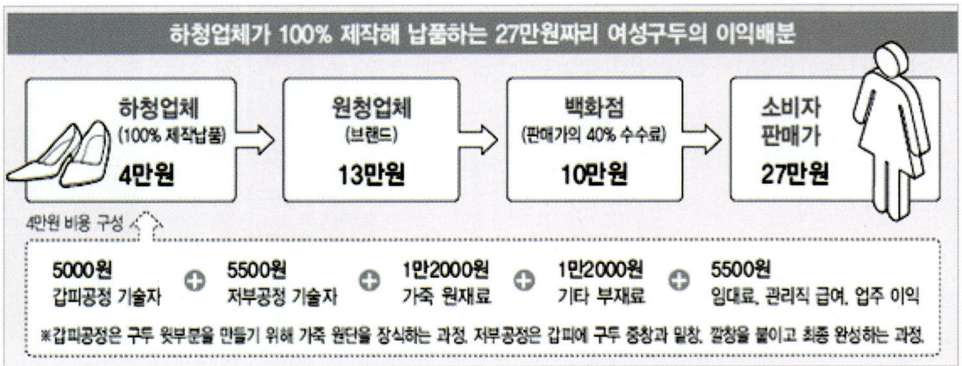

① 같은 재료를 써서 같은 전문가가 만들어 반값에 팔아도 외면당하는 이유는 무엇 때문인가? ② 소비자들이 원청 제조업자의 저렴한 제품을 외면하고 백화점을 찾는 것을 비난할 수만은 없는 이유가 있다면 그것은 과연 무엇일까? ③ 하나의 브랜드가 어떻게 만들어지고, 또 어떻게 자리 잡았는가에 대한 대표적인 사례가 있다면 무엇인가? 그 브랜드를 사례로 든 이유는 무엇 때문인가?

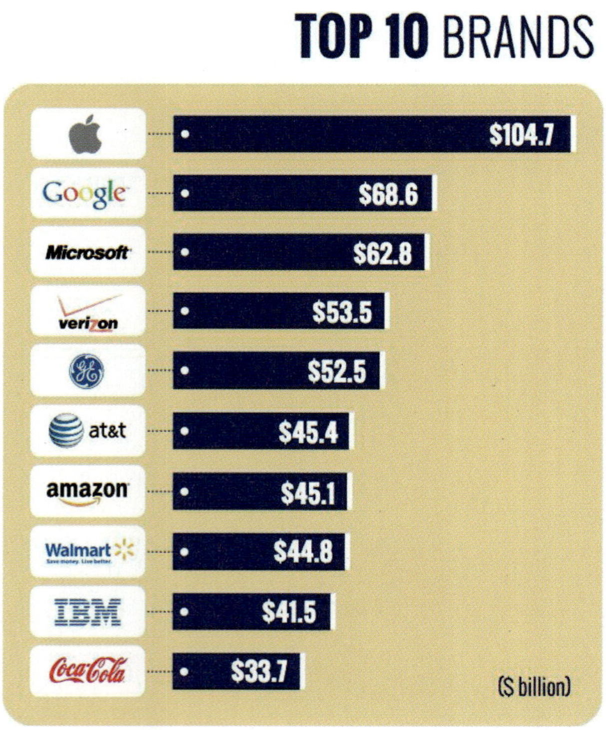

2013년 10대 브랜드. 이듬해인 2014년에는 1등과 2등이 서로 바뀌고 7등이 4위로 바뀌는 부침이 있었다.(출처 : http://www.cultofmac.com/270674/apples-brand-worth-cost-apollo-space-program)

①

②

③

18) 한겨레, 2013. 2. 25. '2013 기획 격차 사회를 넘어'

1) 브랜드 파워

제조사별 라면 브랜드

농심	삼양
라이스누들 · 후루룩국수 · 둥지냉면 · 신라면/신라면 블랙(블랙신컵) · 찰비빔면 · 짜파게티 · 쌀사리곰탕면 · 무파마 · 안성탕면 · 오징어짬뽕 · 너구리 · 감자면 · 아낌없이 담은 라면 · 멸치칼국수 · 육개장 · 보글보글 찌개면 · 모듬해물탕면 · 메밀소바맛면 · 포들면 · 건면세대 · 김치사발면 · 새우탕 · 우육탕 · 튀김우동 · 봄비 · 머그면 · 생생야끼우동 · 생생우동 · 쌀국수 뚝배기 · 쌀국수 뚝배기 설렁탕 · 쌀국수 짜장면 · 쌀국수 카레면 · 쌀국수 소고기 짜장면 · 쌀국수 짬뽕 · 채식주의 순 · 미인국수 275 · 콩라면 · 카레게티 · 진짜진짜 맵다맵다 · 메밀온소바 · 즉석곰탕 등 42종	맛있게 비벼먹는 막국수 · 쌀라면 · 대관령 황태라면 · 대관령 김치라면 · 간짬뽕 · 맛있는 라면 · 삼양라면 · 수타면 · 장수면 · 된장라면 · 바지락칼국수 · 짜짜로니 · 열무비빔면 · 대관령 쇠고기면 · 잔치국수 · 해물짬뽕 · 손칼국수 · 안튀긴면 · 사리면 · 라볶이 먹는날 · 짜장면 먹는날 · 육개장 · 나가사끼 짬뽕 · 돈라면 · 면왕 등 25종

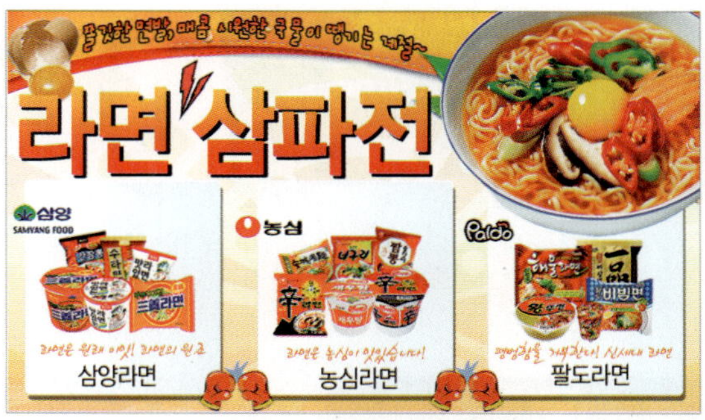

라면 전쟁(출처 : http://cpu21.egloos.com/viewer/153108)

농심과 삼양에서 만든 라면 제품이다. 오뚜기와 빙그레, 팔도, 풀무원, 홈플러스 등 대형 마트, GS25와 같은 편의점에서 출시하는 제품까지 더하면 그 품목은 크게 증가한다. 제품의 수가 얼마 되지 않으면 소비자들은 제품을 이모저모 따져 보며 마음에 드는 물건을 선택하는 데 별 어려움이 없을 것이다. 하지만 제품의 수가 많아 일일이 따져 보는 것이 번거로울 수도 있고, 심지어 물리적으로 불가능한 경우도 있다. 그럴 경우 대부분의 제품은 잊히는 대신 브랜드 파워를 가진 일부 제품은 아무 생각 없이 무조건 선택되기도 한다.

브랜드란 브랜드의 명칭, 시각적 · 잠재적 이미지Image, 가치, 회사명, 상품까지 모두 포함하는 넓은 의미를 가지고 있다. 원래는 '태우는brunt'이라는 뜻의 단어에서 유래한 것으로 서부극에 등장하는 소나 말 등 자신이 소유한 가축이 자기 것임을 표시하고자 불로 지지는 낙인을 의미했다.

2) 브랜드 가치

1998년 IMF 당시 한국 존슨은 삼성제약의 살충제 '에프 킬라' 사업 부문을 인수하면서 387억 원의 돈을 지불했다. 흥미로운 것은 공장 부지와 기계 대금은 90억 원이었고, 나머지 297억 원은 에프 킬라의 '브랜드'에 대한 보상이었다. 한국 존슨이 300억 원 가까운 비용을 들여가면서 얻어낸 '에프 킬라'라는 브랜드는 과연 그만한 가치가 있는 것일까? 건전지 전문회사 서통은 자체 건전지 브랜드인 〈썬파워〉를 듀라셀에 넘기는 대가로 1억 2천만 달러를 받기도 했다. 브랜드 가치로 1,200억 원이 넘는 돈

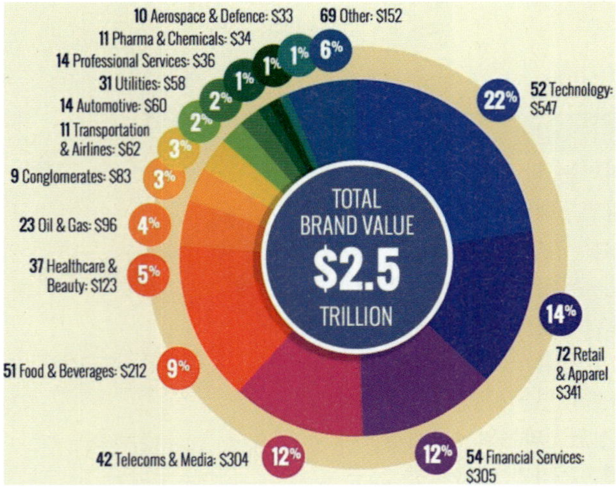

2014년 전체 브랜드 가치는 2.5조 달러며 이 중 테크놀로지 분야가 22%로 가장 많으며 보건의료와 뷰티 부문도 3,700억 달러로 전체의 5%를 차지하고 있다(출처 : http://www.cultofmac.com/270674/apples-brand-worth-cost-apollo-space-program)

을 거머쥔 것이다.

사실, 세계적인 유명 브랜드의 가치를 고려하면 에프킬라의 300억 원이나 썬파워의 1억 2천만 달러는 새 발의 피에 불과해 보인다. 2000년 당시 세계 최고의 브랜드로 평가받은 코카콜라의 기업 가치는 약 187조 원이었는데, 이 중에서 브랜드 가치만 94조 원에 달하고 있기 때문이다.

1980년대에 S&P 500 기업들의 전체 시가총액은 거의 유형 자산(현금, 사무실, 공장, 장비, 재고 등)으로 구성되어 있었다. 그러나 2010년 그들의 시가총액에서 유형 자산이 차지하는 비율은 40～45퍼센트에 불과했다. 나머지는 무형 자산이 차지했으며 그 가운데 약 절반, 전체 시가 총액의 30퍼센트 이상이 브랜드에서 기인하는 것이었다. 지난 30년 동안 브랜드 가치의 중요성이 높아졌음은 틀림없는 사실이다. 브랜드 가치는 이제 대부분 기업에서 단일 최대 자산이 되었으며, 그 결과 모든 산업과 모든 경제 부문의 비즈니스 리더십과 브랜드 리더십이 대두되고 있다.[19)]

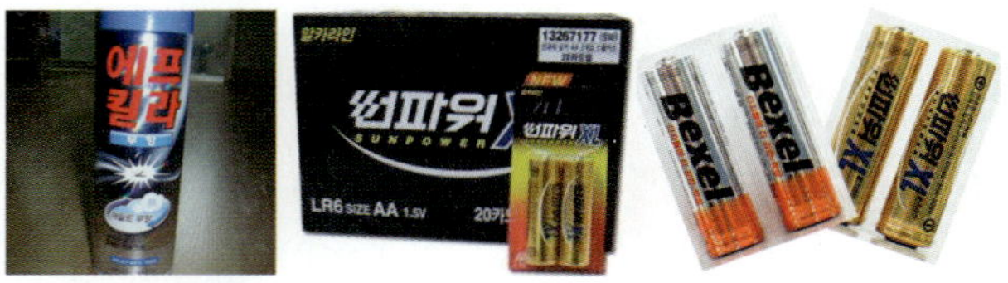

잘 지은 이름 하나의 힘! 브랜드의 가치를 보여준 제품, 그리고 썬파워 브랜드를 소유했던 서통의 신 브랜드 벡셀

2012년 당시 세계에서 브랜드 가치가 가장 높은 기업은 애플이다. 영국의 세계 최대 광고 마케팅 그룹 WPP 계열사인 밀워드 브라운의 조사 결과에 의하면 세계 100대 브랜드는 IBM이 2위, 구글이 3위, 맥도날드, 마이크로소프트, 코카콜라가 각각 4, 5, 6위를 차지했다. 애플의 가치는 1,829억 5,100만 달러(한화 166조 원)로 2011년에 비해 19% 증가해 전년에 이어 세계 최고 브랜드로 평가받았다. 한국 기업으로는 삼성이 55위로 전년보다 12계단이 올라 이베이(64위), 혼다(65위), 펩시(67위)를 앞선 것으로 나타났다.

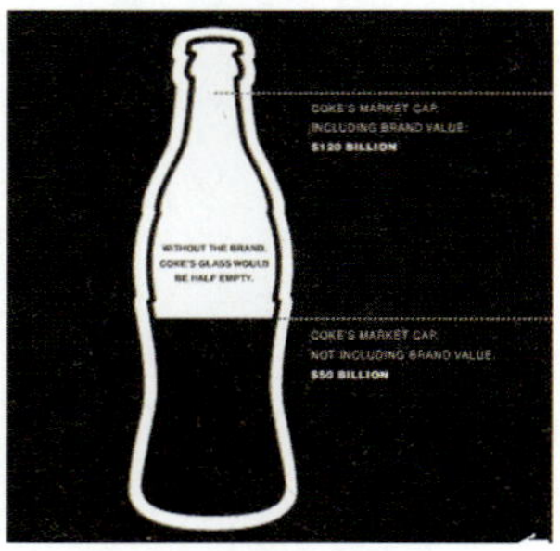

코카콜라 회사의 시가총액market cap은 1,340억 달러이며 이 중 브랜드 가치는 653억 달러이니 코카콜라 회사의 가치 중 절반이 브랜드에서 나오는 셈(출처 : www.noahbrier.com/archives/2008/03/scalable_brands)

1852년 프랑스의 왕후와 귀족들을 위해 여행 가방을 제작한 것을 시작으로, 루이비통은 세월과 함께 명품으로서의 권위를 높여가고 있다. 루이비통은 단순한 명품이 아니다. 2007년에 조사한 브랜드 가치만 226억 달러에 이르는 '명품 중의 명품.' 브랜드 가치 2위인 샤넬과의 차이가 무려 3배 이상인, 자타 공인 세계 최고의 명품이다. (…) 그 흔한 아웃소싱도 없다. 심지어 세일도 없다. 설사 팔지 못한 제품이 있더라도 세일을 하느니 차라리 버린다. 일반적인 비즈니스 상식에 반하는 비효율의 극치다.[20)]

19) 짐 스텐겔. 미래기업은 무엇으로 성장하는가(GROW). 리더스북, 2012, p.24
20) 강신장. 운명을 바꾸는 창조의 기술 : 오리진이 되라. 쌤앤파커스, 2010, pp.189～190

무언가를 넣어 두는 기능으로서의 루이비통 가방의 효용에는 한계가 있기 마련이다. 루이비통의 명성은 오히려 가방이 가방 같지 않기에 가능한 기적이 아닐까. 정확한 시간을 알려주는 시간 알림이 기능보다는 아무나 가질 수 없는 '품격'을 강조함으로써 롤렉스가 살아남는 것처럼, 루이비통도 명품 중의 명품이라는 최고의 브랜드 파워를 구축함으로써 성공의 역사를 써 나가고 있는 것이다.

우리나라 Big 5 병원의 브랜드 가치를 병원별로 책정해 보고, 여러분이 그렇게 정한 그 근거를 제시하라.

3) 국가 브랜드national brand power

"똑같은 차라도 독일이 만들면 1억 7천만 원짜리가 되고, 일본이 만들면 1억 3천만 원, 미국이 만들면 1억 원, 한국이 만들면 5천만 원, 약소국가가 만들면 2천만 원짜리가 됩니다. 그 차이는 바로 국가 브랜드 차이 때문입니다. 이만한 실력이면 못할 게 없습니다. 이제는 국가 브랜드를 높여 한국의 위상을 드높여야 합니다." 독일인으로 한국에 귀화해 한국관광공사 사장을 역임한 바 있는 이참 씨가 국가 브랜드에 대해 말한 내용이다.

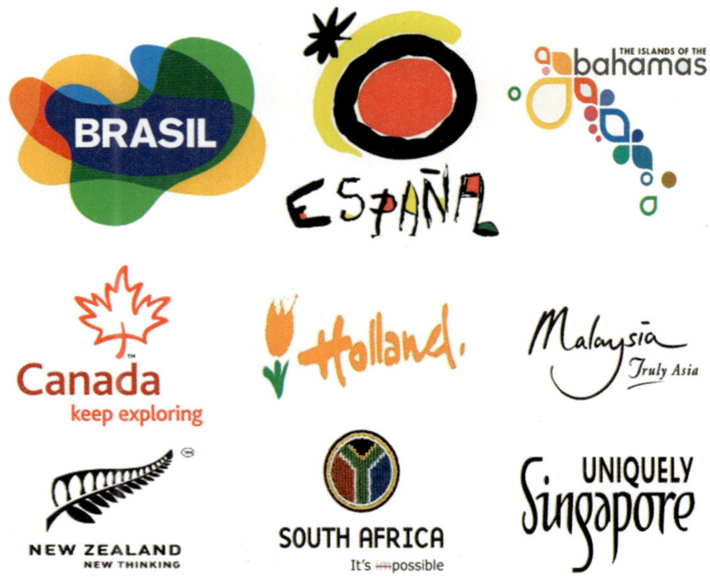

국가 브랜드 강화를 위한 다양한 로고(출처 : http://bloomdesign.typepad.com/blooms_blog/page/10, https://www.linkedin.com/today/post/article/20140410113928-76998533-nation-branding-a-first-insight)

벤츠 브랜드를 달면 1억 7천만 원에 팔릴 자동차에 대한민국 제조 마크가 붙으면 1억 2천만 원이나 깎인 5천만 원에 팔리는 현상은 코리아 디스카운트 때문이다. 실제로 이처럼 크게 차이 나는 것은 아니지만, 한국이 국제 사회에서 당하는 디스카운트 비율은 평균 9.3퍼센트 정도인 것이 공공연한 사실이다. 물건을 잘 만들어 놓고도 가격은 덜 받을 수밖에 없는 것 또한 국가 브랜드의 가치가 서로 다르기 때문이다.

2006년에 앤더슨 애널리틱스가 미국 내 375개 대학에서 1,000명의 학생들을 대상으로 조사를 한 결과 한국이 고급 제품을 생산한다고 믿는 학생은 39%에 불과한 반면 일본이 고급 제품을 생산한다고 생각하는 학생은 81%나 됐다. (…) 앤더슨 애널리틱스의 조사에

> 참여했던 학생 가운데 삼성이나 LG가 한국 기업이라는 사실을 알고 있는 학생은 10%에 도 못 미쳤다(다른 학생들은 이 기업들이 일본 기업인 줄 안다). 그리고 더 중요한 것이 있다. LG와 삼성이 한국 기업이라는 사실을 알고 있던 학생들은 국가의 품질 수준을 평가하라는 항목에서도 한국에 대해 높은 점수를 주었다. 결국 이는 고급 제품이라는 이미지와 국가 이미지가 서로 결부되어 있다는 사실을 반증한다.[21)]

2류 상품으로는 제값을 받을 수 없다. 일류에는 일류다운 차별성이 있어야 한다. 할리 데이비슨 오토바이에서 보듯이 미국 제품에서 느껴지는 아메리칸 드림, 극한에도 작동되는 독일 제품의 견고함, 일본의 섬세함과 정교함, 예술성과 귀족성이 돋보이는 프랑스의 명품 등은 하나같이 다른 나라 다른 제품에 비해 차별적인 매력이 돋보인다. 우리가 프리미엄은커녕 코리아 디스카운트의 수모를 겪었던 가장 큰 이유는 바로 우리만의 독특함을 구축하지 못했기 때문이다. 코리아 디스카운트가 아니라 코리아 프리미엄으로 가기 위한 해답은 무엇일까? 구체적으로 ① 코리아 디스카운트란 무엇이며 ② 이를 줄이기 위한 여러분만의 방안은 무엇인지 생각해 보자.

①

②

6 마케팅의 모든 것

마케팅 하면 떠오르는 생각이나 단어를 적어 본 후, 그와 연관되는 단어들을 꼬리에 꼬리를 물어 연결해 보자.

21) 조셉 나이 등. 2020 대한민국, 다음 십 년을 상상하라!. 랜덤하우스, 2010 중 pp.226~227 크리스토퍼 그레이브즈 : 'South Korea'의 브랜드 가치를 높여라

7 사례로 보는 마케팅

1) 유에스 뉴스 앤드 월드 리포트의 베스트 병원 평가

캘리포니아에서는 200만 명이 넘는 회원을 거느린 '퍼시픽 케어 오브 캘리포니아'가 회원들의 만족도, 행정 자료, 전문적·조직적 자료와 임상 실적 등을 토대로 의료기관을 평가하고 있다. 결과는 '품질 지표'라는 이름으로 웹사이트에 올리고 있는데, 평가 대상 기관은 100여 곳에 달한다. 소비자단체들도 주마다 명성과 실력을 겸비한 의사들을 분야별로 선정해 발표한다. 소비자들의 알 권리를 충족시킨다는 사회적 공감대 속에 병원은 물론 의료인들 모두가 알몸을 내보일 수밖에 없는 곳이 바로 미국 의료계의 현실이다.

하지만 뭐니 뭐니 해도 가장 유명한 것은 〈유에스 뉴스 앤드 월드 리포트U.S. News & World Reports〉의 Best Hospitals 선정 결과다. 유에스 리포트라 줄여 말하는 이곳에서는 매년 최고의 병원을 진료 과목별로 선정해 발표하고 있다. 볼티모어의 존스홉킨스 병원Johns Hopkins Hospital과 미네소타 로체스터의 메이요 클리닉Mayo Clinic이 언제나 수위를 다툰다. 분야별로는 암의 경우 뉴욕의 메모리얼 슬론 케터링 암센터Memorial Sloan-Kettering Cancer Center가, 심장병은 클리블랜드 클리닉Cleveland Clinic이 잘 알려져 있다.

미국 베스트 병원 순위(2004년)

순위	병원명	운영 형태	병상
1	Johns Hopkins Hospital, Baltimore	비영리 병원	900
2	Mayo Clinic, Rochester, MInn.	비영리 병원	797
3	Massachusetts General Hospital, Boston	비영리 병원	893
4	Cleveland Clinic	비영리 병원	1,045
5	UCLA Medical Center, Los Angeles	주립 병원	592
6	Duke University Medical Center, Durham, N.C.	비영리 병원	746
	Univ. of California, San Francisco Medical Center		546
8	Barnes-Jewish Hospital, St. Louis	비영리 병원	902
9	New York-Presbyterian Hospital	비영리 병원	2,146
	Univ. of Washington Medical Center, Seattle	주립 병원	386

출처 : 전혜숙 편저. 오바마도 부러워하는 대한민국 국민건강보험. 도서출판 밈, 2010

(1) 순위 변화

그로부터 10여 년 후 미국 베스트 병원의 순위는 어떻게 변했을까. 유에스 뉴스 앤드 월드 리포트의 2013~2014년 기준 분야별 병원 순위를 살펴보자.

분야별 미국 베스트 병원 순위(2013~2014년)

분야	1위	2위	3위
cancer	University of Texas MD Anderson Cancer Center	Memorial Sloan-Kettering Cancer Center	Mayo Clinic
Cardiology & Heart Surgery	Cleveland Clinic	Mayo Clinic	New York-Presbyterian University Hospital of Columbia and Cornell
Diabetes & Endocrinology	Mayo Clinic	Cleveland Clinic	Massachusetts General Hospital
Ear, Nose & Throat	Johns Hopkins Hospital	Mayo Clinic	University of Texas MD Anderson Cancer Center
Gastroenterology & GI Surgery	Mayo Clinic	Cleveland Clinic	Johns Hopkins Hospital
Geriatrics	Johns Hopkins Hospital	Mayo Clinic	UCLA Medical Center
Gynecology	Mayo Clinic	Brigham and Women's Hospital	Cleveland Clinic
Nephrology	Mayo Clinic	Cleveland Clinic	New York-Presbyterian University Hospital of Columbia and Cornell
Neurology & Neurosurgery	Johns Hopkins Hospital	Mayo Clinic	New York-Presbyterian University Hospital of Columbia and Cornell
Ophthalmology	Bascom Palmer Eye Institute at the University of Miami	Wills Eye Hospital	Wilmer Eye Institute, Johns Hopkins Hospital
Orthopedics	Hospital for Special Surgery	Mayo Clinic	Cleveland Clinic
Psychiatry	McLean Hospital	Johns Hopkins Hospital	Massachusetts General Hospital
Pulmonology	Mayo Clinic	National Jewish Health, Denver-University of Colorado Hospital	Cleveland Clinic
Rehabilitation	Rehabilitation Institute of Chicago	Kessler Institute for Rehabilitation	TIRR Memorial Hermann
Rheumatology	Johns Hopkins Hospital	Cleveland Clinic	Mayo Clinic
Urology	Johns Hopkins Hospital	Cleveland Clinic	Mayo Clinic

위 내용을 우리말로 번역해 표를 만들고 이를 아래 빈칸에 붙여 보자.

분야	1위	2위	3위

(2) 유에스 뉴스 앤드 월드 리포트의 베스트 병원 순위 작성 기준[22)]

• 선정 이유

미국에서만 한 해에 2백만 명 이상의 환자들이 생명이나 장애를 담보로 심각한 수술을 받고 있으며 환자의 나이, 몸 상태 및 장애 여부에 따라 그 위험은 한층 더 고조되는 실정이다. 병원 순위는 이런 환자들에게 적절한 서비스 기관을 선택할 수 있도록 유용한 정보를 제공하기 위해서다. 심장 판막을 교체해야 할 90세 환자를 예로 들어보자. 대부분의 병원에서 심장판막 수술을 하는 것은 아니다. 어떤 병원들은 기술상의 문제 또는 지나친 위험 때문에 수술을 거부하기도 한다. 심장 수술 부문의 베스트 병원으로 이름을 올린 곳들은 충분한 경험과 적절한 전문가를 보유한 곳이다.

22) 유에스 리포트 홈페이지 참조

• 선정 기준

베스트 병원 순위는 매년 7월에 업데이트되며, 16개 전문 분야로 그 결과를 발표하고 있는데, 순위는 사망률과 환자의 안전 및 기타 성과 지표를 토대로 확정한다. 연방정부의 메디케어 메디케이드 센터Federal Centers for Medicare & Medicaid Services의 서비스 데이터인 MedPAR 자료를 활용하며, 다른 정보로는 미국 병원협회 등American Hospital Association and professional organizations의 사망률 자료 등이 포함된다. 아울러 의사들을 대상으로 분야별 최고의 병원이 어디인지를 묻는 평판 조사reputational survey 결과를 평가에 포함시키고 있다.

• 2013~2014 조사대상 병원

공공 병원federal community hospital을 제외한 4,806개 병원을 1차 대상으로 하였으며, 관련 자료 제출에 응하지 않은 군병원과 보훈병원도 조사에서 뺐다. 이들을 다시 교육 병원, 의과대학 부속병원, 200병상 이상 또는 100병상 대 병원, PET/CT 및 방사선 치료 병원군 여부를 기준으로 선별한 결과 4,806개 병원의 47%에 해당하는 2,262개 병원을 최종 검토 대상 병원으로 확정했다.

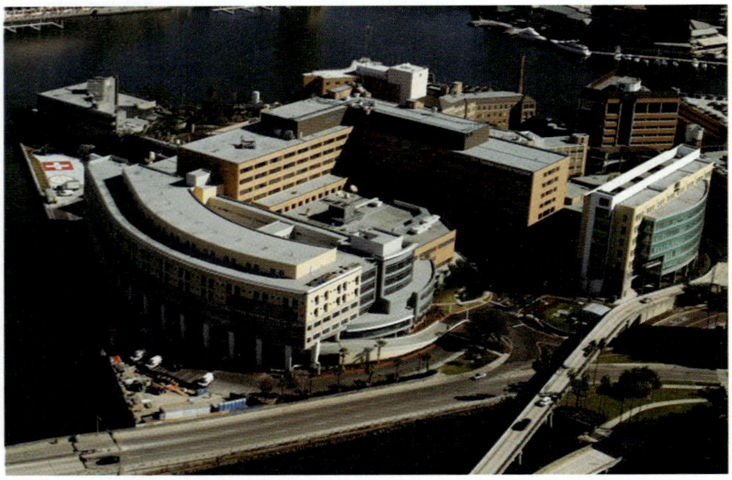

유에스 뉴스 앤드 월드 리포트지에 의해 플로리다 주 1등 병원으로 선정된 탬파 종합병원Tampa General Hospital. 하지만 미국 내 100대 병원에 오르지는 못했다. 산정 방식에 문제가 있다(Hopsital ratings importatn, but often contradictory)는 기사(Tampa Bya Times, 2013. 3. 20.)에 게재된 병원 전경(출처 : http://www.tampabay.com/news/health/research/hospital-ratings-important-but-often-contradictory/2110333)

• 최종 선정 병원

16개 분야 147개 병원이 하나 이상의 영역에서 전국적으로 우수한performed well enough to be nationally ranked 것으로 조사되었고, 591개 병원이 지역 내 우수 병원regional high performers인 것으로 집계되었다. 아울러 가장 영예로운 명예의 전당 급Honor Roll 병원은 18개인 것으로 집계되었다.

만일 여러분이 유에스 뉴스 앤드 월드 리포트의 베스트 병원 선정 위원이라면 어떤 평가 기준을 덧붙일 것인가? 최고 병원 선정 기준은 무엇이 되어야 할지 최고 병원이 갖춰야 할 자격 요건에 대해 생각해 보자.

최고 병원 선정 기준

세계 10대 병원

아래 병원들은 〈2011-2012 world-top-10.com〉에 나온 세계 10대 병원들이다. 병원의 어떤 특성이 10대 병원 리스트에 들게 된 요인이었는지 해당 기사[23]를 살펴보자.

1. Bumrungrad International Bangkok, Thailand

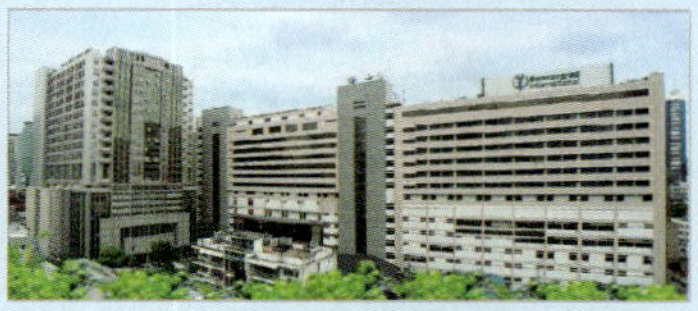

범룽랏 병원 전경. 범룽랏이란 치료care for the people란 뜻

2. John Hopkins Medicine Baltimore, Maryland, USA

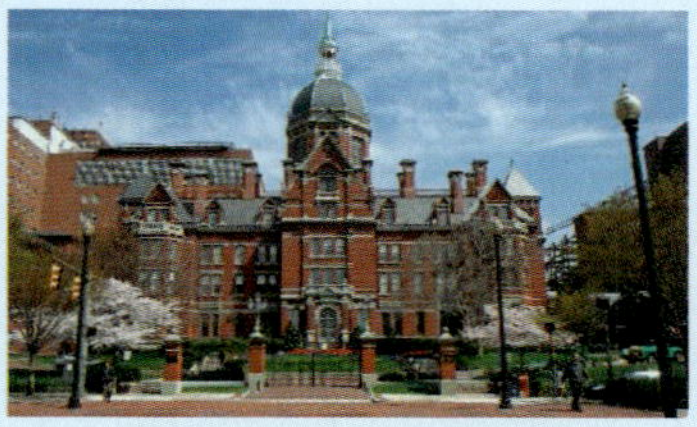

3. University of Michigan Health System, USA

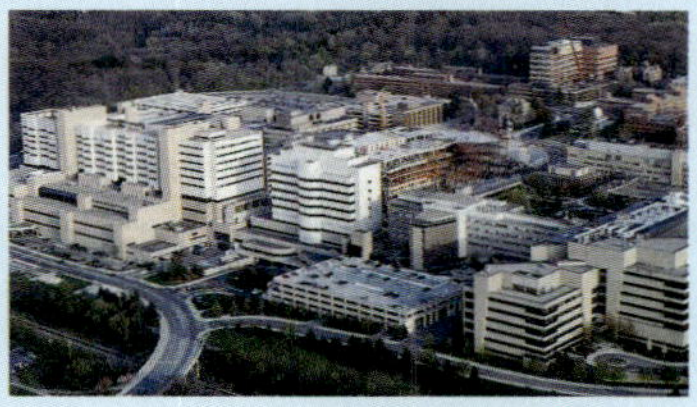

4. NYU Langone Medical Center New York, USA

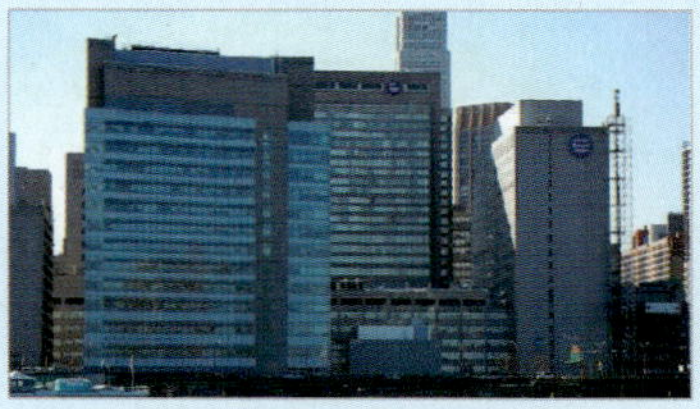

5. Vanderbilt Medical Center Nashville, TN, USA

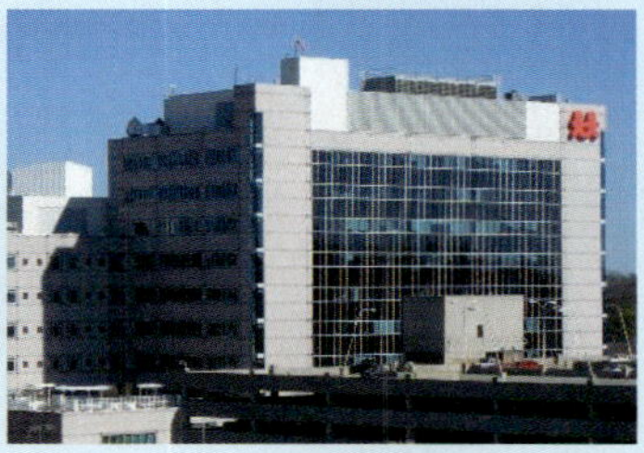

6. Mount Elizabeth Hospital, Singapore

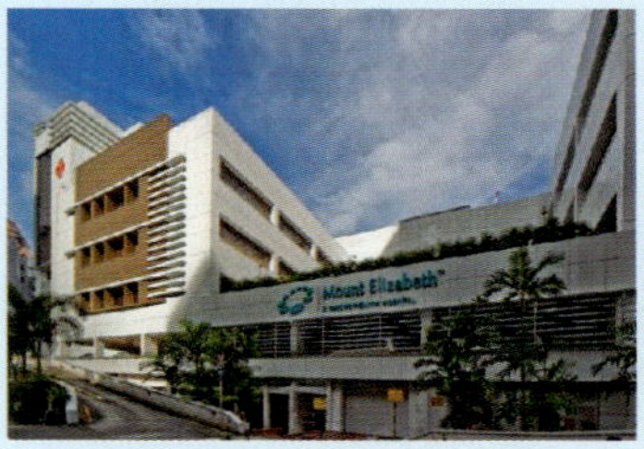

7. Prince of Wales Hospital, Sydney, Australia

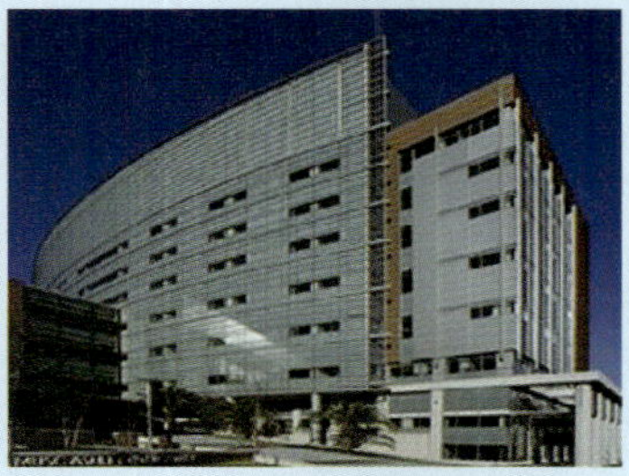

8. American Hospital of Paris, France

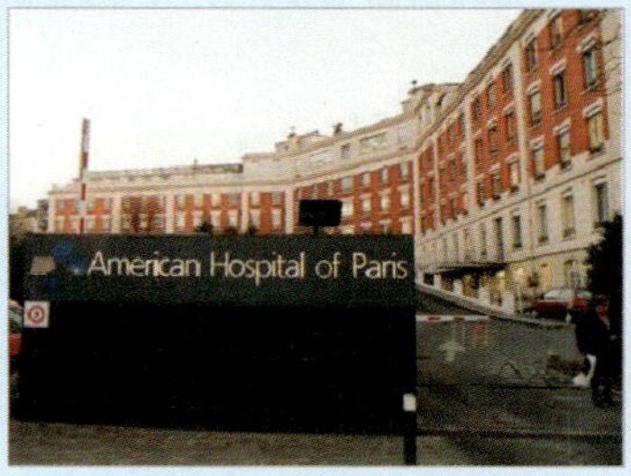

9. Matilda Hospital, Hong Kong, China

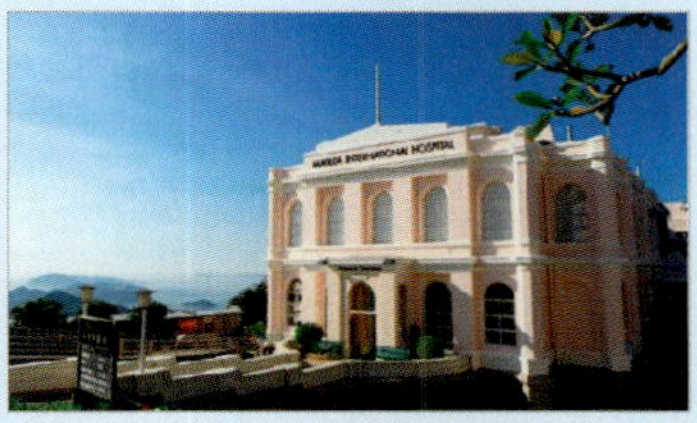

10. The London Clinic

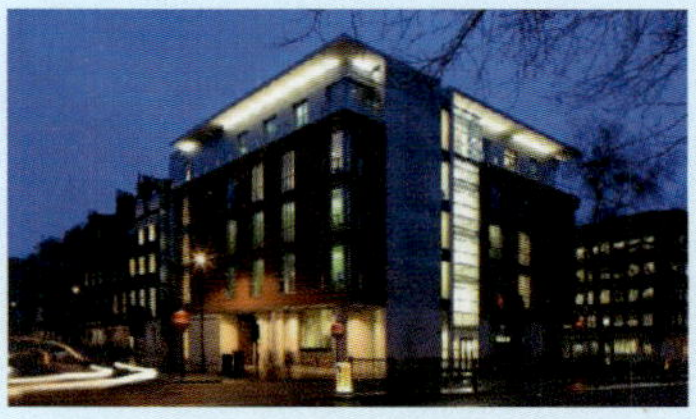

23) 자료 : http://www.world-top-10.com/list/World-Top-10-Best-Hospitals/37

2) 기타를 부수는 유나이티드 항공

2008년 선즈 오브 맥스웰Sons of Maxwell이라는 캐나다 밴드가 미국 핼리팩스에서 시카고를 거쳐 네브라스카로 떠나는 유나이티드 항공사의 비행기를 탔다. 경유지인 시카고에서 비행기를 갈아타기 위해 기다리고 있을 때, 멤버들은 깜짝 놀랄 광경을 목격하고 만다. 수하물 담당자가 데이브 캐롤의 3,500달러짜리 기타를 함부로 던졌던 것이다. (…)

결국 시카고에 도착해서 보니 기타의 목이 부러져 있었다. 밴드 멤버들은 유나이티드 항공의 관계자에게 이야기했지만, 그들은 '캐나다 공항으로 연락하라' '핼리팩스 공항으로 연락하라' '수하물 책임자에게 직접 말하라'는 등 계속 책임을 회피했고, 9개월 동안 아무 책임도 지지 않았다. 너무 화가 난 데이브와 밴드의 멤버들은 이 사건을 알리기 위해 'United breaks guitars(유나이티드 항공은 기타를 부숩니다)'라는 노래를 만들어 유튜브Youtube에 올렸다.

그 후 이 동영상은 수백만이 넘는 조회 수를 기록했고, 유나이티드 항공은 전 세계 언론에 보도되는 수모를 겪었다. 이 동영상이 올라간 지 불과 사흘 만에 유나이티드 항공의 주가는 10% 이상 하락했고, 주주들은 1억 8천만 달러라는 엄청난 손실을 보았다.[24]

위 글에서 ① 그들이 항공사에 요구한 것은 무엇인가? ② 이 문제가 9개월간이나 해결되지 않은 가장 큰 이유는 무엇 때문인가? ③ 이와 같은 '지연' 문제를 예방하기 위한 여러분의 방안은 무엇인가? ④ 유튜브 등 인터넷 매체를 통해 소비자의 불만이 강하게 표출되어 사회적 반향 혹은 저항을 불러일으킨 사례를 찾아보자.

①

②

③

④

3) 편지로 쌓아올린 힘찬 병원

〈보랏빛 소가 온다〉의 저자 세스 고딘의 최신작 〈이카루스 이야기〉에는 다음과 같은 전화 한 번 안 하는 의사 얘기가 나온다.

얼마 전 나는 어떤 의사에게 가벼운 수술을 받았다. 나는 그가 메스 같은 섬뜩한 의료

24) 이상규. 식당부자들. 이상, 2013, p.204

도구를 얼마나 잘 다루는지 알지 못한다. 마취 상태에서 수술을 받았기 때문이다. 그러나 그 의사가 수술 이후의 좋은 기회들을 완전히 무시했다는 사실은 확실히 안다. 수술이 끝나고 의사는 결과를 확인하기 위해 나를 보러 왔다. 그때 나는 마취에서 깨어나지도 않은 상태였다. 그리고 퇴원 후 지금까지 그 의사는 상태를 묻기 위해 전화한 일이 한 번도 없다. 사실 특정 세대 의사들 사이에서 이런 모습은 그다지 낯선 게 아니다. 그들은 자신의 역할이 사람들을 낫게 하는 것보다 수술을 잘하는 데 있다고 생각한다. 물론 의사의 전화나 이메일 안부가 신체적인 고통을 덜어 주는 것은 아니다. 하지만 환자의 마음은 그게 아니잖은가. 유용한 정보까지는 아니라도 심리적인 위안을 받거나 경과가 정상이라는 확인만 받아도 엄청나게 고마워할 것이다.

산업주의자들에게 제품은 제품이고 거래는 거래다. 일단 판매를 하고 나면, 위험은 모두 구매자의 몫이 된다. 하지만 아티스트들에게는 영향과 연결이 아트의 중요한 일부분이다. 만약 그 의사가 아트를 추구하는 사람이었다면 귀한 연결의 기회인 안부 전화를 그렇게 소홀히 하지는 않았을 것이다. 점원이 시킨 일만 할 때, 대리점이 지시에만 따를 때, 교사가 노조 협약 의무만 지킬 때 그들은 아트의 소중한 기호를 흘려보내고 있는 것이다. 물론 그 사람들은 돈을 받고 서비스와 강의를 제공한다. 하지만 사람들과 연결되는 일, 영향을 미치는 일에 관심을 두지 않는다면 머지않아 한계에 부딪힐 것이다.[25]

산업주의자들과는 달리 아티스트들은 관객들에게 관심을 기울이고, 이를 통해 자아를 넓히고 새로운 관계를 형성함으로써 관객을 변화시킨다. 하지만 근로자들에게 이러한 부문에 대한 관심과 스스로의 외연을 넓히길 기대하기란 참으로 어려운 일이다. 자신의 존재를 드러내야 함은 물론, 무엇보다 책임을 떠안아야 하기 때문이다. 따라서 근로자들은 상사의 지시에 따름으로써 문제가 생길 경우 이를 상사에게 전가하려 하며, 자신이 수행한 일임에도 불구하고 그 일에 진정으로 관심을 기울이는 경우는 흔치 않다. 그런 면에서 볼 때 세스 고딘이 얘기한 "관심을 기울이고 그에 따라 행동하는 사람은 작품을 창조하고 있는 것이다."라는 표현은 절대로 과장된 말이 아니다. 위의 글에서 ① 산업주의자와 아티스트들의 차이는 무엇인가? 그리고 ② 글을 읽고 떠오르는 생각을 100자 이내로 정리해 보자.

①

②

25) 세스 고딘. 이카루스 이야기. 한국경제신문, 2014, pp.213~214

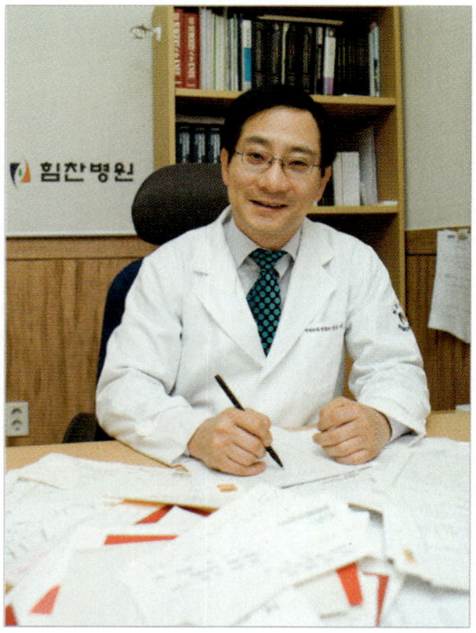

편지 쓰는 의사 '10년간 1만 2천 통'(출처 : 한경플러스. 2010. 4. 29.)

세스 고딘이 언급한 의사에 비하면 관절수술 전문 병원 〈힘찬 병원〉의 이수찬 원장은 참으로 별난 사람이다. 서울과 인천 등지에 관절 전문 병원을 운영하고 있는 그는 편지 쓰는 의사로 더 유명하기 때문이다.

이 원장은 2000년부터 지금까지 수술받은 환자에게 1만 2,000여 통의 편지를 직접 써 보냈다. 받은 답장만 해도 500페이지 분량 책으로 일곱 권에 육박한다. 시작은 1998년 가천의대 동인천 길병원 교수 시절부터였다. 한 달에 한두 통이라면 모르겠지만 거의 매일 편지를 쓴다는 것은 보통 일이 아니다. (…) 하지만 그렇게 신뢰를 쌓은 환자가 있었기에 2002년 인천에 힘찬 병원을 개원했을 때 금세 자리 잡을 수 있었다.[26]

이수찬 원장은 편지 쓰기를 통하여 ① 환자들에게 무엇을 전달하고 싶었던 것일까? ② 편지 쓰기를 통해 만들어 낸 효과는 무엇인가? ③ 환자에게 편지 쓰기와 같이 매일 조금씩 쌓을 수 있는 것에는 어떤 것들이 있을지 병원과 여러분 자신의 입장에서 각각 생각해 보자.

①

②

③

8 광고 둘러보기

1) 최고의 광고 vs. 아쉬운 광고

여러분이 기억하는 최고의 광고 및 아쉬운 광고 세 가지를 적어보고 그 이유를 간략히 정리해 보자.

26) 최명기. 마음이 경영을 만나다. 허원미디어, 2011, p.128

최고의 광고 vs. 아쉬운 광고

순위	최고의 광고	무척 아쉬운 광고
1		
2		
3		

2) 성공 요인 vs. 실패 요인

최고 광고의 성공 요인과 무척 아쉬운 광고의 실패 요인은 무엇인지 아래 빈칸에 적어 보도록 하자.

성공 요인 vs. 실패 요인

구분	주요 내용
성공 요인	
실패 요인	

(1) 여러분이라면 무척 아쉬운 광고를 어떻게 다시 재탄생시킬 것인가? 여러분만의 기발한 부활 시나리오를 제시해 보자.

(2) 위의 아이디어를 ① 병원 광고에 접목해 본다면 어떤 형태가 될까? 병원 하면 ② 제일 먼저 떠오르는 병원의 '이름'을 적어보고, ③ 왜 그 병원이 가장 먼저 생각난 것인지 그 이유를 생각해 보자.

①

②

③

9 기억을 통해 본 마케팅의 성공과 실패 요인

1) 병원에 관한 좋은 추억과 나쁜 기억

불미스런 일이 터졌을 때 사람들의 대응 방법을 보면 대개 두 가지로 나뉜다. 자신의 생각을 여지없이 드러내면서 좋고 나쁜 감정을 분명하게 표시하는 사람이 있는가 하면, 조용히 감정을 숨기면서 순간을 넘기는 사람이 있다. 워싱턴 D.C.에 있는 기술지원 연구 프로그램Technical Assistance Research Program, TARP에 따르면 불만을 가진 25명의 고객 가운데 오직 한 사람만이 불만을 토로할 뿐 다른 사람들은 그냥 가 버린다고 한다.

최근 서비스 업계에서는 고객의 입장이 되어 고객의 서비스 동선을 직접 체험하고 문제점을 찾아 개선하려는 '워크 스루walk through 트레이닝'을 도입하는 사례가 늘고 있다. '워크 스루'란 표현에서 알 수 있듯이 말 그대로 쭉 훑어가며 체험해 보는 식인데, 병원이라면 의료진을 포함한 구성원이 직접 환자 입장이 되어 예약에서부터 접수, 대기, 진료, 검사, 치료, 투약 등의 전 과정을 체험해 보는 것이다. 이 과정에서 환자가 아니라면 절대 알 수 없는, 혹은 그동안 병원에서 미처 몰랐던 많은 문제점들이 환자의 입장에서 드러나게 되는 것이다. 환자를 다시 오게도 하고 두 번 다시 오지 않게도 만드는 병원에 관한 여러분들의 좋은 추억과 나쁜 기억을 적어 보자.

좋은 추억 vs. 나쁜 기억

좋은 추억	나쁜 기억

2) 마케팅 차원의 핵심 체크 포인트

좋은 추억과 나쁜 기억을 통해 알아본 내용을 중심으로 다음 빈칸에 좋은 점은 더 좋은 쪽으로, 나쁜 점은 줄여 가는 방향으로 여러분의 의견을 정리해 보자.

강화하기 vs. 축소하기

구분	주요 내용
좋은 점 강화하기	
나쁜 점 축소하기	

10 의료기관 홈페이지 둘러보기

규모별로 의료기관 홈페이지를 방문하여 홈페이지를 활용한 의료기관의 놀라운 마케팅 활동을 한 가지씩 찾아서 적어 보자. 놀라움이란 '나도 처음 알았을 정도의 눈에 확 띄는' 수준임을 유념하면서, 정말로 멋진 아이디어를 찾아보길 바란다. 의료기관 선정은 각자 원하는 대로 정해서 알아보자.

의료기관 홈페이지 둘러보기

구분	병원명-눈에 띄는 광고 내용-(필요시 해당 내용 설명)순으로 적을 것
대학 병원	
종합 병원	
병원 의원	

찾아볼 영상

TED : 에이미 락우드 <콩고에서 콘돔 팔기>
Amy Lockwood <Selling condoms in the Congo>

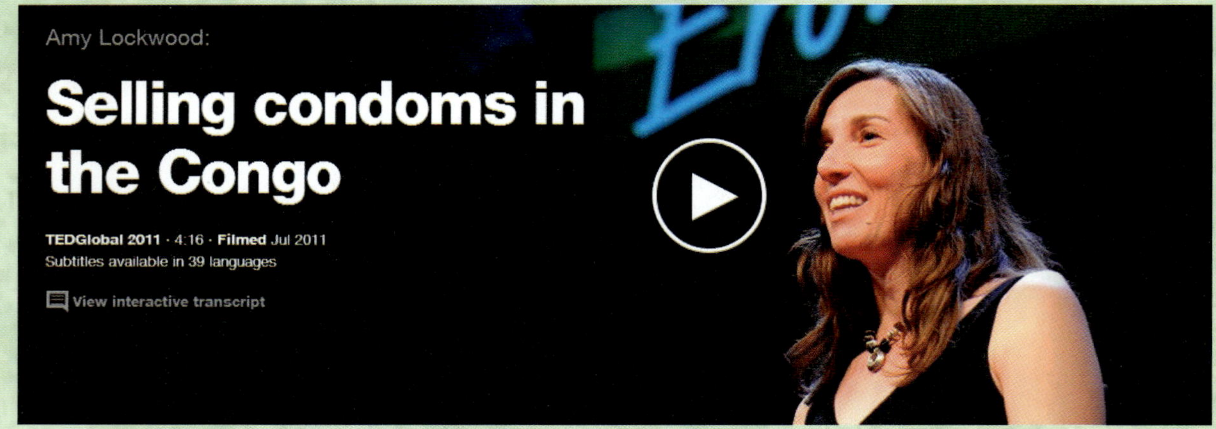

HIV(인간 면역 결핍 바이러스 ; 에이즈)는 콩고민주공화국의 커다란 문제 중 하나다. 콩고는 아프리카에서 두 번째로 큰 국가로 콩고 인구 76백만 명 중 93만 명이나 HIV/AIDS에 감염이 되어 있다. 이를 막기 위해 국제 구호단체에서 저가 혹은 무료로 콘돔을 제공하고 있지만 콩고 소비자들은 그들의 제품을 사지 않으며 오히려, 무명 기업들의 콘돔을 산다. 이유는? "마케팅의 차이". 국제 구호단체에서 제공하는 콘돔의 포장에는 에이즈에 대한 공포나 주의, 가족의 사진 등을 넣은 반면, 무명의 기업들은 정열적이고 선정적인 포장이나 문구를 넣어서 판매했기 때문이다. 마케터인 에이미 락우드는 "무엇을 파느냐가 아니라 누구에게 파느냐?"를 생각해야 한다고 말한다. 마케팅의 중요한 기법 중 하나는 '고객'을 파악하는 것이다.

이 강연은 의료 마케팅에 대해 실제 콩고의 사례를 들어주면서, 의료 마케팅에 있어서 가장 기본적인 것을 설명해 주었다. 누구에게 파느냐를 중요하게 생각하고 그들(소비자)의 행동에 변화를 줄 메시지를 생각해야 한다고 설명했다. 국제 구호단체에서 판매하는 콘돔들은 소비자를 고려하지 않은 채 누가 콘돔을 제공했는지를 강조하고, 자신들이 전하고자 하는 메시지들만 강조한다. 이러한 잘못된 마케팅 기법의 사례를 통해서 의료 마케팅의 기본적인 것을 배울 수 있다. －수강 학생의 추천 사유－

위 동영상 자료를 관람한 후 여러분의 느낌을 ① 100자 이내로 정리해 보자. 아울러 이번 장과 관련해 여러분이 발견한 가장 적절한 ② 동영상 자료가 있다면 해당 자료의 출처를 적어 보도록 하자.

①

②

개인 과제

Chapter 8. 의료 마케팅

학번		성명		제출일	

① 이번 장을 한 문장으로 표현해 보자.

② 이번 장과 관련해 스스로 찾아본 것에 대해 자세히 적어 보자. 책은 50쪽 이상 읽은 것만 적을 수 있으며, 영상 자료와 신문 및 기타 내용은 출처나 연도 표기를 정확히 적어 보자.

책	
영상자료	
신문	
기타	

③ 이번 장에 관해 200자 이상의 에세이를 손으로 직접 써 보자.

* 이 페이지는 절취하여 다음 시간에 제출할 것

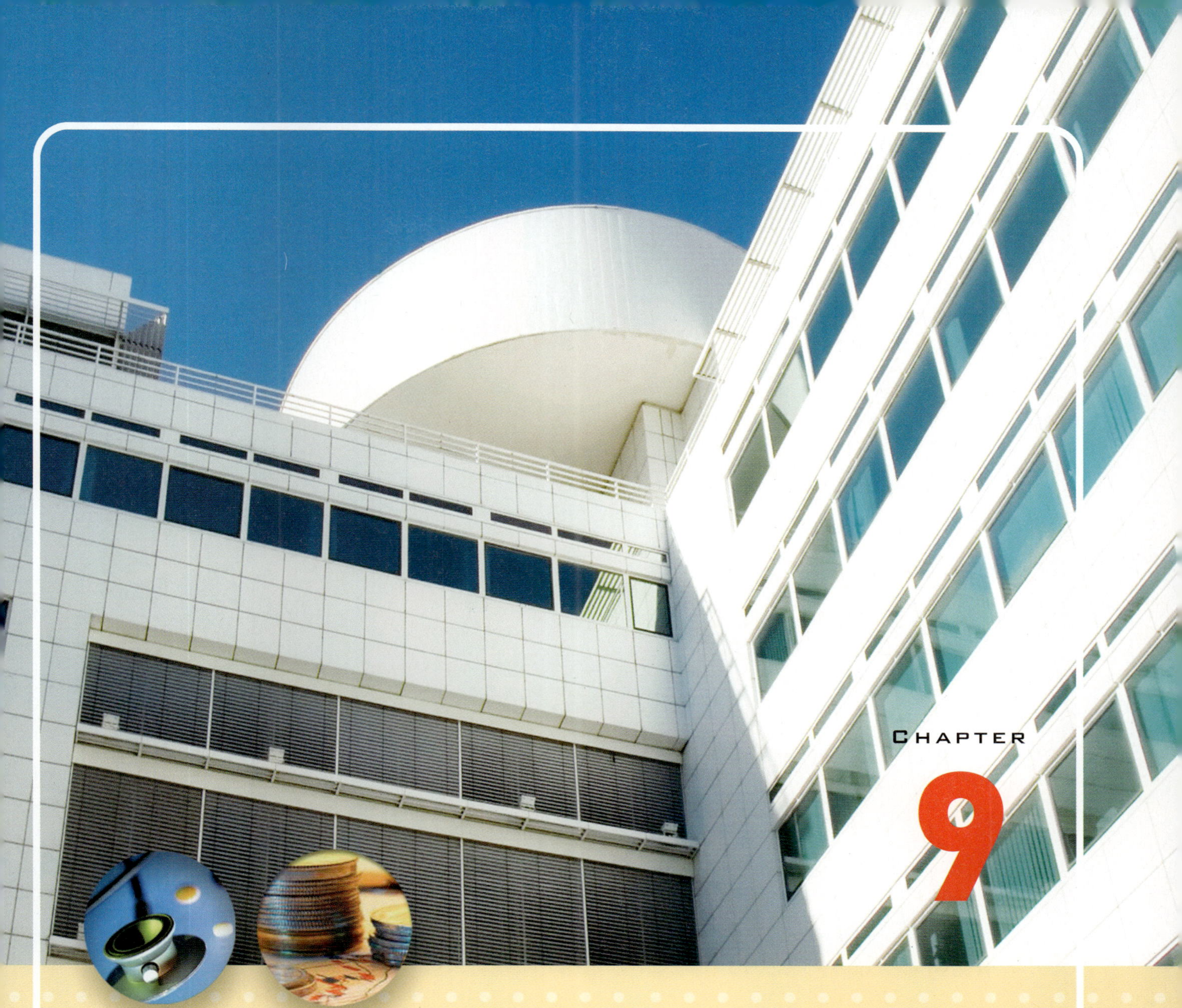

CHAPTER 9

병원 전략 경영

1. 계획 vs. 계획
2. 계획 수립 활동 및 구분
3. 기획 사례 : 미즈메디 병원의 EMR 및 발레 파킹 사례
4. 계획 수립을 위한 기법
5. 기획 체험
6. 기획 심화 학습

'적절한 사전 계획은 일을 망칠 가능성을 막아 준다Proper Prior Planning Prevents Poor Performance.'
'최고를 지향하되, 최악을 가정하라Hope for the best, Plan for the worst.'

2014년 기준 127년의 역사를 자랑하는 이화여자대학교는 지금은 문을 닫은 지 오래된 대학 부속 병원(동대문 병원)이 있었고 이곳을 모태로 목동 병원을 세웠다. 동대문 병원에서 떨어져 나온 목동 병원은 이후 모태인 동대문 병원을 압도하는 규모로 자리 잡았다.

동대문 병원에 대해 눈여겨볼 부분은 대학 부속 병원치고는 드물게도 실패를 경험해 봤다는 사실이다. 대마불사大馬不死 혹은 대마불패*大馬不敗란 말과는 달리 우리 사회에서 대학 부속병원 중에 동대문 병원처럼 바닥을 쳐 본 경우도 드물다. 오히려 거덜 났다고 하는 편이 더 정확할는지도 모른다. 동대문 시장의 부침과 주변 환경의 침체 등 병원 폐쇄의 상당한 이유가 외부 환경에 있었다는 점을 부인할 수 없다. 하지만 이유야 어쨌든 이제는 사라져 버린 동대문 병원의 경우를 보면 의료계, 특히 대학 부속 병원의 대마불사 신화도 옛말이 되어 버렸음을 알 수 있다.

* **대마불사, 대마불패**too big to fall
바둑에서 사용하는 말로 대마는 쉽게 죽지 않는다는 의미에서 유래된 이 말은 큰 조직은 쉽게 무너지지 않는다는 의미로 사용되어 왔다. 하지만 초국적 경쟁이 심화되고 있는 요즘 사회에서 대마불사 혹은 대마불패의 신화는 이미 사라진 지 오래다.

그런 이화여자대학병원이 2017년 서울 강서구 마곡지구에 제2부속병원 설립을 추진 중에 있다. 연면적 33,360m^2(10,191평)의 터에 1,000병상 규모의 병원이다. 부지 매입과 건축비만 대략 6,000억 원에 달하는데 의료 장비 비용은 아직 포함되지 않은 것이다. 흥미로운 점은 새 병원의 병실 전부를 1인실로 하겠다는 계획이다.

건강보험에서 보상해 주는 병실료는 1만 원 정도. 그러다 보니 기준 병상이 아닌 2인실 혹은 1인실 입원에 따른 본인 부담액은 하루에도 십여만 원이 넘는 경우가 다반사다. 병실료는 병원 입장에서 보면 중요한 수입원인 셈이다. 현행법상 상급 종합병원의 경우 일반 병상 비율을 50% 확보하게 되어 있는데, 이는 다시 말하면 나머지 50% 병상에 대해 환자의 본인 부담 등 추가 비용을 청구할 수 있음을 의미하는 것이다. 전 병상을 1인실로 하겠다는 얘기는 절반의 병상에 대한 이익을 포기하겠다는 것과 마찬가지인 셈이다. 확실한 병실료 수입을 포기하겠다니 어떻게 운영해 나갈지 마곡지구 제2부속병원의 전략이 흥미로울 수밖에 없다.

"앞으로 병실료를 통해 병원 수익을 보전保全하기는 쉽지 않을 것입니다. 이와 함께 의학적인 발전이 이뤄지면서 입원이 필요한 환자만 입원하는 시대가 올 것입니다. 1인 병실은 '환자 중심'이라는 우리의 목표와도 부합됩니다. 부족한 재원은 새로운 수익모델 창출을 통해 보전해 나갈 것입니다. 연구중심 병원 체제에서 연구 역량 확대를 통해 수익을 만들어 나갈 수도 있고, 다양한 편의 시설을 통한 수익 창출도 기대하고 있습니다." 이 병원 의무부총장 겸 의료원장의 얘기다. 과연 병원의 남다른 전략은 어떤 결과로 이어질 것인가? 여러분은 병실료 차액 수입을 포기하겠다는 이대병원의 전략에 대해 어떻게 생각하는가?

1 계획 vs. 계획

1911년, 세계적으로 유명한 두 탐험가 사이에 묘한 긴장감이 감돌았다. 주인공은 노르웨이를 대표하는 로알 아문센Roald Amundsen(1872~1928)과 영국을 대표하는 로버트 F. 스콧Robert Falcon Scott(1868~1912)이었다. 오슬로 대학 의학부에 입학하였으나 학교를 그만두고 탐험가의 길로 나선 아문센은 산전수전山戰水戰을 모두 겪은 베테랑이었다. 그는 일등항해사 자격을 얻고 선장이 되기까지 탐험가에 걸맞은 풍부하고 다양한 경험을 거쳤다. 그런가 하면 사관학교 출신의 스콧 대령은 누구보다 앞서 엘리트 코스를 걸어온 뛰어난 인물이었다. 온갖 고초를 겪으며 생존의 지혜를 터득해 온 아문센과 세계 최고의 경제 대국이었던 영국의 지원을 받으며 출발한 스콧 대령의 남극점을 향한 경쟁이 시작된 것이다.

세계 최고 수준의 첨단 기술을 보유한 영국의 뛰어난 기술력을 활용한 스콧 대령 측 장비에 비해 개썰매와 에스키모 복장인 아문센 일행의 장비는 상대적으로 초라해 보였다. 하지만 결과는 의외였고 차이는 엄청났다. 1911년 12월 14일 아문센 일행이 인류 최초로 남극점 정복에 성공했고, 스콧 대령 일행도 그로부터 한 달 후에 남극점에 도달했다(1912년 1월 17일). 하지만 안타깝게도 모두가 무사히 귀환한 아문센 일행과 달리 영국 원정대는 단 한 사람도 돌아오지 못했다. 최신의 장비로 무장했던 스콧 일행이 운명적인 최후를 맞은 이유는 전략의 실패 때문이었다. 구체적으로 현지화, 현실주의, 불확실성의 처리, 경량화 및 슬림화에 차이가 있었다.

1) 현지화

에스키모들이 입는 털가죽 방한복은 모양새는 별로였지만, 아주 따뜻했다. 그에 반해 영국 원정대는 세련된 유럽식 방한복을 입었지만, 기온이 영하 40도 아래로 내려가는 무시무시한 남극에서는 별 도움이 되지 않았다. 결국 남극의 자연환경과 상황에 맞춘 아문센의 치밀한 현지화가 두 팀의 운명을 갈랐던 것이다.

2) 유연한 현실주의

스키를 착용해 가뿐하게 이동했던 노르웨이 탐험대와는 달리 도보 횡단을 선택한 영국 원정대의 체력은 급격히 떨어졌다. 그런가 하면 에스키모들이 즐겨 쓰던 견종인 '허스키'를 택했던 아문센과 달리 스콧은 전통적인 만주산 조랑말을 택했다. 남극이라는 낯선 환경에서 조랑말들은 곧바로 얼어 죽은 반면에 허스키들은 추위에도 잘 견뎠다. 개들을 차례차례 식량으로 쓸 생각을 염두에 두었기에 식량의 무게도 최소화한 아문센 일행의 발걸음은 상대적으로 가벼웠다. 그럼에도 불구하고 평상시의 두 배가 넘는 하루 5,500칼로리를 섭취해야만 했기에 이들이 가져간 식량과 만일에 대비한 비상식량만으로도 그 무게가 상당했다. 영국 팀이 챙겨 간 식량 등 보급품의 양은 노르웨이 탐험대를 압도하는 수준이었다.

3) 불확실성의 최소화

두 팀 모두 세 곳에 식량 저장소를 마련했으나 표식 방법에 있어서는 상당한 차이를 보였다. 피로와 굶주림이 극한에 달했던 스콧 일행은 마지막 남은 비상식량 저장소에 희망을 품고 온갖 고초를 겪으며 가까스로 저장소 부근이라 생각되는 지점에 도착했다. 하지만 남극의 거친 바람 탓인지 표식은 오간 데 없어 이들의 실망감은 최고조에 달했다. 애써 묻어 둔 세 곳의 식량 저장소가 표식을 찾지 못해 그만 무용지물이 되어 버린 것이다. 그에 반해 아문센 일행은 귀환 과정에서 비장해 두었던 식량을 계획했던 대로 모두 활용했다.

4) 경량화 및 슬림화

조랑말만 믿다가 무거운 썰매를 대신 끌 수밖에 없었던 스콧 일행에 비해 아문센 일행은 78킬로그램에 달하는 기존의 썰매를 26킬로그램짜리로 개량했다. 두 팀은 애초부터 상대가 될 수 없었다. 최고의 기술과 최대의 지원을 받은 영국 원정대가 너무나도 참담한 실패를 기록한 것은 그들의 빈약한 '계획' 때문이었고, 그들의 무모한 '계획' 탓이었다.

아문센 vs. 스콧

구분	아문센 일행	스콧 일행
복장	에스키모의 털가죽 복장	유럽식 방한복장
주요 장비	스키 착용 78kg 썰매를 26kg으로 개량(2/3 감량) 개를 식량으로 활용	걸어서 이동 엔진을 갖춘 썰매 조랑말을 짐꾼으로 활용
비상식량 보관	비상식량 저장소를 세 곳에 분산 배치 20개의 대형 깃발로 표식 설치	세 곳에 설치(표식은 하나만 함) 결국에는 이 표식을 찾지 못했음

여러분이 살아오면서 ① 무모한 혹은 빈약한 계획으로 크게 곤란을 겪어 본 경험이 있다면 이를 적어 보고, ② 무리한 계획을 세우게 된 가장 결정적인 원인이 무엇인지에 대해 생각해 보자.

①

②

2 계획 수립 활동 및 구분

〈공동경비구역 JSA〉·〈올드 보이〉·〈친절한 금자씨〉

하나같이 대단한 성원을 이끌었던 작품이다. 더 중요한 것은 세 작품 모두 한 감독의 작품이라는 사실이다. 정말로 놀라운 사실은 이 영화들이 두 편의 연이은 흥행 실패를 딛고 서른일곱 된, 더 이상 물러설 곳 없는 감독의 역전 만루 홈런이라는 것이다. 〈공동경비구역 JSA〉부터 연이어서 만원사례의 축포가 이어졌다. 세 번 연속으로 홈런을 쏘아 댄 셈이고, 로또로 따져도 삼 연속 1위 당첨에 견줄 만한 것이다. 그런 면에서 이 작품을 만들어 낸 박찬욱 감독을 다시금 되돌아보게 된다.

그는 서강대에서 철학을 전공했다. 하버드 대학에서 철학을 전공한 첼리스트 장한나(이제는 지휘자로 더 활발하다)만큼이나 그의 전공이 낯설다. 하지만 얼핏 보기에 영화와 전혀 관련이 없을 성싶은 그의 전공 '철학'이 남다른 그만의 작품을 만드는 데 일조一助하지 않았나 싶다. 그의 두 번째 작품 〈올드 보이〉의 대사 또한 다소 철학적이다.

영화 〈올드 보이〉는 영문도 모른 채 15년 동안 감금당하다 5일 동안 자유를 얻어 자신을 가둔 사람을 찾아가는 내용의 영화다. 15년간 군만두만 받아먹었다는 것도 그렇지만 그 좁은 공간에서 전혀 오갈 데 없이 갇혀 지냈다는 상황 설정도 특이했다. 이런저런 이유로 수많은 패러디가 있었기에 새삼 설명이 필요 없는 것이 바로 이 영화다. 오대수 역을 맡았던 최민식이 살아 있는 낙지를 우걱우걱 씹어 먹는 장면은 살아 있는 생선을 먹지 않는 외국인의 눈에는 놀랍고도 두고두고 기억에 남는 장면으로 꼽을 만하다. 하지만 다음과 같은 극 중 대사를 기억하는 사람은 많지 않다. 오대수와 이우진(유지태 분)이 묻고 답하는 부분이다.

"오대수 : 도대체 왜, 나를 15년 동안이나 가둔 거냐?"
"이우진 : 당신이 틀린 질문만 하니까 틀린 답만 찾을 수밖에 없잖아. 왜 가뒀냐가 아니라 왜 풀어 줬냐가 올바른 질문이지."

영문도 모른 채 끔찍한 감금 생활을 15년이나 겪어 온 터이니 왜 가뒀냐고 물어보는 게 맞을 게다. 하지만 그 질문에 대한 이우진의 대답은 정말 의외다. 틀린 질문만 하니 틀린 답만 찾을 수밖에 없다는 것이다. 왜 가뒀을까를 생각하기보다는 왜 풀어 줬나를 생각하는 게 제대로 된 질문이란다. 왜 그런지는 몰라도 둘 간의 시각차는 확연하다. 전자는 지나온 15년에 무게 중심이 있다면 왜 풀어 줬을까는 앞으로 남은 미래의 삶에 방점이 찍혀 있다. 그러니 두 질문의 결과는 천양지차일 수밖에. 억울함은 해소됨으로 끝날 뿐, 남은 삶은 또다시 억울함으로 이어질 수도 있지만, 현명함으로 인해 크게 개선되고 나아져서 달라질 수도 있기 때문이다.

1) 계획 수립 활동

어떤 계획은 문제를 해소하는 데 그치는 반면 또 다른 계획은 현상을 개선하고 다가올 문제를 미리 예방하며 이를 통해 크게 발전하는 원동력이 되기도 한다. 왜 가뒀나보다 왜 풀어 줬을까를 고민하는 게 스스로에게 더 이롭듯, 계획도 뒤를 돌아보는 대신 다가올 미래에 맞춰져야 한다. 이를 위해서는 좋은 질문, 제대로 된 질문을 던지는 것이 우선이다.

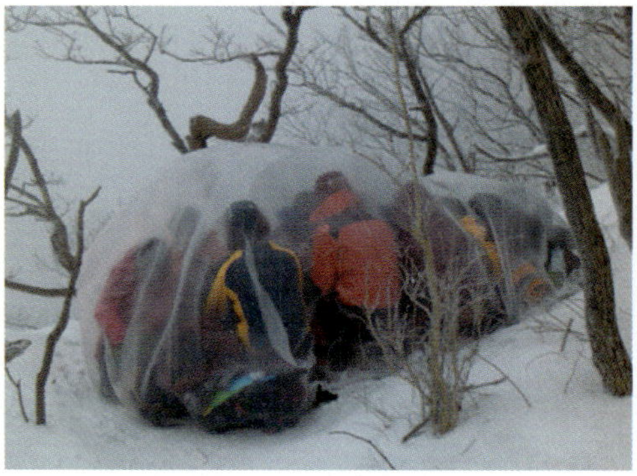

겨울 산에서 만난 산행팀의 눈에 띄는 준비와 전략

루이스 캐럴[1)]Lewis Carroll의 원작 〈이상한 나라의 앨리스Alice's Adventures in Wonderland〉에서 어디로 가야 할지를 묻는 앨리스의 질문에 체셔 고양이는 "그것은 네가 가고 싶은 곳이 어디냐에 달렸다"고 말한다. 이에 앨리스가 어디든 상관없다고 말하자 고양이는 어디로 가든 상관없다며 계속 가기만 하면 된다고 말하는 대목이 나온다.

어디로 가지?("Would you tell me, please, which way I ought to walk from here?")
그야 네가 어디로 갈지에 달렸지.("That depends a good deal on where you want to get to," said the Cat.)
어디든 상관없어.("I don't care much where-" said added.)
그럼 어디로 가든 상관없겠지.("Then it doesn't matter which way you go," said the Cat.)
어디로 가게 될까?("so long as I get somewhere." Alice added.)
어디로든 가게 되겠지.("Oh, you're sure to do that," said the Cat, "if you only walk long enough.")

(① ②)

갑자기 다급한 간호사의 목소리가 흘러나온다. "외상 두 명 도착 예정, 30대 여성, 의식 불명, 도착 예정시간 3분에서 5분 후!" 트럭과 택시의 충돌 사고다. (…) 두 명의 외상 환자는 5분 안에 도착할 것이다. 니콜라우는 수화기를 들고 간호사에게 묻는다. "기도는 확보했나?" 그의 목소리는 침착하면서도 다급했다. 그의 지휘 하에 있는 의사들도 움직이고 있다. (…)

마침 환자가 들어온다. 의사와 간호사들은 움직이지 않는 환자를 둘러싸고 묻는다. "얼마나 됐나?" 환자가 맥박이 멈춘 지 얼마나 되었는지를 묻는 것이다. "15분." 간호사가 대답한다. 외상으로부터 급성 심장마비가 온다면 가망은 없다. 그것은 대동맥 파열이나 뇌신경 파괴와 같이 회복할 수 없는 부상이기 때문이다. (…) 젊은 의사가 심폐소생술을 시작한다. 환자의 몸은 아무런 반응이 없다. ① 니콜라우는 최후의 결정을 내린다. 그리고 바로 인접해 있는 외상 환자실로 향한다. 다음 환자를 치료하기 위해서다.

"문제가 무엇인지 정확히 말하세요."
위기나 문제를 처음 인식했을 때, 그것에 대해 빠르고 철저한 평가를 내려야 한다. "비결은 대답을 빨리 하고 행동을 빨리 취하는 것이 아닙니다. ② 먼저 질문을 정확하게 정의 내리는 것이 중요하죠. 환자에게 아무런 도움도 되지 않는 질문에 대한 답을 찾느라 시간을 낭비해서는 안 됩니다. 정확히 어떤 정보가 필요한지, 그리고 무엇을 제일 먼저 해야 하는지를 정확히 파악하는 것이 중요합니다." 문제 유형을 파악하는 것은 선별의 기본이다. (…)

존스홉킨스 병원의 환자 우선순위

		긴급성	
		낮음	높음
안정성	높음	가장 낮은 우선권	둘째
	낮음	둘째	첫째

1) 그녀의 본명은 Charles Dodgson

사실 그렇다. 어디로 가든 상관없는 사람이 어디로 간다 한들 그게 무슨 대수랴. 이와 마찬가지로 목표가 없다면 계획 수립도 불필요한 것이다. 목표가 모호하다면 계획이 정교할 필요도 정교해질 수도 없다. 하지만 목표가 명확하다면 계획도 한결 더 세밀하게 세울 수 있을 것이다.

계획 수립 활동(기획planning)을 통해 계획plan이라는 결과물을 얻을 수 있다. 계획 수립 과정이 주는 장점으로는 목표에 대한 집중도를 높이고 유연성을 향상시켜 주며, 구성원들의 행동 지침guideline이 되기도 한다. 아울러 진행 과정에서의 조정을 돕고, 시간을 관리할 수 있게 해 주는 한편, 통제의 근거가 되기도 한다. 일반적으로 계획 수립 과정은 다음과 같은 과정을 거치게 된다.

계획 수립 과정

목표 설정 → 목표달성을 위한 대안 검토 → 최적대안 선택 → 실행 계획 수립 → 실행

문제나 기회를 파악하기보다 당장 해결하는 데 급급함으로써 어떤 사람들은 시간과 자원을 낭비하기도 한다. 의사나 간호사가 올바른 치료를 엉뚱한 환자에게 행한다면 그 결과는 즉시 나타난다. 병원은 이러한 문제를 설명하는 완벽한 장소라고 할 수 있다.[2)]

위 내용 중 ① 여러분이 보기에 가장 인상적인 부분을 찾아 그 내용을 그대로 옮겨 보자. 그리고 여러분이 ② 해당 부분에서 특별한 인상을 받은 이유가 무엇인지 생각해 보자.

①

②

여러분 스스로 위 글의 ① 제목을 붙여 보자. 다음으로 그것을 발표하고 다른 사람이 정한 제목도 들어 본 후 토론을 통해 ② 최종적으로 확정된 새로운 제목이 무엇인지 적어 보자.

위 내용 중 ①, ② 밑줄 친 부분에 대해 좀 더 구체적으로 설명해 보자. 아울려 표를 참고하여 존스홉킨스 병원 응급실의 내과의사 데이비드 니콜라우 박사의 ③ 환자 우선순위 정하는 방식에 대해 설명해 보자.

① 니콜라우는 최후의 결정을 내린다. :

② 먼저 질문을 정확하게 정의 내리는 것이 중요하죠. :

③

2) 크리스토퍼 호에닉. 위기를 극복한 리더들의 생각을 읽는다. 예문, 2009, p.158

2) 계획의 구분

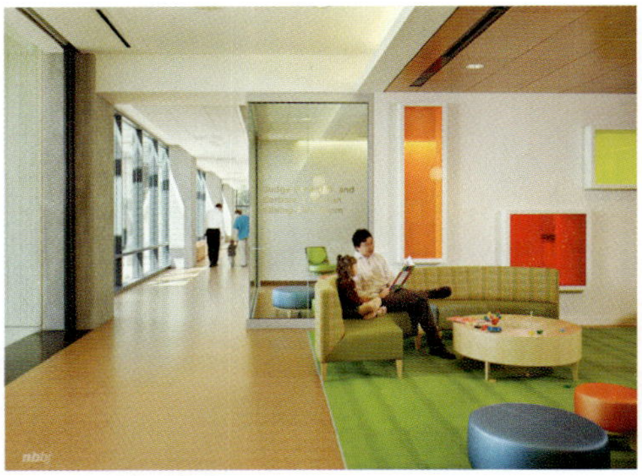

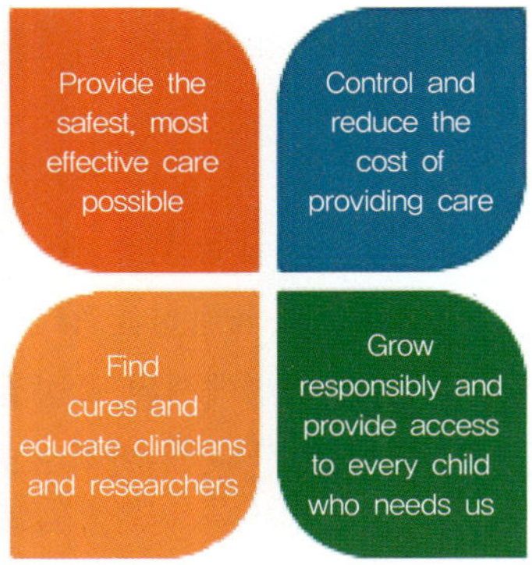
Provide the safest, most effective care possible
Control and reduce the cost of providing care
Find cures and educate clinicians and researchers
Grow responsibly and provide access to every child who needs us

시애틀 아동병원 실내 전경(출처 : http://www.archdaily.com/157175/seattle-childrens-bellevue-clinic-nbbj/seattle-childrens-bellevue-clinic-2)과 2012~2016 전략계획

계획은 시계視界와 형태에 따라 세분할 수 있는데, 먼저 시계에 의한 분류로는 장기 계획·중기 계획·단기 계획 등의 구분이 가능하다. 일반적으로 3년 이상일 경우를 장기 계획이라 하며 1년 미만인 경우를 단기 계획이라 한다.

그런가 하면 형태에 따른 구분도 가능하다. 이러한 분류로는 전략적 계획, 전술적 계획, 운영 계획, 상황대응 계획 등이 있으며 구체적인 내용은 다음과 같다.

- 전략적 계획trategic planning : 최고 경영진이 포괄적인 목표를 설정
- 전술적 계획tactical planning : 하위 관리자들이 구체적이고 좁은 범위의 목표들을 규정
- 운영 계획 operational planning : 업무 기준과 일정의 설정
- 상황대응 계획 contingency planning : 최초 계획이 실패할 경우에 대비한 대안代案으로 위기관리 계획crisis planning도 그중 하나

여러분 인생의 계획을 단기, 중기, 장기적 관점에서 정리해 보자. 각 단계별로 어떤 목표를 갖고 있는가?

인생 계획

구분	주요 내용 및 목표
단기 계획	
중기 계획	
장기 계획	

3 기획 사례 : 미즈메디 병원의 EMR 및 발레 파킹 사례

1) EMRElectronic Medical Record, 전자의무기록 정착기[3)]

수개월의 적응 기간을 거쳐 드디어 전 직원이 EMR을 시작하는 날이 되었다. 숙달되지

① ② ③ ④ ⑤

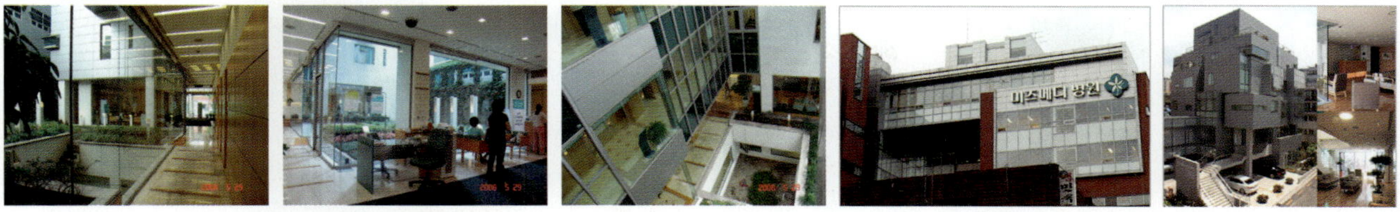

①, ②, ③ 강남 미즈메디병원, ④ 강서 미즈메디병원(출처 : http://roh0707.tistory.com), ⑤ 강서미즈메디병원 신관(출처 : http://iroje.com/?document_srl=3051)

못한 점을 감안해 예약도 반으로 줄였다. 그런데도 업무는 원활하게 돌아가지 못했다. 곳곳에서 불평의 소리가 터져 나왔고 점심시간은 EMR의 성토장이 되었다. 심지어 도저히 환자를 볼 수 없다는 말까지 나왔다. (…)

"여러분들이 불편해하시는 EMR을 당장 중지하겠습니다."
(…) 소동은 가라앉았고 다시 예전으로 돌아갔다. 조바심은 있었지만 다시 기회가 올 거라는 믿음이 있었다. 몇 달이 지난 후 강남 미즈메디에서 먼저 반응이 왔다. 산부인과의 김태준 선생님이 '애 쓰고 돈 써서 도입한 EMR을 하긴 해야 하는 것 아니냐'라며 내게 제안을 했다. (…) 강서 미즈메디는 그대로 두고 강남에서만 시작해 보기로 했다. 아래로부터 시작된 것이어서 그런지 이번에는 모두들 불편을 참고 앞으로 나아갔다. (…)

혁신의 시작은 조직원 중 누구라도 될 수 있다. CEO일 수도 있고 말단 직원일 수도 있다. 하지만 그 완성은 늘 현장의 직원들이다. 그들의 마음을 얻지 못하면 아무리 합당하고 효율적인 혁신이라도 성공하지 못한다.

① 의사들의 반대를 그대로 수용한 이유는 무엇 때문인가? ② 이들의 반대에 대한 CEO의 초기 대응 및 이후의 과정은 어떠했는지 정리해 보자. ③ EMR의 성공적인 정착의 결정적 요인은 무엇이라고 생각하는가? ④ 이 사례를 통하여 여러분이 얻은 시사점은 무엇인가? 마지막으로 이 글에 대한 ⑤ 여러분의 느낌을 100자 이내로 정리해 보자.

①	
②	
③	
④	
⑤	

3) 노성일. 1인치의 혁신. 북하우스, 2013, pp.190~194

아래 그림은 HEMI DATA라는 회사가 자신들의 전자의무기록 제품을 홍보하기 위해 만든 것이다. 그림에 의하면 이 회사의 제품은 모두 10가지의 정보를 제공하는 것으로 알 수 있는데, 항목별로 어떤 내용을 담고 있는지 홈페이지(http://www.hemidata.com/emr.html)를 찾아 해당 내용에 대한 설명을 살펴보도록 하자.

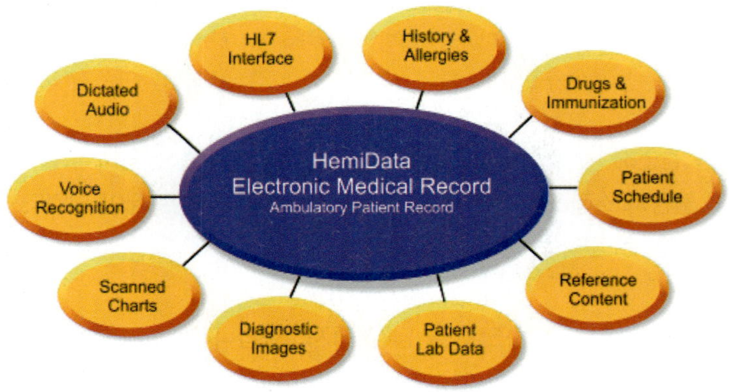

HemiData의 전자의무기록 제품이 제공하는 서비스

2) 발레 파킹valet parking[4] 정착기[5]

'Valet'란 하인servant의 뜻을 가진 불어로 't'자를 발음하지 않는 불어식 표현에 따라 '발렛'이 아니라 '발레'라고 표현하는 것이 올바르다. 발레 파킹이란 표현 그대로 직원이 대신 주차해 주는 품격 있는 서비스를 말한다. 아래 내용은 바로 이 대리 주차 서비스를 전격적으로 도입한 미즈메디 병원의 사례를 예시한 것이다. 하루 1,600명의 환자가 찾는 병원치고는 주차 공간이 충분치 못한 데다 그마저도 네 군데로 나눠져 있던 터라 고객들의 불편이 상당했다. 충분한 공간을 확보하고 시작한 병원이 아니라 조금씩 부지를 늘려 왔기 때문이었다.

더구나 병원의 특성상 임신부 혹은 아기를 데리고 오는 엄마들이 많다 보니 유모차에 기저귀 가방 등 이들이 들고 오는 짐도 한가득이었다. 주차 전쟁을 벌이며 간신히 주차에 성공한 환자들은 아기를 안고 짐을 가득 든 채 병원건물까지 걸어와야만 했다. 원장은 환자들의 이런 불편을 덜어 주고 싶었다. 하지만 무슨 이유에서인지 이 서비스를 빨리 도입하려는 원장의 의도와 달리 실무진에서의 일처리는 몇 달씩이나 지체되었다. 4개월이라는 시간이 지난 이후에 병원의 대리 주차 서비스는 마침내 제자리를 잡았다.

> 간부들에게 발레 파킹을 하면 어떻겠는지 제안을 했다. 그랬더니 당장 저항이 생겼다. 반대의 이유는 다음과 같았다.

---

4) 발레valet, 하인가 대신해 주는 주차parking, 두 단어 모두 불어임

5) 노성일. 1인치의 혁신. 북하우스, 2013, pp.214~223

첫째는 비용 문제였다. 우리 병원에 오는 많은 외래 환자들의 주차를 대행해 주려면 많은 인력이 필요하다. 비용이 상승하고 결국 우리의 이익을 잠식할 것이다.
둘째는 기계식 주차 시설이 되어 있어서 나갈 때 차가 빨리 빠지는 것 외에는 큰 효과가 없다.
셋째는 돈을 받으면 환자들이 돈만 밝히는 병원이라고 오해할 수 있다. 평판이 나빠질 것이다.

(…) 나는 고객들을 상대로 여론조사를 해보자고 했다. 발레 서비스를 원하는지, 원한다면 가격은 얼마가 적당한지 물어보기로 했다. 100명만 조사하면 우리 고객 중 몇 퍼센트가 이 서비스를 원하는지 알 수 있다. 조사 결과 10퍼센트의 고객이 발레 서비스를 원하는 것으로 나타났다. 비용을 2천 원으로 할 때였다. (…) 간부들에게 어떻게 하는 것이 좋은지 회의를 해보라고 했다. (…) 그런데 감감무소식이었다. 두 달이 지나도 아무 보고도 하지 않았다.

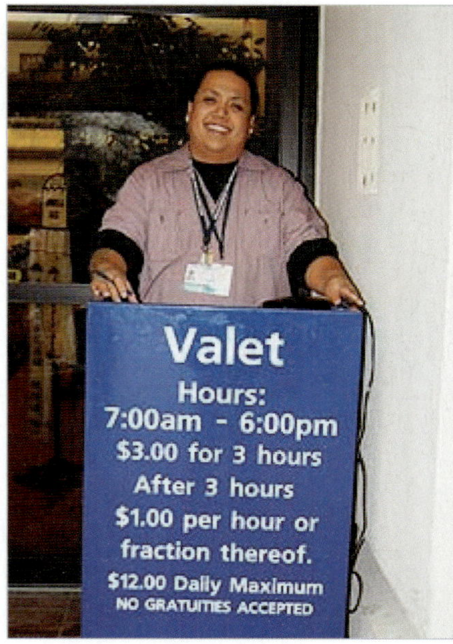
Valet
Hours:
7:00am - 6:00pm
$3.00 for 3 hours
After 3 hours
$1.00 per hour or
fraction thereof.
$12.00 Daily Maximum
NO GRATUITIES ACCEPTED

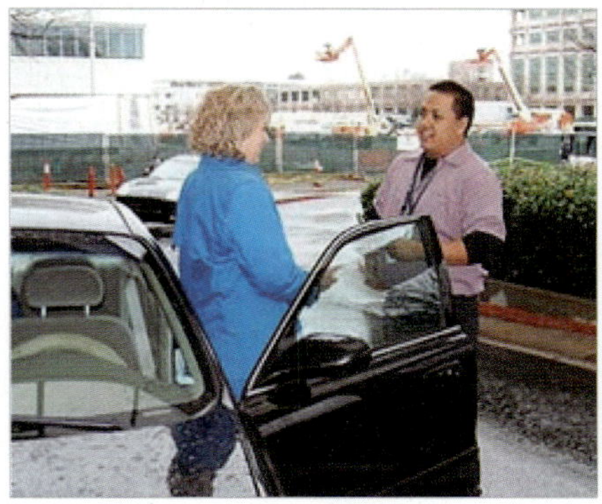

환자와 방문객 대상 발레 파킹을 시작한 UC Davis 메디컬 센터. 금요일까지 오전 7시에서 오후 6시까지 운영하는 서비스의 봉사료는 세 시간에 3달러, 이후 시간당 1달러로 추가 요구액은 없음(출처 : http://www.ucdmc.ucdavis.edu/welcome/features/20080123_valetparking/)

결과 보고가 두 달 이상 지연된 이유는 왜일까? 원장의 관심사임에도 간부들의 반응이 시큰둥했던 것은 무엇 때문이었는지 생각해 보자.

솔직히 나는 간부들의 생각이 답답해 보였다. 10퍼센트의 고객은 무시할 수 있다고 생각했기 때문이다. 열 명 중 한 명의 욕구는 무시되어도 좋은가? 그렇지 않다. 한 명의 고객의 욕구를 무시할 수 있는 기업이라면 고객 전체의 욕구도 무시할 수 있다. 그리고 10퍼센트는 결코 적은 인원이 아니다. 하루 2,000명의 고객이 온다면 무려 200명이다. 보호자까지 감안하면 400명은 넘는다.

(…) 비용을 산출해 보니 매달 3백만 원, 연간 3천6백만 원이 필요했다. 10퍼센트를 위해 감내할 수 있는 액수인가를 고민했다. 심사숙고 끝에 시행해 보기로 했다.

간부들의 반응 또는 간부들의 의중과 달리 원장은 무슨 근거로 일단 시작해 보기로 한 것일까?

얼마간 시행을 해보니 문제가 드러났다. 당연한 수순이다. 예측은 예측일 뿐 시행해 봐야 문제도 발견되고 개선점도 나온다. 문제는 발레 파킹을 위한 전용공간이 필요한데, 거기에 차를 세우지 못하는 고객들은 기분 나빠했다. 또 돈을 받는 것에 대한 불만도 있었다. 서비스를 원하는 고객도 10퍼센트가 넘었고 그러니 인원도 더 필요했다. 문제를 해결하려면 발레 파킹을 둘러싼 갈등 구조를 살펴볼 필요가 있었다. 병원이 원하는 것은 주차 서비스가 원활하게 되면서 비용은 크게 추가되지 않는 것이다. 고객은 노력을 덜 들이고 쉽게 주차가 되기를 바란다. 돈은 들지 않는 것이 제일 좋고 들 수밖에 없다면 적게 냈으면 한다. 주차 요원의 입장도 있다. 같은 월급이라면 일을 적게 하기를 바란다. 일을 조금 더 하면 돈을 더 받는 게 좋다.

이 세 가지 욕구를 절충할 수 있는 묘안이 필요했다. 각자의 욕구를 해결하지 못하면 싸움밖에 없다. 발레 서비스를 없던 일로 하면 10퍼센트 이상의 고객은 항상 불만을 가진다. 지출을 줄이기 위해 돈을 많이 받아도 불만이다. 힘없는 주차 요원들을 압박하면 가능하긴 하겠지만 불친절해질 것이다. 결국 이기는 사람도 지는 사람도 모두 패배한다. 고민 끝에 묘안이 나왔다. (　) 이로써 삼자의 갈등이 평화롭게 해결되었고 모두가 승자가 되었다.

위 내용에서 ① 간부들이 대리 주차 서비스를 반대한 이유는 무엇 때문인가? ② 이들의 반대에 대한 CEO의 초기 대응 및 이후의 과정은 어떠했는지 정리해 보자. ③ 대리 주차 제도의 성공적인 정착의 결정적 요인은 무엇이라고 생각하는가? ④ 고민 끝에 나온 괄호 (　) 안의 묘안은 무엇이었을지, 여러분이라면 과연 어떻게 했을지 그 답을 생각해 보자. 마지막으로 ⑤ 이 글에 대하여 자유롭게 100자 이내로 여러분의 생각을 적어 보자.

①

②

③

④

⑤

4 계획 수립을 위한 기법

콜라 업계의 영원한 2인자, 펩시콜라! 하지만 펩시는 꿈에 그리던 1위 자리를 꿰찼다. 코카콜라를 밀어내고 말이다. 정확히 말해 펩시콜라 회사의 공식 명칭은 펩시코PepsiCo, Inc.. 2004년 펩시코는 전체 매출액에서 73억 달러 차이로 코카콜라를 제쳤다. 이듬해인 2005년 12월에는 시가총액(984억 달러)에서도 코카콜라(979억 달러)를 앞지르며 완벽한 1위 자리에 등극했다. 이듬해 발표된 펩시코의 2005년도 4분기 순이익은 전년 동기 대비 13퍼센트 증가한 반면, 코카콜라는 28퍼센트나 감소해 펩시코와 코카콜라 간 차이는 더 벌어졌다.

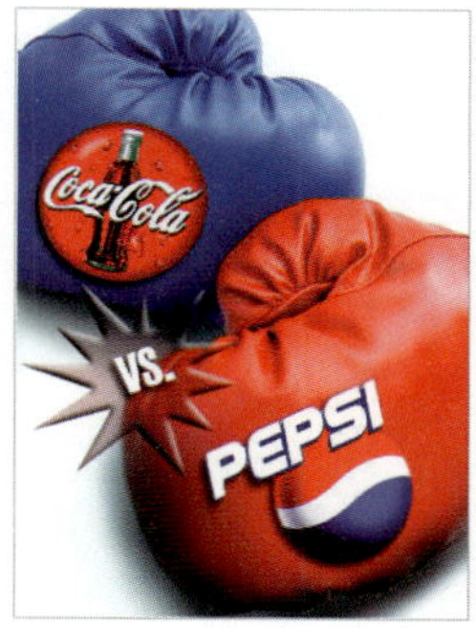

끝없는 전쟁(출처 : http://www.giantmarketingsolutions.ca/what-is-a-value-proposition)

어떻게 이런 일이 가능했을까? 이유는 콜라가 아닌 다른 곳에 있었다. 펩시코는 콜라 전쟁의 수위를 조절하면서 코카콜라가 취약한 건강 음료 부문에 전력을 집중해 뒤집기에 성공한 것이다. 펩시코의 기적적인 반전은 세계적인 웰빙 바람에 따른 시장의 변화를 재빨리 인식하고 적극적으로 대응했던 펩시코의 CEO 인드라 누이Indra Nooyi가 있었기에 가능했다.

인드라 누이는 펩시코에서 전략 기획과 구조조정 업무를 맡아 온 인물로 1990년대 후반부터 탄산음료시장의 한계를 예측하고 건강 음료와 식품 분야로의 사업 다각화에 공을 들였다. 이 과정에서 펩시코는 자사가 보유하고 있던 알토란 같은 기업인 KFC, 피자헛, 타코벨 등을 처분하는 대신, 매각 대금으로 주스를 생산하던 음료업체 트로피카나Tropicana를 사들였다. 아울러 2001년에 퀘이커 오츠Quaker Oats를 인수하면서 마침내 승리의 발판을 확보하는 데 성공했다. 새로 취임한 인드라 누이 사장은 향후 음료 시장의 판도가 건강 음료로 흘러갈 것이란 판단하에 코카콜라와 직접적인 경쟁보다는 건강 음료 시장을 선점함으로써 콜라음료의 선두가 아니라 콜라를 포함한 종합 음료의 선두 자리를 꿰차려 했다. 그러기 위해서는 건강 음료의 대표 상품을 확보해야 했으며 이에 적절한 것이 바로 퀘이커 오츠였다.

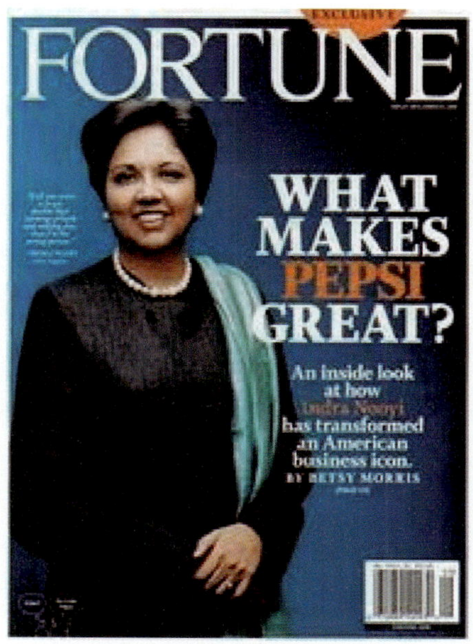

포춘 지 표지 모델로 나온 인드라 누이(2008. 2. 19.)

'게토레이' 역시 퀘이커 오츠가 보유한 이 회사의 브랜드 중 하나로, 펩시코는 퀘이커 오츠 인수를 통해 스포츠 음료 시장에서 단숨에 1위 자리를 꿰찰 수 있었다. 게토레이는 연간 25억 달러 규모의 스포츠 음료 시장에서 80퍼센트 이상의 점유율을 보임으로써 코카콜라의 '파워 에이드POWERADE'에 크게 앞서고 있었기 때문이다. 펩시코 사례처럼 2위에서 1위로 올라선 사례들을 세 가지 정도 찾아서 이들의 역전 전략이 무엇이었는지 알아보자.

①

②

③

펩시의 승리는 사전에 잘 짜인 계획에 의한 것이었다. 계획 수립을 위한 기법으로 시나리오 기법, 벤치마킹, MBO, SWOT 분석, BCG 매트릭스 등에 대해 알아보도록 하자.

1) 시나리오 기법

베스트셀러 〈총, 균, 쇠GUNS, GERMS AND STEEL〉의 저자로 유명한 제레드 다이아몬드Jared Diamonds는 그의 다른 저서 〈문명의 붕괴COLLAPSE〉에서 한때 영화를 누렸던 문명들이 어떤 과정을 거쳐 결국에는 파멸로 이르는지 살피고 있다. 이 과정에서 저자는 저마다 다른 문명이 멸망에 이르는 몇 가지 공통점을 발견하게 되었다. 그는 번성했던 문명을 파멸로 이끄는 네 가지 실수를 다음과 같이 설명하고 있다.

- 어떤 문제가 발생할지 미리 예측하지 못한 실수(1단계)
- 문제가 발생했으나 그 문제가 무엇인지 정확히 인식하지 못한 실수(2단계)
- 문제는 인식했지만 해결 의지를 강력히 천명하지 못한 실수(3단계)
- 문제를 해결하겠다는 의지를 천명했으나 실제로 실행에 옮기지 못한 실수(4단계)

1단계와 같이 미리미리 조심하는 것으로 예방이 가능한 일상적으로 반복되는 문제들이 있는가 하면 어떤 문제들은 문제의 본질을 제대로 인식하지 못하는 2단계의 경우도 있다. 이러한 문제들을 뒤늦게 깨닫게 될 경우 심각한 상황에 처하기도 한다. 그야말로 '소 잃고 외양간 고치는 격'이다. 이런 문제들은 시나리오 기법과 같은 사전 예측을 통해 어느 정도 예방이 가능하다.

시나리오 기법이란 가능한 경우의 수를 예상하고 사전에 대비를 마련하는 것이다. 하지만 바로 그 '가능한 경우의 수'에 시나리오 기법의 치명적 한계가 있다. 수없이 다양한 변수를 고려하고 경쟁자의 반응을 예상하는 방식 자체가 너무 많은 시간을 잡아먹기 때문이다. 요즘과 같이 무섭게 변화하는 속도의 시대에 그 많은 경우의 수를 고려하여 시나리오를 마련한다는 것 자체에 한계가 있을 수밖에 없는 것이다. 더구나 미래를 내다보는 '예측'에는 또 얼마나 많은 불확실성이 존재하는가.

'마케팅의 아버지'로 불리는 필립 코틀러* Philip Kotler는 기업들이 정교

* **필립 코틀러**
마케팅, 나아가 경영학을 조금이라도 공부해 본 사람들에게 코틀러 교수는 경외의 대상이다. 1976년 그의 나이 36살에 펴낸 〈마케팅 관리〉는 모두 13차례의 개정판이 나오며 지금도 많은 대학에서 교재로 쓰이고 있다. 2008년 〈월스트리트저널〉 선정 비즈니스 구루 1위에 오른 게리 해멀이 코틀러 교수에게 바친 헌사는 다음과 같다. "MBA 졸업생 중 그의 박학다식한 책을 읽느라 고생하지 않은 사람이 드물다. 또 대부분 그런 고된 과정 속에서 엄청난 영향을 받았다. 기업들에게 그의 저서만큼 실질적인 도움을 준 책도 없다." 지난 40여 년간 마케팅을 가르쳐온 코틀러는 고객 중심으로 마케팅을 하라던 입장에서 한 발 더 나아가 '고객과 함께 미래를 준비하라'고 말하고 있다.

한 기상 레이더처럼 시장을 둘러싼 위험 요소를 탐지하는 조기 경보 시스템을 갖추는 한편, 여기서 얻은 정보를 바탕으로 가장 가능성이 높은 핵심 시나리오Key Scenario를 구성할 것과 각 시나리오에 가장 잘 부합하는 전략적 대응을 실천할 것을 강조한 바 있다. 코틀러는 기업의 지도자가 다양한 분야의 전문가를 포함한 조직 내·외부 이해관계자들의 의견을 모아 가능성 높은 시나리오를 구성하는 것이 중요하다고 주장한다. 이 경우 적어도 세 가지 정도의 시나리오가 필요한데, 예를 들면 '최악의 시나리오' '가장 가능한 시나리오' '최상의 시나리오' 등을 마련함으로써 경영자로 하여금 불확실한 미래에 대비할 수 있다는 것이다.

* 스틸케이스
1914년에 세계 최초로 내화성耐火性을 지닌 쓰레기통을 선보인 회사이다. 하지만 지금은 예전과 전혀 다른 성격의 기업으로 변신했다. 사내 리더십팀의 부단한 노력과 CEO의 과감한 실험 정신에 힘입은 성과였다. 예전에는 첨단 기술과 제조 능력이 신제품 개발 프로젝트의 대부분을 주도했지만 이제는 고객의 수요에 초점을 맞추는 일에서부터 혁신 프로세스가 시작된다. 인간 중심의 디자인 사고를 갖게 된 스틸케이스의 시선은 회사 바깥의 세상을 향하고 있다.

아래 내용을 읽고 스틸케이스*Steelcase의 '워크플레이스 퓨처스Workplace Futures'의 ① 역할과 ② 팀 구성 및 ③ 구성 의도에 대하여 생각해 보자.

스틸케이스의 워크플레이스 퓨처스라는 부서는 심층 교육과 정보 기술 등 여러 가지 분야를 담당하는 일종의 '사내 싱크탱크' 역할을 한다. 워크플레이스에는 인류학자, 산업 디자이너, 경영 전략가 등 다양한 인력이 있는데, 이들은 직접 현장으로 나가 스틸케이스의 실제 사용자와 잠재적인 고객들이 겪는 문제점을 파악하기 위해 집중적인 관찰 활동을 벌인다. 이들은 이러한 심층적 관찰을 바탕으로 대학의 연구원, IT 전문가, 호텔 매니저 등과 미래 수요를 예측하는 시나리오를 개발하고, 시각적으로 해결책을 제시하는 프로토타입을 만들며, 잠재적인 기회를 구체적으로 보여주는 강력한 스토리를 창조해 낸다.[6]

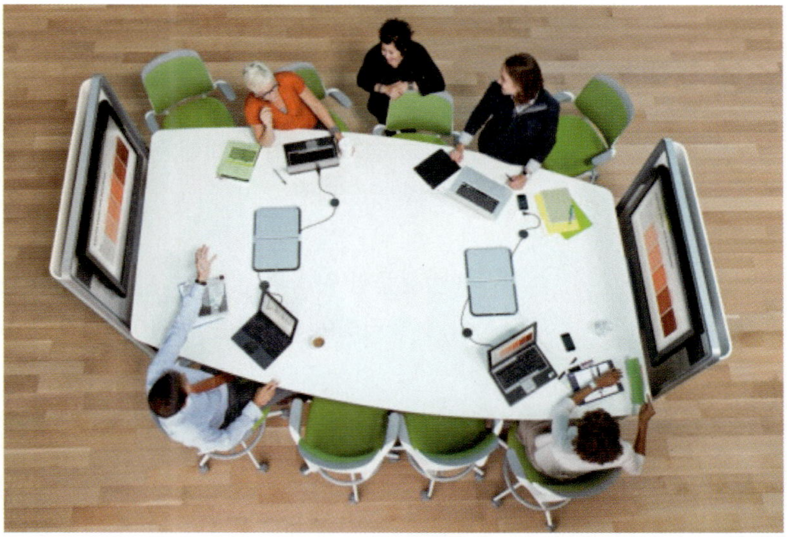

100년 기업 스틸케이스가 바라본 100년 뒤 직장 모습(출처 : http://100.steelcase.com/the-future-of-the-office)

①
②
③

6) 팀 브라운. 기획에서 마케팅까지 디자인에 집중하라. 김영사, 2010, pp.239~240

2) 벤치마킹benchmarking

고객들은 매일매일 다른 식당에서 음식을 사 먹고 다른 식당들을 경험하기에 식당의 경영자보다 오히려 더 많은 경험을 한 외식업의 전문가일 수 있다. 반면에 식당의 주인은 바쁜 식당 일에 치여 자신의 식당에서 하루 종일 머물며 식사도 식당에서 팔다 남은 음식으로 대충 때우기 일쑤다. 결국 식당 경영의 관점에서 그 매장에서 일하는 사장은 손님들보다 다양한 경험을 하기 어려운 상황이다. 그러므로 식당을 찾는 손님들은 식당의 주인보다 식당들의 변화에 대한 정보가 풍부하며, 다른 식당과 비교할 수 있는 근거를 가지고 있다. (…)

그렇다면 식당을 경영하는 사장으로서 어떻게 해야 변화의 흐름을 읽을 수 있고, 고객의 변화를 읽을 수 있을까? 답은 하나다. 다른 식당을 가 봐야 한다. 특히 잘되는 식당을 가야 한다. 외식업계에서 잘나가는 사장들을 곰곰이 보면, 그들은 자신의 매장보다 오히려 다른 식당들을 찾아다닌다. 특히 새롭게 생긴 식당이라면 꼭 초기에 고객이 꽉 찬 매장을 둘러보러 간다. (…) 유명한 갈비전문점 사장은 한 달에 하루는 꼭 하루 종일 홍대 일대를 걸어 다니며 새로 바뀐 콘셉트의 다양한 매장들을 구경하고, 잘되는 콘셉트에 대해 정보를 수집한다. 일산과 강남역, 명동 등도 같은 방식으로 돌아다닌다. 그리고 분기별로 중요한 시즌에 맞춰서 중요한 경쟁 매장들을 일 년에 4번 이상 꼭 방문한다. 그 결과 수백억 원의 매출을 기록하고 수백 명의 직원이 일하는 대형 외식업체로 성장할 수 있었다.[7)]

갈비전문점 사장의 ① 외부 나들이가 잦은 이유는 무엇 때문이며, 그가 앞으로 ② 새롭게 둘러봐야 할 곳은 무엇이 또 있는지 생각해 보자.

①
②

(1) 선진 기업의 벤치마킹

갭GAP도 벤치마킹했고, 예전엔 미국의 리미티드브랜즈Limitedbrands, 영국의 막스&스펜서, 넥스트, 동남아시아의 지오다노 등도 벤치마킹했습니다. -유니클로Uniqlo 회장 겸 사장 야나이 다다시*柳井正-

같은 산업 내에서 벤치마킹을 하는 것은 '따라 하는' 것에 불과하지요. 다른 산업을 벤치마킹하는 게 진짜 벤치마킹입니다. -컬럼비아대 경영대학원 교수 번트 슈미트*Bernd H. Schmitt-

* 야나이 다다시
제조업의 나라 일본에서 어패럴 사장인 그가 2009년 일본의 최고 부자로 뽑혀 많은 사람들을 놀라게 했다.

* 번트 슈미트
고객들이 품질을 당연한 것으로 받아들이므로 남다른 '체험'만이 구매 결정에 중요한 변수가 될 수 있다는 '체험 마케팅' 이론의 창시자인 그는 1~2달러에 불과한 원두커피에 체험이라는 부가가치를 더한 스타벅스를 체험마케팅의 대표적 사례로 꼽았다.

7) 이상규. 식당부자들. 이상, 2013, p.126

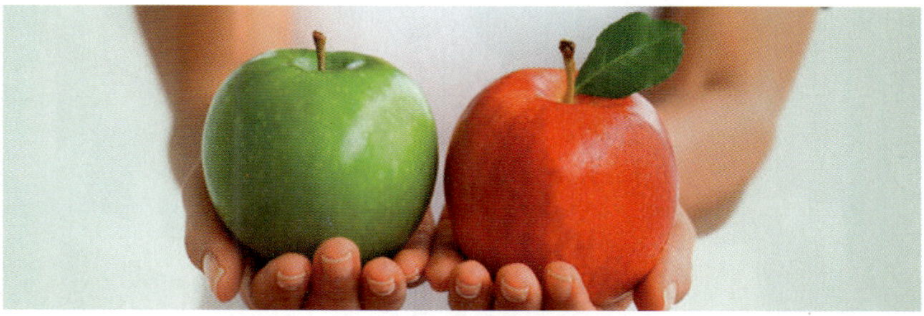

같기만 해서는 안 될 벤치마킹(출처 : http://www.globalgap.org/uk_en/what-we-do/the-gg-system/benchmarking)

세계 최고의 소매점인 월마트의 창업자 샘 월튼Sam Walton은 수시로 경쟁사 매장을 방문하여 벤치마킹을 실시했다. 그는 너무도 당당하게 "K마트를 이기기 위해 나는 K마트에서 살다시피 했다. 나는 K마트의 모든 것을 배웠다"라고 말하곤 했다. 하지만 베끼기 차원의 벤치마킹 효과는 제한적일 수밖에 없다.

벤치마킹은 조직의 운영, 공정 절차, 제품 등을 그 분야에서 가장 뛰어난 최고의 사례와 비교해 보고 필요한 부분을 따라 하는 것이다. 여기서 따라 한다는 것은 단지 흉내 내기를 의미하는 것은 아니다. 물론 흉내 내기도 쉬운 일은 아니지만 그저 따라 하는 것만으로는 궁극적으로 무언가를 이룰 가능성이 낮다. 벤치마킹 자체만으로 성공이 보장되는 건 아니다. 경쟁 병원이나 선두 기업을 통해 배우는 것을 게을리해서는 안 되겠지만, 이를 좀 더 개선한다거나 혹은 자신에 맞게 적용하지 못한다면 벤치마킹의 효과는 더더욱 제한적이다. 벤치마킹을 통해 우수한 조직이 될 수는 있겠지만, 가장 뛰어난 조직이 되기는 어렵다는 점 또한 고민이다. 이에 대해 피터 셍게는 자신에게 맞는 것을 찾아내려는 노력과 능동적이고 주체적으로 '무엇을 할 것인지'에 대한 고민이 필요함을 강조했다.

> 선진 기업에 직접 찾아가 무엇을 잘하고 있는지 보는 건 문제가 없습니다. 하지만 결정적인 건 실행implementation이에요. 모방한다고 학습이 되는 건 결코 아닙니다. 조직을 개인에 빗대 생각해 보면, 쉽게 이해가 갈 거예요. 당신이 육상 선수라면, 세계 최고의 기록을 보유하고 있는 선수의 경기를 '본다'고 해서 당장 1등을 할 수 있을까요? 절대 아니죠. 물론, 기술이나 뭐 그런 것들을 배울 수는 있지만, 부질없는 일일 가능성이 커요. 중요한 것은 자신에게 맞는 기술을 스스로 찾아내는 것입니다. 벤치마킹이 당신의 마음과 눈을 열어 준다는 의미에선 훌륭합니다. 하지만 이젠 질문을 '그들은 어떻게 저렇게 할 수 있지?'에서 '우리는 무엇을 해야 하지?'로 바꿔야 합니다.[8]

(2) 알렉산드라 병원의 벤치마킹

흉내를 내더라도 이를 통해 한결 더 나아진 결과를 도출하려는 강한 의지가 필요하다. 이와 같은 벤치마킹의 대상은 동일 업종이나, 유사 규모 등 어느 것으로 한정할 필요는 없다. 싱가포르의 알렉산드라 병원이 좋은 사례가 될 것이다. 아래 글과 관련된 좀 더 구체적인 내용을 담고 있는 〈아름다운 혁명, 공익 비즈니스〉 책을 찾아서 본문 중 '싱가포르의 알렉산드라 병원의 개혁' 부분을 읽고 새롭게 얻은 정보를 아래

8) MIT 슬론 경영대학원 교수 피터 셍게Peter Senge의 조선일보 인터뷰 중

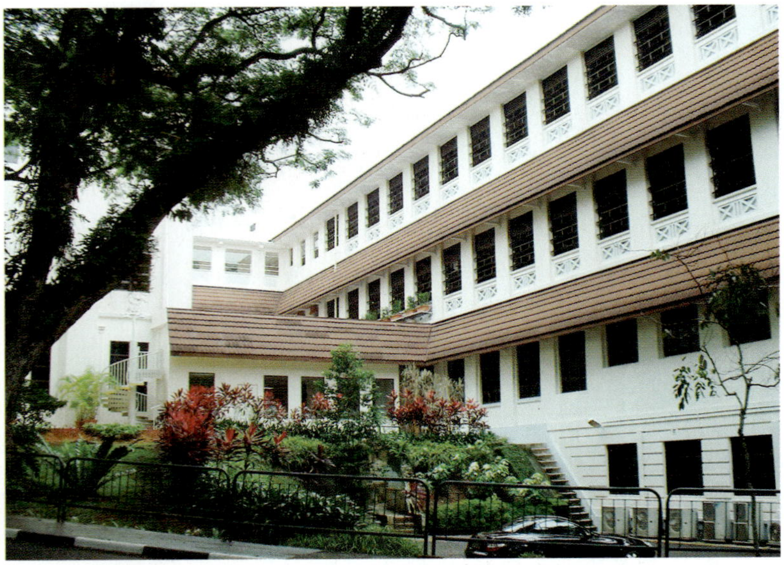

알렉산드라 병원 전경(출처 : http://en.wikipedia.org/wiki/Alexandra_Hospital)

빈칸에 적어 보자.

한때 싱가포르의 알렉산드라 병원은 쥐와 도둑고양이가 활보하는 최악의 병원이었다. 더 좋은 병원으로 옮길 처지가 되지 못하는 어쩔 수 없는 사람들만이 투덜거리며 불만족스럽게 다닐 수밖에 없었던 병원이었다. 그러나 이제는 고객 만족도 1위인 싱가포르 최고의 병원 중에 하나가 되었다. 이 혁명 과정에서 리악 텡 릿 원장이 가장 처음 한 일은 비전을 창조하고 새로운 그 비전에 참여할 자세가 되어 있는 사람들만 남기고 나머지는 내보내는 일이었다. 뜻을 같이하는 사람들과 함께 그들은 최고의 조직에게서 배운다는 학습원칙을 정했다. 다른 병원들만을 벤치마킹의 대상으로 삼지 않았다. 그들은 고풍스러운 6성 호텔인 래플즈만큼 청결한 환경을 가진 치유 공간을 제공하려 했고, 리츠 칼튼 호텔 수준의 고객 친화적인 서비스 수준을 목표로 했다. 동시에 메이요 클리닉처럼 전문적이고 유능한 의료 서비스를 제공하는 목표를 지향했다. 그리고 그렇게 만들었다.[9)]

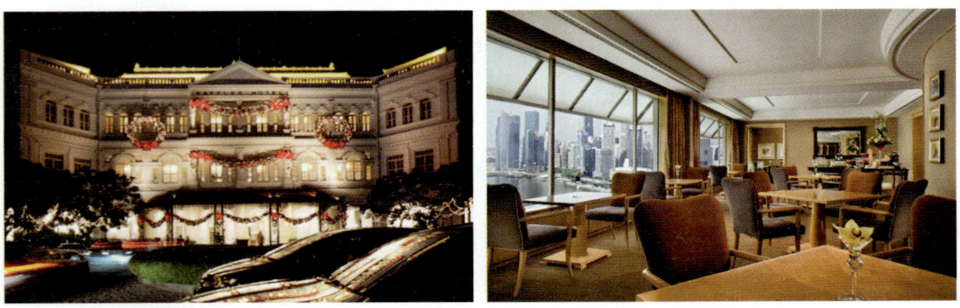

래플즈 호텔 야경과 리츠 칼튼 호텔 클럽 라운지(출처 : http://commons.wikimedia.org/wiki/File:Raffles_Hotel_%E2%80%93_Singapore_(4142238787).jpg, http://commons.wikimedia.org/wiki/File:Ritz-Carlton_Club_lounge_facing_Marina_Bay,_The_Ritz-Carlton_Millenia_Singapore_-_20110928.jpg)

일부에서는 벤치마킹에 대해 '흉내 내기'니 혹은 심지어 '뒷북치기'라는 부정적 시각이 있는 것도 사실이다. 이는 벤치마킹 자체의 한계라기보다는 이를 활용하는 사람들의 접근 방식이나 태도의 탓도 크다.

알렉산드라 병원은 별 여섯 개짜리인 래플즈 호텔의 쾌적성과 리츠 칼튼 호텔의 세계

9) 구본형 등. 아름다운 혁명, 공익 비즈니스. 세종연구원, 2007, pp.18~19

적인 고객 서비스를 흉내 내려 했다. 그런가 하면 메이요 클리닉에서와 같은 탁월한 의료 서비스를 꿈꿨고 마침내 모두 이루었다. 하지만 이런 시도가 언제나 성공하는 것만은 아니다. 아무리 지켜봐도 도무지 알 수가 없는 내재화된 가치(암묵지* 暗默知)처럼 도저히 흉내 낼 수 없는 경우도 많기 때문이다. 프로그래머의 머릿속에 있는 생각이라든가 고참 기술자의 원숙한 노하우 같은 암묵지는 아무리 옆에서 지켜보고 있어도 전혀 알 수가 없다. 그러니 벤치마킹 자체가 어려울 수밖에.

* 암묵지
지식은 크게 보아 두 가지 형태가 있다. 암묵적 지식tacit knowledge과 명시적 지식explicit knowledge이다. 암묵지라 표현하기도 하는 암묵적 지식은 경험과 학습을 통해 알게 된 지식으로 개인적 신념, 통찰력, 가치관과 같은 무형의 요소들을 내포하기에 겉으로 잘 드러나지 않아 쉽게 따라 하기 어렵다는 특징이 있다. 이와 반면에 명시적 지식explicit knowledge은 암묵적 지식이 공식적인 언어를 통해 구체화되고 명료해진 것을 말한다. 물론 모든 암묵지를 명시적 지식으로 전환할 수 있는 것은 아니다.

(3) 벤치마킹의 궁극적 목표

선두를 모방하는 벤치마킹보다 훨씬 더 중요한 것이 바로 새로운 길을 가고 전에 없던 새 시장을 만들어 가는 차별화된 삶이다. 이러한 차별적 우위는 벤치마킹 과정을 통해 성장해 가는 병원도 마찬가지다. 배우는 것을 게을리해서는 안 되지만, 자신만의 독특함으로 체화할 수 없다면 체질을 무시한 처방과 같다. 가장 중요한 것은 자기다운 방식과 차별적 우위의 마련을 위한 고민이다.

> 우리는 한국전쟁 이후 약 60년 동안 세계 경제계에서 패스트 팔로어fast follower였다. 그리고 앞 장에서 서술했듯이 우리나라는 꽤 괜찮은, 아니 아주 우수한 패스트 팔로어였다. 훌륭한 패스트 팔로어가 되기 위해서는 헌신과 희생, 그리고 부지런함이 필요하다. 그런데 세계에서 한국 국민만큼 헌신과 희생을 기꺼이 받아들이면서 근면하게 살아온 민족은 찾기가 쉽지 않다. 문제는 패스트 팔로어로 먹고살던 시대가 이미 지나가고 있다는 점이다. 한국 경제의 규모는 빠르게 남을 따라 하는 것으로 유지할 수 있는 수준을 넘어서고 있다. 현대자동차가 렉서스보다 싸기 때문에 미국에서 많이 팔리던 시대는 아주 먼 옛날이야기가 돼 버렸다. 지금 우리가 직면한 시대는 우리에게 패스트 팔로어가 아니라 퍼스트 무버* first mover가 되기를 요구한다.[10)]

* 패스트 팔로어 vs. 퍼스트 무버
새로운 제품이나 기술을 빠르게 따라가는 전략 또는 기업을 일컫는 패스트 팔로어는 산업의 변화를 주도하고 새로운 분야를 개척하는 창의적인 선도자, 즉 퍼스트 무버(선도자), 트랜드 세터trend setter, (시대의 유행 등을 선동하는 자)와 대비되는 개념이다. 이들 선도 기업이 새로운 분야를 개척해 놓으면, 이를 벤치마킹해 1위 기업보다 더욱 개선된 제품을 싼 가격에 내놓는 것이 패스트 팔로어의 주 전략이었는데, 1970년대 일본 기업과 1990년대 이후 한국 기업들이 이 전략을 주로 채택한 바 있다.

여러분이 만약 병원의 CEO라면 무엇을 벤치마킹할 것이며, 이를 어떤 식으로 병원에 적용할지에 대하여 두 가지 이상 생각해 보자.

10) 피터 언더우드. 퍼스트 무버First Mover. 황금사자, 2012, p.41

3) 목표 관리Management By Objectives, MBO

1953년 예일대 졸업생을 대상으로 이들의 20여 년 뒤 인생을 추적 조사한 연구가 있었다. 연구의 발단은 인생의 목표를 설정한 사람과 그렇지 않은 사람을 대상으로 목표를 가진 삶의 중요성을 분석해 보고자 시도한 것이었다. 조사 결과 목표를 가지고 있지 않았던 사람들(27%)의 대부분이 빈민층의 삶을 살고 있었으며, 간단하게나마 목표를 가지고 있던 졸업생들(60%)은 평범한 생활을 영위하고 있었다. 특이한 점은 졸업 당시 명확하고 구체적인 목표가 있던 사람들(10%)은 전문직에 종사하거나 상류층에서 남다른 삶을 영위하고 있었다는 사실이다. 이와 유사한 연구가 하버드 MBA 1979년 졸업생을 대상으로 재차 수행되었는데, 10년 후의 추적 결과도 예일대학의 조사 결과와 비슷하게 나왔다.

명확한 목표가 없었던 졸업생(84%)에 비해 구체적인 목표를 가지고 있었던 이들(13%)이 두 배나 많은 수익을 올리고 있었고, 심지어 자신의 목표와 단계별 계획을 꼼꼼히 작성하고 기록했던 유별난 사람들(3%)은 다른 졸업생(97%)에 비해 무려 10배의 수입을 올렸다는 것을 보면, 목표를 가진 삶이 주는 효용성은 여전히 유효하다.

(1) 의료 현장의 목표 관리 사례

전에는 목표 등을 구체적으로 안 적고 대충 적어서 근거 없이 그냥 내년에 환자를 10% 늘리겠다는 식으로 제시하는 경향이 많았으나 요즘에는 굉장히 세부적으로 합니다. 제안제도의 경우 ○○년에 10건을 제안했는데 몇 건이 채택됐고 ○○년에는 몇 건을 제안할 것인가를 제시해야 합니다. QI 활동의 경우도 '몇 건을 하고, 참여 인원은 몇 명으로 하겠다'고 계량화해 제시해야 합니다. 개인별 교육 학점은 1인당 급수별로 목표가 주어집니다. 예를 들어 직급이 '3급이면 15점'의 목표를 이수해야 합니다. 우리 부서에서 교육학점을 100% 이수하겠다, 아니면 70% 이수하겠다. 그것을 달성하지 못할 경우는 왜 그걸 못했는지 이유를 비고란에 적어야 합니다.[11]

여러분의 장래 목표(10년, 20년, 30년 후)를 개인적 측면과 사회적(혹은 직업적) 측면으로 나눠 생각해 보도록 하자.

① 10년 후 :

② 20년 후 :

③ 30년 후 :

11) 병원신문, 2012. 2. 27. 병원경영혁신 사례 〈윤미영 : 간호사와 병원경영 MBA〉

(2) 목표 관리의 명암明暗

MBO는 피터 드러커의 1954년 저서 〈경영의 실제The Practive of Management〉에 소개되면서 폭넓게 사용되어 왔다.[12] 피터 드러커는 경영자들이 구성원들의 동기부여에 필요한 환경을 조성할 수 있을 뿐이라고 말한 바 있다. 이는 동기부여의 최종적인 성패成敗 여부는 결국 구성원 스스로가 하기에 달려 있으며 경영자는 옆에서 도우며 지켜볼 뿐이라는 것이다.

목표에 의한 관리는 최고 경영진과 중간 경영진, 관리자, 직원들 간에 일련의 토론 과정을 거쳐 목표를 설정하고 구성원 스스로가 목표 달성을 위해 몰입하게 하며, 결과를 모니터하고 성취에 대해 적절한 보상이 이어지는 방식이다. 따라서 MBO는 상대적으로 안정적인 상황에서 효율적이다. 그러나 사전에 충분한 합의가 없었다거나 경영진에 의해 일방적으로 정해진 목표만으론 큰 결실을 얻기 힘들다.

다음 내용은 문화혁명 당시 중국의 농촌에서 흔히 있었던 믿지 못할 실화다. 농사에 대해 제대로 알지 못하는 지도자들은 그들의 목표치 달성을 위해 농부들을 밀어붙였다. 그들의 우격다짐에 도저히 불가능할 것만 같은 목표량도 아주 쉽게(?) 받아들여졌다. 하지만 그 어떤 농부도 그 같은 강압적인 상황에서 만들어진 목표를 달성하지는 못했다. MBO가 주의해야 할 부분이 바로 이와 같은 점이다.

> 이빈에서는 생산 단위 지도자들 몇 명이 마을 광장에서 손을 뒤로 묶인 채 매달려 심문을 당했다.
> "한 마지기에서 밀을 얼마나 생산할 수 있소?"
> "400근입니다."(200킬로그램 정도로 현실적인 생산량이었다.) 그러자 그를 때리면서 얼마나 생산할 수 있는지 다시 물었다. "800근입니다." 그 불가능한 숫자도 충분하지 않았다. 그 불운한 남자는 결국 "1천근입니다."라고 말할 때까지 얻어맞았다. (…)
>
> 의사들조차 나을 수 없는 병을 기적적으로 치유시키겠다고 떠벌렸다. 환상적인 기록 갱신을 보고하기 위해 농부들이 트럭을 타고 우리가 사는 단지에 들어왔다. 어느 날은 길이가 트럭 절반만 한 괴물 오이가 있었다. 다른 날은 두 아이가 옮기기도 힘든 토마토가 있었다. 한 마리가 트럭에 꽉 들어차는 거대한 돼지도 있었다.
>
> 농부들은 자신들이 실제로 돼지를 그토록 크게 길렀다고 주장했다. 돼지는 사실은 마분지로 만든 모형이었으나 어린 나는 그것을 진짜로 믿었다. 나는 아마 그 모든 일이 진짜인 것처럼 행동하는 어른들 때문에 어리둥절해 있었던 것 같았다. 사람들은 이성을 무시하고 연극처럼 사는 법을 배웠다. (…) 1958년 추수의 실패로 심각한 식량 부족 현상이 발생하고 있는데도 공식적인 통계는 농업 생산량에서 두 자릿수의 증가를 나타냈다. 1958년

12) 이 외에도 분권화Decentralization, 민영화Privatization, 권한위양Empowerment, 지식노동자Knowledge Worker, 학습조직Learning Organization, 수평조직Flat Organization 같은 용어와 개념은 모두 피터 드러커가 처음으로 만들어낸 것이다.

중국의 밀 생산량이 미국을 능가했다는 공식적인 발표가 있었다. 당 기관지인 〈인민일보〉는 '우리는 넘치는 식량 생산에 어떻게 대처해야 하는가'라는 머리기사를 실었다.[13]

위 사례에서 ① 목표 설정 과정에서 나타난 문제는 무엇인가? 아울러 이러한 방식으로 설정된 목표의 ② 최종 결과는 어떤 형태로 나타날 것인가? 마지막으로 ③ 정보의 조작이나 왜곡에 대해 50자 이내로 생각을 정리해 보자.

①

②

③

4) SWOT 분석

SWOT란 Strength강점, Weakness약점, Opportunity기회, Threat위협의 첫 단어를 모은 약어로 SWOT 분석이란 조직의 강점과 약점, 기회와 위협에 대한 분석을 바탕으로 전략을 마련하는 방법이다. SWOT 분석을 통해 조직은 내부 혹은 외부로부터 다가오는 기회를 적극적으로 활용하는 한편, 위협은 가급적 회피하는 방안을 모색할 수 있다. 아울러 자신의 강점은 최대한 활용하면서도 다른 한편으로 약점을 보완·극복할 방안을 객관적인 분석에 근거해 마련할 수 있게 된다.

SWOT 분석

	내부 환경	외부 환경	SWOT 분석과 활용
+ 요인	강점Strength	기회Opportunity	강점을 살려 가면서 시장의 기회를 활용
− 요인	약점Weakness	위협Threats	약점을 방어하면서 시장의 위협을 회피

이는 SWOT 분석을 통해 '내부의 강점'과 '외부로부터 생겨나는 기회'를 파악할 수 있기 때문이며, 아울러 '내부의 약점'과 '외부로부터 다가오는 위협'에 대한 사전 인지가 가능해지기 때문이다. 다음 내용은 국내의 한 정수기 회사가 자체 작성한 SWOT 분석 결과표이다. 해당 업체는 이 분석을 통해 네 가지 전략을 마련하였는데, 그 내용은 다음과 같다.

- 내부의 강점(S)과 외부 환경 기회(O)를 접목한 SO 전략
- 내부의 강점(S)과 외부 환경 위협(T)을 접목한 ST 전략
- 내부의 약점(W)과 외부 환경 기회(O)를 접목한 WO 전략
- 내부의 약점(W)과 외부 환경 위협(T)을 접목한 WT 전략

13) 장융. 대륙의 딸들(1권). 금토, 1999, pp.282~284

SWOT 분석에 따른 전략

외부 환경/내부 환경	〈강점Strength〉 • 정수, 제빙 원천 기술력 보유 • 생산 공장 보유로 원가절감 • 양질의 판매 조직/전국 사무소 보유 • 기업인지도 및 이미지 우수	〈약점Weakness〉 • 방문판매 중심의 유통 환경 • 서비스 비용 증가 • 판매 가격 고가
〈기회Opportunity〉 • 환경오염에 따른 건강, 환경에 대한 소비자 관심 증가 • 비데, 연수기, 공기청정기 등 건강 가전 시장 창출 • 웰빙 트렌드에 따른 건강 중심 소비	(SO 전략) • 세계 유일 얼음 정수기 신제품 개발 • 환경, 건강 가전 R&D 추진으로 시장 장악력 확대	(WO 전략) • 수익 사업 중심으로 핵심부문 강화 • 신제품 개발로 신규 매출 증대 • 판매 조직의 다양화로 적극적 시장 공략
〈위협Threat〉 • 경쟁 업체의 증가로 인한 시장 경쟁 치열 • 정수기 시장 성숙기 진입에 따른 대체 요구 • 다양한 유통을 통한 경쟁 제품 보급	(ST 전략) • 시장 경재력 강화로 업계 선두 유지 • 기술력과 제품 경쟁력을 기반으로 의욕적인 판매 전략	(WT 전략) • 핵심인력 육성으로 기업 경쟁력 강화 • 기업 윤리 강화로 소비자 인식 제고 • 렌탈 판매를 통한 고가 분산

인터넷을 통해 SWOT 분석 사례를 찾아 그 결과를 아래 박스 안에 붙여 보자.

5) BCG 매트릭스(BCG 성장 · 점유율 모델)

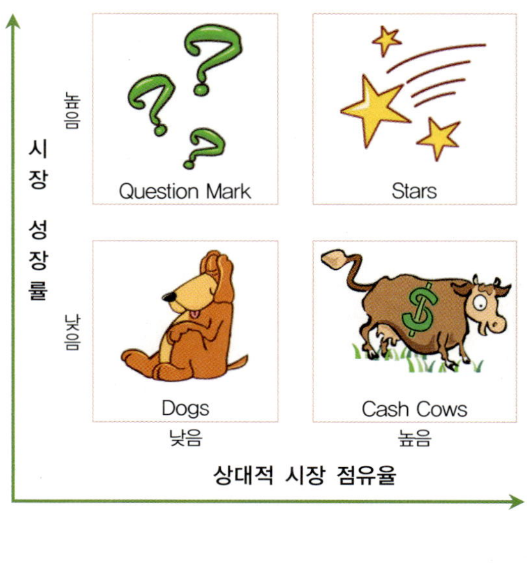

BCG 매트릭스는 〈보스턴 컨설팅 그룹〉이 개발한 것으로, '시장 성장률'과 해당 기업의 '상대적 시장 점유율'이라는 두 가지 중요한 개념을 바탕으로 캐시 카우, 스타, 물음표, 도그 등 네 가지 전략적 접근이 가능해진다.

다음에 나와 있는 BCG 매트릭스 분석 결과를 읽고 각 사례(캐시 카우, 스타, 물음표, 도그)와 유사한 경우를 찾아서 적어 보자. 단, 관련 사례는 일반 기업 부문과 의료 부문으로 구별하여 찾아보도록 하자.

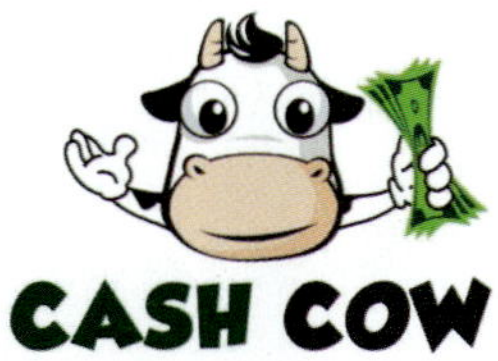

싱가포르의 보통 사람들을 대변한다는 The Real Singapore에 실린 캐시 카우(출처 : http://therealsingapore.com/content/six-sacred-cash-cow-pap)

(1) 캐시 카우 : 동서식품 맥심 커피믹스 · 성형 시장

최근 들어 급속히 커져 가는 원두커피 시장은 시장 성장률이 높은 편이다. 그러나 원두커피 시장에 뛰어든 기업 중 절대 강자는 아직까지 나오지 않았다. 반면에 이른바 믹스 커피라 칭하는 인스턴트커피 시장에서의 절대 강자는 누가 뭐래도 동서식품이다. 시장 점유율이 70%가 넘기 때문이다. 하지만 원두커피 시장이 급격하게 성장하면서 향후 인스턴트커피는 위축될 수밖에 없다. 그야말로 시장 성장률 '낮음'이다.

BCG 매트릭스에 의하면 동서식품의 인스턴트커피는 캐시 카우$_{\text{cash cow}}$에 해당한다. 좋은 의미에서 투자대비 수익률이 월등한 황금 곳간이다. 그러나 염려되는 것은 믹스 커피가 주도하던 커피 시장이 불과 10여 년 만에 고급 원두 중심의 커피 전문점 시장으로 급속히 전환되면서 가정용 커피 시장 역시 프리미엄 제품군 중심으로 급격하게 변화하고 있다는 점이다. 이 분야의 세계적인 기업인 네슬레는 2012년 '테이스터스 초이스' 브랜드를 글로벌 브랜드인 '네스카페'와 합쳤다. 믹스 커피로 출시되던 테이스터스 초이스 브랜드로 소비자들을 공략하는 데 한계가 있다고 보는 한편, 프리미엄 브랜드로 시장이 확대될 것이라는 판단에 따른 것이다. 이와 같은 외부 환경의 변화 속에서 지금까지 동서식품의 주 수입원이 되어 온 믹스 커피 시장은 그 큰 매출 규모에도 불구하고 캐시 카우 범주를 벗어나기 어렵다고 보는 것이 맞을 것이다.

성형 시장이 과연 캐시 카우인가? 이에 대해서는 다른 의견이 있을 수 있을 것이다. 엄청나게 많은 의료기관들이 성형 서비스를 표방하고 있는 탓에 시장이 이미 포화상태라는 한계가 있다. 그러나 새로운 성형 서비스가 속속 개발되고 있고, 무엇보다 성형에 대한 사람들의 심리적 저항이나 장벽이 점차 무뎌지고 있다는 점은 또 다른 기회다. 졸업 기념 성형 상품이 그리 새로운 현상이 아닌가 하면, 면접을 앞둔 남성들의 성형 또한 성형 시장의 순항을 예상하게 하는 방증이기도 하다. 중국인을 중심으로 한 의료관광 특수도 무시할 수 없다. 하지만 이미 엄청나게 많은 의료기관들이 성형 서비스 시장에 뛰어들어 있는 관계로 시장의 성장률에는 한계가 있을 수밖에 없다. 이 같은 이유를 근거로 성형 시장을 캐시 카우로 분류하는 것이 무리는 아닐 것이다.

기업 부문 캐시 카우 사례 :

의료 부문 캐시 카우 사례 :

스타Stars

(2) 스타 : 카카오톡, 애니팡 · 디스크 시술, 화상 치료

2010년 3월 출시 이후 7,500만여 명의 가입자를 둔 카카오톡! 이들이 내놓은 게임 업계 최고 히트작 '애니팡'은 출시 40일 만에 다운로드 1,200만 건을 돌파했다. 이용자 수가 1,000만 명이 넘는 게임은 10여 년 전에 출시된 카트라이더가 유일했다. 그런가 하면 애플 앱스토어에서 첫 선을 보인 지 하루 만에 가입자가 100만 명을 넘어섰다.

이 또한 앱스토어 사상 유례가 없던 일이었다.

흥미로운 사실은 이 게임이 2012년에 처음 출시된 것이 아니라는 점이다. 실은 2007년에 개발되어 2009년부터 싸이월드를 통해 서비스를 계속해 왔다. 그런 애니팡이 뒤늦게 대박이 난 것은 국민 메신저라 할 수 있는 '카카오톡'이라는 모바일 메신저에 올라타고 나서부터였다. 친구들을 묶어 1주일 단위로 리그를 펼치고 지인들의 점수를 수시로 확인하며 은근한 경쟁을 유도하는 새로운 방식의 애니팡! 어디 그뿐인가. '하트'를 선물하는 기능을 통해 무언가를 받으려면 무언가를 먼저 베풀어야 한다는 깊은 철학을 담았다. 더불어 기존의 게임이 '나홀로' 방식이었다면 애니팡은 '함께' 하는 방식이라 더 새롭다.

우리들병원과 자생한방병원은 디스크 치료에 관한 한 국내 최고의 양한방 대표 주자들이다. 공교롭게도 우리들병원은 최소 침습에 의한 '수술'로, 자생한방병원은 외과적 시술 없는 '비수술' 방식으로 독자적인 영역을 개척해 왔다. 누구보다 먼저 해당 영역을 개척해 온 두 기관은 분원 설립 및 해외 병원 개설을 통해 그 역량을 한층 더 공고히 하고 있다.

우리들병원의 경우 동종 업계로부터 불필요한 과도한 접근(무리한 수술이라든가 혹은 필요하지 않은 수술)이라는 비난을 받고 있다. 그런가 하면 양방에서 허리전문 병원들이 우후죽순처럼 생겨나고 있는 가운데 이들 양방 병원과의 차별성 확보 및 비교우위 유지는 자생한방병원이 계속 고민해야 할 부분이다. 비록 이들 병원이 디스크 치료부문의 신 영역 개척자라는 주역을 맡아 왔지만, 언급한 바와 같이 주위의 끊임없는 도전에 어떻게 응전하느냐에 따라 상황은 언제든지 달라질 수 있다.

기업 부문 스타 사례 :

의료 부문 스타 사례 :

(3) 물음표 : 신라면 블랙 · 통증 완화 시장, 수지 접합

한때 병원에서 나오는 길은 제 발로 걸어 나오거나 실려 나오는 것 두 가지뿐이었다. 병원이 생과 사를 결정짓는 곳이었기 때문이다. 하지만 요즘은 또 다르다. 걸어 나오는 것도 그렇다고 실려 나오는 것도 아닌 절뚝거리거나 앉아서 나오는 모습이라고나 할까. 이러한 변화는 사람들의 주요 질환이 예전과 많이 달라졌기 때문이다. 예를 들면 급성, 유행성 질환과 같이 낫거나 혹은 죽는 식의 질환과 달리 만성 퇴행성 질환의 비중이 커지는 것과 무관하지 않다. 그러다 보니 병원의 역할도 이전과는 점차 달라지는 모습이다. 완쾌 혹은 치료라는 예전의 목적에 관리와 돌봄 및 치유라는 새로운 목표가 덧붙여지게 되었다.

물음표Question Marks

우리는 살아가면서 종종 '보이지 않는 통증'과 싸운다. 통증은 뼈와 관절에서 전해지는 체성體性 통증, 내장 기관에서부터 전해 오는 내장성 통증, 말초나 중추 신경이 손상돼 생기는 신경성 통증 및 이들 통증이 복합적으로 나타나는 혼합 통증 등으로 구별된다. 한 연구에 의하면 18세 이상 아시아 성인의 35% 정도가 만성 통증을 앓고 있다고 한다. 하지만 우리가 느끼는 통증의 19% 정도는 MRI로도 증상을 규명할 수 없다. 통증이 생각만큼 간단한 게 아니다.

통증 관리를 통해 질병이 치료되는 것은 아니다. 하지만 어떤 경우에는 질환 그 자체보다 그것과 동반되는 고통이 더 두려운 경우도 있다. 암이 정말 무서운 것은 좀처럼 낫기 힘든 데서 오는 절망감, 오랜 치료 과정에 대한 불안감과 더불어 치료 과정 혹은 병이 진전되는 동안 수반될 엄청난 고통의 두려움이 더 크기 때문이 아닐까. 그렇다면 암의 경우 완치율 못지않게 중요한 것이 '절망 · 불안 · 통증'의 완화일 것이다. 따라서 질병으로부터 기인한 각종 고통을 다스리는 '완화 비즈니스'는 지금은 물음표에 머물러 있지만 언제든지 '스타'의 길로 들어갈 수 있는 최고의 후보군이다.

기업 부문 물음표 사례 :

의료 부문 물음표 사례 :

(4) 도그 : 2G, 3G 핸드폰 · 산부인과, 외과

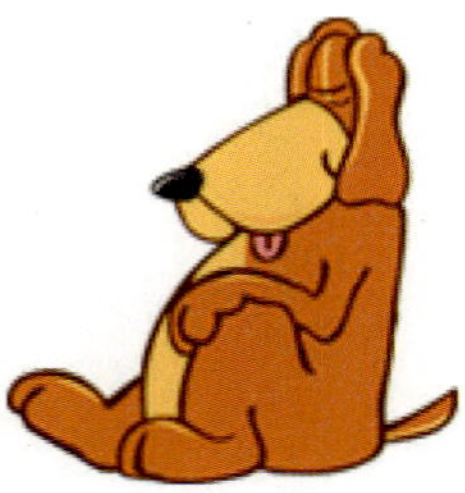
도그Dogs

스마트폰에 밀려 2G나 3G 핸드폰이 사라지고 있다. 그런가 하면 2011년 10월부터 아날로그 TV가 사라졌다. 디지털 방송의 시작으로 더 이상 아날로그 방식의 수신이 불가능하기 때문이다. 이처럼 기술의 발전은 특정 부문의 침체 혹은 몰락을 가져오는 법이다. 2G와 3G 핸드폰이 밀려났듯이 오늘의 스마트폰도 언젠가는 또 다른 테크놀로지의 출현으로 사라지게 될 것이다.

산부인과가 있는 도시로 아이를 낳으러 가는 시 · 군 · 구가 전국적으로 54곳이나 된다. 그런가 하면 매달 분만 건수가 15건이 안 되는 산부인과가 360곳으로 전체 분만 산부인과의 절반 정도에 달한다. 그 많던 동네 의원급 산부인과가 사라진 것은 기술 변화와는 다소 거리가 있다. 이들이 사라져 간 이유는 기술상의 문제라기보다는 건강보험 급여 수가의 문제(건강보험 관련 수가의 부적절성)와 상대적으로 높은 의료 사고 위험을 회피하려는 데서 나온 결과(고위험률에 따른 의사들의 회피)이기도 하다. 의사는 의사대로 분만 사고가 생기면 병원 문을 닫아야 하는 판국이라 분만을 점점 꺼리게 되고, 환자는 환자대로 좀 더 안전한 곳에서 분만하려고 나름대로 병원을 선택함에 따라 동네 산부인과의 몰락은 한층 더 가속화되고 있다.

임산부들이 좀 더 안전하다고 여겨지는 큰 병원들을 선호하다 보니 환자 수와 진료비 수입이 감소하고 건강보험 수가마저 낮아 해당 의원의 재정 상태는 악화될 뿐이다. 결국 기존 의원들은 분만 서비스를 접게 되고, 뒤이어 뛰어든 신참 내기 산부인과 의사는 분만 서비스는 엄두도 못 내는 상황이다.

출산에 따른 위험이 새삼스러운 것은 아니다. 예전에도 못지않은 위험이 있었으나 이에 맞선 의사들이 적지 않았다. 그렇다면 결국, 산부인과 개원가開院街의 부침浮沈[14]과 의사들의 분만 서비스 기피 현상은 건강보험 수가와 고객의 선택이라는 요인에 기인했다고 보는 것이 타당할 것이다. 이는 산부인과 개원의 차원에서는 어쩔 수 없는 외부 요인에 해당하는 것으로, 이에 대한 통제는 사실상 거의 불가능에 가깝다.

베이비 붐 시절엔 캐시 카우가 분명했던 분만 서비스는 외부 환경의 변화로 급격하게 도그의 신분으로 전락하고 말았다. 그것도 개별 병원 차원에서 어쩔 수 없는 요인들(건강보험 수가와 고객 선택)로 인해 안타까운 운명을 맞이한 것이다. 이 부분을 극복한다 해도 정말 큰 문제가 자리 잡고 있다. 바로 저출산 문제다.

기업 부문 도그 사례 :
의료 부문 도그 사례 :

5 기획 체험

1) 차병원 사례

차병원 계열 의료바이오 벤처기업인 차바이오텍과 국내외 의료인 및 기관투자가들로 구성된 컨소시엄이 LA 소재 퀸 오브 에인절스 할리우드병원Queen of Angels Hollywood Presbyterian Medical Center을 인수했다. 이 병원은 그동안 차병원 외에도 여러 의료재단과 매각 협상을 벌여 왔으나, 최종적으로 차병원과 계약에 합의한 것이다. 이는 그동안 1999년 뉴욕 C.C 불임 연구소, 2002년 LA불임치료센터 개설 등 차병원의 미국 내 의료기관 운영 경력이 가장 크게 작용한 것으로 알려졌다.

컨소시엄을 통한 병원 인수 비용은 8천만 달러였다. 100여 개 병원을 보유한 미국 제2의

14) 성盛함과 쇠衰함

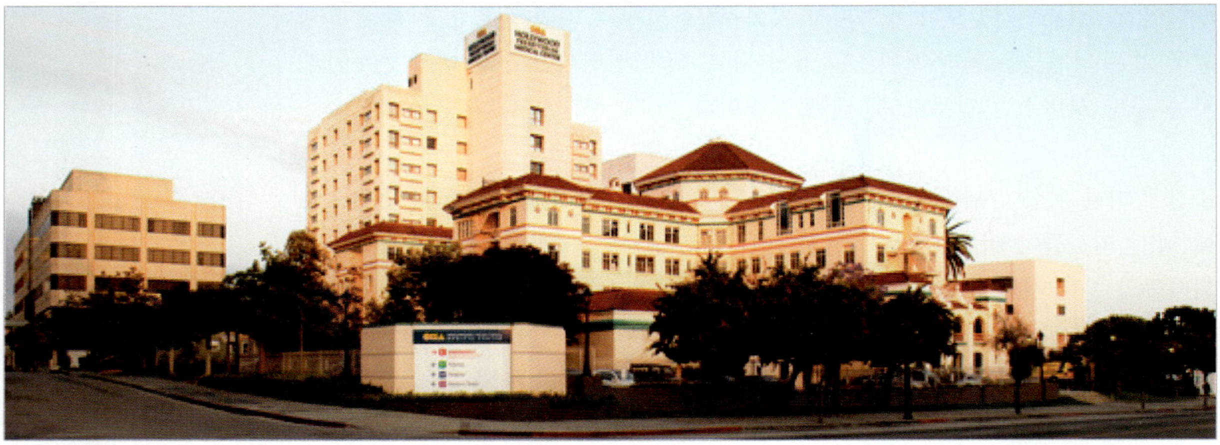

LA 장로병원 전경(출처 : http://hollywoodpresbyterian.com/contact)

의료기업 테닛 그룹이 운영해 온 퀸 오브 에인절스 할리우드병원은 450병실을 갖춘 대형 메디컬센터로, 특히 코리아타운에 위치, 한국계 환자들의 이용이 많아 24시간 한국어 간호 서비스와 한국인들만을 위한 병동을 별도로 운영해 왔다.

차병원의 미국 의료 시장 진출은 병원 인수를 통한 사업 확장과 의사 및 간호사, 연구원, 행정 등 종합 의료진이 대거 진출하는 첨단 인력의 수출이란 점에서도 큰 의의가 있다는 게 병원 측 설명이다. 병원은 "고급 의료기술과, 의사, 간호사, 연구원 등 종합 의료 인력이 앞으로 연간 100명 이상 미국에 진출, 외화 획득 등의 효과를 거둘 수 있게 될 것"이라며 "이번 인수는 난치성 질환 줄기세포 연구의 국내 수준을 자랑하는 국위 선양의 기회가 될 것"이라고 기대감을 피력했다.[15]

주요 병원의 매출 현황

병원명	매출(단위 : 억 원)		비고
	2013년	2012년	
세브란스병원	1조7,659	1조1,320	신촌/강남 세브란스
가톨릭대학교 성모의료원	1조7,421	1조7,970	서울/여의도/의정부/부천/인천/대전성모병원, 성바오로, 성빈센트 등 8개 병원
아산재단	1조6,692	1조5,837	강릉/정읍/보령/홍천/보성/금강/영덕 등 7개 병원 포함 각각 654/250/220/127/120/100/88억 원
서울대학교 병원	1조4,349	1조32	
삼성서울병원 강북삼성병원	1조100 3,280	1조2,000	
인제대학교 백병원	9,076	9,161	서울/상계/일산/부산/해운대 등 5개 병원
한림대학교 성심병원	8,000	7,000	한림대학교 병원/춘천/강남/강동/동탄/한강성심 등 6개
순천향대학교 병원	6,759	6,100	서울/부천/천안/구미 등 4개
고려대학교 병원	6,691	6,540	구로/안암/안산 등 3개
부산대학교 병원	5,122	4,303	부산/양산
전남대학교 병원	5,060	4,614	본원/화순

출처 : '공익법인 등 결산서류 시스템' 자료를 활용한 메디코(medico.tistory.com)에서 재인용

15) 데일리메디, 2004. 11. 11. 정리

차병원 그룹은 퀸 오브 에인절스 할리우드병원 인수 후 이를 LA 장로병원LA presbyterian Medical Center으로 명칭을 바꿔 개원하면서 분만, 심혈관계 질환, 응급외과, 방사선과 등 7개 분야에 집중했다. 차병원의 발 빠른 해외시장 진출로 2009년, 종합병원 급으로는 처음으로 의료업을 수출하며 한국 병원의 글로벌화를 선도한 공로로 '대한민국 글로벌 의료마케팅 대상[16]'을 수상하기도 했다. 당초 미국의 테닛 그룹으로부터 900억 원에 인수한 이 병원의 현재 매출은 1조 원 정도로 국내 최고 병원 중 하나인 서울 삼성병원의 매출이 1조 원 가량임을 감안해 볼 때, 병원 인수가 차병원 그룹의 성장에 무척 효과적이었음을 알 수 있다.

위의 결과를 도출하기까지 차병원 기획팀의 입장에서는 어떠한 고민과 접근 혹은 시도들이 있었는지 생각해 보자. 구체적으로 ① 그 많은 미국 병원 중에서 왜 퀸 오브 에인절스 할리우드병원이었으며 구체적인 인수 대상 병원 선정 기준은 무엇이었을까? ② 투자가치 및 경제성 평가 방식, 매입 가격 산정 등 차병원이 참고했을 자료나 기준은 무엇이었을까? ③ 차병원의 향후 인수 후 운영 계획에 대해 생각해 보자. 차병원은 어떤 식으로 병원을 살릴 궁리를 하였을까?

①

②

③

2) Teva 사례

나이 든 감나무에 유자나무를 접붙이면 시들어가던 감나무의 수세가 왕성해지고 수명도 연장된다. 유자나무의 남다른 에너지가 어떤 형태로든 감나무에 접목된 것이다. 이러한 접붙임은 열매를 빨리 맺게 하거나 환경에 대한 적응력을 높이려는 목적으로도 활용되고 있다. 기업의 인수합병M&A도 딱 이런 식이다. 새로운 기업과의 합병을 통해 남다른 에너지가 유입되거나 교류되면서 시너지가 일어나 한층 더 큰 힘을 갖게 되는 것이

TEVA PHARMACEUTICALS LTD

테바의 주가를 다룬 기사(Teva Pharmaceutical Shares Decline After Last Week's Rally, VlaueWalk, 2014. 4. 7.)에 게재된 회사 로고(출처 : http://www.valuewalk.com/2014/04/teva-pharmaceutical-shares-decline)

16) 이 행사는 동아닷컴, iMBC, 일간스포츠가 공동주최하였으며 보건복지부와 한국관광공사가 후원

인수합병의 궁극적 목적이다. M&A는 기업이 보유하지 못한 새로운 자원을 얻는 데 자주 활용되는 것으로 외부 자원을 통해 새로운 성장 동력을 얻을 수 있는 가장 대표적인 방법이다. 세계 최대 복제약품 기업인 테바Teva는 2000년 후반 일본의 제약 시장 진출을 위해 바로 이 방법을 적절히 활용했다. 일본 제약 기업의 높은 명성과 국내 시장에 탄탄한 기득권이 형성되어 있어 신규 진입자로서 일본의 시장을 뚫기가 여간 어려운 것이 아니었기 때문이다. 게다가 텃세도 이만저만 심한 것이 아니었다.

> 의약품이 시장에 나오려면 효능 · 안정성 테스트 등 다양한 절차를 거쳐 정부의 판매 허가를 받아야 한다. 여기에 긴 시간이 소요된다는 점 또한 만만치 않은 장벽으로 작용한다. 판매망이나 영업 사원의 부재 또한 진입 장벽을 높이는 요소가 된다. 이 같은 난공불락의 일본 제약 시장을 테바는 어떻게 뚫어낸 걸까. (…) 테바는 제약업에 필요한 자원을 보유한 일본 제약 업체들을 하나둘 인수, 비교적 쉽게 일본 시장에 진입했다. 그런 뒤 2011년에는 일본 3위의 제네릭Generic[17] 업체인 다이요大洋 약품공업을 인수해 자회사로 만들었다. 그리고 2012년에는 2008년에 교와라는 일본 제네릭 업체와 50%씩 출자하여 만든 합작회사 '교와 테바'를 최종적으로 인수했다. 그리하여 2012년, 테바는 마침내 다이요 약품공업과 교와 테바를 합병하여 '테바 재팬'을 출범시켰다. (…) M&A는 이처럼 잘만 수행하면 철옹성처럼 뚫기 힘들어 보이는 시장에도 어렵지 않게 안착할 수 있는, 훌륭한 기업 전략의 하나다.[18]

위 내용 중 ① 여러분이 보기에 가장 인상적인 부분을 찾아 그 내용을 그대로 옮겨 보자. 그리고 여러분이 ② 해당 부분에서 특별한 인상을 받은 이유가 무엇인지 생각해 보자.

①

②

세계 최대의 복제약품 기업인 테바의 일본 시장 침투 전략에 대하여 요약해 보자.

17) 특허 기간이 끝났거나 특허의 보호를 받지 않는 의약품

18) 정두희. 미장세美長勢. 쌤앤파커스, 2014, pp.159~160

3) 강북삼성병원 도심형 국제 클리닉 사례

강북삼성병원은 2012년 2월, 태평로 삼성 본관 지하 1층에 주한 외국인과 관광객을 위한 국제 클리닉을 오픈했다. 병원 종합 건진센터의 첨단시설 및 장비, 전문 인력 등 의료 인프라를 공유하게 되는 국제 클리닉은 국제 기준의 검사와 전문의의 특성화된 진료, 통역 서비스 등을 제공하고 있다.

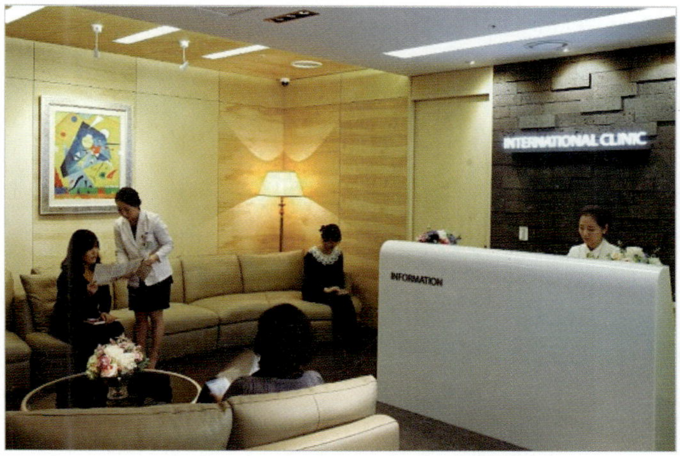

국제 클리닉 내부(출처 : 한국경제, 2012. 2. 29.)

국제 클리닉에는 외국인 환자와의 의사소통을 위해 유창한 영어 진료가 가능한 의료진과 영어 및 중국어를 사용하는 코디네이터가 상주한다. 한편, 사전 예약을 통해 일본어, 러시아 등의 기타 언어권 환자에 대한 통역 서비스 지원이 가능하다. 현재 이곳에 상주하고 있는 의료 인력은 가정의학과 전문의와 전문 의료진 5명으로, 포괄적인 진료뿐만 아니라 대장항문 질환, 당뇨병, 유방·갑상선 질환, 만성피로 및 스트레스, 심장혈관 질환에 특화된 진료를 제공하고 있다. 아울러 진료, 검사, 치료, 상담, 예방 등의 기본 진료에 충실하며 전문적 치료가 필요할 경우 강북삼성병원 본원과 연계하여 32개 진료과 전문 의료진의 치료를 받도록 하고 있다.

국제 클리닉이 입지한 곳도 눈여겨볼 대목이다. 서울의 도심 중 한 곳인 태평로인데다 삼성의 본관 건물이라는 점이다. 위치로 봐서는 더 이상 바랄 게 없는 곳이다. 하지만 이용자들이 진정으로 원하는 것은 이것이 아닐 수도 있다. 도심형이라 뛰어난 접근성은 편의성을 높여 줄지 몰라도 이것만으로는 충분하지 않기 때문이다. 이보다는 뛰어난 의료 기술과 남다른 서비스를 포함한 양질의 의료 서비스로 대형 병원에 비해 전혀 손색없는 의료 그 자체일 것이다. 앞서 보았던 차움의 사례와 마찬가지로 위와 같은 도심형 국제 클리닉을 개원하기까지 어떤 고민들이 있었는지 생각해 보자. 그리고 그 고민들은 어떤 방식으로 조사하고 해결할 수 있었는지에 대해서도 함께 생각해 보자.

강북삼성병원이 국제 클리닉을 오픈한 이유는 ① 무엇 때문인가? ② 병원이 소재한 강북삼성병원이 아닌 태평로 삼성 본관을 택한 이유는 무엇인가? ③ 영어·중국어·일본어·러시아어 중 영어와 중국어를 중심으로 한 이유는 무엇이며, 그러한 결정은 지금 시점에서 볼 때, 현명한 것이라 할 수 있을까? ④ 국제 클리닉의 구성상 주요 관심 분야는 무엇이며 그런 결정을 내린 배경은 무엇인가? 진료과 측면과 서비스 측면 등 두 가지 차원에서 접근해 보자. 마지막으로 ⑤ 도심형 클리닉이 접근성, 편의성, 양질의 의료 서비스 외에 새로운 고객 가치를 추구한다면 무엇을 지향해야 하며,

그렇게 생각하는 이유는 무엇 때문인지 설명해 보자.

①

②

③

④

⑤

6 기획 심화 학습

다음 중 하나를 골라 해당 질문에 대해 조사해 보자. 예시문을 참고로 흥미로운 것을 골라 '반드시' 해당 책을 찾아본 후 질문에 응답해야 한다.

1) 아담 카헤인 〈통합의 리더십〉

아담 카헤인Adam Kahane의 책 〈통합의 리더십〉을 읽고, '몽플레 기획팀'과 그들의 활동에 대하여 설명하라.

몽플레 기획팀은 남아프리카공화국의 미래를 개척하는 행동가로서 자신의 정체성을 깨닫고, 스스로를 돌아보고, 자신의 잘못을 인정할 수 있었기 때문에 새로운 현실을 창조할 수 있었다. 그들은 자신들이 변할 때만 남아프리카공화국도 변한다는 사실을 잘 알고 있었다. 만약 우리가 속한 국가나 공동체, 조직, 가정의 시스템을 변화시키기 원한다면, 우리는 먼저 자신을 돌아보고 스스로를 변화시켜야 한다.[19]

19) 아담 카헤인. 통합의 리더십. 에이지 21, 2008, p.154(2010년 이후 〈포용의 리더십〉으로 재발간)

2) 마츠모토 스미코 〈시니어 비즈니스 성공전략〉

마츠모토 스미코의 〈시니어 비즈니스 성공전략〉을 읽고, 일본 패밀리 마트의 '아버지 프로젝트'에 대하여 알아보자.

> 실제로 편의점을 이용하는 중장년층이 증가하고 있다 세븐 일레븐에서는 50세 이상의 이용자가 20%를 차지하면서 20세 미만의 이용률을 넘어섰다고 한다. 패밀리 마트에서는 40, 50대 사원이 '아버지 프로젝트'를 기획해 중장년층을 위한 도시락을 출시했다. 양도 적당하고 건강을 배려한 담백한 맛과 야채 조림 등을 많이 넣은 도시락은 젊은 여성에게도 대 인기다.[20]

3) 이재광, 송준 〈함평 나비혁명〉

〈함평 나비혁명〉을 읽고 기획이라는 관점에서 '함평 나비 축제'를 살펴보자.

> 10년, 이제 함평은 대한민국에서 가장 유명한 도시 중 하나가 됐다. 누구나 함평을 안다. 그리고 나비와 나비축제를 연상시킨다. (…) 각 지자체가 개최하는 축제의 수는 공식 · 비공식을 합해 연간 4,000개. 함평나비축제는 이 중 최정상에 우뚝 섰다고 해도 전혀 과장이 아니다.
>
> 나비축제의 성공은 축제 기간 동안 함평을 방문한 관광객 수에서 단적으로 드러난다. 1999년 1회 때 5월 5일에서 9일까지 4일 동안 무려 60만 명의 관광객이 함평을 찾았다. 이후 관광객은 지속적으로 증가해 2001년 3회 축제 때 100만 명을 넘었으며, 2004년에는 150만 명을, 2006년에는 170만 명을 넘어 국내 최대 축제 중 하나로 자리 잡았다. 1~9회까지 관광객은 무려 1,120만 명에 이른다. 이 중 상당수가 외국인 관광객이라는 점도 특기할 만하다. 처음으로 외국인 관광객이 집계된 2005년 6,000명에서 2007년에는 1만 명을 넘어선 것으로 함평군은 추산한다.[21]

---

20) 마츠모토 스미코. 시니어 비즈니스 성공전략. 해냄, 2007, p.148

21) 이재광, 송준. 함평 나비혁명. 페이퍼로드, 2009, p.143

찾아볼 영상

TED : 노린 허츠 <전문가를 이용하는 방법과 이용하지 않아야 하는 시기>
Noreena Hertz <How to use experts and when not to>

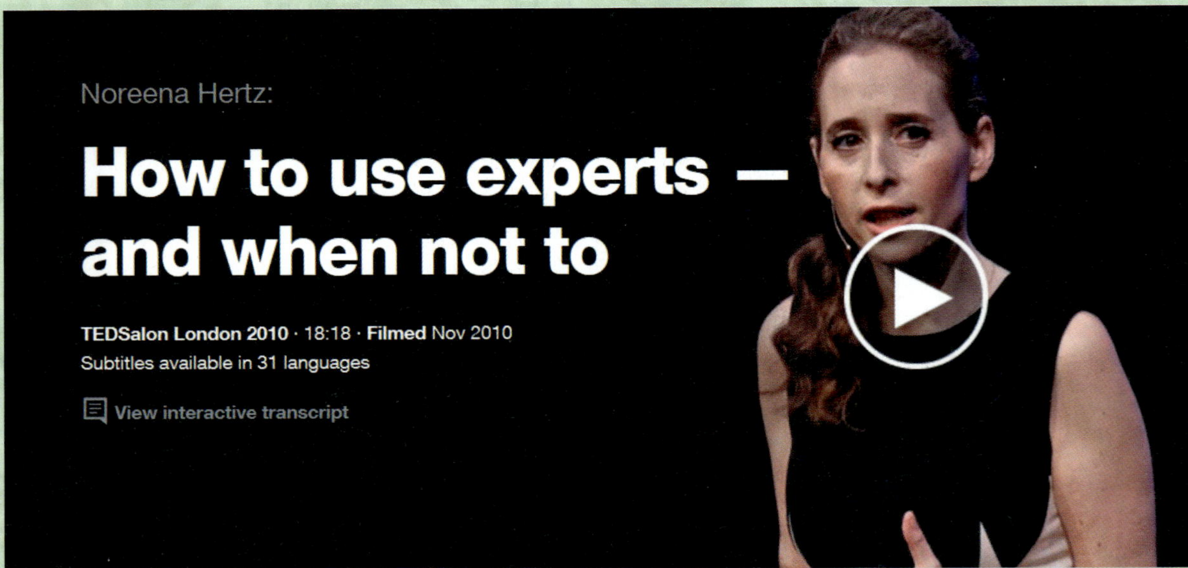

우리는 살면서 중요한 결과가 뒤따르는 중대한 결정의 순간들을 마주하게 된다. 그리고 이 결정들을 내리기 위해서는 전략이 필요하다. 인터넷이 대중화된 오늘날에도 위험도가 높고, 중요한 결정일수록 전문가들을 찾는다. 왜냐하면 전문가들이 정보를 더 잘 분석할 수 있고 우리가 스스로 결정하는 것보다 더 나은 결정을 내릴 수 있다고 믿기 때문이다. 그러나 그들이 항상 옳은 것이 아니기 때문에, 반대 의견을 받아들이자는 것과 전문가들을 어떻게 이용해야 할지 등이 이 강연의 핵심 내용이다. 더 이상 맹목적으로 추종하고 수용하며 신뢰하는 시대가 아니라고 발표자는 주장한다.

병원에서도 마찬가지이다. 이제는 병원도 전략적이고 체계적인 경영을 한다. 그중 한 가지의 방법이 전문가들의 의견을 참고하는 것인데, 이 강연의 내용처럼 맹목적으로 믿는 것이 아니라, 비판하고, 독립적인 의사결정이 필요하며, 언제든지 할 수 있도록 준비해야 한다고 생각하기 때문에 이 영상을 골랐다. – 수강 학생의 추천 사유 –

위 동영상 자료를 관람한 후 여러분의 느낌을 ① 100자 이내로 정리해 보자. 아울러 이번 장과 관련해 여러분이 발견한 가장 적절한 ② 동영상 자료가 있다면 해당 자료의 출처를 적어 보도록 하자.

①

②

개인 과제

Chapter 9. 병원 전략 경영

학번		성명		제출일	

① 이번 장을 한 문장으로 표현해 보자.

② 이번 장과 관련해 스스로 찾아본 것에 대해 자세히 적어 보자. 책은 50쪽 이상 읽은 것만 적을 수 있으며, 영상 자료와 신문 및 기타 내용은 출처나 연도 표기를 정확히 적어 보자.

책	
영상자료	
신문	
기타	

③ 이번 장에 관해 200자 이상의 에세이를 손으로 직접 써 보자.

* 이 페이지는 절취하여 다음 시간에 제출할 것

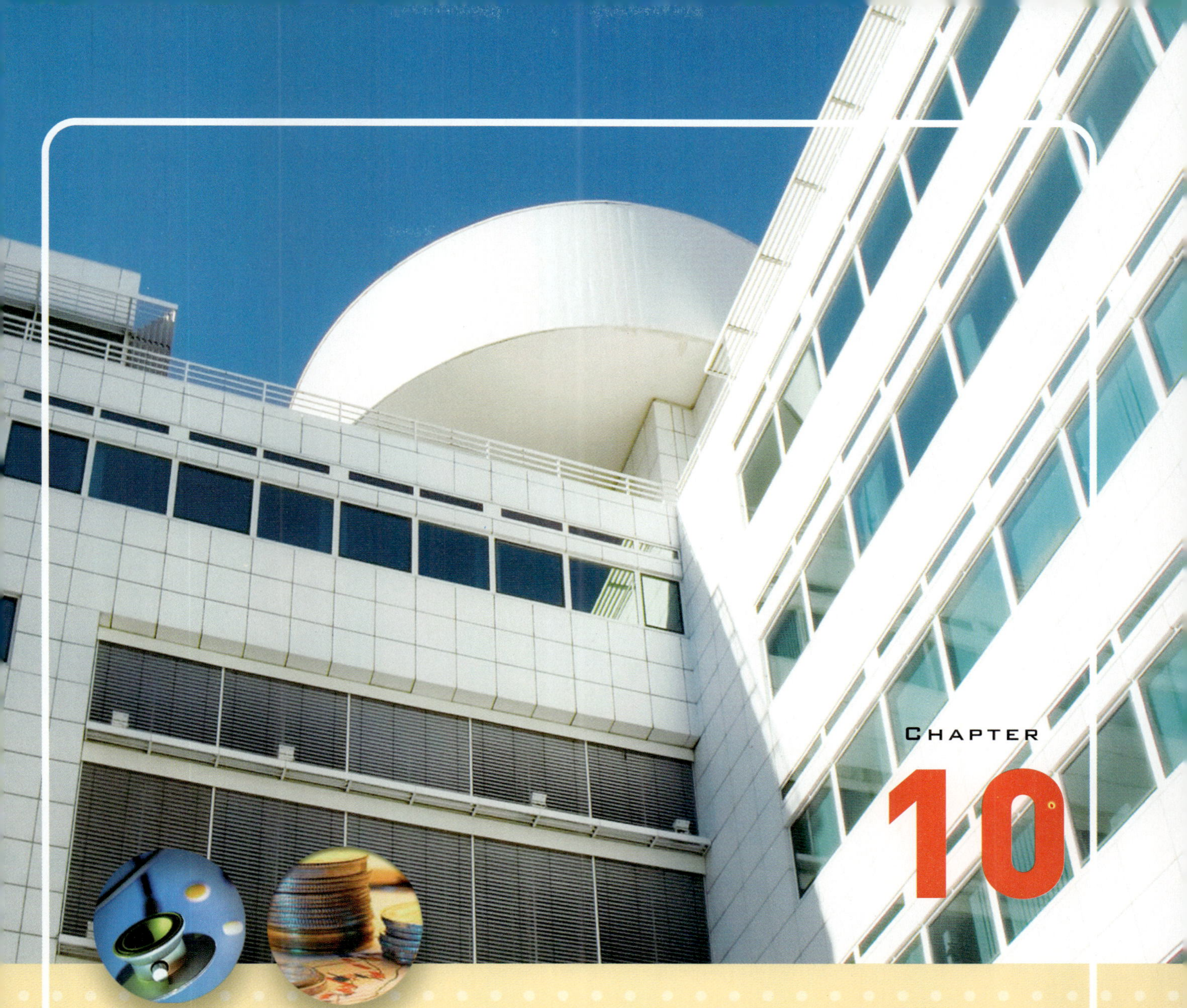

CHAPTER 10

병원 건축

1. 병원 건축 사례
2. 좋은 건물과 아쉬운 건물
3. 주변 건물 둘러보기
4. 건축 관점에서 본 좋은 병원의 기준
5. 리모델링
6. 좋은 땅의 기준

사람들은 개인의 건물을 자기 것으로만 생각하지만 사용권이 있을 뿐 소유권은 사회와 시민이 가진 것이라는 게 우리나라의 대표적 건축가 중 한 사람인 승효상 씨의 생각이다. 건물이 주민들에게 영향을 미칠 수 있는 만큼 사적인 건축일망정 공공적 가치를 보다 중요하게 여겨야 한다는 의미를 담고 있다.

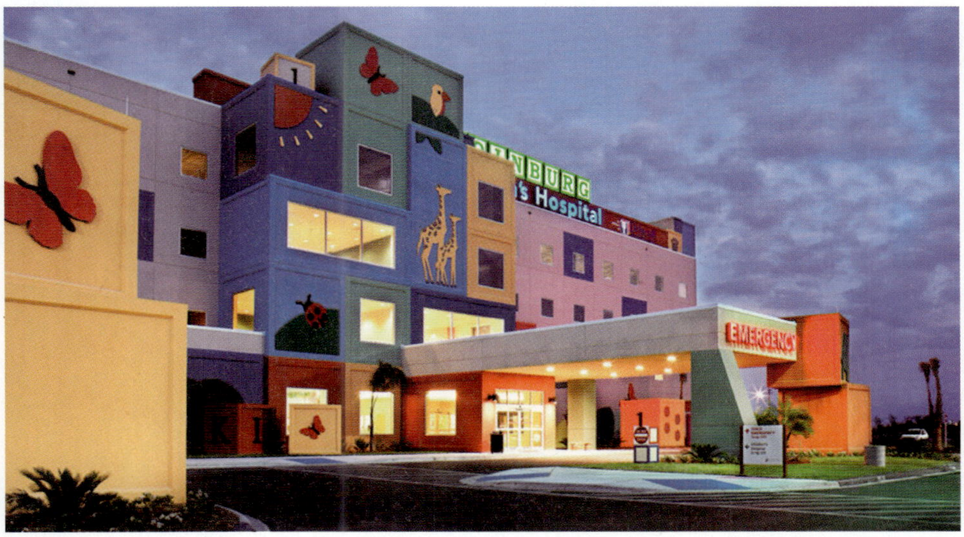

에딘버그 아동병원(출처 : http://www.window.state.tx.us/specialrpt/tif/southtexas/healthcare.html)

아름다운 건축물은 보는 것만으로도 즐겁다. 두고두고 기억에 남는다. 아름답고 인상적인 건물이 우리 삶의 중심에 자리 잡고 많은 사람들에게 회자되는 걸 보면 기능성과 경제성을 중시하던 기존의 건축방향에서 벗어나 아름다움의 또 다른 구현, 삶을 보다 더 풍요롭게 만드는 건축으로 눈을 돌려야 할 때가 온 것이다.

빌바오에 있는 구겐하임 미술관이 성공하자 문화 시설들이 성공적인 도시 부활 전략이

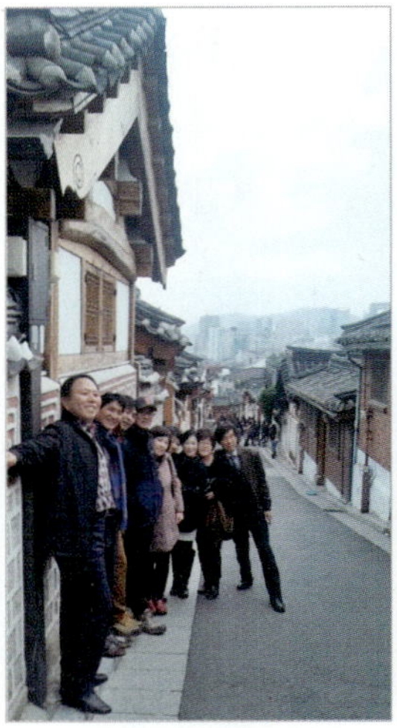 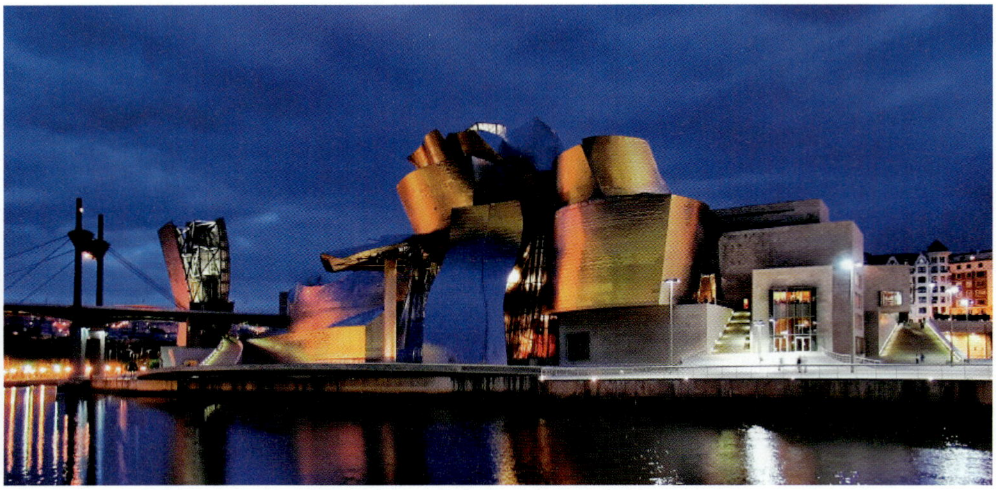

방문객으로 북적이는 한옥마을과 구겐하임 미술관(미술관 사진 출처는 서울시 문화블로그 '함께 만드는 서울 함께 누리는 서울')

> 될 수 있다는 시각이 더욱 힘을 얻게 되었다. 프랭크 게리가 설계한 이 상징적 건물을 보기 위해서 관광객들이 몰렸다. 1994년 빌바오를 찾은 관광객 수는 140만 명에 불과했지만 2005년에는 이 숫자가 380만 명으로 늘어났다. 미술관을 찾는 관광객 수만 매년 100만 명에 이른다.[1)]

스페인 빌바오의 구겐하임 미술관에 대한 얘기다. 몰락하기 시작한 탄광 도시 빌바오 지역을 다시금 부활시킨 한 것은 세계적인 건축가 프랑크 게리가 설계한 빌바오 구겐하임 미술관이었다. 건물에 대한 고정관념을 깬 설계로 20세기 최고의 건축물로 주목받았던 구겐하임 미술관! 도시 경제가 한 건물로 인해 다시 일어섰고, 지속적으로 경제적 부를 창출하는 놀라운 광경이 지금까지 벌어지고 있다.

1 병원 건축 사례

구겐하임 미술관이 예술성과 공공성이란 관점에서 바라본 건축이라면, 병원 건축은 환자와 의료 서비스 제공이란 측면에서 볼 때 기능성과 특수성이 가미되어야 할 것이다. 예를 들어 화장실에 있는 세면대의 높이는 1m 15cm는 되어야 한다. 너무 높아서도 안 되지만, 이 높이 아래로 내려가서는 안 된다. 그 이유는 휠체어 때문으로, 휠체어에 앉은 상태로 세수를 해야 하는 환자들을 위해서 휠체어가 세면대 아래로 들어갈 수 있어야 하는데 그 높이가 1m 15cm이기 때문이다. 그뿐만이 아니다. 거동이 아주

1) 에드워드 글래이저. 도시의 승리. 해냄, 2011, pp.130~131

힘든 환자들도 때맞춰 씻겨 줘야 하는데, 이를 위해 침대 카트가 쉽게 드나들 수 있도록 샤워실 입구의 폭은 침대 카트의 폭을 감안해 설계에 반영해야 한다. 휠체어는 물론이며 불편한 환자들이 손쉽고 안전하게 다닐 수 있도록 문턱을 없애는 건 필수 중에 필수다. 그런가 하면 복도의 측벽에 손잡이를 달아 노약자들이 안전하게 다닐 수 있도록 하는 것도 병원 건축에서 빼놓을 수 없다. 무엇보다 중요한 것이 바로 안전 문제다.

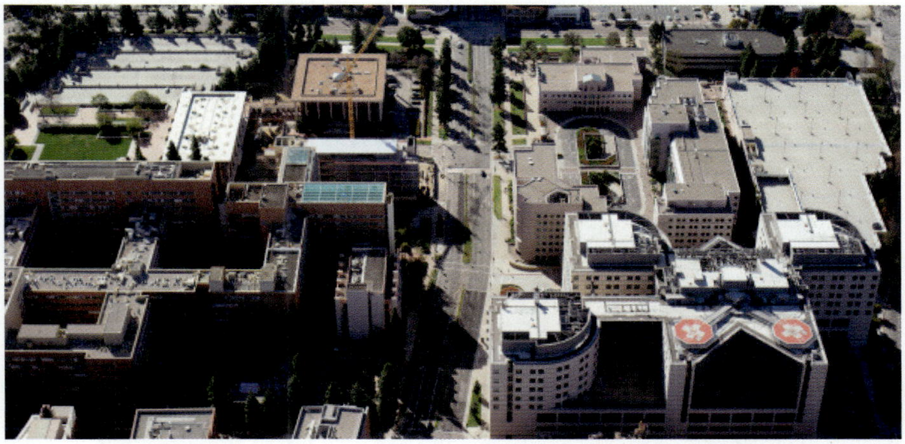

UCLA 대학병원은 신축 이후 병원 명칭을 캘리포니아 주지사이자 전직 대통령의 이름을 따 'Ronald Reagan UCLA Medical Center'로 바뀌었다.

1944년 지진으로 웨스트우드 캠퍼스의 병원 건물이 심각한 손상을 입었고 캘리포니아 주정부가 모든 병원 건물에 대해 지진 피해에 견딜 수 있도록 설계하고 건축하도록 법으로 의무화하였기 때문에 UCLA의 새 병원 건물들은 강력한 안전기준을 준수하여 완공되었다. 특히 리히터 규모 8.0 이상의 지진이 발생하더라도 구조적으로 결함이 발생하지 않고 건물 외부에 균열로 인한 낙석이 발생하지 않도록 설계되었으며 지진 발생 후 72시간 동안 외부의 도움 없이 자체적으로 병원의 모든 기능이 정상적으로 돌아갈 수 있도록 지어졌다. 또한 이러한 지진에 대한 대비 말고도 강풍과 폭우에도 견딜 수 있도록 지어졌다.[2)]

1) 삼성병원

대형 병원의 시공과 준공 및 개원에 이르기까지의 내용이 상세히 언급된 자료가 부족한 와중에 아래 내용은 비교적 세세한 내용이 언급되어 있어 병원 건축과 개원이라는 복잡하고 어려운 과정을 이해하는 데 도움이 되기 때문에 참고할 필요가 있을 것으로 생각한다.

1990년 병원설립을 결심한 이 회장은 설계 단계부터 꼼꼼히 챙기기 시작했다. (…) 세계 각국의 설계 회사를 비교한 결과, 당시 일본 요코하마에 새로 들어선 병원을 설계한 회사를 찾아냈다. 서구보다는 한국인과 병원 이용 형태가 비슷한 일본을 벤치마킹하기로 한 것이다.

회장은 병원 건설 추진본부장도 직접 뽑았다. 그는 당시 이수빈 비서실장에게 "소프트를

2) 조셉 A. 미첼리. UCLA 헬스시스템 이야기. 청년의사, 2012, pp.150~151

아는 사람을 찾아보라"고 지시했다. 병원을 건설하는 게 소프트와 무슨 상관관계가 있을까? 비서실은 이 회장의 뜻을 제대로 헤아리지 못했다. 안팎으로 수소문했지만 도무지 적임자를 찾을 수 없었다. 결국 삼성항공 기술총괄을 맡던 임동일 전무가 물망에 올랐다. (…)

이 회장이 임 본부장에게 내린 첫 임무는 "선진 병원을 보고 오라"였다. 그는 두 달여 동안 40개가 넘는 병원들을 찾아다녔다. 그러면서 이 회장이 강조한 '소프트'의 뜻을 어렴풋이 알 수 있었다고 한다. "병원 전체를 컴퓨터라고 보면 그 안의 소프트웨어는 전산망이라고 할 수 있어요. 각 단말기에 의사와 간호사가 앉아 있는데 각각 다른 45개 직종 의사 2,000여 명이 전산망을 통해 커뮤니케이션을 하는 것이 병원 업무의 본질이었던 겁니다." (…)

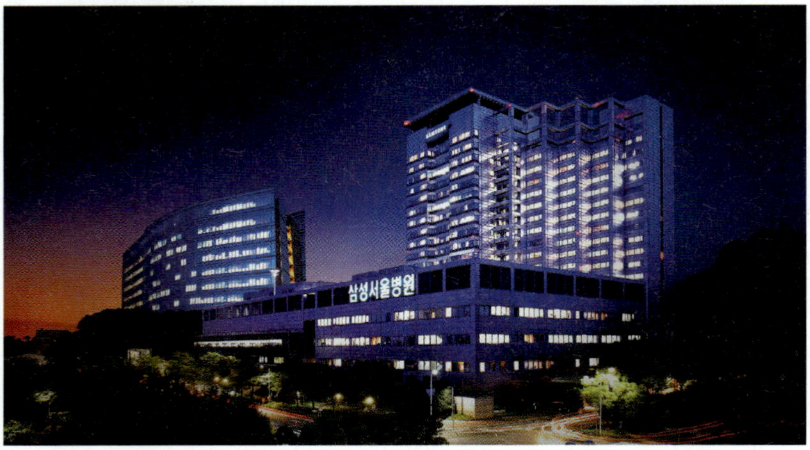

삼성서울병원(출처 : http://about.samsunghospital.com/main.html)

삼성의료원은 한국의 병원 장례 문화를 선도했다. 고스톱, 소음, 향냄새가 일시에 사라졌다. 소음과 냄새를 잡기 위해 영안실마다 흡음제를 붙이고 분향대에는 특별 환기 시설도 설치했다. 그러자 늘 소란스럽고 어수선했던 영안실 분위기는 차분하고 경건하게 바뀌었다. (…) 병원 공사 도중에 장례식장을 다른 병원들과 똑같은 형태로 짓고 있다는 보고를 받은 이 회장은 당시 임경춘 삼성재팬 사장에게 전화를 걸었다. 당장 한국으로 들어와서 장례식장 공사를 다시 하라고 지시한 것이다.

"장례식장에 향냄새, 소독약 냄새가 나면 안 된다. 외부로 뽑을 수 있는 환기 시스템을 마련하라. 상주가 샤워할 수 있는 공간과 쉴 수 있는 공간도 만들어야 한다. 영안실에는 햇빛이 들게끔 하라." 이에 따라 장례식장에 대한 대대적 보강 공사가 실시되었고, 당초 설계했던 빈소 수는 대폭 줄어든 반면 환경은 더욱 쾌적하게 바뀌었다.

임동일 본부장은 병원 개원을 1994년 10월 1일로 정하고 두 달여 동안 리허설을 11번이나 진행하면서 미비한 점을 보완해 나갔다. 의사, 간호사, 행정직원, 청소부까지 2,500명이 일사분란하게 체계적으로 움직일 수 있도록 연습에 연습을 거듭했다. 이건희 회장은 개원을 한 달 앞두고 다시 '현장 점검'에 나섰다. 고객(환자)의 입장에서 체험해 봐야겠다고 작정한 것이다. 먼저 그는 현관에 들어서서 직접 외래 진료기록지를 작성했다. 칸이 좁아서 쓰기가 쉽지 않았다. 기록지 규격에 전면적 수정이 가해졌다. (…)

이런 과정을 거쳐 병원은 당초 예정보다 40일 정도 늦은 11월 9일에 개원할 수 있었다.[3)]

3) 조일훈. 이건희 개혁 20년, 또 다른 도전. 김영사, 2013, pp.251~256 정리

위 글에서 ① '소프트' 및 '소프트를 아는 사람'이란 무슨 뜻이며 ② 이회장이 장례식장 공사를 임경춘 사장에게 의뢰한 이유는 무엇 때문일까? ③ 이회장이 원했던 병원의 모습과 함께 ④ 병원 건축과정에서 나타난 그의 리더십 스타일의 장단점에 대해 생각해 보자.

①

②

③

④

2) 그리핀 병원

흔히들 병원 하면 겁부터 나는 게 솔직한 심정이다. 하지만 병원이라는 공간이 사람들에게 두려운 곳으로만 여겨져야 할 이유는 없다. 오히려 허약한 환자의 상태를 고려해 볼 때 병원은 다른 어떤 공간보다 더 따뜻하고 든든한 곳이어야 한다.

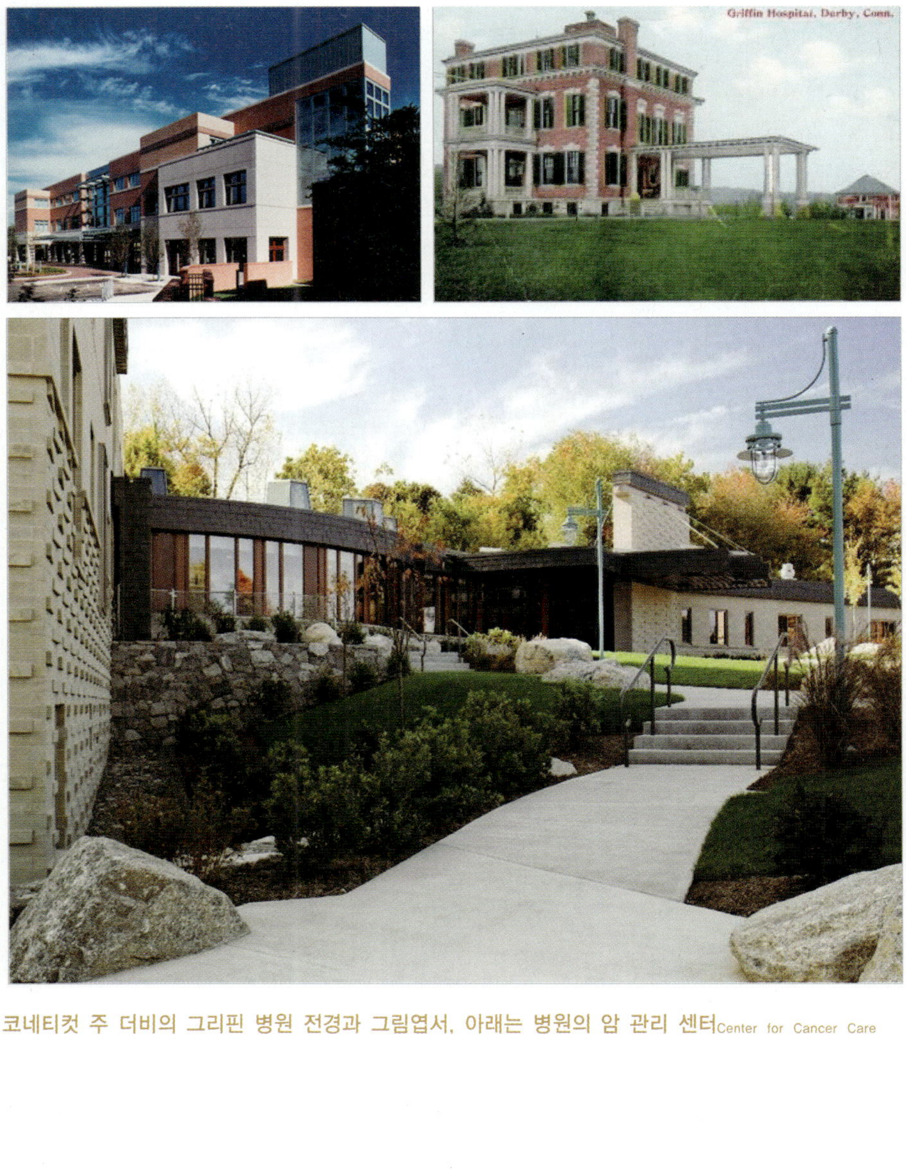

코네티컷 주 더비의 그리핀 병원 전경과 그림엽서. 아래는 병원의 암 관리 센터Center for Cancer Care

그렇다면 어떻게 하면 두렵지 않고 편안하고 따뜻한 공간으로 만들 수 있을까? 친절하고 활기에 넘친 직원들이 주차장과 병원 로비에서부터 생기를 불러일으키는 곳이라면 어떨까. 화사한 꽃과 분위기에 맞는 배경음악도 나쁘지 않다. 통상적으로 병원 건물임을 나타내는 단조로운 흰색 페인트 혹은 퇴색되어 낡고 칙

칙한 색상 대신 밝고 신선한 느낌을 주어 마치 호텔이나 리조트에 와 있는 듯한 느낌은 또 어떤가. 자연스러운 조명과 예술품을 배치한 격조 있는 인테리어와 확 트인 로비와 대형 유리로 바깥이 훤히 드러나 보이는 조망 또한 포기할 수 없다. 과연 이와 같은 병원은 불가능한 것일까? 연간 12,000명의 입원 환자와 14만 명의 외래 환자를 받고 있는 코네티컷 주 더비에 위치한 그리핀 병원이라면 불가능한 것도 아니다.

의사와 간호사들도 하나같이 병원의 디자인을 칭찬한다. 환자들의 만족도 역시 평균 98%에 달한다. 〈포춘〉이 해마다 선정하는 '일하기 좋은 100대 기업' 목록에 1999년부터 한 번도 거르지 않고 선정된 유일한 곳이기도 하다.[4] 지난 1909년 설립된 160병상 규모의 그리핀 병원은 1980년대 들어 큰 변화에 직면하게 된다. 고속도로 신설로 공장들이 문을 닫으면서 노동자들이 떠나고, 새롭게 이주해 온 젊은 대도시 통근자 부부들은 낡은 그리핀 병원을 외면하고 고속도로를 통해 인근 경쟁 병원들을 이용했다. 환자가 감소하면서 이사회가 병원 폐쇄를 검토하는 상황까지 벌어졌다. 경영 팀은 병원을 살리기 위해 '그리핀 병원의 환자나 가족이 어떤 경험을 원하는가?'라는 단 하나의 질문에 집중했다. 먼저 산부인과를 대상으로 요구 사항을 조사했다.

'모든 가족이 참여하는 분만, 가족이 함께 머물 대기실, 남편과 함께하는 더블베드, 월풀 욕조와 큰 창문 등등…' 경영 팀은 개선 과제를 확정한 후 사례를 조사하고 의견을 수렴했다. 하지만 어디에서도 성공 사례를 찾을 수 없었다. 직원들로부터는 '아이들이 분만실에 들어가는 것은 바보 같은 짓이고, 큰 창문은 중요한 것 같지 않고, 월풀 욕조는 감염 위험이 있고…' 등 부정적인 의견이 쏟아졌다. 경영 팀은 혼란스러웠지만 '이 모든 것은 대다수 고객들이 원하는 것들이다. 이제 와서 이것들을 다시 검토할 필요는 없다. 모두 다 실행하자!'라는 과감한 결단을 내렸다. 그리하여 1987년 새로운 산부인과 병동이 문을 열었다.

분리된 출입구, 욕조와 샤워 시설을 갖춘 개인 병실, 더블베드, 부엌과 놀이터가 있는 가족 대기실, 선택 가능한 다양한 마취 방법, 24시간 가능한 면회, 축하 만찬, 조부모를 위한 육아교실 등 환자와 가족들이 희망하는 모든 것을 실현했다. 환자들은 열광했고 환자 수는 과거에 비해 2배 이상 증가했다. 불만이 높았던 의사와 간호사들도 개선된 프로그램에 자발적으로 참여하기 시작했다. 산부인과의 성공에 고무된 경영팀은 모든 시설을 환자 중심적인 접근방법을 사용해 새롭게 변화시켰다. 현재 그리핀 병원은 환자-가족중심 진료의 아이콘으로 통한다. 2010년에는 미국 전역에서 상위 1%의 병원에게 부여되는 프리미어 품질상을 수상해 품질에서도 최고로 인정받고 있다. 이 모든 것은 환자와 가족이 원하는 것은 어떠한 어려움이 있더라도 제공해야겠다는 소중한 깨달음에서 시작됐다.[5]

4) 잭 트라우트, 스티브 리브킨. 차별화 마케팅. 더난출판, 2012, pp.246~247
5) 윤상철의 병원경영브리프(갈렙앤컴퍼니 대표이사). '그리핀병원의 환자중심경영', 청년의사, 2013. 10. 12.

그리핀 병원에 대하여 여러분이 직접 찾아본 내용을 적어 보자.

2 좋은 건물과 아쉬운 건물

다음 내용은 2013년, 동아일보와 건축전문 월간 'SPACE'가 공동으로 실시한 건물 설문조사 결과 일부를 옮겨 놓은 것이다.[6] 이들 건물을 인터넷을 통해 찾아보고 느낌을 빈칸에 적어 보자. 참고로 '느낌'이라는 부분에 적어 놓은 내용은 기사에 나온 내용을 그대로 옮겨 적은 것이다. 아울러 최고와 최악의 건물을 가르는 기준이 무엇인지에 대하여 생각해 보자.

BEST 건물	느낌
공간 사옥	
꿈마루	현존하는 건축물을 보존하고 시대성을 살려 리노베이션하는 것 또한 건축의 중요한 역할
다음스페이스닷원	상투적인 업무 공간을 새롭게 해석한 혁신적 공간
미메시스 미술관	
미지움	
방주교회	
삼일빌딩	
서초 삼성타운	
선유도 공원	지속가능한 대도시 속 생태환경이 무엇인지를 보여주는 공간
알바로시자홀	
어반하이브	
웰콤시티	
윤동주 문학관	새로운 가치를 부여하고, 떠날 때 여운을 남기는 등 건축이 해야 하는 본질적인 것들이 무엇인지 일깨워 준 감동적 건축물
의재 미술관	
포도호텔	
핀크스 미술관	
환기 미술관	

6) 동아일보와 건축전문 월간 'SPACE'가 공동 실시한 설문조사 결과 참조. 동아일보, 2013. 2. 5.

WORST 건물	느낌
강남 아이파크타워	
광화문 교보빌딩	
국립민속박물관	전통 건축 요소를 어설프게 도입
동대문디자인플라자	기억의 장소에 기억을 지워 버리는 건축의 폭력, 외형적 화려함만을 추구한 건축물
서울시 신청사	
세빛둥둥섬	전시성 건축물의 전형
예술의전당 오페라 하우스	대표적인 시대착오적 건물, 전통이라는 키워드가 강박관념으로 이어져 빗어진 변종
전주시 청사	전통이라는 키워드가 강박관념으로 이어져 빗어진 변종
종로타워	
타워팰리스	획일성과 미적인 조악, 주거 건축문화의 부재

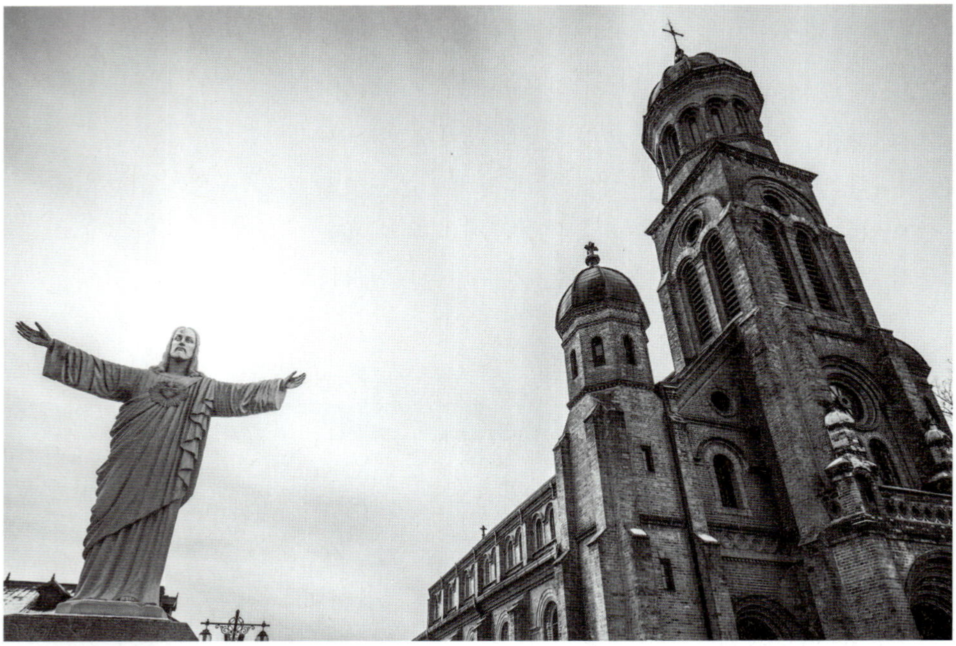
매년 수백만 명이 찾는 전주한옥마을의 중심에 선 아름다운 건물 전동성당(고중화 빈첸시오 작품)

여러분이 알고 있는 혹은 생각하고 있는 좋은 건물 몇 가지를 먼저 적어 본 후, 좋은 건물이 갖추어야 할 자격 요건에 대하여 아래 빈칸에 문장 형태든 혹은 키워드 중심이든 간에 자유롭게 적어 보자.

좋은 건물, 좋은 건축 GOOD DESIGN, GOOD ARCHITECTURES

3 주변 건물 둘러보기

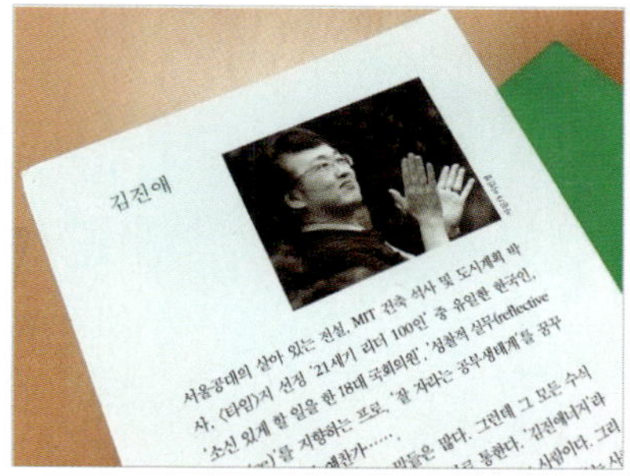

김진애의 책 〈한 번은 독해져라〉 속표지
(출처 : doona90 사진)

건축가 김진애는 본업 외에 남다른 글쓰기가 특징이다. 철학적 깊이가 묻어 나는 건축가 승효상의 글이나, 건축가들의 머릿속을 들여다보는 듯한 느낌을 주는 또 다른 건축가 서현이 있다면 김진애는 건축가로서는 드물게 자기개발에 관한 책을 열심히 내놓고 있는 흔치 않은 건축가에 속하는 셈이다. 김진애가 건축 공부를 시작하는 초년생들에게 내주는 쪽지 과제가 있다. 어떤 건물이라도 좋으니 자세히 관찰하고 그 결과를 정리하여 발표하는 것이다. 이 과정에서 김진애가 신신당부하는 내용은 다음과 같은 것이다.

"조사하러 간다고 공연히 모자 쓰고 카메라 둘러메고 스케치북 들고 줄자 드는 등 중무장하지 말고, 통학 길에 점심 길에 몸 가볍게 그러나 눈은 진지하게 '배울 것, 안 배울 것'이 무언가 보라. 절대로 '자'는 쓰지 말고 사진만 찍어 대는 짓도 하지 마라!"

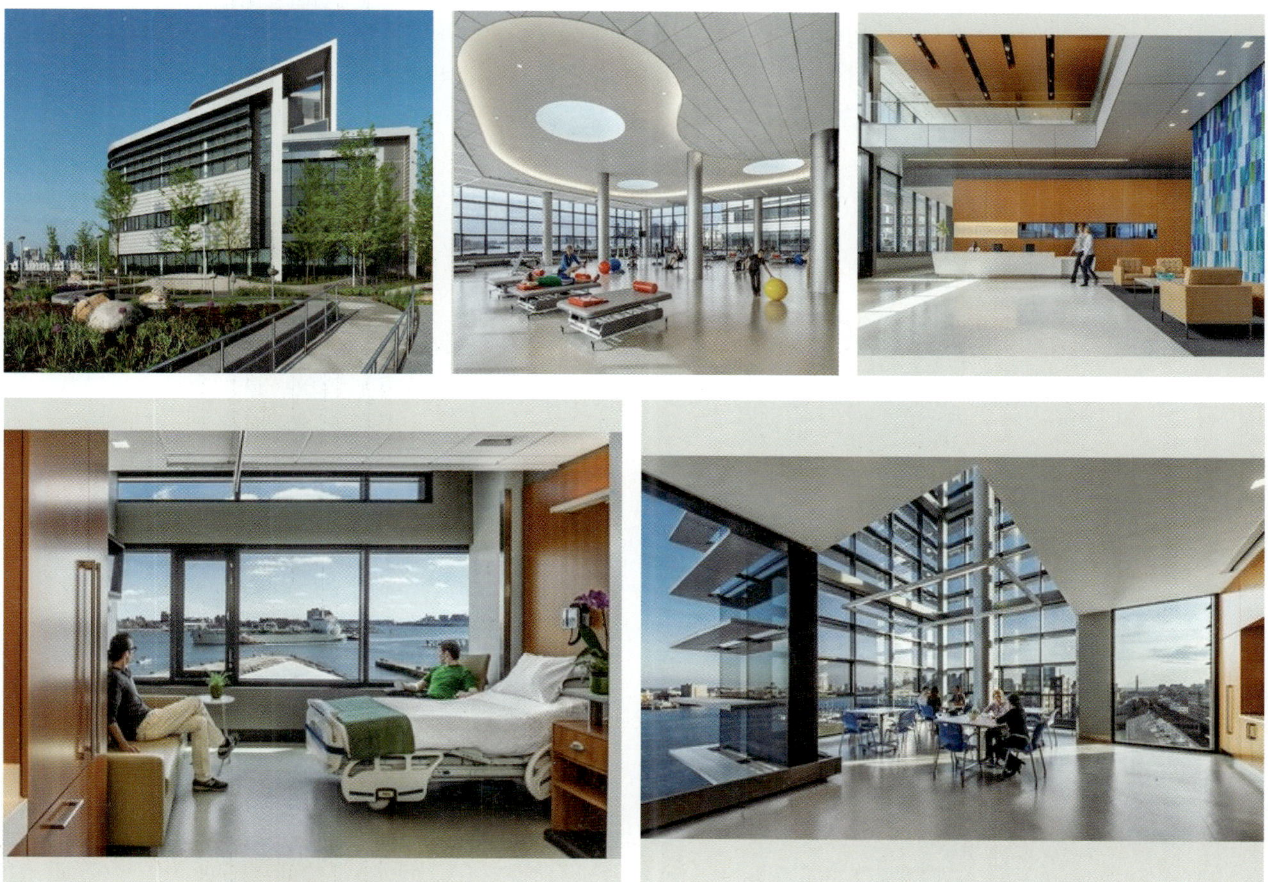

세계빌딩명부World Buildings Directory Online database에 실린 스폴딩Spaulding재활병원(출처 : http://www.worldbuildingsdirectory.com/project.cfm?id=5301)

학생들의 발표 내용은 크게 몇 가지로 요약된다고 한다. '일상의 건축을 다시 보게 되었다는 깨달음' 혹은 '내 앞에 있는 건물들을 알고 싶다는 생각'이 든다는 것이다. 그동안 지나쳤던 건물을 다시 보게 되었다는 점 혹은 별생각 없이 여겨졌던 건물에 대해 제대로 알아보고 싶다는 마음이 생긴 것 등은 예비 건축가에게 중요한 삶의 전기가 되는가 하면 발전의 계기가 되기도 한다.

이런 태도와 생각의 변화는 무엇보다 진지하게 시간을 들여 건물을 관찰했기 때문이다. 마음을 열고 이전과는 전혀 다른 태도로 건물에 다가갔기 때문이다. 그 결과 쪽지과제를 수행했던 한 학생은 "이제 길을 걷다가도 예전에 무심코 지나쳤던 건물들을 다시 한 번 쳐다보게 된다. 저 건물은 왜 저렇게 서 있는 걸까? 왜 창은 저렇게 나 있고? 그동안 너무 무감각하게 아무 생각 없이, 그저 외관만 보며 건물을 지나쳤던 내 자신을 반성하는 계기가 되었다"[7]는 한층 성숙해진 의견을 내놓은 학생도 있었다.

1) 좋은 건물과 아쉬운 건물 찾아보기

> 건축은 가장 일상적인 대상이지만 건축을 어떻게 '잘' 볼 것인가는 건축인들에게조차 결코 쉽지 않은 과제다. 하지만 강조하고 싶다. 자연스럽게 건축을 만나자. 고정관념이나 선입견에서 벗어나 '쓰는' 사람으로서, 그 건축들이 모인 도시의 한 시민으로서 자연스럽게 만나자. 남의 눈치 보지 말고, '어떻게 봐야 한다'는 강박관념 없이 자연스럽게 만나자. '그저' 건축을 만나는 것이 가장 좋은 방법이다. 사심 없이, 특정한 목적 없이, 온몸을 맡기고 건축 공간을 느껴 보는 것이다.[8]

주위에 있는 건물들을 둘러본 후, 좋은 건물과 아쉬운 건물을 골라 두 가지씩 주요 특징을 정리해 보자.

좋은 건물과 아쉬운 건물

좋은 건물		아쉬운 건물	
건물명	특징	건물명	특징

7) 김진애. 인생을 바꾸는 건축수업. 다산북스, 2012, p.49
8) 김진애 같은 책 p.60

2) 좋은 건물과 아쉬운 건물의 특징

좋은 건물과 아쉬운 건물의 가장 큰 특징은 무엇인지 학우들의 조사 결과를 둘러본 후 다섯 가지 이상 찾아서 아래 표에 정리해 보자.

좋은 건물과 아쉬운 건물의 특징

좋은 건물의 핵심적 특징	아쉬운 건물의 핵심적 특징

4 건축 관점에서 본 좋은 병원의 기준

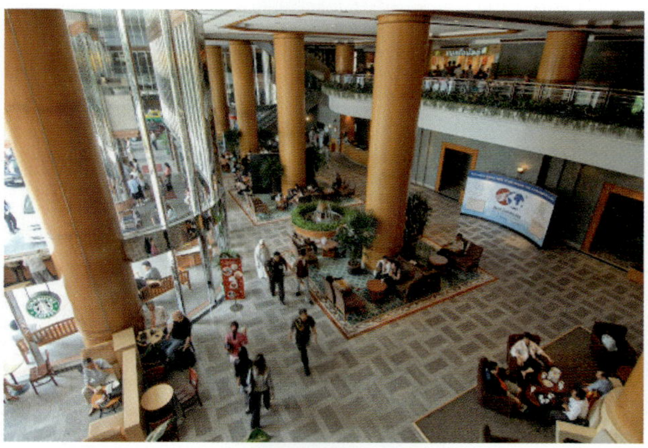

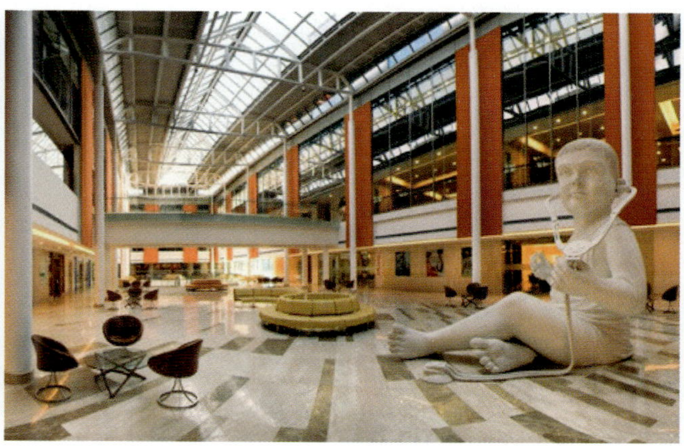

아름다운 인테리어가 특징인 태국 방콕의 범룽랏Bumrungrad 병원과 인도 방갈로르의 포르티스Fortis 병원(출처 : http://kasynursetravelcompanion.wordpress.com/category/shouldice-hospital)

1) 좋은 병원

좋은 병원 건축이 갖추어야 할 요건에 대하여 아래 빈칸에 문장 형태든 혹은 키워드 중심이든 간에 자유롭게 적어 보자.

좋은 건축 좋은 병원
HOSPITAL BUILDING AS IN ARCHITECTURE

2) 좋은 병원 건물과 아쉬운 병원 건물 찾아보기

건축이라는 관점에서 좋은 병원 건물과 아쉬운 병원 건물을 한 곳씩 방문하여 스스로 정한 평가 기준을 중심으로 두 곳을 비교해 보자. 적어도 세 가지 이상씩 찾아서 채워 보자.

좋은 병원 건물과 아쉬운 병원 건물

평가 기준	좋은 병원 건물	아쉬운 병원 건물

3) YouTube, TED 이용하기

(1) 구글에서 찾아보기

다음 내용을 입력하여 해당 사진을 찾아보자. 찾은 자료에 대해서는 괄호에 'O'표시를 해보자.

- Future hospital ( )
- The Small Hospital Of The Future ( )
- Inside the Intelligent Hospital ( )
- Futuristic Hospital Room-Privacy Glass Samrtglass ( )
- The Architectural League of New York ( )
- Parson Brinckerhoff : Novena Hospital ( )
- Patient Room 2020 ( )
- Contest : Imaging the Hospital of the Future ( )
- Concept of Care ( )
- The NHS ward of the future ( )
- Gallery for Future Hospital Room ( )
- omnispace : Hospital of the Future ( )
- Future Hospital Room ( )
- Small Hospitals, Big Ideas ( )
- Room for Recovery : What the Hospital Room of the Future Looks Like(How a better environment can help patients recover faster-and dramatically cut costs.) By Lauren Dzubow 찾아서 간략히 읽어 보기

(2) 키워드로 찾아보기

'건축 · 미래 병원 · 주거 공간 · 더 나은 삶' 등의 키워드로 YouTube나 TED 등에서 관련 동영상을 찾아보자. 동영상을 시청한 후 다음 표에 그 내용을 적되, 구체적인 내용과 순서는 다음 기준에 맞추어 보자.

- 동영상 제목과 인터넷 사이트 주소
- 키워드와 내용 요약

YouTube, TED를 이용한 관련 동영상 찾기

① YouTube	
② TED	

4) 병원 홈페이지를 통해 살펴본 외국 병원

세계적으로 유명한 외국 의료기관의 홈페이지를 방문하고 해당 사이트에 올라와 있는 자료 중 이번 장과 관련된 적절한 사진 자료가 있다면 이를 복사하여 다음 빈칸에

붙여 보자. 전체 병원의 사진보다는 남다른 공간감 혹은 건축적 센스가 돋보이는 내용이면 좋을 것이다. 두 개 이상의 기관을 방문한 후 병원당 두 장 이상의 사진을 찾아야 한다. 이를 통해 건축 관점에서 본 외국 병원들의 공간적 특징을 살펴보자.

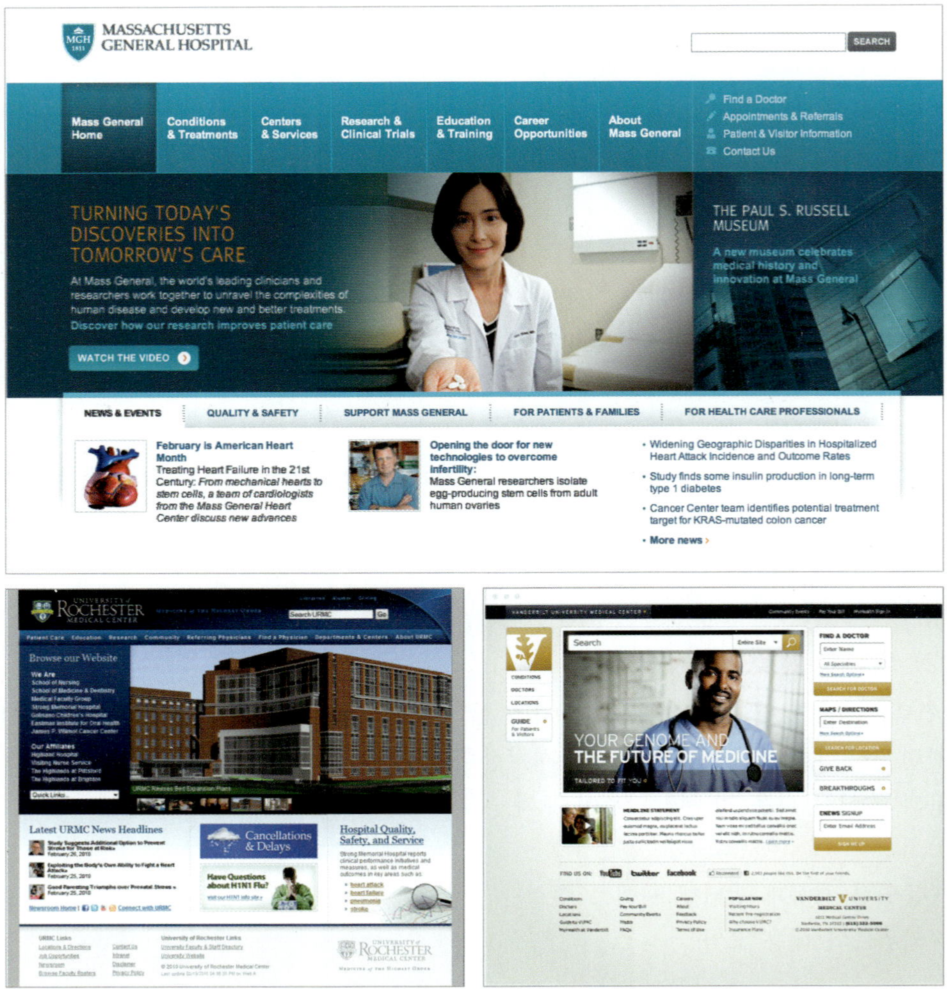

매사추세츠 병원, 로체스터 의대병원, 밴더빌트 의대병원

홈페이지를 통해 살펴본 외국 병원

병원명 및 사이트 주소	사진 자료 및 주요 특징

아래 그림은 어떤 도형의 전개도이다. 화살표와 기호가 바깥으로 되도록 접어서 도형을 보았을 때, 맞지 않는 것은 어느 것인가? (정답 ②)

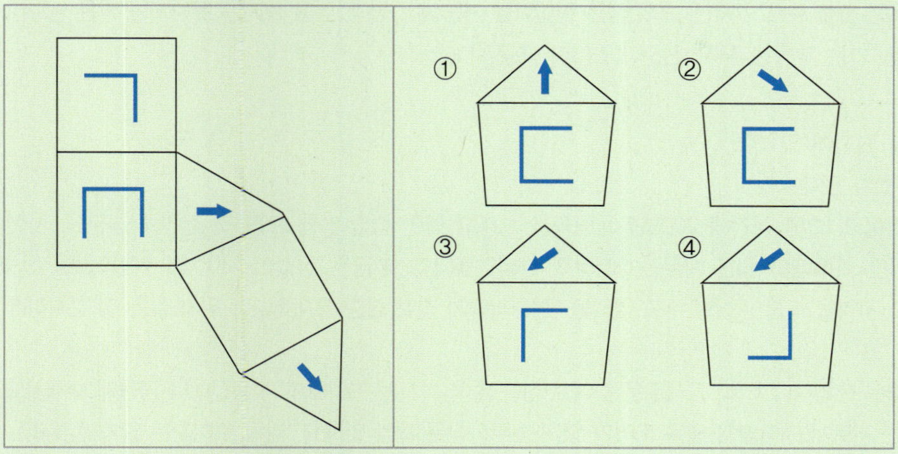

공간감각 테스트(출처 : http://blog.daum.net/pjy39gs/82)

5) 병원 건축에 반영되어야 할 건축 포인트 10가지 이상 상상하기

미래 병원의 건축 포인트

(①　　　　　　　　　　　　　　　②　　　　　　　　　　　　　　　)

마오디는 중국 장애인 예술단의 수석 피리 연주자다. 음악을 사랑했고 재능이 있으며 노력은 남들의 세 배, 네 배로 해온 그는 아쉽게도 시각 장애인이었다. 하지만 그는 남다른 꿈이 있다. 훈련뿐만 아니라 맘껏 공부도 할 수 있고 즐겁게 놀 수도 있는 낙원을 꿈꾼다. 허황된 것처럼 들릴 수도 있지만, 그의 꿈은 현실화될 가능성이 높다. 앞을 보지는 못하지만 땅은 남보다 더 잘 보는 남다른 재능이 있다. 그는 부동산 투자 전문가(?)이기 때문이다.

그의 집은 베이징의 톈퉁웬天通苑 단지에 있었다. (…)
"집은 어떻게 사셨나요? 꽤 비쌌을 텐데."
"2004년 당시에는 별로 안 비쌌어요. 그때 생각에 2008년 올림픽을 치르고 나면 집값이 꽤 오를 것 같긴 하더군요. 사실 투자 개념은 아니었지만 이왕이면 그쪽에다 집을 사두는 게 낫겠다 싶었습니다. 지금은 집값이 서너 배 뛰었어요." (…)
"당신은 지도를 볼 수도 없고, 그 지역을 직접 관찰할 수도 없었을 텐데 어떻게 집값 상승 잠재력이나 위치 같은 걸 정확하게 알 수 있었죠?" (…)
"아까 말했듯이 저는 기억력이 좋은 편입니다. 그리고 새로운 것에 관심을 많이 가지는 편이에요. 부동산이나 금융에 대해서도 관심이 많습니다. 사실 금융 쪽은 저로서도 어떻게 해볼 도리가 없지만 부동산은 해볼 만해요. 비록 보이지는 않지만 우리는 공간 상상력이 괜찮은 편이에요. 그래서 머릿속에 베이징 시의 지도를 상세하게 그려 나갔죠. 환선도로의 동서남북 위치를 그리고 나머지 세부적인 도로를 채워나가는 식입니다. 베이징은 풍수적으로 북쪽이 좋아요. 마침 지하철 5호선이 지나갈 거라는 소문까지 돌더군요. 뿐만 아니라 올림픽 선수촌도 생긴다니까 아무래도 폭등할 거란 느낌이 안 들겠어요? 그래서 2004년 6월에 계약을 했습니다."

"정확히 얼마 만에 어느 정도 이익이 났나요?"
"5년 반에 네 배 정도?" (…)
"음악뿐만 아니라 다른 방면에도 고수이시군요."
"아닙니다. 저는 그냥 부모님을 모시려고 구입한 거예요. 결과적으로 투자한 것처럼 됐지만 그저 재수가 좋았을 뿐이죠. 만일 투자만을 목적으로 했다면 실패했을 거예요. 돈이나 이익만을 목적으로 삼는 투자는 결국 실패를 보기 마련입니다. 진정한 목적, 그러니까 가족이나 행복 같은 인생 최대의 목적을 생각해야 합니다."[9]

위 내용 중 ① 여러분이 보기에 가장 인상적인 부분을 찾아 그 내용을 그대로 옮겨 보자. 그리고 여러분이 ② 해당 부분에서 특별한 인상을 받은 이유가 무엇인지 생각해 보자.

①

②

여러분 스스로 위 글의 ① 제목을 붙여 보자. 다음으로 그것을 발표하고 다른 사람이 정한 제목도 들어 본 후 토론을 통해 ② 최종적으로 확정된 새로운 제목이 무엇인지 적어 보자.

9) 김해영. 그리고 그들은 무대에 올랐다. 한국방송출판, 2010, pp.181~185

5 리모델링

진료과 배치나 기타 공간 구성은 얼마나 신중하게 정성을 들였느냐에 따라 사용 과정에서 큰 차이를 보이기 마련이다. 적절한 배치에 따라 이용자들의 편리함은 물론 진료과 간 협진이나 팀원이 활성화되기도 하지만 그렇지 못한 아쉬운 경우라면 도로 곳곳에서 발생하는 병목현상처럼 여기저기서 지체와 혼선이 빚어지기도 하는데, 이 모든 수고스러움은 이용자들의 몫으로 남게 되는 것이다. 중요한 것은 잘된 설계는 쉽게 드러나지 않는다는 점이다. 모든 것들이 원활하게 술술 잘 돌아가 의식조차 하지 못하기 때문이다. 하지만 잘못된 설계는 두고두고 애를 먹인다. 다시 고치기는 새로 짓기보다 더 어렵다. 대신 그곳에 있는 사람들이 거기에 몸을 맞출 뿐 달리 방도가 별로 없다. 한 번 만들어진 건물은 수십 년씩 간다고 볼 때, 제대로 된 건물과 그렇지 못한 건물에서 수십 년 동안 발생하게 될 효율과 비효율의 차이는 실로 상상할 수 없을 정도로 클 것이다. 그러니 제대로 된 건축이 얼마나 중요한가?

그럼에도 불구하고 병원의 성장과 맞물려 대두되는 피할 수 없는 문제 중 하나가 고질적인 공간 부족이다. 이 문제는 환자 수 증가에 의한 것일 수도 있고 새로운 장비의 도입이나 신규 서비스 제공에 따라 예전에 없던 새로운 공간의 필요에 의해 나타나기도 한다. 그런가 하면 제도나 법규의 변화 또는 문화나 이용자들의 인식 향상에 따른 사회적 변화에 의해 촉발되기도 한다.

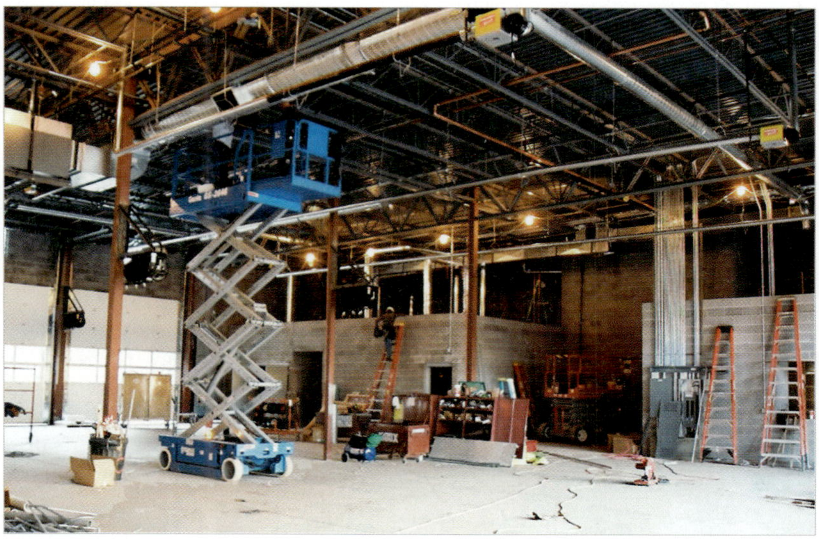
26년 경력의 기업 VSE의 공사 현장(출처 : http://www.vsevision.com/body_index.html)

장기적인 관점에서는 증축이나 신축을 통한 공간 확보가 궁극적인 방안이 되겠지만, 이에 대한 대안으로 공간의 효율적 배치를 통한 공간 재조정 작업이 자주 활용되고 있다. 기존의 공간 사용 실태를 효율적 활용이라는 관점에서 다시 살펴보는 것으로, 그 결과에 따라 진료 시스템이나 업무 및 환자의 동선動線도 새롭게 리모델링하게 되는 것이다.

병원의 첫 인상을 좌우할 로비, 입원실, 화장실 등의 시설이 평범하고 오래됐다. 그래서 내가 병원에 오면서 제일 먼저 한 일이 리모델링이었다. 기존에 있던 시설을 철거하고 깔끔하고 세련된 시설로 바꿨다. 좋고 깨끗한 시설이 서비스에선 우선적으로 중요하다.

> 리모델링을 서두른 또 다른 이유는 방문하는 환자도 그렇지만 직원도 좋은 근무 환경이 필요하기 때문이다. 더 나은 환경에서 근무하는 직원은 전보다 자부심을 갖게 될 것이고, 서비스의 질도 달라질 것이라 생각했다. 무언가 변했다는 것을 가장 쉽게 보여줄 수 있는 게 외관상 변화가 아닌가. (…)
>
> 지금도 우리는 지속적으로 리모델링을 한다. 리모델링을 하며 중요하게 생각하는 것은 서비스와 편리함이다. 국내외 유명하다는 병원을 돌아다니며 배울 만한 점들을 꼼꼼하게 체크했다. 일부러 고급스런 호텔도 많이 찾았다. 로비의 인상을 기록하고 직원들의 친절한 정도를 기록했다. 그들의 인테리어를 구석구석 눈여겨봤다. 자세히 관찰하다 보니 그 가운데 우리 병원에 바로 응용할 부분도 눈에 많이 띄었다.[10)]

여러분이 주로 머무는 장소를 한 곳 정해 해당 공간에 대한 ① 리모델링 아이디어를 생각해 보자. 아울러 병원이나 일반 분야에서 리모델링으로 새롭게 거듭난 사례가 있다면 ② 해당 사진을 붙여 보자.

①
②

리모델링에서 고려해야 할 중요한 요소 중 하나가 동선이다. 동선의 사전적 의미는 '건축물의 안팎에서 사람이나 물건이 어떤 목적이나 작업을 위해서 움직이는 자취나 방향'을 의미한다. 의료기관에서 동선은 환자를 포함한 내방객의 흐름을 효과적으로 관리한다는 측면에서 무척 중요하다. 흐름이 왜 중요한가? 간혹 새로 생긴 건물에 가보면 일반적으로 있어야 할 정중앙의 위치가 아닌 다른 곳에 입구가 만들어진 경우가

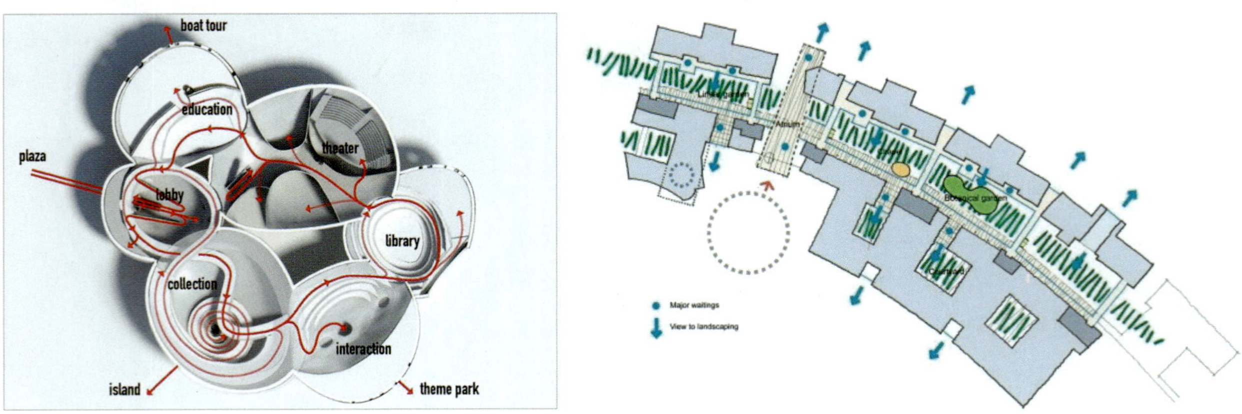

코믹 & 애니메이션 박물관 및 사우스 웨스트SOUTH WEST 병원의 동선(출처 : Golden Sections, 2011. 11. 19., http://www.johncooperarchitecture.com/acute-hospital-sw)

10) 선승훈. 삼형제의 병원경영 이야기. 매일경제신문사, 2011, pp.95~100

있고, 심지어 출입구가 눈에 잘 띄지 않아 한참을 애를 먹은 경우도 있다. 사람들이 혼란스러워하는 이유는 인간은 기본적으로 직관적으로 움직이고 행동하기 때문이다. 사람들의 생각하고 있는 '출입구는 건물의 중앙'이란 부분이 깨어지면서 혼란은 시작되는 셈이다.

자연스러운 동선을 배려한 구성이 중요한 이유가 바로 이 때문이다. 있어야 할 곳에 있는 배치와 일의 선후를 감안한 공간 구성과 배치는 한 번에 드러나지는 않지만 엄청난 차이를 만들어 낸다. 눈에 확 띄지는 않지만 그런 소소한 움직임에 대한 배려가 공간을 편한 곳으로도 불편한 곳으로도 만들게 되는 것이다. 화장실의 위치와 문이 열리는 방향은 언뜻 보면 사소해 보이겠지만 그 건물에서 평생 이 공간을 이용하는 사람들과 횟수를 생각하면 결코 무시할 수 없는 것처럼, 동선도 이와 마찬가지일 것이다.

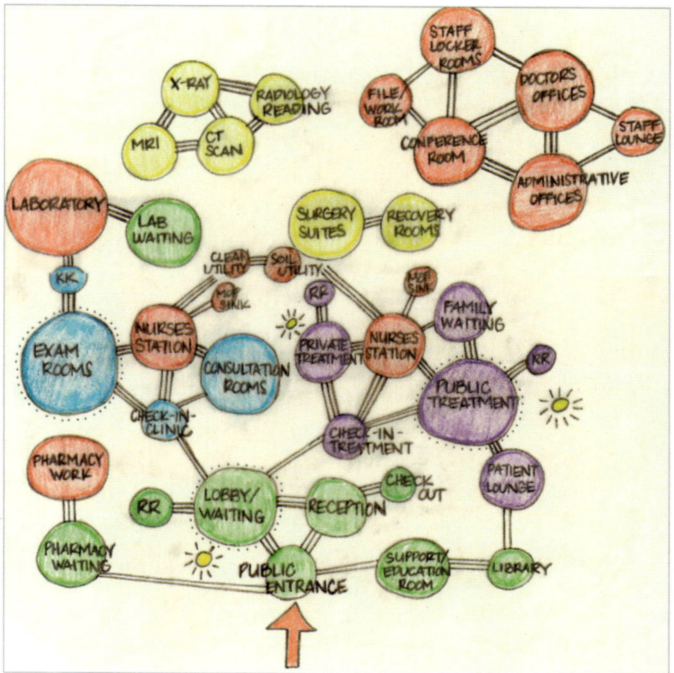

노스웨스트 아칸사 신경클리닉 & 암센터 동선 디자인NEUROLOGY CLINIC & CANCER CENTER OF NORTHWEST ARKANSAS(출처 : http://www.carolineleemisdesign.com/portfolio/senior-thesis)

다음으로 공간을 비용이라는 관점에서 생각해 보자. 예를 들어 시가 3억 원짜리 30평 아파트의 경우 평당 단가는 1,000만 원이다. 4인 가족 기준으로 흔히 세 개 정도의 침대(안방 1, 자녀 방 2)가 있다고 치고, 침대 하나가 차지하는 영역을 편의상 1.5평이라 가정해 보자. 물론, 침대 하나는 한 평 정도를 차지하지만 가구란 게 다닥다닥 붙어 있는 게 아닌 이상 면적 대신 영역이라는 관점에서 접근해 보자. 30평 아파트의 4.5평을 침대가 점유하고 있는 것이니 침대 세 개를 유지하는 데 들어가는 비용이 4,500만 원이 드는 셈이다. 이는 달리 말하면, 침대에 따른 기회비용이 4,500만 원이라는 것이다.

병원의 공간도 수많은 비용을 내포하고 있다. 본인이 직접 지은 건물이라면 초기 건축비와 이후 지속적인 유지비가 발생하고 일 년에 두 번 재산세가 따라온다. 그런가 하면 임대 건물이라 해도 전세금과 월세에, 좋은 위치의 건물이라면 권리금까지 지불해야 선점할 수 있다. 게다가 관리비에 각종 공과금이 따라붙는다. 따라서 필요 이상의 공간을 욕심내지 않는 것, 기존의 공간 활용도를 최대로 높여 좁은 공간을 넓게 쓰는 아이디어는 수입과 절대로 무관하지 않다. 버는 것만 수입은 아니기 때문이다.

효과적인 동선 구성을 통해 흐름을 원활하게 함으로써 기대되는 또 다른 이점은 병원의 공간을 효율적으로 활용할 수 있다는 것이다. 100평의 공간으로 기껏 50평 정도를 활용하는 경우가 있는가 하면 반대로 50평의 공간으로 그 이상의 효과를 만들어 내는 경우도 있다. 아래 예시한 파라마운트 레스토랑의 사례를 보면 동선의 중요성이 얼마나 큰지 직접 느낄 수 있을 것이다.

1) 파라마운트 레스토랑의 운영 비밀

마이스터 David H. Maister 교수의 〈기다림의 심리학 Psychology of Waiting Life〉에는 기다림에 대한 아주 흥미로운 내용이 나오는데 주요 내용은 다음과 같다.

- 아무것도 할 것이 없으면 더 지루하다.
- 일단 서비스가 시작되었다고 생각하면 덜 지루하다.
- 불안한 마음이 있으면 더 지루하다.
- 무한정 기다릴 것 같으면 더 지겹다.
- 이유 없이 기다리는 것은 더 지겹다.
- 부당하게 기다리고 있다고 생각하면 더 지겹다. 정확하게 고객이 몇 번째 차례인지 알려주는 것이 좋다. 간혹 먼저 왔던 사람이 잠시 밖에 나갔다 돌아온다면 그보다 늦게 온 사람이 자기보다 늦게 온 사람이 서비스를 먼저 받는다는 오해를 갖지 않도록 먼저 온 사람임을 콕 짚어 얘기해 줄 필요가 있다.
- 값진 서비스를 받을 수 있다고 생각하면 덜 지루하다.
- 함께 기다리는 사람이 많으면 덜 지겹다.

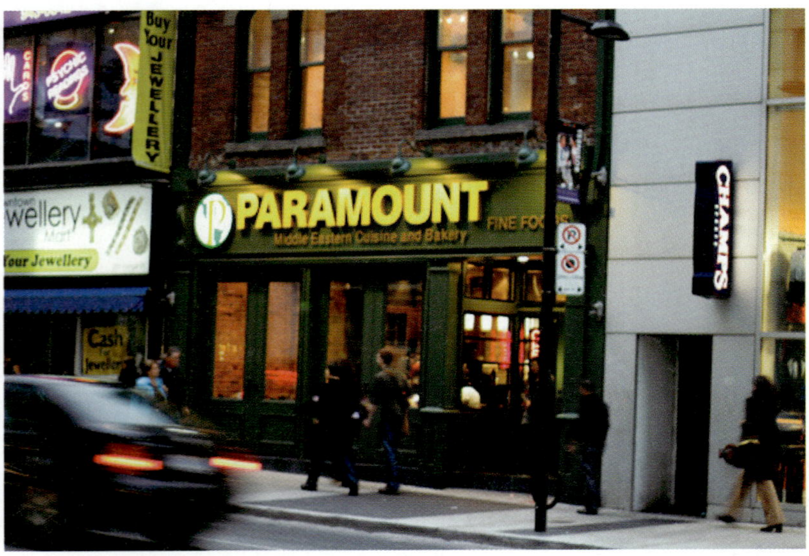

기다리는 시간이 덜 지루한 파라마운트 레스토랑(출처 : http://www.blogto.com/restaurants/paramount-fine-foods-toronto)

위와 같은 기다림의 심리학을 절묘하게 현장에 접목하는 레스토랑이 있다. 바로 파라마운트라는 곳인데 좁은 공간의 작은 식당임에도 엄청난 손님들을 소화하는 비결에는 과학을 넘어 기다림의 지루함을 최소화하려는 정교하게 계획된 온갖 장치들이 곳곳에 마련되어 있기 때문이다.

작은 테이블이 불과 10개 남짓한데도 줄지어 들어오는 손님들이 빈 테이블이 없어 기다리는 경우가 거의 없다는 것이다. (…) 이 마술의 비밀은 바로 이곳만의 독특한 음식 주문 방식과 식탁 배정 방식에 있다. 레스토랑 문을 들어서면 곧바로 테이블로 향하는 일반 레스토랑과는 달리 손님은 먼저 '음식 주문 줄'에 서야 한다. 메뉴는 이 레스토랑 벽면을 덮고 있어 음식 주문 줄에서 차례를 기다릴 동안 어떤 음식을 주문할지 결정하면 된다.

그리고 음식 주문을 하고 나면 주방 옆쪽의 계산대를 향한 줄로 다시 서게 된다. 주방은 개방형이므로 기다리며 자신이 주문한 음식이 조리되는 과정을 지켜볼 수 있다. 그리고 계산대에 다다르기 전 주문한 음식이 나오고 이를 받아 계산대에서 계산하고 음식을 들고 테이블로 가 식사를 한다. (…) 바꿔 말하면 이 파라마운트 레스토랑의 놀라운 비결은 손님이 식사를 할 때만 테이블을 이용하도록 한다는 점이다.

일반 레스토랑에서 손님이 테이블에 앉으면 메뉴판을 보고 음식을 고르는 데 10분, 웨이터를 불러 주문하는 데 5분, 주문한 음식을 기다리는 데 10분 정도가 걸린다. 그리고 식사하는 데 10분, 마지막으로 식사 후 계산서를 요청하고 계산하는 데 5분이다(대부분의 미국 레스토랑은 계산서를 테이블에 앉아 웨이터에게 요청한다). 테이블을 차지하고 있는 시간은 총 40분이지만, 정작 식사하는 데 걸리는 시간은 불과 10분 정도밖에 되지 않는다. 즉 식사 시간은 레스토랑 안에서 보내는 시간의 1/4에 불과한 것이다.[11]

줄서서 대기하는 사람들의 심리를 연구한 심리학자 데이비드 마이스터David H. Maister는 몇 가지 흥미로운 사실을 발견했다.[12] 즉, 대기시간이 불편한 이유는 기다리는 시간 그 자체보다는 기다리는 동안 아무것도 하지 않은 채 시간을 낭비하고 있다고 인식하기 때문이라는 것이다. 달리 말하면 줄을 서서 기다리면서도 뭔가 생산적인 일을 할 수만 있다면 사람들은 불편함이나 불만을 크게 느끼지 않는다는 것이다. 여기에 덧붙여 줄서서 기다릴 때 시선을 집중할 무언가가 있다면 불편함은 크게 줄어든다는 것이다.

이상의 관점에서 ① 파라마운트 레스토랑이 대기하는 손님들의 무료함을 줄이기 위해 용의주도하게 계획해 놓은 것들이 무엇이 있는지 위의 본문 중에서 찾아보자. 아울러 위 내용 중 ② 병원에 적용해 볼 만한 아이디어는 무엇이며 이를 어떻게 병원 현장에 접목할 것인가?

①

②

2) 리틀의 법칙Little's Law[13]

'공간 내에 머무는 객체 수(L)', '객체의 공간 유입량(r)', '객체가 머무는 시간(W)'의 상관관계를 수학적으로 밝힌 리틀의 법칙은 다음과 같은 관계를 가진다.

$$L = r \times W$$[14]

11) 장영재. 경영학 콘서트. 비즈니스북스, 2010, pp.200~203
12) "Designing Waits That Work", 〈MIT Sloan Management Review〉, July, 2009
13) 장영재. 경영학 콘서트. 비즈니스북스, 2010, pp.203~204

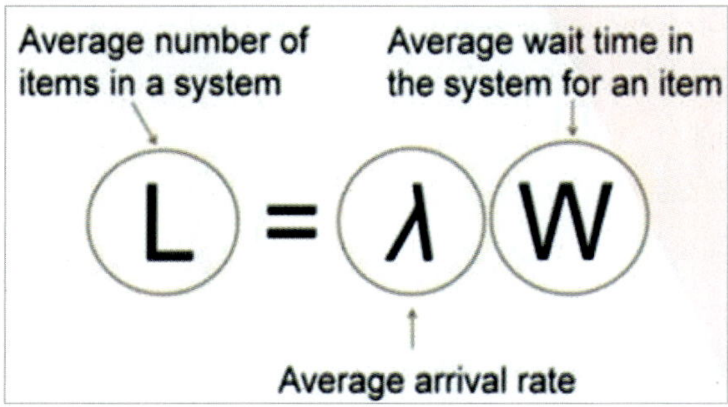

리틀의 법칙의 또 다른 표현(출처 : http://agileramblings.com/2012/12/11/littles-law-its-not-about-the-numbers)

즉 '공간 내에 머무는 객체 수'는 '객체의 공간 유입량'과 '객체가 머무는 시간'에 비례한다. (…) 이 공식을 파라마운트 레스토랑에 적용해 보자. '객체의 공간 유입량(r)'은 음식을 들고 홀에 들어서는 손님의 양, 즉 기준 시간당 손님 수다. 보통 파라마운트에는 오전 7시부터 11시까지 4시간 동안 300명이 다녀간다. 300÷(4×60)=1.25이므로 1분당 1.25명의 손님이 홀에 유입되는 셈이다. 그리고 '객체가 머무는 시간(W)'은 손님들이 식사하는 데 걸리는 시간이다. 평균적으로 손님들이 식사하는 시간이 10분이므로 W=10분이다. 그렇다면 이를 리틀의 법칙에 대입해 보자.

홀에 머무는 손님 수(L)=1.25(r)×10(W)=12.5

즉 평균적으로 홀에서 식사하는 손님들은 12.5명임을 알 수 있다. 테이블이 10개이고 테이블당 최대 4명의 손님을 수용할 수 있으므로 홀의 최대 수용 인원은 40명이다. 그런데 테이블에서 식사하는 손님이 평균 12.5명이므로 테이블로 밀려드는 손님을 충분히 소화할 수 있다는 결론이 나온다.

만일 파라마운트 레스토랑을 일반 레스토랑처럼 손님이 오자마자 좌석에 앉는 방식으로 운영한다면 어떻게 될까. 즉 손님의 테이블 점유 시간(W)은 40분이 되는 셈이다. 그렇게 될 경우 홀에 머무는 손님 수(L)는 몇 명이 될까? 한 테이블당 4명을 꽉 채워 40명을 받을 수 있는 이 식당의 수용 능력 범위를 넘을 것인가 넘지 않을 것인가?

6 좋은 땅의 기준[15]

2년 전 그는 일본 투자를 시작했다.

"한국에선 '빠꿈이'지만 일본에선 초짜 아니겠습니까? 2년 동안 도쿄 중심가를 미친 듯이 걸어 다녔습니다. 차를 타고 다녀선 절대 알 수가 없습니다. 건물을 볼 땐 반드시 걸어 다녀야 합니다. 특히 건물 보러 온 사람 티를 절대 내지 않습니다. 아무도 모르게 조용히 가서 보고 나오죠."

14) 혹은 그리스 문자 람다$_{\text{lambda, }\lambda}$를 써서 'L=λW'로 표기하기도 한다.

15) 남성수, 홍상진. 원룸으로 월세부자 되기. 에밀, 2013, pp.123~126 참조

"주로 사람들의 흐름을 많이 보고 입주한 업종도 눈여겨봅니다. 일본은 지하철 동선이 중요하기 때문에 한국에 비해 그 부분을 더 많이 봅니다."[16]

부동산 투자에 관한한 베테랑이라 할 만한 '그'는 사업 영역을 일본으로 옮겼다. 그런 그가 지난 2년간 일본에서 한 일이라곤 도쿄 중심가를 미친 듯이 걷는 것뿐이었다. 일본을, 그리고 일본 땅을 알기 위해서 온종일 걸어 다니며 온몸으로 느껴 보는 것이 제일 좋은 방법임을 알고 있었기 때문이다. '2년 내내 걸어 다니며 둘러보는 법'이란 어찌 보면 다소 황당해 보이기도 하지만, 알고 보면 가장 안전하고 확실한 방법이다. 그만큼 발품이 중요하기 때문이다.

발품을 팔면서 가장 먼저 고려해야 할 것은 수요가 풍부한지 여부를 살펴보는 일이다. 역세권이나 대형 업무 시설이 밀집된 지역이라면 금상첨화일 것이고, 인근에 학교나 큰 규모의 아파트 단지가 있다면 그 또한 더 바랄 나위가 없다. 지가地價 상승에 따른 시세 차익까지 감안한다면, 장기적 관점에서 본 발전 가능성 또한 고려해 보아야 할 것이다.

전통적인 소매의 본질적인 제약은 지역 소비자를 기반으로 해야 한다는 점이다. 예를 들면 영화관은 보통 2주에 관객을 1,500명 이상 동원할 수 없는 영화는 상영하지 않는다. 이것은 스크린 임대료 때문이다. 음반판매점은 보통 연간 1종의 CD를 적어도 4장은 팔 수 있어야만 그 CD를 진열할 수 있다. 이 역시 매대의 임대료 때문이다. 그 밖에 DVD대여점이나 비디오게임판매점, 서점, 신문판매점도 마찬가지다.

각 소매점들은 매장을 유지하는 데 필요한 충분한 수요를 확보할 수 있는 콘텐츠만을 진열한다. 하지만 그런 매장들은 매장이 위치한 지역이 한정된 사람들만을 대상으로 한다. 영화관이라면 보통 반경 16킬로미터 이내에 위치한 사람들을 대상으로 한다. 음반판매점과 서점은 그보다 더 범위가 좁으며, 심지어 비디오 대여점은 반경 2킬로미터 내에 위치한 사람들만을 대상으로 한다. 전국적으로 50만이 넘는 잠재적 수요가 있는 위대한 다큐멘터리 영화라 해도 지역 비디오 가게에서는 그것을 보유하고 판매할 수 없다.[17]

전통적인 의미의 명당과 오늘날 좋은 땅의 의미에는 차이가 있는 것일까? 만약 그렇다면 그 차이는 무엇인지 과거와 현재를 비교해서 적어 보자.

16) 성선화. 빌딩부자들. 다산북스, 2011, p.106
17) 크리스 앤더슨. 롱테일 경제학. 랜덤하우스, 2006, p.57

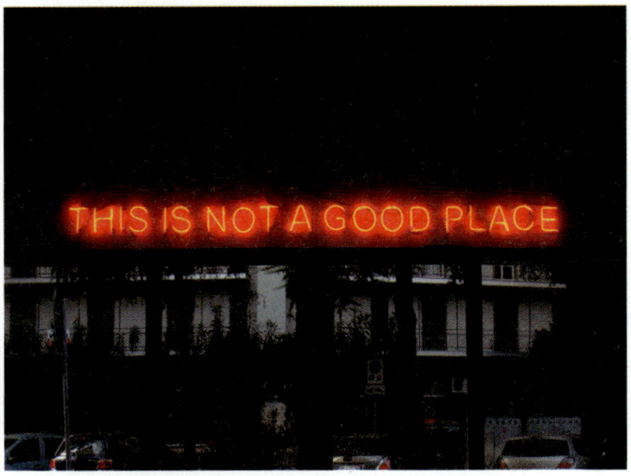

좋은 곳이 아니라는데 정말일까?(출처 : http://vlatkahorvat.com/index.php?option=com_content&view=article&id=103&Itemid=495)

은행 옆이 좋을까 아니면 커피 전문점 옆이 좋을까? 힌트는 '좋은 땅은 좋은 이웃에 의해서도 만들어지는 법'이라는 것이다. 강남을 비롯해 특정 지역의 도전을 끊임없이 받고 있지만, 예나 지금이나 대한민국 최고의 땅은 명동에 있다. 이러한 현상은 토지 가격이 공표된 이후 단 한 번도 바뀌지 않았다. 하지만 흥미로운 것은 바로 그 최고의 땅을 차지하고 있는 점포의 업종은 바뀐다는 점이다. 수십 년 동안 '은행'이 자리잡고 있던 그곳에 지금은 커피 전문점이 자리를 잡았다. 건물주가 임차인을 교체해 버린 것이다.

상당한 금액의 월세를 안정적으로 받아왔고 앞으로도 별 걱정이 없었던 ○○은행 대신 커피 전문점으로 바뀐 이유는 무엇일까. 가장 큰 이유는 은행이 건물의 가치를 지속적으로 올려줄 만한 유동 인구를 확보하는 데 한계가 있었기 때문이다. 오전 9시나 돼서야 문을 여는가 하면 저녁도 되기 전인 4시면 문을 닫아 버리는 은행! 주말이나 공휴일은 아예 문을 열지도 않는 은행이 건물의 1층에 떡하고 버티고 있으니 그곳을 찾는 유동 인구가 들쭉날쭉할 수밖에 없었던 것이다. 그러다 보니 자연히 위층에 있는 다른 건물들도 덩달아 피해를 입을 수밖에 없었다. 건물주 입장에서는 이를 그대로 두고 볼 수만은 없었던 것이다. 은행 때문에 건물이 죽는다고나 할까? 그래서 생각한 것이 업종 교체요, 구체적으로 커피 전문점이었던 것이다.

아침 영업을 위해 7시부터 문을 여는 것은 물론 밤늦은 시간까지 영업하고, 때로는 24시간 오픈하기도 하니 연중무휴 사람이 끊이질 않는다. 1층 커피 전문점에 손님이 밀어닥치니 2층, 3층은 물론 그 건물 전체가 항상 활력에 넘쳐 난다. 건물주 입장에선 월세 올리기가 한결 용이한 것은 물론이요, 건물의 가치도 덩달아 오르니 이보다 더 즐거울 순 없다. 은행보다는 커피 전문점이 더 좋은 이유는 유동 인구에 있다. 은행 옆도 좋지만 이왕이면 유명 커피 전문점 옆이면 더더욱 좋은 것이 상가의 특성이다.

그렇다면 병원이 들어서기 좋은 땅은 ① 어느 곳일지, 그리고 이를 알아보기 위해 여러분이 참고한 ② 자료 목록을 모두 적어 보자.

①

②

<College Rank>가 선정한 학생복지 차원에서 본 25개 우수 병원

1. Baylor University Medical Center

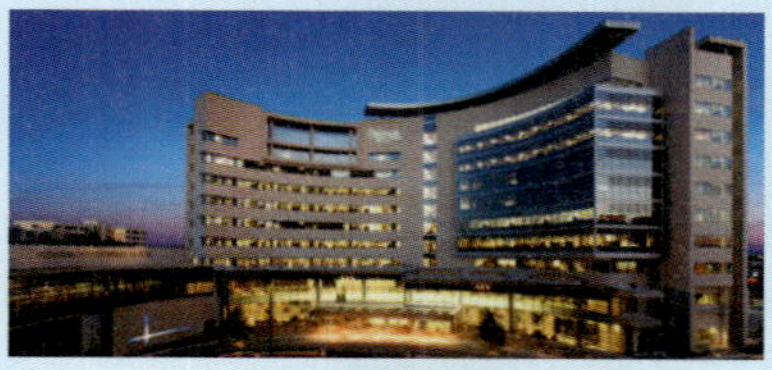

2. Baystate Medical Center

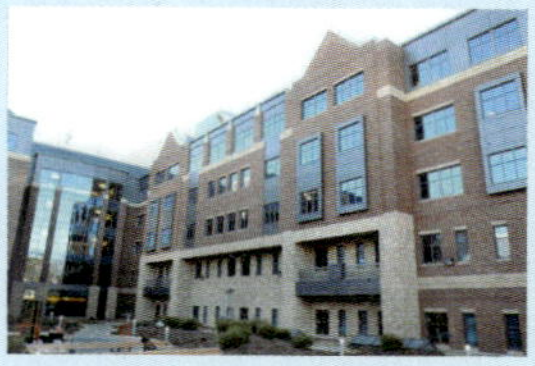

3. Duke University Hospital

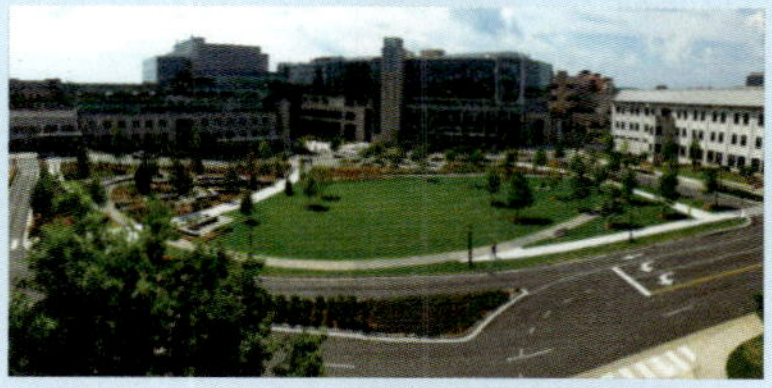

4. Emory University Hospital

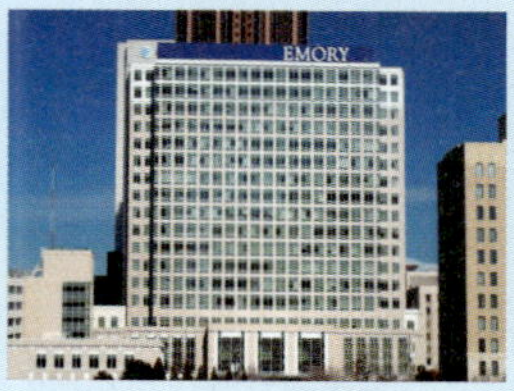

5. Ronald Reagan UCLA Medical Center

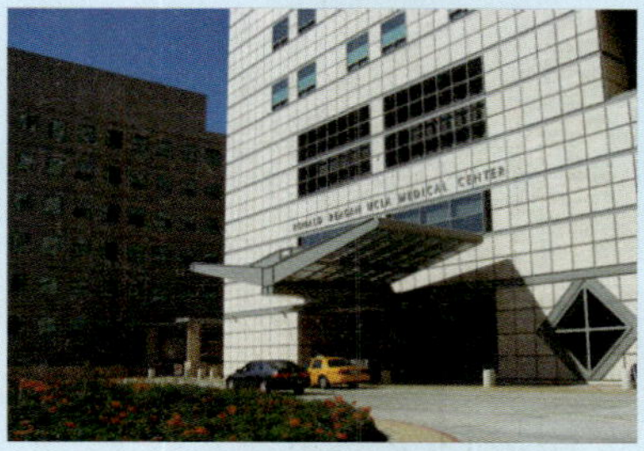

6. Hackensack University Medical Center

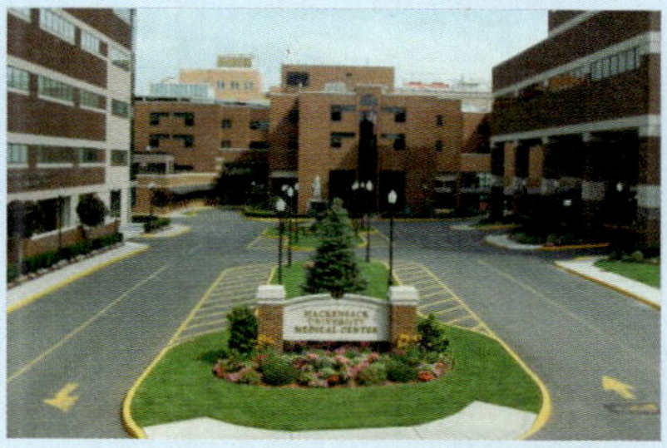

7. Hospital of the University of Pennsylvania

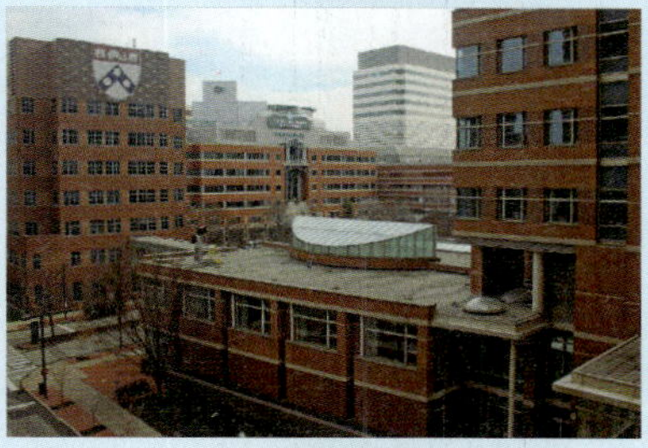

8. Indiana University Health Methodist Hospital

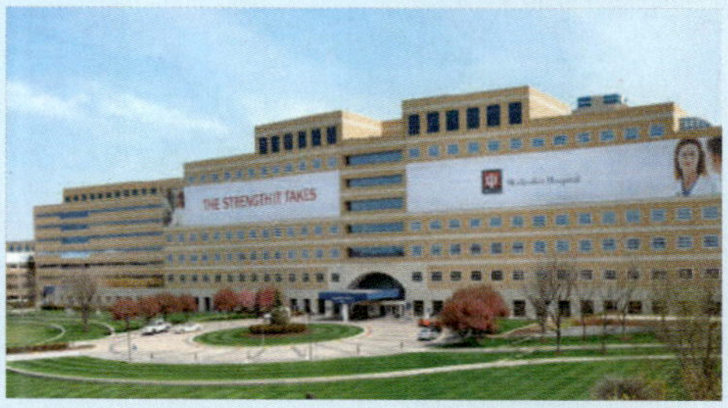

9. Stanford Hospital & Clinics

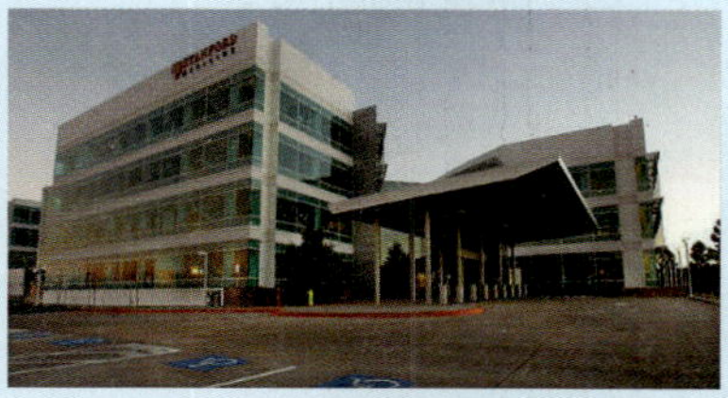

10. Thomas Jefferson University Hospital

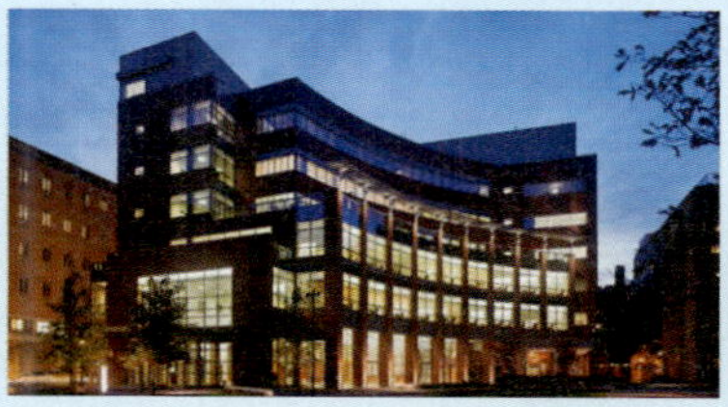

11. UABUniv. of Alabama at Birmingham Hospital

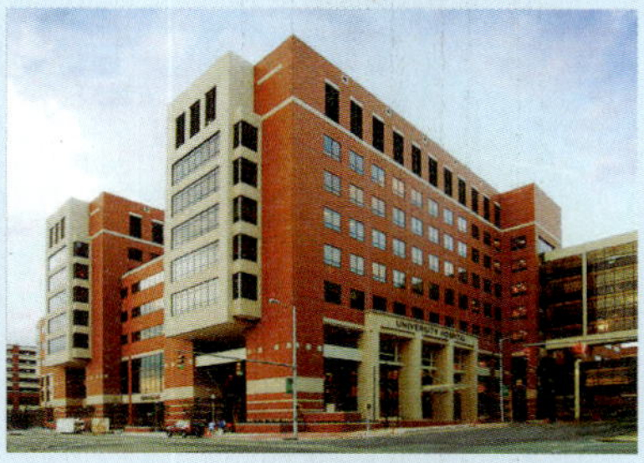

12. UC San Diego Medical Center

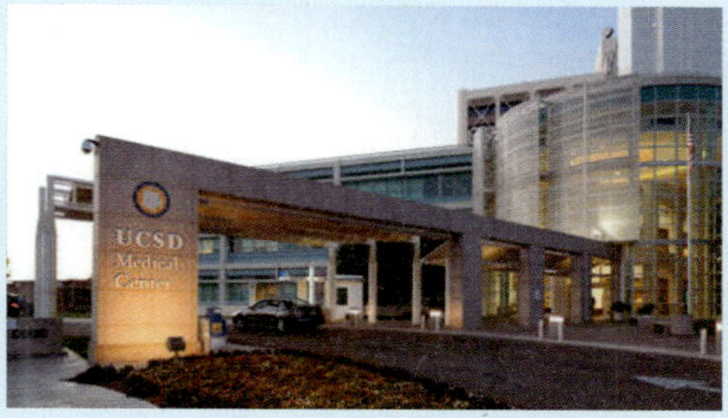

13. UCSF Medical Center

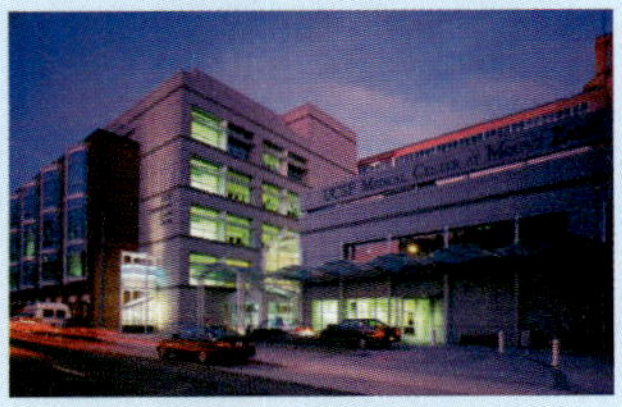

14. University Hospital

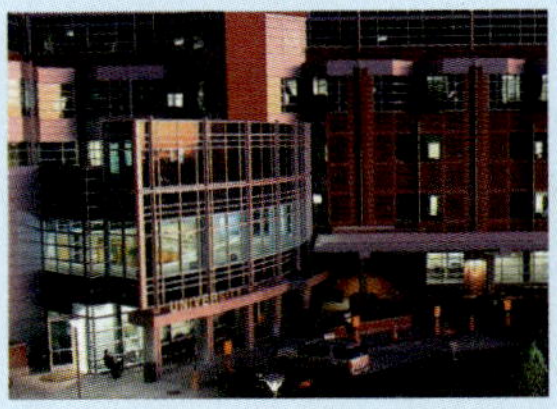

15. Avera McKennan Hospital and University Health Center

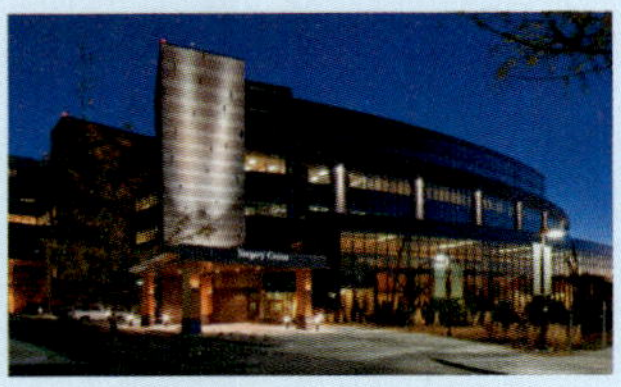

16. University Medical Center at Princeton

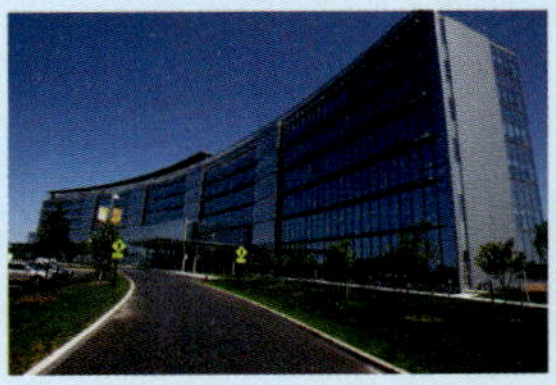

17. University of Chicago Medical Center

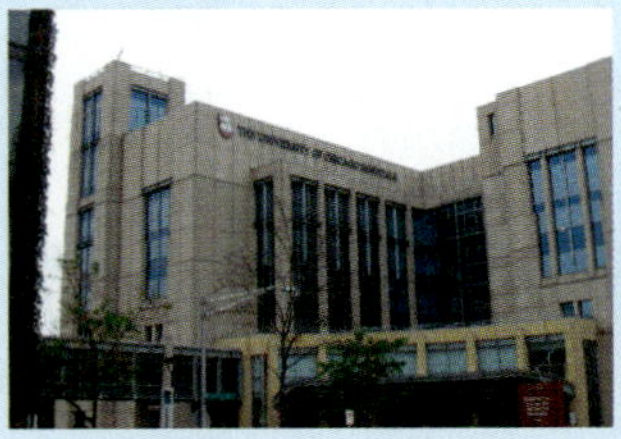

18. University of Colorado Hospital

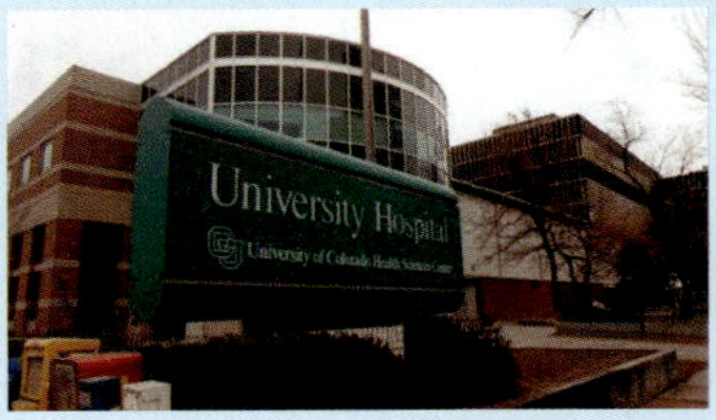

19. University of Iowa Hospitals and Clinics

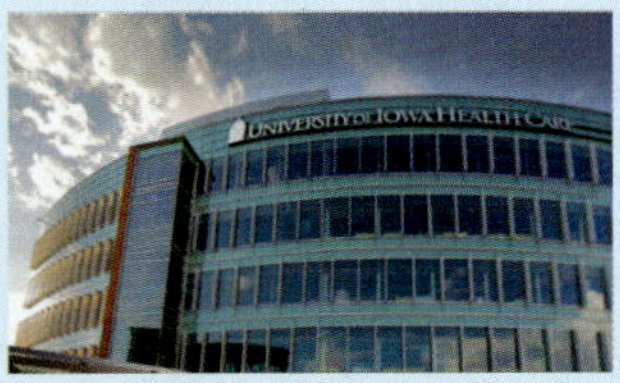

20. University of Maryland Medical Center

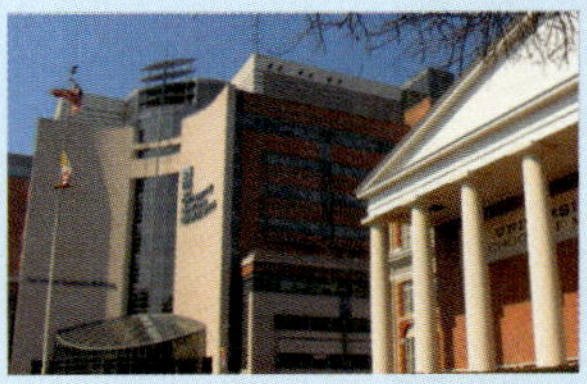

21. University of Michigan Medical Center

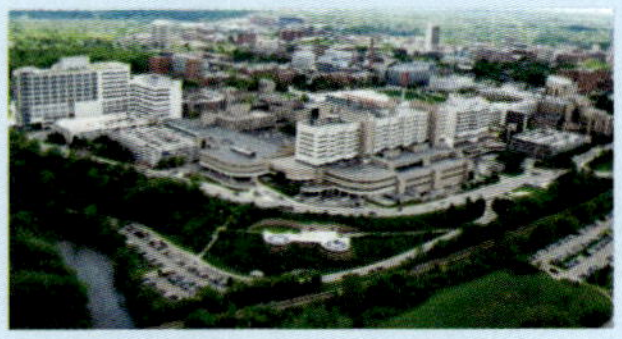

22. University of Washington Medical Center

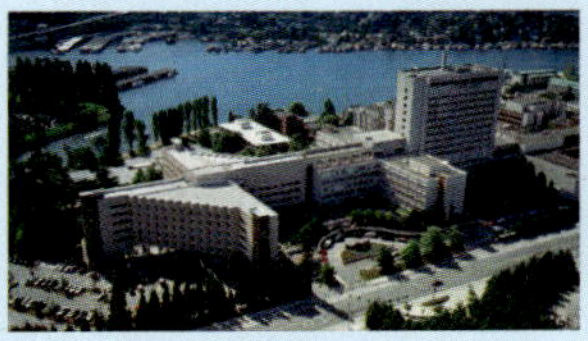

23. UPMC Presbyterian

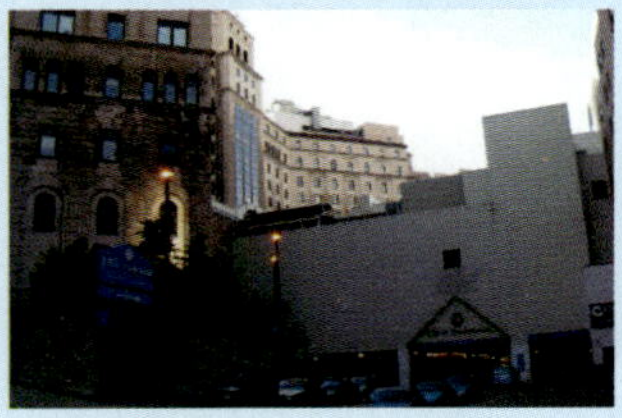

24. Vanderbilt University Medical Center

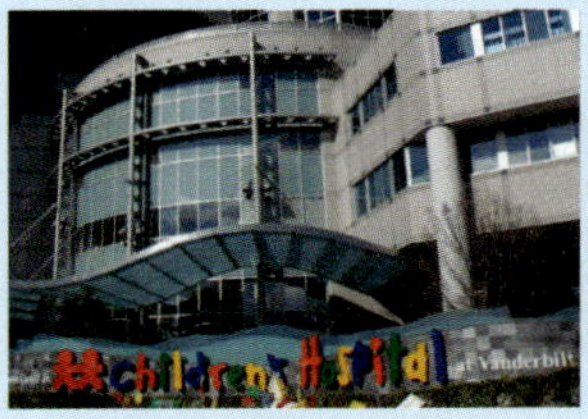

25. Yale-New Haven Hospital

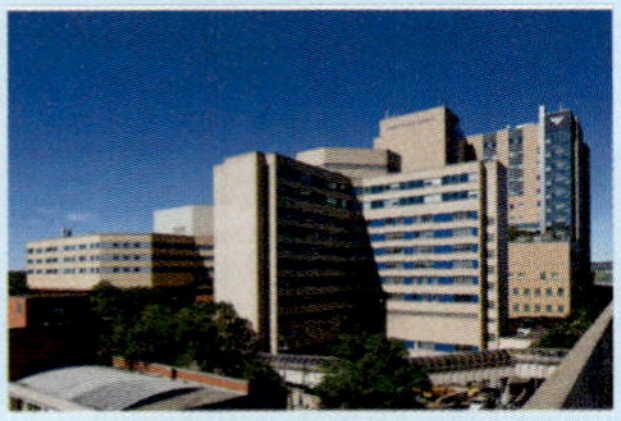

찾아볼 영상

TED : 자비에 빌라타 <지역 사회에 적합한 건물>
Xavier Vilalta <Architecture at home in its community>

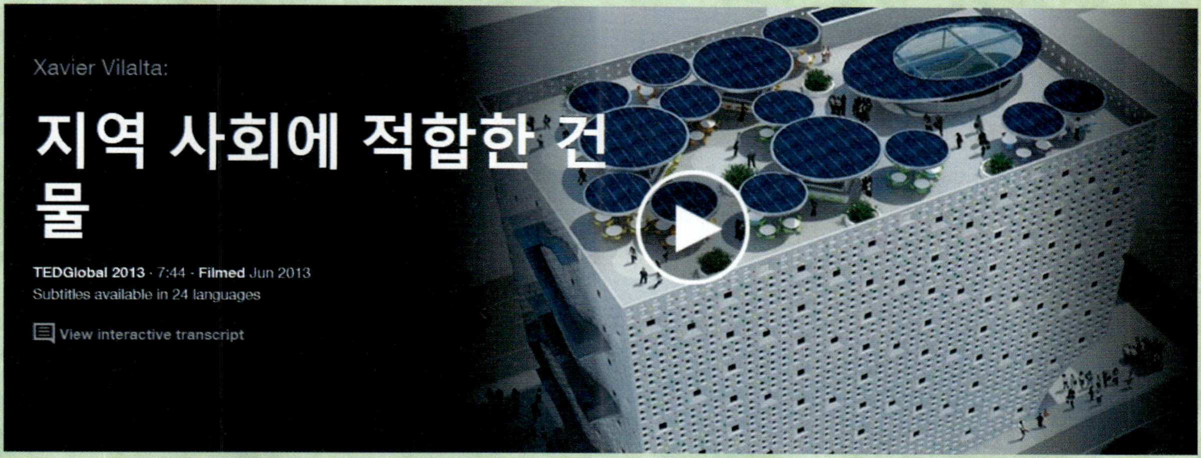

각 나라마다의 랜드마크 건물들이 있다. 예전에는 환경적 요인 등에까지 생각이 미치지는 못하였고, 최소한의 비용 투자가 큰 자랑거리가 되기도 했다. 그러나 현대에는 거의 예술품급에 준하는 건물들도 많아지고 있다. 현대 건축가들은 돈보다는 명예를 우선시하고 미래를 생각한 자연친화적 공법으로 건물들을 짓는다. "Xavier Vilalta" 건축가는 다양한 아이디어로 그 지역에 맞는 건물을 올리고 무작정 친환경적인 것이 아닌 그 지역에 맞는 친환경적 공법으로 자원 효율을 100% 높일 수 있도록 만드는 건축가이다. – 수강 학생의 추천 사유 –

위 동영상 자료를 관람한 후 여러분의 느낌을 ① 100자 이내로 정리해 보자. 아울러 이번 장과 관련해 여러분이 발견한 가장 적절한 ② 동영상 자료가 있다면 해당 자료의 출처를 적어 보도록 하자.

①

②

아울러, 믹 피어스가 지은 이스트 게이트 센터 건물을 찾아보고, 아래 블로그를 찾아 ① 흰개미에게 배우는 미래 건축술, ② 흰개미집 냉방의 원리, ③ 생체모방 건축에 대해 알아보자. (http://blog.naver.com/kilukas0000/60194651746 참조)

①

②

③

개인 과제

Chapter 10. 병원 건축

학번		성명		제출일	

① 이번 장을 한 문장으로 표현해 보자.

② 이번 장과 관련해 스스로 찾아본 것에 대해 자세히 적어 보자. 책은 50쪽 이상 읽은 것만 적을 수 있으며, 영상 자료와 신문 및 기타 내용은 출처나 연도 표기를 정확히 적어 보자.

책	
영상자료	
신문	
기타	

③ 이번 장에 관해 200자 이상의 에세이를 손으로 직접 써 보자.

* 이 페이지는 절취하여 다음 시간에 제출할 것

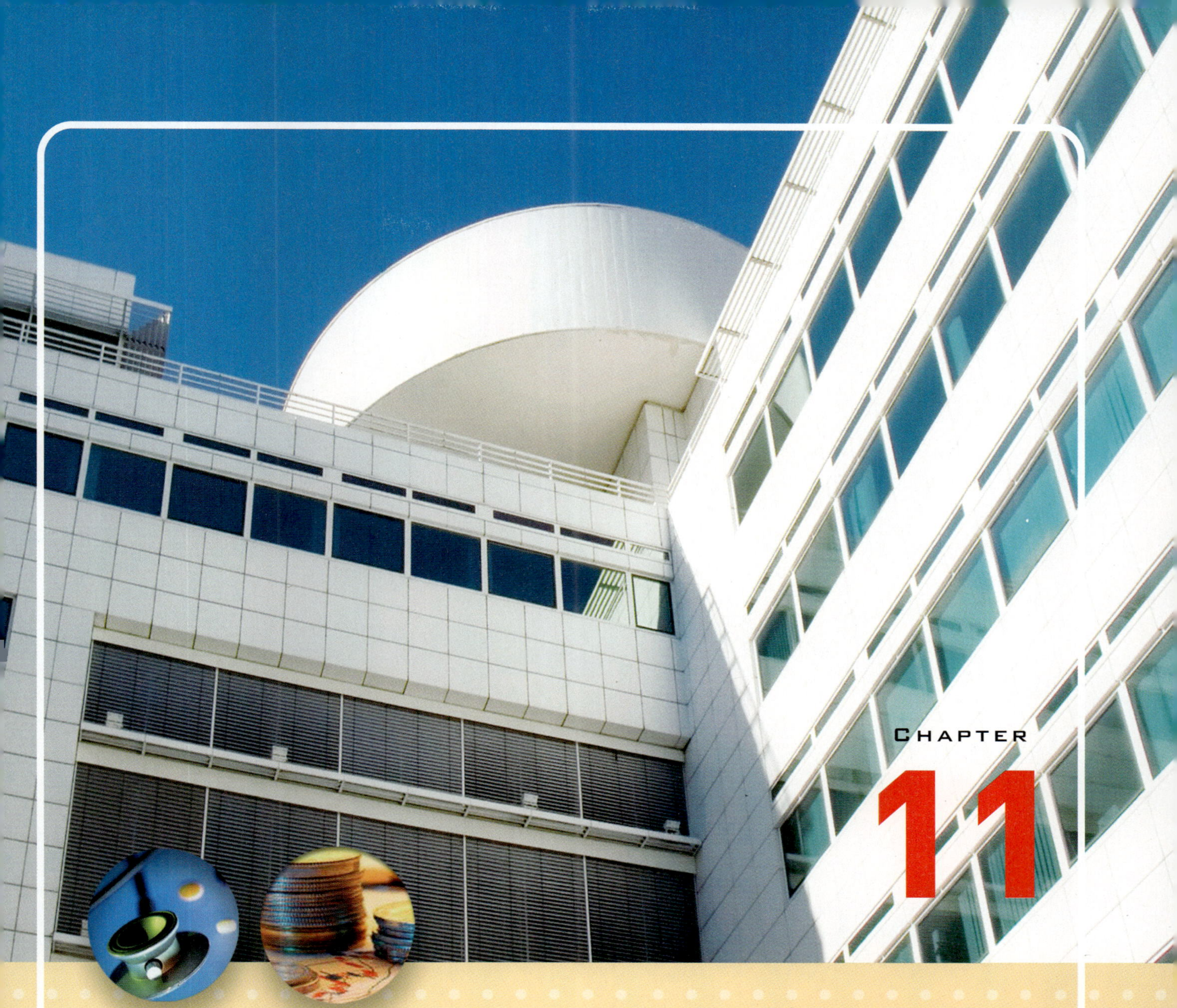

CHAPTER 11

사인 시스템

1. 병원과 사인 시스템
2. 효과적인 사인
3. 효과적인 사인 개발을 위한 고려사항
4. 표지판 등 사인 시스템 고쳐 보기

어느 목 좋은 곳에 식당이 있었다. 이 식당의 골칫거리는 출퇴근자들의 자전거 무단 주차였다. 식당 주인은 이를 막기 위해 부탁도 하고 협박도 하는 등 온갖 노력을 다해 봤다. 하지만 백약이 무효했다. 그러던 중 어느 젊은 종업원이 기발한 묘책을 냈다. (…) 이후 모든 자전거들이 자취를 감췄다. 그 경고문은 이랬다.

"자전거 공짜로 드립니다. 아무나 가져가세요."[1]

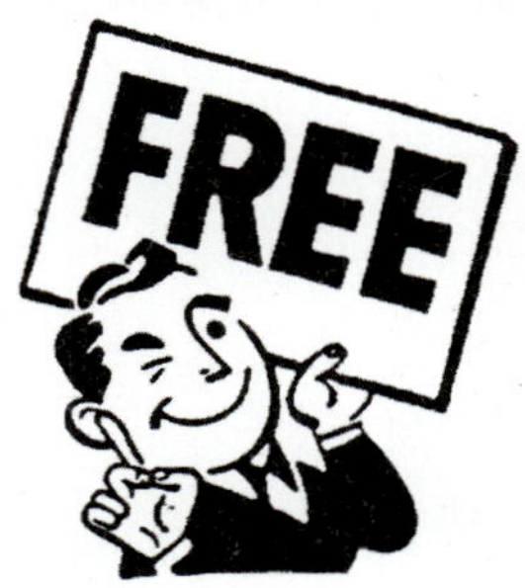

공짜로 가져가세요(출처 : http://www.wessexmusic.com/take_it_away.asp, http://cyclingfusion.com)

이 짧은 메시지로 무단 주차 문제는 한 방에 해결됐다. 애초에 아무나 이용하는 '마음대로' 공간이 이제는 자전거를 두면 누구든 마음 놓고 가져가는 분실 공간으로 바뀐 것이다. 공짜니까 아무 자전거나 가져가라는 표시를 붙여 놓고부터 담벼락에서 자전거는 완전히 자취를 감췄다. 한마디의 표시(사인)가 제대로 먹힌 탓이다. 여러분이 알고 있는 놀라운 사인은 무엇이 있는가? 사람들의 행동을 단박에 뒤바꿔 놓을 정도로 파괴력 있는 표현으로 어떤 것들이 있었는지 기억을 더듬어 보자.

이번 장의 제목으로 사용한 '사인sign 시스템'이란 표현이 적절한가에 대한 이의가 없

1) SERICEO 콘텐츠팀. 삼매경三魅境. 삼성경제연구소, 2011, p.170

을 리 없다. 일반적으로 사인 시스템이라 함은 간판, 표기, 심벌의 제작 및 설치에 따른 내용에 한정해 주로 건축 부문에서 이용되고 있다. 이러한 면에서 본다면 이 장의 제목은 병원의 포스팅이란 말이 더 적절할 수도 있다. 광고나 선전 따위의 대중 전달을 목적으로 제작한 간단한 그림이나 표어 혹은 전단傳單을 의미하는 친숙한 단어인 포스터poster란 말이 있기 때문이다. 하지만 제목에 굳이 '사인'이라는 표현을 붙인 이유는 병원의 경우 간단한 그림이나 표어 그 이상으로 다양한 접근이 가능하며 필요하기 때문이라는 생각에서였다.

병원 조직의 특성상 상대방(환자와 보호자 등)을 설득시키고 이들이 주도적으로 움직이게 만드는 것이 그 어느 곳보다 중요하다. 예를 들어, 만성질환 치료를 위해서는 까먹지 않고 꾸준하게 약을 복용하도록 만드는 것은 더 나은 신약의 개발 못지않게 중요하다. 그 이유는 이들 환자들의 가장 큰 고민이 더 좋은 약의 부재보다는 지속 복용의 실패에 따른 약의 내성 문제이기 때문이다. 심지어 이러한 문제는 결국 사회가 떠안아야 할 부담으로 남게 된다. 그러니 꼬박꼬박 약을 복용하게 하는 것은 환자 개인을 구하는 것을 넘어 미래 사회의 부담을 경감시키는 아주 중요한 일이 된다.

그렇다면 어떻게 해야 환자들의 꾸준한 복용을 유도할 수 있을까? 현재는 의사의 처방과 복용법 설명 및 간호사의 부연 설명이 전부라 복용 문제는 전적으로 환자의 책임에 달려 있다. 이러한 문제를 개선해 볼 목적으로 포스터를 활용한다면 '꾸준한 약 복용은 치료의 지름길!' 혹은 '우습게 생각한 약 복용! 당신의 건강이 우스워집니다' 등의 내용을 생각해 볼 수 있을 것이다. 하지만 '사인 시스템'이라면 다소 다르다. 이러한 구호는 물론, 요일별 포장을 통해 혹은 일주일 단위(혹은 한 달 단위)의 원형 포장 형태로 한 번에 하나씩 뜯어내면서 병원에 다시 가야 할 날이 임박해짐에 따라 포장이 줄어들게 만드는 것도 방법이고, 이와 별도로 환자의 정기적인 복용을 독려하기 위한 모바일 형태의 공지를 포함한 다양한 방법을 강구할 수 있다. 환자의 꾸준한 복용을 자극하고 독려하는 그 어떤 형태의 '사인'도 가능할 것이다. 따라서 포스팅(혹은 포스터)보다는 훨씬 넓은 의미의 개념이라는 전제하에 지금껏 있지도 않았던 '사인 시스템'이란 표현을 사용하였다.

1 병원과 사인 시스템

의료 분야는 교육 분야와 함께 남다른 공통된 사명이 존재한다. 그것은 다름 아니라 이들을 변화시키든 앞으로 나아가게 하든 간에 사람을 움직여야 한다는 것이다. 두 분야는 공히 상대방과 남다른 관계를 맺는다는 특징을 지니고 있는데, 이런 측면에서 상대방을 설득한다는 것은 아주 중요하다. 상대방을 설득함으로써 학생으로 하여금 그가 가진 모든 관심과 노력을 학업에 쏟아붓도록 하게 되는가 하면, 환자나 그 보호자들로 하여금 치료를 위해 전적으로 의료인의 지시에 따르고, 회복을 위해 환자로서의 역할에 최선을 다하도록 힘쓰게 만드는 것이다.

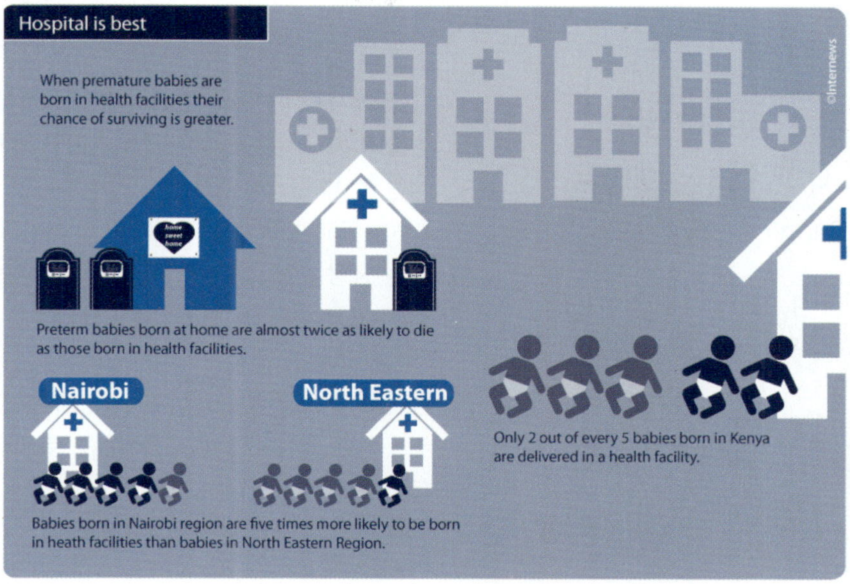

집에서 출산시 사망률이 두 배임에도 불구하고 5명 중 2명에 불과한 시설 출산을 장려하기 위해 만든 케냐의 교육용 포스터(출처 : Internews.org)

의료기관의 표지판은 보통 두 개의 목적을 띤다. 하나는 필요한 사람에게 적절한 정보를 제공하는 것인데, 이는 이를 부착한 당사자(이 경우 병원이 되겠지만)의 깊은 의도가 담겨 있다. 예를 들어 〈금연 구역〉이란 표지판은 사람들로 하여금 담배를 피워서는 안 되는 곳임을 알리는 정보 제공의 역할을 하기도 하지만 다른 한편으로는 '이곳에서는 담배를 피우지 말아 달라'는 당사자의 의도가 담겨 있는 것이다.

표지판의 또 다른 목적은 내용을 보는 사람들로부터 공감을 이끌어 내는 한편, 더 나아가 이들로부터 적극적인 행동을 취하도록 하는 데 있다. 따라서 두 번째 목표를 달성하기 위해서는 표지판의 내용이 일방적이어서도 안 되며, 무엇보다도 많은 생각과 고민이 있어야 할 것이다.

2 효과적인 사인

생각해 보면 의료기관에는 수많은 표지판이 있으며 이 중 일부는 환자의 치유와 회복 및 건강 유지에 매우 중요한 정보를 담은 것이다. 하지만 그렇게 중요한 표지판 혹은 사인이 부주의하거나 무성의하게 제작되어 당초의 의도를 구현하지 못하는 경우도 있다. 이러한 측면에서 효과적인 사인 시스템은 어찌 되어야 하는지 다양한 예시를 통해 알아보도록 하자.

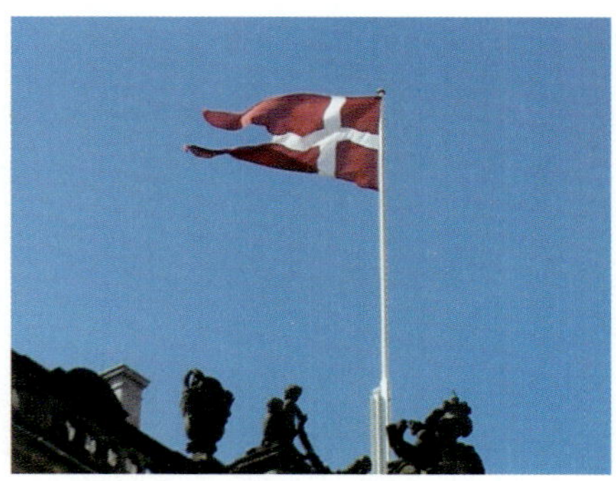

찢어놓아 더 역동적인 국기

1) 인간적인 면의 강조

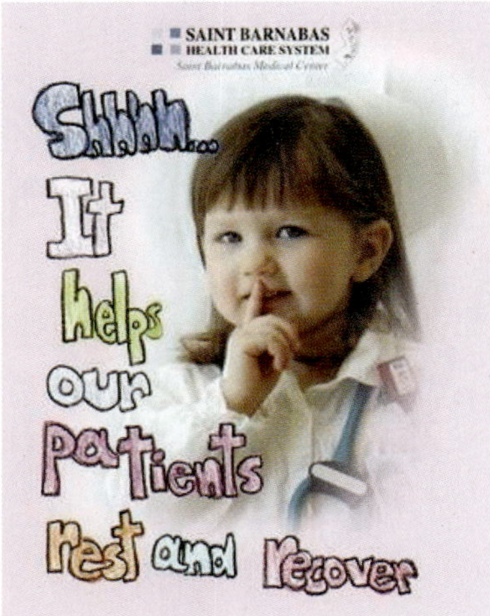
SAINT BARNABAS
HEALTH CARE SYSTEM
Shhhh...
It
helps
our
patients
rest and recover

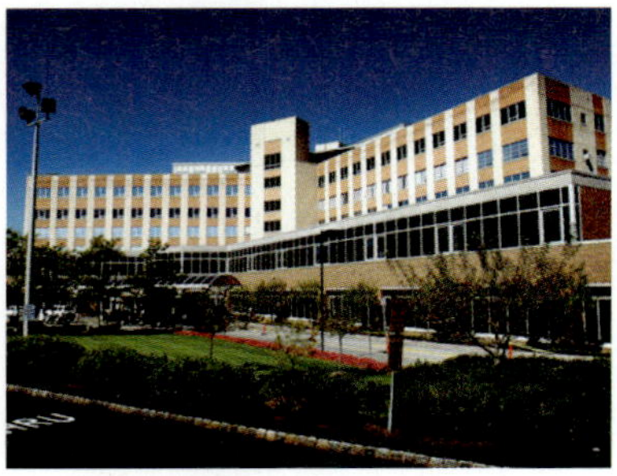

뉴저지에 있는 성 바르나바Saint Barnabas병원은 위 포스터를 이용해 병원소음을 크게 줄였다(출처 : NURSE.COM 2007. 9. 10., http://www.barnabashealth.org/Saint-Barnabas-Medical-Center/About-Us.aspx)

"천장에서 물이 뚝뚝 떨어지니, 천장부터 갈아야겠어요."
건물이 워낙 낡은 탓에 천장이 조금씩 내려앉다 못해 비가 오는 날은 빗방울이 샜던 것이다. (…)
"알이 굵고 붉은 사과로 몇 박스 준비해 주세요." (…)
나는 당장 손볼 층의 위 아래층에 머무는 환자들 한 분 한 분에게 일일이 사과 한 알씩을 건네 드렸다.
"웬 사과예요?"
"실은 저희가 천장 공사를 합니다. 더 깨끗한 병원을 위해서 하는 일이니, 시끄럽더라도 조금만 참아 주세요. 염치없는 부탁을 하는 입장이니 사과의 마음으로 사과를 드립니다."
"하하, 그럼 사과를 받아야겠네요."
"받아 주셔서 감사합니다."
그렇게 사과를 돌린 덕에 전 층 천장 공사를 무사히 마칠 수 있었다.[2)]

(1) 공감

흑인 인권운동가 마틴 루터 킹 목사의 '나에겐 꿈이 있습니다I have a Dream'라는 말은 사람들의 관심을 사회적 차원으로까지 돌리게 만든 대단히 공감가는 표현이었다. 보는 이의 공감을 자극하는 문구는 우리 주위에 얼마든지 있다. 자세히 둘러보면 화장실이나 주차구역에서도 간혹 발견할 수 있다.

명지대학교에 특강을 하러 갔다가 화장실에 들르게 되었습니다. 한눈에도 참 깨끗했습니다. 소변기 위에 써 붙인 문구를 보니 기분도 좋아졌습니다.
'우리 어머니들이 청소하고 계세요.'
어느 누가 화장실을 함부로 사용할까 싶었습니다.
'화장실 청소하는 사람이 얼마나 고생하는지 아십니까? 한 발짝 앞으로 다가서면 좋은 일 하는 겁니다. 제발 도와주세요!'라고 애원하는 것보다 간결하고 호소력이 있는 건 바로 '어머니'라는 말입니다.[3)]

(2) 보이는 X-ray

진단방사선과(혹은 영상의학) 전문의는 기초의는 아니지만 그렇다고 임상의라고 딱 꼬집어 말하기가 힘들다. 이들이 환자를 보는 것은 사실이지만, 임상의라 정의하기가 애매한 이유는 진단방사선과 의사들이 사진을 통해 환자와 대면하고 있기 때문이다. 여기서 사진이라 함은 컴퓨터 단층촬영CT이나 자기공명영상MRI 등을 말한다. 물론, 병원을 찾는 환자들의 상당수가 이와 같은 영상장비를 통한 검사를 기본적으로 하게 되

2) 민병국. 1500일의 스캔들. 황금부엉이, 2012, pp.103~104
3) 김홍신. 그게 뭐 어쨌다고. 해냄, 2011, p.106

는 셈이니 관련 사진을 통해 질병 여부를 판독하는 진단방사선과 의사들은 그 누구보다도 환자를 많이 보는 편이라 할 수 있다.

문제는 환자들을 직접 만나지 않는다는 데 있다. 수많은 사진을 판독하지만 대부분의 시간을 환자와 소통하는 대신 홀로 골몰하는 식이다. 좀 더 정확한 판별을 위해 의도적으로 조명은 낮춰 둔다. 어두컴컴한 방에서 커다란 모니터 앞에 구부정하게 앉아 있는 시간이 대부분이다. 그러다 보니 업무의 활기도 떨어지고, 예민하고 날카로운 촉수를 유지하기보다는 무심해지고 의욕도 떨어져 판독의 정확성에도 영향을 미치게 된다. 양성인 환자를 음성으로 판별하여 치료 시점을 늦추게 만들거나(그 반대도 있을 것이다), 여러 개의 병변이 있음에도 이 중 몇 가지를 놓쳐 병을 키우게 만들 수도 있는 것이다. 과연 어떻게 하면 이들의 감각을 고조시켜서 판독 능력을 향상시킬 수 있을까?

영상의학 전문의인 예호나탄 터너Yehonatan N. Turner는 이와 관련하여 특별한 연구를 수행했다. 예루살렘에 위치한 샤레 제데크Shaare Zedek 메디컬센터에서 레지던트로 일하던 그는 CT 촬영을 하러 온 환자들의 동의를 구해 300여 명의 환자 얼굴 사진을 찍었다. 아울러 영상의학 전문의들에게 실험에 참여해 달라고 요청했다.

> 영상의학 전문의들이 CT 영상을 판독하기 위해 컴퓨터 앞에 앉아 파일을 화면에 띄우면 해당 환자의 얼굴 사진이 자동으로 옆에 나타났다. 판독 후 의사들은 설문지를 작성했다. 모두 "사진을 보고 나서 환자들에게 더욱 공감을 느꼈고, 좀 더 꼼꼼하게 판독하게 되었다"고 밝혔다.[4] 하지만 터너의 아이디어가 가진 진짜 위력은 3개월 후에 나타났다.
>
> 뛰어난 영상의학 전문의가 그렇지 못한 동료와 구별되는 점 가운데 하나는 소위 '부수적 발견'을 얼마나 잘하느냐에 달려 있다. 즉 환자가 치료받고 있는 질병과 관련이 없고, 담당의사도 예상하지 못했던 이상 부위를 찾아내는 능력이다. (…) 터너는 환자의 사진을 함께 제공했던 방사선 영상들 가운데 부수적 발견이 있었던 81장을 골랐다. 그리고 3개월 후에 동일한 영상의학 전문의들에게 다시 진단을 의뢰하였는데, 이번에는 환자의 사진을 제공하지 않았다. (…) 결과는 놀라웠다. "사진이 파일에서 빠지자, 부수적 발견이 80퍼센트로 줄어들었다. 그 의사들은 90일 전에 똑같은 사진을 세심하게 판독했었지만, 이번에는 세심함과 정확도가 훨씬 떨어졌다.[5]

터너는 〈사이언스 데일리〉에 자신의 연구 결과에 대하여 '환자를 익명의 조사대상이

---

4) Yehonatan Turner and Irith Hadas-Halpern, "The Effects of Including a Patient's Photograph to the Radiographic Eazmination," paper presented at Radiological Society on North America Ninety-fourth Scientific Assembly and Annual Meeting, December 3, 2008. See also "Patient Photos Spur Radiologist Empathy and Eye for Detail," RSNA Press Release, December 2, 2008; Dina Kraft, "Radiologist Adds a Human Touch; Photos," *New York Times*, April 7, 2009

5) 다니엘 핑크. 파는 것이 인간이다. 청림출판, 2013, pp.274~277

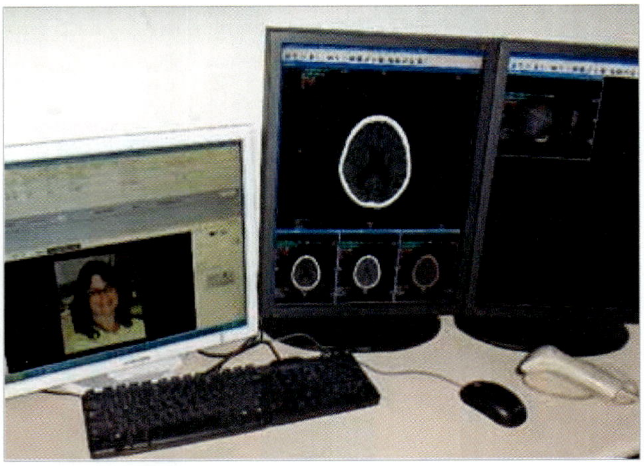

환자 사진이 의사로 하여금 더 세심하게 검사에 임하게 한다Patient Photos Spur Radiologist Empathy and Eye for Detail는 북미 방사선학회Radiological Society of North America(2008. 12. 2.)에 게재된 사진(출처 : http://www2.rsna.org/timssnet/media/pressreleases/pr_target.cfm?ID=389)

아니라 한 명의 인간으로 접근하는 것이 중요하다'고 강조했다. 환자들의 실제 사진이 병기되면서 개별 환자 한 사람 한 사람의 존재감이 되살아났다. 의사들이 비록 눈치채지는 못했지만, 실제 사진을 함께 띄워 줌으로써 검사용 영상에 대한 의사들의 집중도가 훨씬 더 높아진 것이다. '정확히 좀 보라'든가 '판독의 정확성을 높이자'고 말하기 앞서 잘 보고 자세히 볼 수 있도록 시스템을 갖추는 게 더 효과적이다. FOX 뉴스에 소개된 내용[6]이 유튜브에 올라 있다. 별로 어렵지도 않은 아주 간단한 방법이지만 그 효과는 참으로 놀랍다는 2분짜리 동영상을 찾아보자.

터너는 촬영 사진 옆에 해당 환자의 실제 사진을 띄워 놓음으로써 판독 의사들이 좀 더 꼼꼼하게 업무에 임하도록 하였다. 위 사례를 참고하여 의료 현장에서 (①)한 부분을 가미해 좀 더 (②)한 의료를 구현할 수 있는 방안이 없는지 생각해 보자. 괄호 속의 내용은 여러분이 자유롭게 정해 이 미션을 수행해 보자.

①

②

(① ②)

수많은 말들의 성찬보다도 때로는 하나의 사진이 더 많은 울림을 주기도 한다. 오른쪽 사진은 2014 인천 아시안게임 유도 금메달리스트 김재범 선수와 여자 유도선수 김잔디 선수의 손이다.

위 사진을 통해 여러분들이 ① 흔히 발견할 수 있는 내용 세 가지와 좀처럼 발견하기 어려운, 그러나 여러분 ② 스스로 발견한 내용 세 가지를 적어 보자.

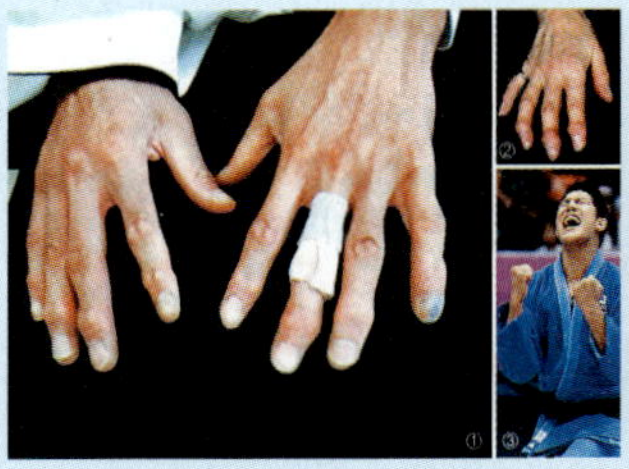

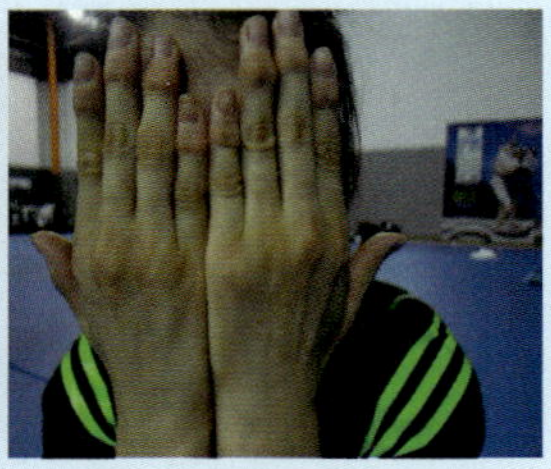

김재범과 김잔디 그리고 비슷해 보이는 그들의 손(출처 : http://news.chosun.com/site/data/html_dir/2014/10/06/2014100600221.html?Dep0=twitter, http://news.zum.com/articles/8715528?cm=popular)

①

②

위 사진의 ① 제목을 붙여 보자. 다음으로 그것을 발표하고 다른 사람이 정한 제목도 들어 본 후 토론을 통해 ② 최종적으로 확정된 새로운 제목이 무엇인지 적어 보자.

6) http://www.youtube.com/watch?v=LPTK6UYpwIA

2) 새로운 깨우침

고속도로 휴게소 화장실에 가면 이런 문구를 종종 볼 수 있다. '화장실을 깨끗이 사용합시다', '쓰레기를 버리는 행동은 문화인의 수치' 등등…. 이런 '충신의 직언'이 적힌 곳에는 과연 사람들이 쓰레기를 버리지 않을까? 그렇지 않다는 것을 우리는 모두 안다. 이럴 때는 차라리 (…) 이를테면 '정력이 강한 사람은 소변을 튀기지 않습니다', '성공한 사람들은 세면대를 깨끗이 사용하는 좋은 습관이 있습니다'라며 (…) 사용한다면 더 효과적이지 않을까?[7)]

2004년, 세계적인 광고 기획사인 오길비 런던에서는 수지 오바흐나 글로리아 슈타이넘과 같은 대표적 페미니스트들의 도움을 받아 광고주 도브를 위한 연구를 하고 있었다. 조사 결과 여성 중 상당수가 자신의 몸을 혐오하고 있으며, 매체나 광고에서는 대부분의 여성들이 절대 달성할 수 없는 비현실적인 미의 기준을 강요하고 있다는 사실을 알게 되었다. 이런 가운데, 아름다움에 대한 의견을 보통 사람들에게 묻는 방식으로 진행된 도브의 '진정한 아름다움을 위한 캠페인Campaign for Real Beauty(리얼 뷰티 캠페인)'이 탄생하게 되었다.

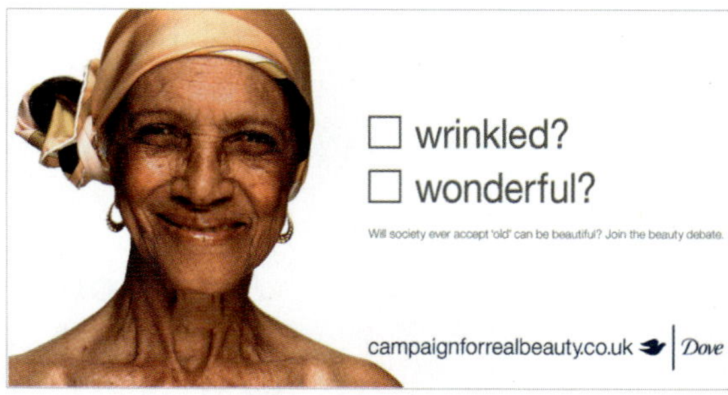
wrinkled?
wonderful?
Will society ever accept 'old' can be beautiful? Join the beauty debate.
campaignforrealbeauty.co.uk
Dove
광고 그 이상의 의미를 던져준 도브의 리얼 뷰티 캠페인(출처 : http://www.marketingmag.ca/brands/the-real-impact-of-real-beauty-124713)

도브 비누의 제작사인 유니레버는 세상의 잣대에 의하면 전혀 아름답지 않은 다섯 명의 여성 모델을 선발했다. 런던에 사는 이레네 싱클레어 할머니(95세), 열여섯 살까지 32AAA였던 가슴이 1년 만에 36C로 커지고 아들을 낳은 뒤 36D가 되어 버린 뉴욕의 티비사 로만(34세), 32A 컵 사이즈로 가슴이 작지만 조금도 신경 쓰이지 않는다는 에어 포이에(35세)가 바로 이들이다. 유전으로 열일곱 살 때부터 머리가 하얗게 세 버린 메를린 글로저(45세) 그리고 반점이 가득하지만 부끄러워하기보다 독특해지기에 안성맞춤이라며 다른 모델들과 차별화할 수 있어 좋다는 런던의 레 쉬한(22세)도 있다. 리얼 뷰티 캠페인에서는 이들 다섯 사람을 통해 사람들에게 다음과 같은 질문을 던졌다. 해당 질문에 맞는 모델을 찾아서 적어 보자.

주름이 많은가? 멋진가?Wrinkled? Wonderful? :
뚱뚱한가? 아름다운가?Oversized? Outstanding? :
반쯤 비었는가? 반쯤 찼는가?Half empty? Half full? :
백발인가? 우아한가?Gray? Gorgeous? :
흠이 있는가? 없는가?Flawed? Flawless? :

7) 오세웅. 7분간의 기적. 쌤앤파커스, 2014, p.210

이 캠페인은 2007년 칸느 광고제에서 대상을 수상했다. 기발한 아이디어로 우리의 고정관념, 즉 남성들의 시각에 맞춰진 만들어진 아름다움을 부정하고 진정한 아름다움이란 외모가 아닌 내면임을 보여주면서 사회적으로 울림이 컸기 때문이다. 위 사이트나 관련 사이트를 둘러본 후 여러분의 느낌을 적어 보자.

3) 약점을 내보이는 솔직함

렌터카 회사인 에이비스AVIS는 1962년 "우리는 렌터카 업계 2등입니다."라는 광고 카피를 내놓았다. 이 광고에는 어떤 의도가 담겨 있을까? 에이비스의 2등 광고는 지금까지 알려진 가장 성공적인 포지셔닝 사례로 알려져 있다. 1960년대 초반 렌터카 시장은 시장점유율 60%로 부동의 1위를 차지하던 허츠Hertz와 나머지 40%의 시장을 놓고 고만고만한 회사들이 각축을 벌이던 '1강 다약'의 형국이었다. 당시 에이비스는 2등은커녕 13년 연속 적자에 허덕이는 약소 업체에 지나지 않았다. 에이비스가 '넘버투' 전략을 전개하기로 한 것은 신임 사장의 부임과 함께 더 이상 물러설 곳이 없다는 절박한 상황 인식에 따른 것이었다. 그래서 내놓은 것이 'Avis is Only No.2'였다.

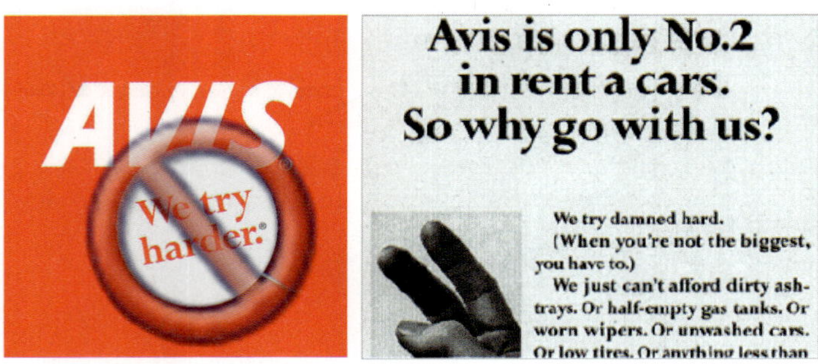

에이비스 로고와 2등인 회사를 이용해야 하는 이유(출처 : http://dahlcache.com/2012/03/22/part-2-we-try-harder-perhaps-not-in-social-media, http://motivationformore.wordpress.com/2013/03/09/avis-vs-hertz-the-war-bw-no1-and-no2)

"우리는 2위입니다. 그런데도 왜 우리 회사를 이용할까요? 우리는 더 열심히 노력하기 때문입니다. 최고가 아니라면 그래야만 하겠죠. 지저분한 재떨이랑 생각도 못하죠. 기름을 반쯤 빼돌릴 수도 없고요. 낡아빠진 와이퍼나 세차도 하지 않은 차를 드리지도 않고, 바람 빠진 차를 드리지도 않는답니다. 시트 정리도 안 된 차를, 히터가 고장 나고 서리 제거도 안 되는 차를 빌려 드리진 않습니다. 저희가 열심인 이유는 잘 보이기 위해서지요. 새 차처럼 산뜻하고, 강력한 힘에 미소가 감돌도록 해 드리기 위한 것이죠. 여러분의 가려운 데를 긁어 드릴 수 있는 거지요. 왜일까요? 저희에겐 여러분이 각별하기 때문입니다. 다음엔 에이비스를 이용해 주세요. 저희는 2위이기 때문에 그리 기다리지 않아도 된답니다."

에이비스의 넘버 투 광고는 엄청난 관심을 끌었다. 이어진 2탄 역시 큰 반향을 불러일으켰다. 연이은 대박 광고로 매출도 덩달아 뛰어올랐다. 2탄 광고의 카피는 "2위라서 열심히 할 수밖에요"였다. 에이비스는 자신이 허츠보다 더 나은 업체라고 허풍을 떠는 대신 '1등이 아니라 2등'이라는 넘버 투 전략을 일관되게 펼쳤다. 2등이라 손님도 많지 않아 오시면 곧바로 차를 빌려 갈 수 있다고 했다. 2위니 더 열심히 할 수밖에 다른 방법이 뭐 있겠냐며 자신의 약점을 오히려 강점으로 포장했다.

병원에서 의도적으로 내보일 수 있는 취약점에는 어떤 것이 있는가? 이를 바탕으로 위 사례를 이용해 새로운 문구를 생각해 보자.

'Less is More!' 현대 건축의 거장 루드비히 미스 반 데 로에가 그의 건축 철학을 설명하는 표현으로 즐겨 쓰면서 유명해진 말이다. 적은 것이 낫고 단순화할수록 좋다는 뜻이다. 이와 비슷한 표현으로 "작게 생각하라Think Small"는 말도 있다. 독일의 자동차 회사 폭스바겐Volkswagen이 1959년 '비틀'을 미국 시장에 출시하면서 내놓은 광고 카피다. 비틀은 1933년 히틀러의 지시로 자동차 기술자인 포르쉐Ferdinad Porsche가 개발한 독일 국민차에서 출발했다. 국민들에게 저렴한 가격에 공급하려다 보니 크기도 작았고 외관도 심플했다.

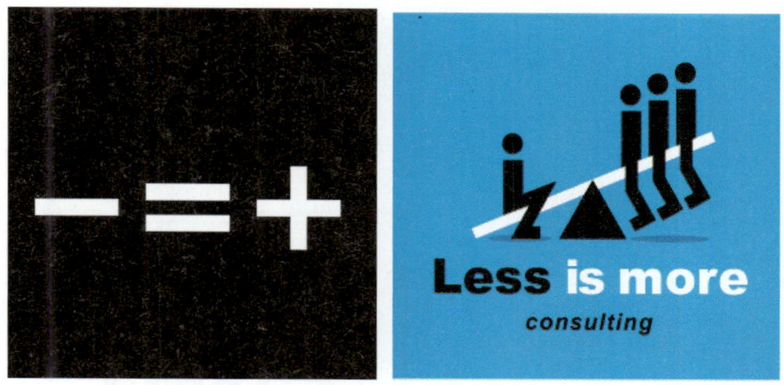

빼는 것이 더하는 것, 적은 것이 더 큰 것임을 보여준 기발한 아이디어(출처 : http://www.campaignasia.com/BlogEntry/333020,less-is-more-more-or-less.aspx, http://www.free-logodesign.com/free-logo-design-less-is-more-consultin)

요즘도 미국의 휘발유 가격은 다른 나라에 비해 저렴한 편인데, 그 당시야 말해 무엇하겠는가. 휘발유 걱정이 없는 미국의 소비자들이 즐겨 찾는 자동차는 튼튼하고 우람했다. 게다가 미국이라는 나라의 특성상 장거리 운전이 많다 보니 자동차를 구입할 때 운영비보다는 쾌적한 승차감과 안전성을 더 많이 고려하는 경향이 있다. 그런 미국 시장에 전혀 우람하지도 않고, 멋져 보이지도 않는 작은 차를 출시하면서 폭스바겐이 내놓은 광고 문구가 바로 "작게 생각하라"였다. 하지만 이 광고는 비틀의 치명적 약점이라 여겨지던 왜소함을 오히려 강점으로 바꾸어 놓았다. 그리고 비틀을 '작지만 강한 자동차'로 굳건히 포지셔닝시켰다. '작게 생각하라'에는 많은 의미가 담겨 있었다.

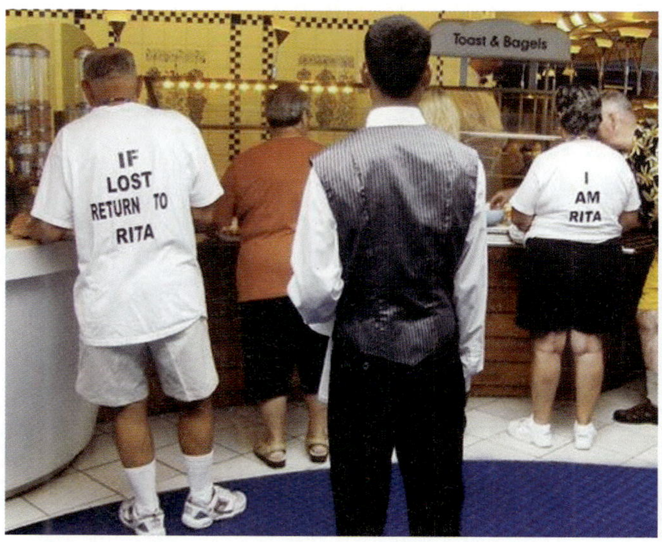

치매에 걸린 남편을 위한 노부부의 커플티. 남자의 등에 '길을 잃고 헤매면 리타에게 데려다 주세요'라고 써 있다(출처 : http://www.drunktiki.com/2014/01/09/if-lost-return-to-rita-2/if-lost-return-to-rita-jpg)

4) 감성 지능

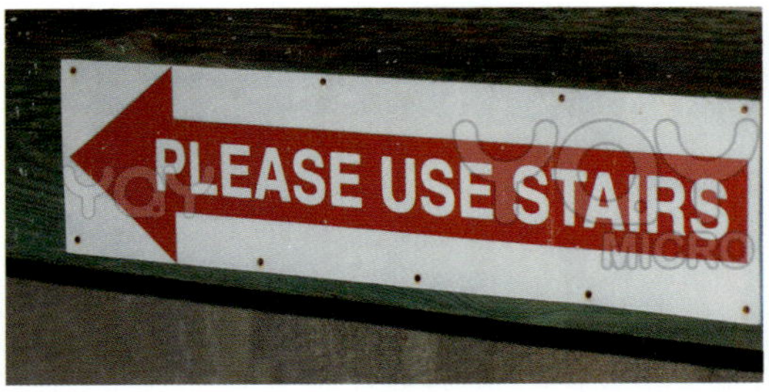

vs.

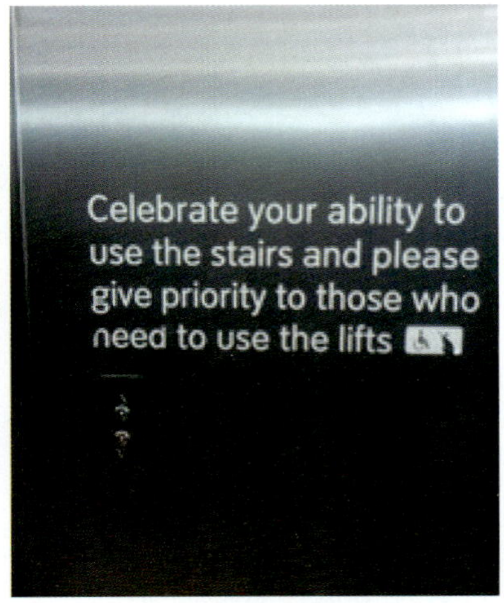

‘계단을 이용해 주세요Please Use Stairs’ vs. ‘계단 통행이 가능한 체력이 놀랍습니다. 승강기는 불편한 분께 양보해 주세요Celebrate~lifts’

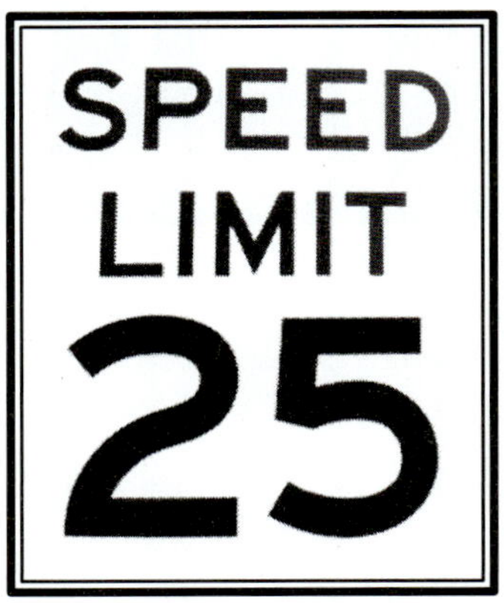

vs.

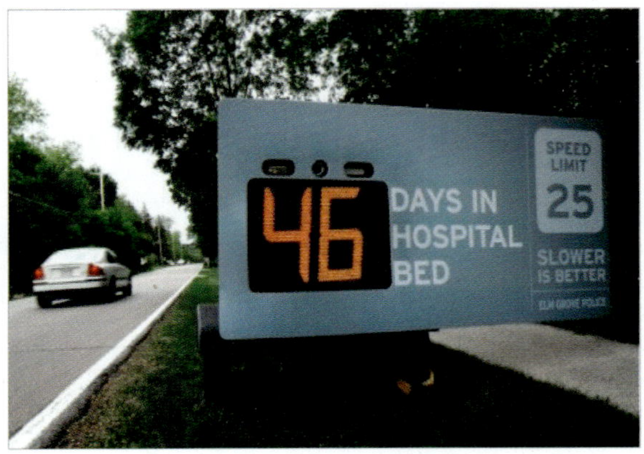

흔히 보는 제한 속도 표시 vs. ‘46일째 입원중! 속도를 줄입시다’

vs.

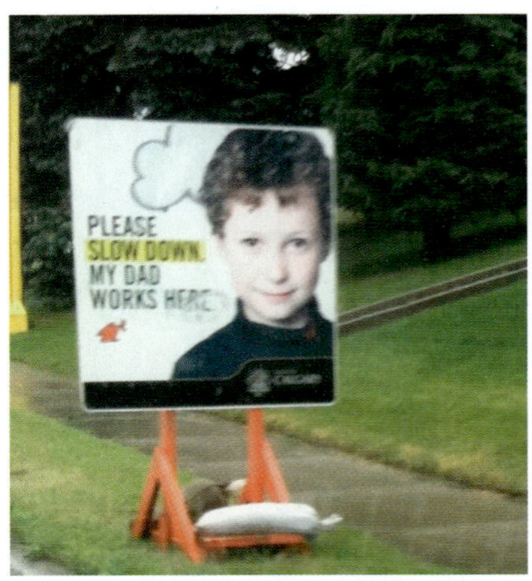

‘도로 보수 공사중’ 표지 vs. ‘속도를 줄여주세요. 아빠가 일하고 계세요’

(1) 교회 잔디밭

위의 표지판이 병원을 찾는 환자들이나 보호자들의 마음에 와 닿은 이유는 감성 지능이 겸비된 표지판(이하 감성 지능 표지판emotionally intelligent signage)이기 때문이다. 대부분의 표지판이 '입원실은 3층입니다'라는 식의 정보를 제공하거나 혹은 '중환자실 보호자는 밖에서 기다려 주세요'라는 식의 규칙을 알리는 데 그치고 있다. 하지만 감성 지능 표지판은 이보다 더 깊이 들어간다. 구체적으로 '보다 인간적'이며 '목적의식을 함유'한 것이기 때문이다. 따라서 이렇게 만든 표지판은 보는 사람들로 하여금 공감을 끌어낸다. 어디 그뿐인가. 당연히 이를 읽는 사람들의 마음을 건드리고 행동으로 이어지게 하는 것이다. 다음은 다니엘 핑크의 〈파는 것이 인간이다〉에 소개된 감성 지능 표지판의 사례다.[8]

사람들로 붐비는 거리 모퉁이에 조그마한 교회가 있는데, 주변에 넓은 잔디밭이 펼쳐져 있다. 그리고 인근 지역의 많은 사람들이 그곳에서 개를 산책시키고는 한다. 하지만 수많은 개들과 넓은 잔디밭이 만나면 언제나 고약한 냄새가 나는 문제가 발생한다. 이러한 문제를 피하기 위해, 즉 개 주인들의 행동을 바꾸기 위해 교회는 단순히 규칙을 알리는 표지판을 설치할 수도 있었다. 내가 원본을 조금 바꾸긴 했지만, 예를 들어 이런 식의 표지판이다.

"강아지 배설물을 치워 주세요."

그런데 교회는 다른 접근방식을 취해 다음과 같은 표지판을 대신 세웠다.

"아이들이 노는 곳입니다. 강아지 배설물을 치워 주세요."

강아지 배설물을 치워 달라는 표지판에는 '왜' 치워야 하는지에 대한 설명이 전혀 없다. 강아지 주인 입장에서는 좁은 아파트 대신 넓은 잔디밭에서 자신의 강아지가 뒷일을 보는 게 크게 미안한 일도 아니다. 지키는 관리인이 없다면 더더욱 그럴 가능성이 농후하다. 하지만 '아이들이 노는 곳'이라며 배설물을 치워 달라는 말엔 모두가 주저할 수밖에 없다. 교회가 폼 나게 잔디밭을 더럽히지 말라는 게 아니다. 소중한 우리들의 아이들이 뛰노는 곳이니 더럽히지 말라는 말이다. 누구나 아이였던 시절이 있었다. 어린아이가 있는 젊은 부부들, 그리고 지금은 아니지만 한때 아이들을 키웠을 부모들까지 합치면 대부분 사람들이 '아이들이 뛰놀 잔디밭'을 지킬 의무가 있는 사람이 된다. 그러니 그런 표지판을 읽는 사람들의 행동은 달라질 수밖에 없다. 그냥 '강아지 배설물을 치워 주세요'와는 비교할 수 없는 변화가 일어나는 이유가 바로 여기에 있다.

8) 다니엘 핑크. 파는 것이 인간이다. 청림출판, pp.294~295 참조

(2) 석화림 국립공원

리처드 탈러와 캐스 선스타인이 쓴 〈넛지〉에도 감성 지능 표지판에 해당하는 사례가 있다.[9] 애리조나 주에 있는 미국 석화림 국립공원Petrified Forest National Park은 방문객들이 석화목을 기념품 삼아 하나둘씩 집으로 가져가는 일이 많아지면서 석화목 보존에 큰 위기를 맞게 되었다. 이에 국립공원 측은 제발 석화목을 가져가지 말라고 애원하는 표지판을 공원 곳곳에 설치했다. 애리조나 주립대학의 로버트 치알디니 교수는 공원 측이 만든 표지판 내용을 보고 좀 더 효과적인 표지판 문안을 제안했다. 우리나라에서는 〈설득의 심리학〉이란 책으로 잘 알려진 치알디니 교수는 한 가지 실험을 고안했다.

먼저, 사람들이 다니는 산책로에 석화목 조각들을 여기저기 놓아두었다. 그러고는 표지판 문구를 다양하게 적어 사람들의 반응이 어떤지 살펴보는 식이었다. 표지판 문구는 두 시간마다 바꾸었다. '사람들이 석화목을 가져가 자연 석화림이 훼손되고 있다'와 같이 문제의 심각성을 강조한 문구도 사용해 보았다(이는 기존 표지판과 유사한 내용임). 그런가 하면 '자연 석화림이 보존되도록 석화목을 가져가지 마세요'와 같이 구체적인 목적을 담은 명령조의 문구도 있었다. 결과는 의도를 담은 명령조의 문구가 담긴 게시판을 달아 놓았을 때 사람들의 행동이 가장 많이 변화되었다는 것이다. 치알디니 교수는 부정적인 문구보다 명령조의 긍정적인 문구가 더 효과적일 거라고 예상했는데, 그의 예상은 정확히 들어맞았고[10] 미국 석화림 국립공원은 큰 고민거리를 덜게 되었다.

구글에서 'emotionally intelligent signage'를 입력해 나온 이미지들을 살펴보고 이를 참고하여 병원에서 활용 가능한 명령조의 긍정적인 안내판을 만들어 보자.

5) 진정한 배려

(1) 뚱뚱한 사람 우선석

서울신문에 재미난 사진이 올라왔다. 브라질 트리아논-마스삐 지하철역에 설치된 2인용, 흔히 말해 뚱보용 의자 사진인데, 당초 의도와 달리 정작 이 의자를 애용할 것

9) 리처드 탈러, 캐스 선스타인. 넛지Nudge. 리더스북, 2009, p.110

10) Cialdini, Robert B,. Raymond R. Reno, and Carl A. Kallgren. "Activating and Aligning Social Norms for Persuasive Impact." Social Influence 1, 2006, 3~15

이라 예상했던 사람들조차 의자를 외면한다는 사실이다. 이 기사를 소재로 김동석은 〈세상을 읽어주는 의사의 책갈피〉란 책에서 다음과 같이 울림 있는 글을 선보이고 있다. 우리가 자칫 배려라며 하는 행위나 결정들이 오히려 배려받아야 할 사람들에게 상처를 주는 경우도 있다는 사실, 따라서 말하기 전에 행하기 전에 그 사람의 입장에서 다시금 되돌아보기가 중요하다는 것이다.

> 브라질의 상파울루 지하철이 이런 애로사항을 겪는 '큰 사람'들을 배려한 특별 벤치를 선보였다. 브라질의 비만 인구가 급속도로 많아지면서 이 같은 대책을 내놓은 것인데, 트리아논-마스삐Trianon-Masp역에 설치한 이 의자는 일반인들의 하얀색 의자와 구별되도록 파란색을 띠고 있고, 일반 의자보다 2배가량 넓고, 250kg의 무게까지는 문제없이 견딜 수 있는 튼튼한 지지대를 연결했다. 게다가 각 의자에는 귀여운 캐릭터와 함께 '뚱뚱한 사람 우선석'이라고 쓰여 있고, 그 글귀는 어린아이들도 쉽게 읽을 수 있을 만큼 지나칠 정도로 '배려'했다. 이런 배려에 대한 뚱뚱한 사람들의 반응은 어땠을까? (…)

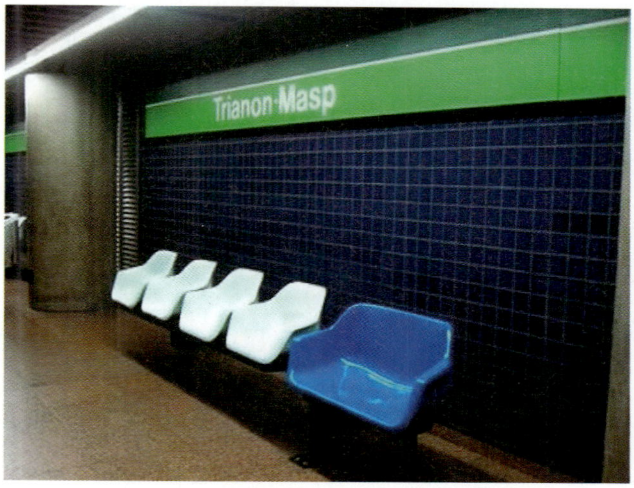

배려가 배려가 아닌 경우(출처 : http://www.buzzfeed.com/akdobbins/subway-fat-seats)

> 지하철에 의자를 설치하고자 했던 의도는 전혀 문제될 것이 없다. 그리고 의도 자체도 나쁘지 않았다. 문제는 그 사람이 되어 보지 않았다는 것이다. (…) 배려하려는 마음이 있다면, 말하기 전에 행하기 전에 잠시만 그 사람이 되어 보자.

(2) '팔' 장례식

사고로 한 팔을 잃은 아이가 있었다. 어린 나이에 그런 큰 사고를 당하다 보니 부모의 마음도 참담하기 이를 데 없었다. 앞으로 커 가면서 아이가 맞이하게 될 우울한 미래가 한눈에 보였던 것이다. 과연 이 아이는 제대로 성장할 수 있을까? 다행하게도 아이의 옆에는 엄마와 더불어 그 아이를 제 자식처럼 사랑하는 '이지'라는 놀라운 여성이 있었다. 이지는 듣도 보도 못했던 '팔' 장례식을 마련하였다.

팔을 잃어버리면서 아직 시작하지도 않은 미래의 인생까지 모두 날려 버릴 뻔했던 사고는 이지의 장례식 이벤트를 통해 정들었던 팔을 떠나보내고 즐겁게 살아갈 것을 결심하는 것으로 마무리되었다. 팔이 없는 소년이 평생 장애인으로 주위의 눈총을 받아가며 살아가는 대신 동네에서 제일가는 명사수로 거침없이 살아가게 된 것도 바로 그 장례식 이벤트 덕분이었다. 이 놀라운 일에 멋진 묘비명이 한몫했다. 참으로 놀라운 표지판이었다.

> "아, 그래요. 스텀프[11)]예요. 그 애보다 남자다운 꼬마 친구는 찾아보기 힘들 거예요. 팔을

잃어버린 순간에도요."

"맙소사, 무슨 일이 있었는데요?"

"기차에서 떨어지는 바람에 한쪽 팔이 잘려 나갔어요. 팔꿈치 바로 윗부분까지요. 그 애의 진짜 이름은 버디 스레드굿 주니어였지만 사람들은 스텀프라고 불렀답니다. 팔이 잘려 뭉툭한 부분만 남아 있었기 때문이죠. 클레오하고 병문안을 갔는데 애가 어찌나 씩씩한지 울지도 않고, 자신이 안 됐다고 여기지도 않더라고요. 이지가 그렇게 키웠죠. 강인하고 어떤 충격도 받아들일 수 있게끔 말이죠.

이지는 묘비를 제작하는 친구를 찾아가서 작은 묘비를 주문했어요. 이런 문구를 새겨서요.

> 여기 버디 주니어의 팔 잠들다.
> 1929~1936
> 정든 친구여, 안녕히

이지는 그것을 카페 뒤 들판에 놓아두었다가 아이가 퇴원하자 그리로 데려가서 요란하게 팔 장례식을 치러 주었어요. 모두들 참석했지요. (…) 동네 아이들이 다 왔어요. 이지는 이글 스카우트 단원들까지 오게 해서 영결 나팔도 불게 했답니다.

그 애를 스텀프라고 맨 먼저 부른 사람은 바로 이지였어요. 루스는 비열한 짓이라며 불같이 화를 냈지요. 하지만 이지는 그 길이 최선이라고 했어요. 그래야만 아무도 뒤에서 놀리지 못할 거라면서요. 그렇게 해야만 그 애가 팔을 잃었다는 사실을 직시하고 그 사실에 지나치게 민감해하지 않을 거라고 이지는 생각했던 거예요. 결국 이지가 옳았다는 게 드러났죠. 팔 하나로 그렇게 많은 것을 하는 사람은 없었거든요……. 구슬치기도 하고, 사냥이며 낚시도 하고, 하고 싶은 건 뭐든 다 했답니다. 그 애는 휘슬스톱에서 제일가는 사수였어요.[12)]

여러분은 이지의 행동이 '진정한 배려'란 것에 대하여 동의하는가? 그렇다면 ① 그 이유는 무엇 때문인가? 아울러, 위 글을 읽고 떠오른 ② 여러분의 생각을 정리해 보자.

①

②

11) stump, '그루터기' 또는 '팔이나 다리가 절단되고 남은 부분'이라는 뜻

12) 패니 플래그 저, 김후자 옮김. 프라이드 그린 토마토. 민음사, 2011, pp.148~150

3 효과적인 사인 개발을 위한 고려사항

1) 숫자 등 명확한 표현의 활용

경제학자 로렌스 코틀리코프Lawrence Kotlikoff와 저널리스트 스콧 번즈Scott Burns는 노인들이 크게 늘고 있는 미국 사회의 현실에 대하여 〈다가올 세대의 폭풍The Coming Generation Storm〉이라는 책에서 언급한 바 있다. 우리 모두가 이 책을 전부 읽어야 할 필요는 없다. 읽지 않아도 책에서 말하고자 하는 내용이 무엇인지 단숨에 알 수 있는 것이, 저자들의 다음과 같은 표현에서 잘 드러나고 있기 때문이다.

"7천 7백만의 베이비부머들이 다리를 절룩거리며 노년으로 접어드는 2030년쯤의 미국에서는 노인용 보행 보조기의 숫자가 유모차 숫자를 웃돌 것이다"

'보행 보조기가 유모차보다 많을 것'이라는 표현에서 저자들이 무엇에 대해 말하려 하는지, 다가올 폭풍의 핵심이 무엇인지 단박에 드러나지 않는가.

> "외래 환자 수가 1,000명이 넘는 날, 우리 자축 파티 엽시다."
> "원장님, 1,111명은 어때요? 1은 넘버원이란 뜻도 있고 하나된다는 뜻도 있으니, 의미 있잖아요." (…)
> 그렇게 우리는 스스로를 독려하며 하루하루 설레는 마음으로 그래프를 그려 갔고, 드디어 1,111명이 되던 날 다함께 맥주잔을 부딪치며 건배를 외쳤다. (…)
> 응급의료센터 평가에서 최우수 병원으로 선정된 날 역시, 나는 직원들에게 힘을 실어 주고 싶었다.
> "직원 여러분, 더위에 수고가 많으시죠? 맛있게 드세요. 우리 모두모두 함께 브라보!"
> 브라보라는 응원 문구를 만들어 놓고 보니, 문득 브라보콘이 떠올랐다. (…)
> 그래서 직접 아이스크림 회사로 연락해서 도매가로 700개의 브라보콘을 주문했다.[13]

위 병원이 '숫자 등 명확한 표현의 활용 사례'로 적당하다고 생각되는데 그 이유나 근거에 대해 생각해 보자.

13) 민병국. 1500일의 스캔들. 황금부엉이, 2012, pp.148~149

2) 과감한 직설적 표현

아프리카 케냐의 주요 장거리 이동 수단은 소형 버스 혹은 14인승 미니밴 마타투matatu인데, 이를 타려면 각오를 단단히 하는 게 좋다. 왜냐하면 이 차를 모는 기사들의 운전 솜씨가 보통 사나운 게 아니기 때문이다. 그 결과 케냐의 1인당 교통사고 사망률은 세계 최고 수준일 정도로 악명 높다.

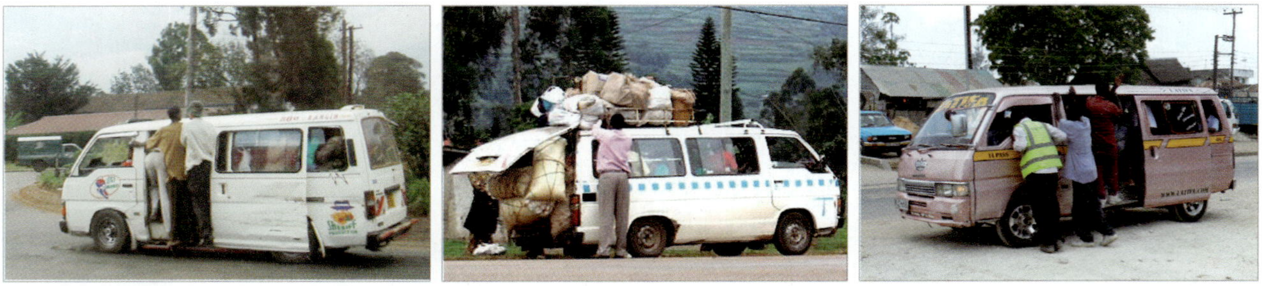

안전 문제가 심각한 마타투(출처 : http://asirt.org/ASIRT-Kenya/ASIRT-Kenya-Activities/Matatu-Safety, http://maikewinters.org/tag/matatu, http://milele.org.uk/news/?p=775)

일반적으로 교통사고 사망률을 떨어뜨리기 위해서는 제한속도를 낮추고 파손된 도로를 복구하고 노면을 개선하며 과속 방지턱을 세우는 것도 한 방법이다. 아울러 탑승자들에게 안전벨트 착용을 독려하는 것도 효과가 있기 마련이다. 하지만 곤란한 점은 이와 같은 조치에 재원이 따른다는 사실이다. 도로를 개선하는 것도 그렇고 과속 방지턱 역시 돈이 있어야 하는데, 이를 위한 예산이나 인력 모두 하나같이 부족하다는 것이다. 미국 조지타운 대학교의 경제학자 제임스 하비아리마나와 윌리엄 잭 두 사람이 이 문제에 관심을 보이면서 문제는 의외로 단순한 방법으로 해결되었다.[14] 바로 명확하고 직설적인 사인을 통해서 말이다.

> 번호판 끝자리가 짝수인 차량의 기사는 대조군이 되었고, 번호판 끝자리가 홀수인 차량의 기사는 특정 조건을 적용한 실험군이 되었다. 연구자들은 실험군에 속한 기사의 마타투 안쪽에 영어와 스와힐리어(케냐의 국어)로 쓴 스티커 5장을 붙였다. 그중 일부 스티커에는 다음처럼 몇 단어로 된 문장들이 인쇄되어 있었다.[15]
>
> **Don't just Sit there as he drives dangerously! STAND UP. SPEAK UP. NOW!**
> "기사가 위험하게 운전하는 데 가만히 앉아 있지 마세요! 일어서세요. 큰 소리로 항의하세요. 지금 당장!"
>
> **Je, skiendeshwa vibaya, utafika? KAA MACHO. KAA CHONJO. TETA!**

14) James Habyarimana and Wiliam Jack, "Heckle and Chide : Results of a Randomized Road Safety Intervention in Kenya," *Journal of Public Economics* 95, nos, 11-12, December 2011 : 1438-46

15) 다니엘 핑크. 파는 것이 인간이다. 청림출판, 2013, pp.271~273

"이봐요, 기사가 난폭하게 운전하면 목적지에 제대로 도착할 수 있을까요? 정신 차리세요. 침착하세요. 큰 소리로 항의하세요!"

교통사고 피해자의 사진 등 보기만 해도 섬뜩한 사진을 함께 붙여 놓은 스티커도 있었는데, 1년간의 결과를 지켜보면 스티커를 붙여 놓은 차량에 탄 승객이 3배나 더 많았다. 사람들이 안전한 차량을 알아본 것이다. 보험회사의 보험금 청구 자료에서도 결과는 확연했다. 스티커를 부착한 차량의 보험금 청구 건수가 전년 대비 2/3가량 줄어든 것이다. 그럴 수밖에 없는 것이 부상이나 사망 등에 따른 청구 건수가 절반 이상 줄었기 때문이다.

무엇이 이와 같은 확연한 차이를 만들어 낸 것일까. 물어볼 필요도 없다. 교통사고를 줄여야 한다는 인식과 이를 실현하기 위해 구체적인 방법을 선택했기 때문이다. 그 결과 운전자는 전과 다른 태도를 보이기 시작했다. 그럴 수밖에 없는 것이 승객들의 거친 항의도 주요했지만, 승객들이 보다 안전한 차량을 원한다는 사실이 승차 인원이라는 아주 구체적인 지표로 나타났기 때문이다.

위 내용을 읽고 ① 직설적 표현이 가져온 효과는 무엇인지, 그리고 위 사례를 참고하여 명확하고 직설적인 표현으로 ② 병원에서 적용 가능한 새로운 사인을 만들어 보자.

①

②

3) 약점을 드러내는 솔직함

누구도 진실에서 자유로울 수 없지만, 누구나 그 진실을 정면으로 마주할 수 있는 것은 아니다. 때로는 자신의 이익을 위해 혹은 부끄러운 마음에 치부를 숨기고 싶은 마음에서 진실을 외면하는 것 또한 인간의 속성 중 하나일 것이다. 하지만 자신의 치부를 솔직하고도 적극적으로 알리는 곳이 있다. 샌프란시스코의 피제리아 델피나PIZZERIA DELFINA라는 곳이다.

종업원의 티셔츠에는 "여긴 후졌어This Place Sucks"라는 말이 크고 선명하게 적혀 있다. 그뿐만이 아니다. 다른 직원의 티셔츠에는 "이 피자는 너~~~무 느끼해. 아마 돼지

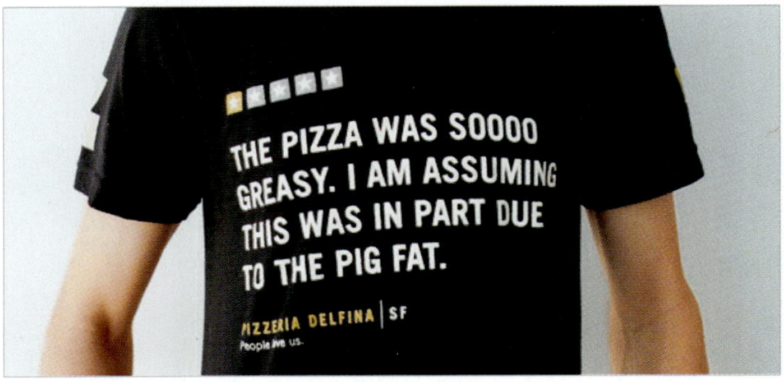

피제리아 델피나의 유명한 티셔츠(출처 : http://yelperswhosuck.wordpress.com/2013/03/25/pizzeria-delfinas-anti-yelp-t-shirts)

기름 때문인 것 같아This Pizza Was Soooo Greasy. I Am Assuming This Was In Part Due To The Pig Fat."라는 한층 더 과격한 표현이 적혀 있다. 직원들의 티셔츠에 인쇄된 내용은 피제리아 델피나에 불만을 느낀 고객들이 인터넷에 올린 평가들이다. 이곳에서는 이용객들의 불만을 적나라하게 드러내고 있는 것인데 의외로 그 결과는 그리 부정적이지만은 않았다.

2009년 피제리아 델피나의 경영자들은 인기 있는 미국 소비자 평가 사이트인 yelp.com에 오른 것 중 가장 잔인한 평가를 선정해 이를 티셔츠에 인쇄, 종업원들이 피자를 굽거나 고객을 맞을 때 입게 했다.
현실을 외면해 타조처럼 모래 속에 머리를 파묻고 사업을 방해하는 요소들이 사라지기만을 바라는 대신, 델피나는 용감히 맞서기로 한 것이다. 이들은 비난적인 평가들을 공개하고, 독특한 방식으로 소비자들을 참여시키며 부정적인 온라인 평가 글을 긍정적인 실제 세계의 담론으로 이끌어 냈다.[16]

4) 이타심의 자극

지지난해 저는 미국 샌디에이고 주립 대학에 잠깐 머물렀던 적이 있습니다. 그 학교 도서관 화장실에 가면 이런 문구가 붙어 있습니다. '손을 씻으시오. 너의 건강을 위해서 그리고 이 도서관의 책을 보호하기 위해서.' 책이 얼마나 소중한지를 은연중에 알려주는 문구입니다.[17]

한동안 신종 플루 공포로 손 세정제가 불티나게 팔린 적이 있다. 아파트마다 승강기 입구에 세정제를 비치해 두는 곳이 많았다. 병원에 임시 진료소가 만들어지고 끝 모를 불안에 떨었던 상황에서 아파트 관리 사무소에서 발 빠르게 움직인 것이다. 하지만 지금은 세정제를 뒀던 보관대만 덩그러니 남아 있다. 불과 몇 년 사이에 우리는 다시 일상으로 돌아왔다. 손을 자주 씻지 않는 일상, 여전히 손 씻는 게 귀찮은 일상으로 말이다. 손을 잘 씻어야 한다는 것에 대해 모르는 사람이 없지만, 제대로 손 씻는 사람은 별로 없는 그런 일상으로 돌아왔다.

미국 병원들의 경우 연간 원내 감염 규모는 입원 환자 20명당 1명꼴이니 5% 정도라는 계산이 금방 나온다. 숫자로 살펴보면 상황이나 느낌은 또 다르다. 매년 원내 감염으로 사망하는 환자 수는 9만 9,000명에 달한다. 이와 관련된 비용도 400억 달러를 웃도는 엄청난 규모다. 감염을 방지하는 가장 효과적인 방법은 의료진을 포함해 병원

16) 제임스 허먼. 상받은 광고가 11배 잘 팔린다. 문예마당, 2012, pp.165~168
17) 장영희. 어떻게 사랑할 것인가. 예담, 2012, p.80

구성원 모두 열심히 손을 씻는 것이다. 하지만 모두가 생각에만 머물 뿐 제대로 손 씻는 사람은 많지 않다. 손을 씻도록 하는 데 들인 노력도 별로 효과가 없는 게 솔직한 현실이다. 미국 메릴랜드 대학의 조사 결과에 의하면, 화장실을 사용하고 나서 주변 사람이 없으면 무려 45%가 손을 씻지 않았다는 연구 결과도 있다.

데이비드 호프만과 그랜트는 사람들의 손 씻기를 자극하는 방안에 대해 3가지 사인을 만들어 조사를 시도했다. 이들은 미국의 한 병원에 찾아가 2주 동안 병원 내 66개소의 비누 및 손 세정 용기 옆에 표지판을 붙여 놓을 수 있도록 허락을 구했다.

① 1/3에 해당하는 22개 표지판에는 손 씻기가 가져올 의료진 개개인의 이익을 표시했다.
"청결한 손은 당신의 질병 감염을 예방합니다."

② 다음 3분의 1은 병원의 고객인 환자에게 미칠 영향을 강조했다.
"청결한 손은 환자들의 질병 감염을 예방합니다."

③ 마지막 남은 표지판에는 간결하고 직접적인 문구를 집어넣었다.
"세정제로 손을 씻고 나가세요."

연구원들은 2주의 실험 기간이 시작될 때 비누와 세정제가 들어 있는 봉지들의 무게를 재고 직원들이 실제로 얼마만큼 썼는지 알아보기 위해 실험이 끝날 무렵에 한 번 더 재어 보았다. 결과를 정리해 보니 두 번째 표지(②)가 단연 가장 효과적이라는 사실이 드러났다. 환자를 강조한 표지가 옆에 있을 때 손 세정제의 양이 의료인 본인을 강조한 표지나 손 씻으라는 직접적인 내용을 넣은 표지가 옆에 있을 때 쓰인 양보다 훨씬 많았다.[18]

위 사례를 참고하여 손 씻기가 아닌 다른 주제와 관련해 인류애와 이타심을 집어넣은 표현으로 병원에서 적용 가능한 새로운 사인을 만들어 보자.

18) Adam M. Grant and David A. Hofmann, "It's Not All About Me : Motivatiog Hand Hygiene Among Health Care Professionals by Focusing on Patients," *Psychological Science* 22, no. 12, December 2011; 1494-99

5) 진정성의 표현

대중교통을 이용하다 보면 흔히 보게 되는 것이 있다. 불편한 점이 있으면 서슴지 말고 적어서 보내 달라는 '불편 사항 신고서'다. 택시의 경우 보조석 앞에 놓여 있고 버스의 경우 후문 위쪽에 있다. 택시든 버스든 간에 신고서에는 공통점이 있다. 둘 다 꺼내기 힘들다는 것이다. 쉽게 꺼낼 수 없도록 단단하게 잠겨 있는 것처럼 모양새가 딱 그렇다. 게다가 달리는 택시에서 신고서를 꺼낼 간 큰 사람은 별로 없을 것이다. 쉽게 꺼내기도 어려울뿐더러, 운전기사가 바로 옆에서 지켜보고 있기 때문이다. 달리는 택시에서 운전자를 화나게 만들어 봤자 좋을 일이 뭐가 있겠는가?

이쯤 되면 불편 사항 신고서가 그냥 불편하면 신고하라는 의미로 만들어진 게 아니라는 생각이 든다. 아마도 관할 당국에서 시민들의 불만이 높다 보니 이를 무마시킬 요량으로(엄밀히 말해 시민들의 불만을 좀 달래 보라는 관계 기관의 요구에 맞춘 깜냥[19]이었을) 신고서를 '의무 부착'하도록 한 것일 수도 있다. 정말로 고객의 불만이 무엇인지 알아볼 의도보다는 '비치 의무'에 충실하다 보니 꺼내기도 힘들게, 함부로 손 타지 않는 곳에 꼭꼭 숨겨 놓는 식이 되어 버리기 십상이다. 시스템상으로 완벽하지 않은가. 불만을 가진 사람들이 언제든지 불만을 신고할 수 있도록 체계가 갖춰진 셈이다. 하지만 이런 방식으로 나아지는 건 별로 없다. 바로잡을 수 있는 것은 거의 없다.

"불편하면 말씀해 달라"는 것도 이와 비슷하다. 의례적으로 하는 말이니 의례적으로 응대할 것이다. 하지만 불편한 점을 안다는 것은 나중을 위해서도 무척 중요하다. 당장은 귀찮겠지만 불편한 점들을 개선해 가면서 한 단계씩 나아지기 때문이다. 다만 정말로 불편함에 대해 알고 싶어 하는지, 정말로 불편한 점을 개선할 의도로 그러는 것인지에 대한 바로 그 진정성이 문제다.

(1) 최고 책임자의 적극적인 진정성

아래 내용은 ○○병원 곳곳에 붙어 있는 표지판이다. 병원에서 불편한 점이 있다면 원장인 자신의 핸드폰으로 언제든지 전화해 달라는 내용인데, 정말 인상적인 부분은 표지판에 원장의 개인 사진이 붙어 있었다는 것이다.

여러분의 도움이 필요합니다.

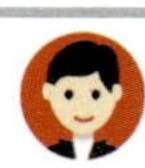

저희 ○○병원에 계시면서 불편한 점이 있으시다면
제 휴대전화로 연락 주십시오. ○○○-○○○○-○○○○
-병원장 ○○○ 올림-

이 정도 되면 그야말로 관례적으로 '불만 있으면 언제든지 얘기하라'는 내용이 아님

19) 스스로 일을 헤아림, 또는 그런 능력

을 단숨에 알아챌 수 있다. 정말로 나아지길 원하는구나, 진실로 환자들의 얘기를 들으려 하는구나 하는 생각이 팍 드는 그런 것이다.

빈말이 아니다. 실제로 대학병원에서 이를 실천하는 병원장 사례가 있다.

> "꼭 알려주세요. 9943-○○○○.
> 병원 구석구석에 문제가 생겼을 때 그냥 지나치지 마시고 꼭 알려주세요. 칭찬하고 제안해 주세요."
>
> 내친김에 우리는 고객들이 불편 사항을 발견하면 즉시 전화할 수 있도록 '꼭 알려주세요' 캠페인을 벌였다. 고객의 소리야말로 병원을 바꾸는 길이란 사실이 자명해졌기 때문이다. 나 역시 고객에게 좀 더 친근하게 다가서기 위해 회진이 아닌 인사차 환자 병실에 들르기도 했다. 그래야 허심탄회하게 이런저런 얘기를 할 수 있을 것이란 생각에서였다. 만일 환자분이 자리에 없다면 편지를 남겨 두고 왔다.
>
> "병원장 민병국입니다. 인사차 병실을 방문하였으나, 못 뵙고 갑니다. 빠른 쾌유를 바랍니다. 건강하십시오."[20]

(2) 익명성의 보장

건의함은 내·외부 고객들이 불만을 토로할 수 있는 유용한 도구로 활용된다. 익명을 전제로 속 깊은 얘기를 할 수 있기 때문이다. 하지만 바로 이 건의함을 어디에 설치하느냐에 따라 익명성은 심각한 위협을 받을 수 있다. 사람들의 많은 곳, 다른 이의 눈에 확 띄는 곳에 두는 것도 불편하지만 사람들의 왕래가 드문 한적한 곳에 두는 것 역시 지나치게 특별해 좋은 선택은 아니다. 접근하기 쉬우면서도 한적하고 익명성이 철저히 보장되는 방안은 없을까?

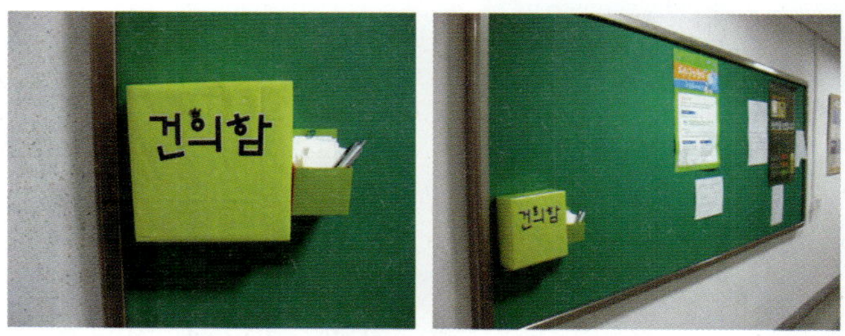

한 대학 학과 사무실 앞 게시판에 있는 건의함(출처 : http://abio.knu.ac.kr/3white/bbs/board.php?bo_table=notic&wr_id=23&page=2)

6) 유쾌함! Fun!

아래 감사패는 결혼 20주년을 맞이하여 남편이 아내에게 바치는 감사패다. 결혼기념

20) 민병국. 1500일의 스캔들. 황금부엉이, 2012, pp.123~124

일을 축하하는 다양한 방식을 봐왔지만 감사패를 전달하는 건 참으로 드문 일이다. 정년퇴임의 자리나 큰 공사를 마치는 준공식 등 감사패가 등장하는 곳은 한결같이 공적이고 형식이 중시되는 경우라 생각했었는데, 부부 사이의 친밀한 사이에서 감사패가 나타나 더 유쾌한 느낌이었다. 예상치 못한 상황이라 더더욱 느낌이 팍 오는 사인이 아닐 수 없다.

감사패

581109-2******

○○○

귀하는 타고난 밝은 성품과 친밀성을 바탕으로 한 남자의 사랑스럽고 따뜻한 아내로서의 책무를 성실히 다하고 있으며, 장손 집안의 맏며느리로서 집안의 화합과 화목에 솔선수범하여 왔고, 약국 경영이라는 의료사업을 통하여 지역 주민의 건강관리와 복리 증진에 기여하였을 뿐만 아니라, 동네 주민들과의 활발한 의사소통을 통하여 지역 여성회 활성화에도 주도적인 역할을 수행함으로써 가정과 종문,[21] 지역 사회에 두루 기여한 바가 지대하므로 44회 탄신일과 결혼 20주년 기념일을 맞이하여 모든 분들의 뜻을 모아 이 감사패를 드립니다.

2002년 11월 15일

월계동 주민 일동, 노원구 어머니회, 창녕 曺가 종친회

친족 일가 일동, 조기원, 조기훈, 조영환

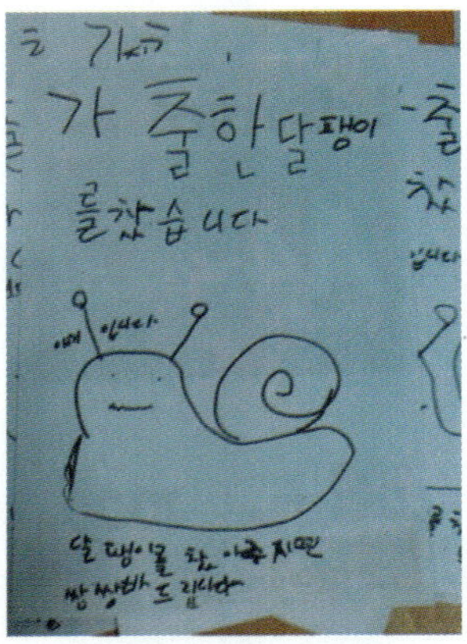

가출한 달팽이 사진. 더 이상 무슨 말이 필요할까? 쌍쌍바도 준다는데~

감사패란 기업이나 관공서에서 기여한 공로가 큰 사람에게 주는 시상 제도인데 가정에서 해선 안 될 것은 없었다. 그리고 종친회나 아이들, 약사회 등의 가짜 서명도 그럴듯하게 하여 집사람에게 전달했다. 약간은 과장된 내용도 있었고, 사실 필자의 마음에 안 드는 잘못하는 부분도 없잖아 있었지만, 감사패에 그런 뉘앙스를 담을 필요는 없었다. 이 감사패를 계기로 다소 미흡하던 부분은 오히려 더 잘하게 되는 자양분이 되었다.[22]

7) 판단 가능한 정보의 제공

에너지 부족 문제가 심각하다. 우리도 이제는 매년 여름이면 '블랙 아웃' 걱정에 나라 전체가 떠들썩하다. 점포의 출입문을 열어 놓고 영업하는 것을 금지하는 것에서부터, 사무실 근무자들에게 넥타이를 매지 않고 근무하도록 권장하거나 심지어는 전력 사용이 몰리는 정오 이후의 몇 시간 동안 공장 조업을 못하게 하는 강압적인 조치도 나왔다. 가장 좋은 건 전력에 의존하는 우리 삶의 방식을 바꾸는 것이며 그다음은 사람들이 자발적으로 전력 사용을 자제하는 것이다. 문제는 '어떻게' 하면 되는가 하는 방법론인데, 손쉬운 방법의 하나로 매달 납부하는 전기 고지서에 한 줄 더 넣는 것이다. 만일 여러분이라면 전기요금 고지서에 다음 중 어떤 내용의 글을 넣을 것인가?

21) 종가宗家의 문중

22) 조영환. 멋지게 나이들기 : 인생 후반전! 이렇게 준비하라. 지상사, 2011, pp.157~158

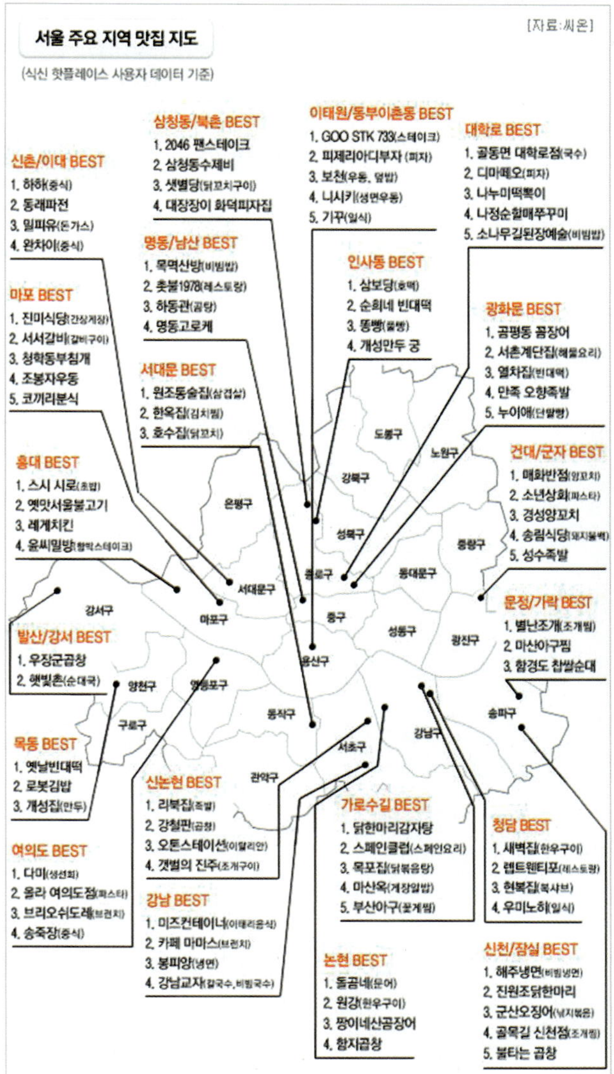

판단이 가능한 유용한 정보(출처 : http://www.etnews.com/20140730000224)

① 전력 사용이 폭증하는 계절입니다. 한 집 한 등 끄기 운동에 적극 동참하여 주시기 바랍니다.

② 전력 발전을 위해 사용되는 원유 수입량이 한 해에만 ○○○억 달러에 달합니다. 귀중한 달러를 절약할 수 있도록 국민 여러분의 적극적인 동참을 바랍니다.

③ 에어컨은 선풍기 ○○대 사용과 맞먹습니다. 우리 모두 지나친 에어컨 사용을 절제합시다.

④ 백열등 사용을 줄이고 형광등이나 LED 사용을 늘려갑시다.

위에 언급한 네 가지 방법 중 ① 가장 효과적인 방법은 무엇일까? 그리고 ② 그렇게 생각하는 이유는 무엇인가?

①

②

해당 아파트 단지 주민들의 평균 전력 사용량을 표기함으로써 과도한 사용자가 '찔끔'하게 만들 수도 있다. 그런가 하면 다음과 같은 방식으로 절전의 경제적 효과를 구체적으로 알려주는 것도 한 방법이다. 아래 내용 중 하나는 별 효과가 없는 방법이나 다른 하나는 매우 효과적인 것으로 판명된 것이다. 여러분은 다음 중 무엇이 좋은 방법이라고 생각하는가? 그리고 그 이유는 무엇 때문이라고 보는가? 아래 내용을 잘 보면 위 문제에 대한 답이 나올 것이다.

(a) 당신이 에너지 절약을 실천한다면 연간 350달러를 절약할 것이다.
(b) 당신이 에너지 절약을 실천하지 않는다면 연간 350달러를 잃을 것이다.

정답은 손실의 측면에서 구성된 정보 캠페인 (b)가 정보 캠페인 (a)보다 훨씬 더 강력하므로, 에너지 절약을 강조하려 한다면 (b)가 훨씬 더 강력한 방법이다.

8) 명분과 정당성을 표방한 사인

병원은 어느 곳보다 노동집약적 특성이 강한 곳이다. 사람의 힘으로 이루어지는 일이 상대적으로 많기 때문이다. 그러다 보니 직원들의 이직률이 낮지 않다. 특히 간호사들의 높은 이직률은 정평이 나 있을 정도다. 따라서 좋은 인력을 안정적으로 확보하는 일은 병원 경영자들의 가장 큰 고민 중 하나가 되고 있다. 인재를 뽑기 위해서는 우수한 자질을 가진 지원자들의 적극적인 관심이 필요한데, '직원모집'이나 '경력직 급구'와 같은 통상적인 방식으로는 한계가 있을 수밖에 없다. 따라서 이 부문에서도 적절한 사인, 즉 문구 이상의 문구를 통해 지원자들의 마음을 살 필요가 있지 않을까.

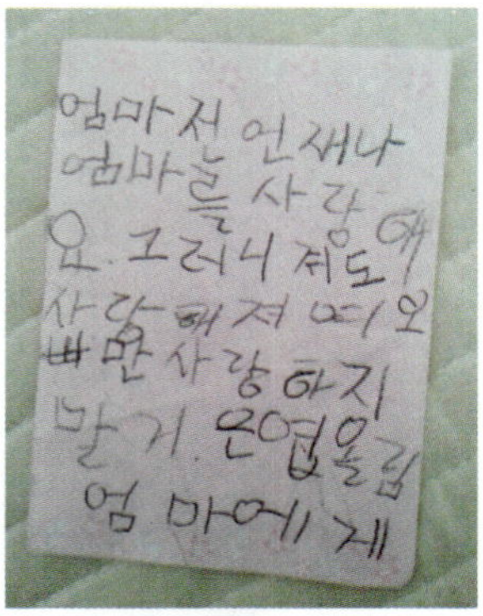

명분과 정당성이 제대로 드러난 아이의 편지

한인 여성으로는 미국 최초로 워싱턴 D.C. 교육감 자리에 오른 미셸 리! '학교와 교사가 달라지면 아이의 인생이 바뀔 수 있다'는 믿음을 가지고 신출내기 교사 시절부터 온갖 정치적 편견과 맞서면서 교육개혁을 추진했던 그녀였다. 교육계의 잔 다르크라 불렸던 그녀 덕분에 무기력에 빠져 있던 워싱턴 D.C.의 교육은 놀라울 정도로 바뀌었다. 그 가운데는 탁월한 교사를 모집하기 위해 애써 만든 남다른 사인도 돋보였다. 아래 내용을 참고하여 인력난에 빠진 중소 병원에서 활용할 남다른 문구를 만들어 보자.

> 첫 번째는 밤늦게까지 일하던 직원들이 컴튼 지역의 교사를 모집하기 위해 다음과 같은 기발한 문구를 생각해낸 것이었다. '컴튼의 아이들도 베버리힐스 교육을 받을 권리가 있습니다.'
> 미셸 리의 눈에도 정말 훌륭한 문구였다. 그 문구가 효과를 발휘한 덕분에 지원자들이 물밀 듯 몰려들었다. 며칠 후 같은 팀이 이번에는 뉴욕 시티 티칭 펠로즈 프로그램을 홍보하기 위해 머리를 맞대었다. 그리고 어린 라틴계 소녀의 사진에 다음과 같은 문구를 곁들이기로 결정했다. '뉴욕에서 가장 열악한 학교 4학년 다섯 명 중 네 명이 제대로 읽고 쓰지 못합니다. 바로 당신의 손길이 필요합니다.'[23]

23) 리처드 위트마이어. 미셸 리, 잠든 교실을 깨워라. 청림출판, 2012, p.101

4 표지판 등 사인 시스템 고쳐 보기

아래와 같은 사진은 어떤 상황에 적절한 표지판 혹은 안내판이 될 수 있을까? 이 사진을 병원에서 활용할 수 있을까? 제목란에 여러분의 생각을 적어 보자.

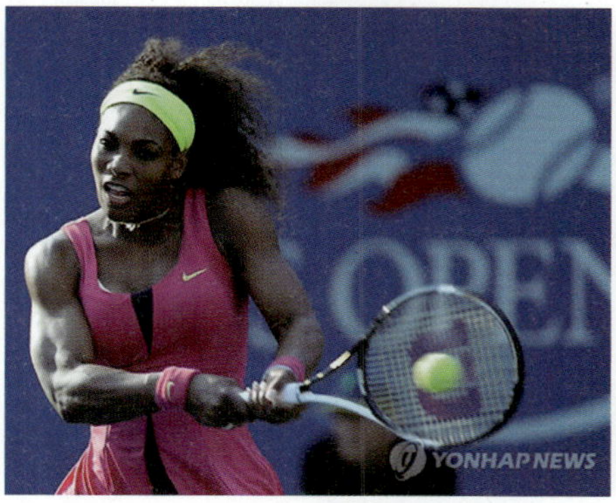

제목 :

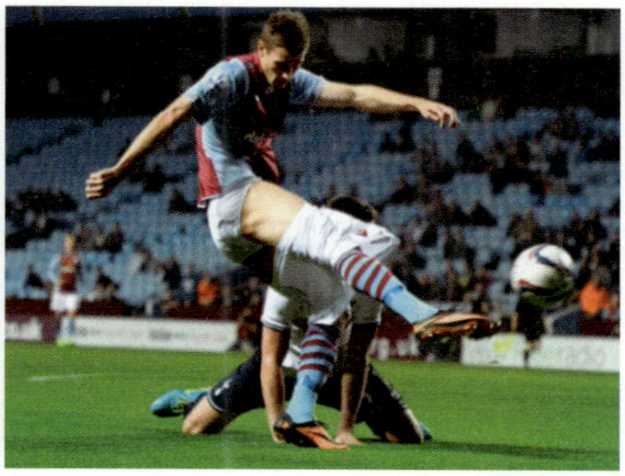

제목 :

1) 기존의 사인 고쳐 보기

우리 주변에 흔히 있는 표지판 및 사인 시스템 중 고쳐야 할 부분 등 개선의 여지가 있는 부분이 무엇인지 찾아보자. 그리고 여러분의 생각을 덧붙여 더 나은 방법으로 고쳐 보자.

일반 사인 고쳐 보기

기존의 사인	개선안

여러분이 알고 있는 사인 및 표지판 중에서 ① 가장 인상적인 것은 무엇인가? 여러분이 해당 사인이나 표지판에서 ② 강한 인상을 받은 이유는 무엇 때문인가?

①

②

2) 특정 병원 표지판 및 사인 시스템 고쳐 보기

특정 병원을 방문해 표지판 및 사인 시스템 중 고쳐야 할 부분 등 개선할 부분을 찾아서 새롭게 고쳐 보자.

병원 사인 고쳐 보기

병원의 기존 사인	개선안

찾아볼 영상

TED : 토마스 고츠 <의료정보를 다시 디자인할 때입니다>
Thomas Goetz <It's time to redesign medical data>

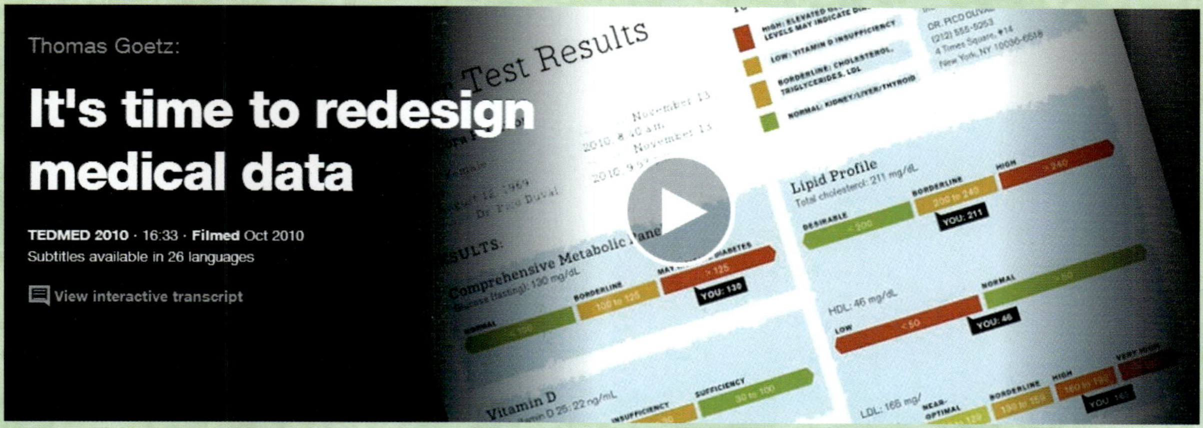

사람들에게 병에 대한 두려움을 주는 것이 앞으로의 행동 변화에 아무런 효과가 없다고 이야기한다. 즉, 겁을 준다고 해서 사람들이 운동을 시작하지는 않는다. 따라서 개인에게 맞춰진 정보를 주는 것이 사람들이 건강을 유지하는 데 더욱 도움이 된다고 한다. 감성적인 방법으로 지금의 상태를 알려주고 앞으로 어떻게 해야 하는지 알려준다면, 좀 더 많은 사람들이 자신의 건강을 위해 무언가를 시작할 것이다.

병원의 사인 시스템의 가장 중요한 특징 중 하나는 판단 가능한 정보 제공의 사례라고 생각했다. 따라서 이러한 정보에서 필요 없는 부분은 과감히 빼고, 또 정보들도 전문가들에 의해 잘 정리되고 도식화 등을 하여 딱 보고 어디가 문제 있고, 환자 개개인에게 무엇을 해야 할지를 알려주면서 환자의 감성을 자극한다고 생각하여 선정하게 되었다. – 수강 학생의 추천 사유 –

위 동영상 자료를 관람한 후 여러분의 느낌을 ① 100자 이내로 정리해 보자. 아울러 이번 장과 관련해 여러분이 발견한 가장 적절한 ② 동영상 자료가 있다면 해당 자료의 출처를 적어 보도록 하자.

①

②

개인 과제

Chapter 11. 사인 시스템

학번		성명		제출일	

① 이번 장을 한 문장으로 표현해 보자.

② 이번 장과 관련해 스스로 찾아본 것에 대해 자세히 적어 보자. 책은 50쪽 이상 읽은 것만 적을 수 있으며, 영상 자료와 신문 및 기타 내용은 출처나 연도 표기를 정확히 적어 보자.

책	
영상자료	
신문	
기타	

③ 이번 장에 관해 200자 이상의 에세이를 손으로 직접 써 보자.

* 이 페이지는 절취하여 다음 시간에 제출할 것

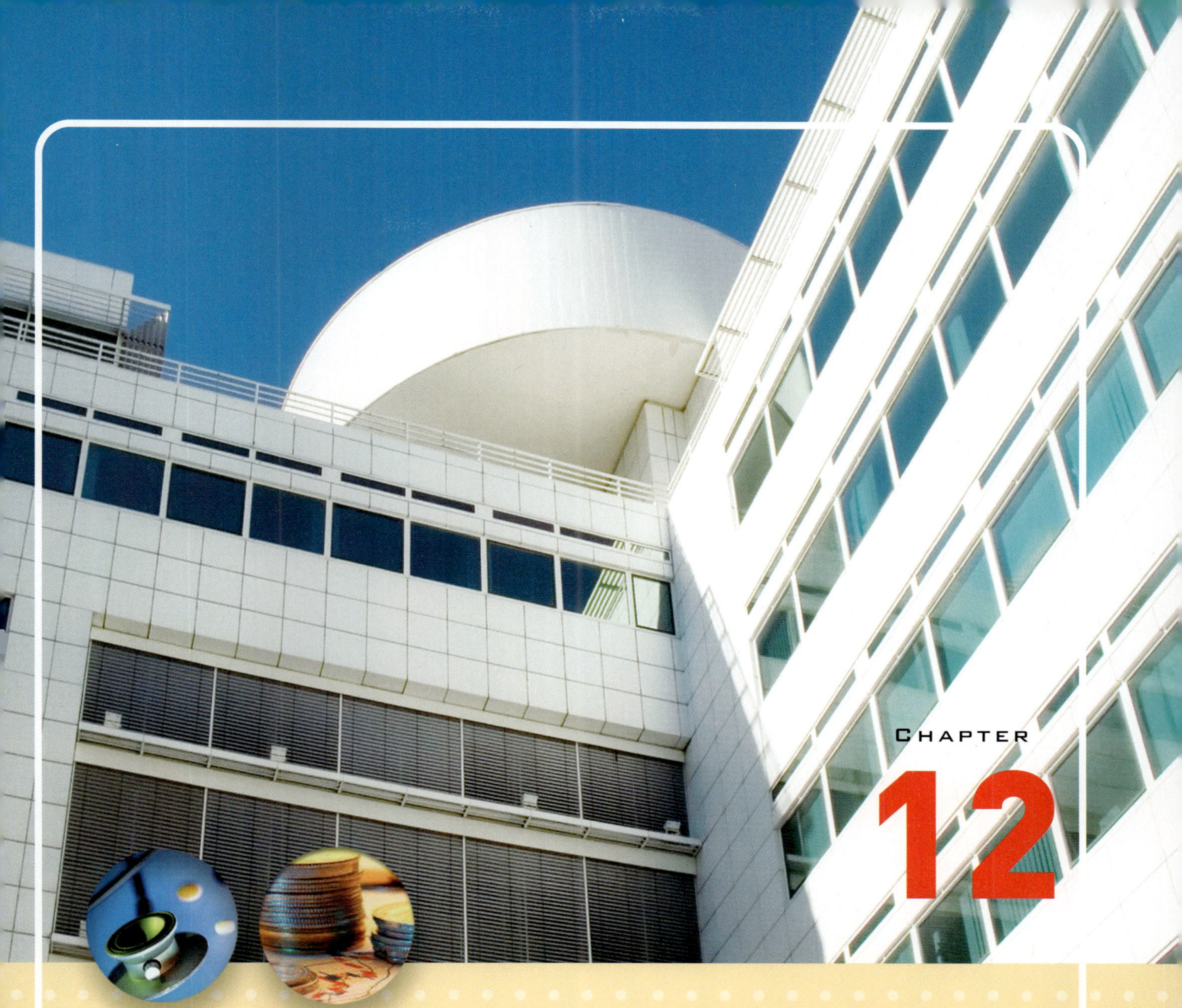

CHAPTER

12

병원의 사회적 책임

단칸방을 14번이나 옮겨 다니던 가난한 신혼 시절부터 이웃을 위해 쓸 돈을 따로 모아두곤 했다는 아름다운 부부.

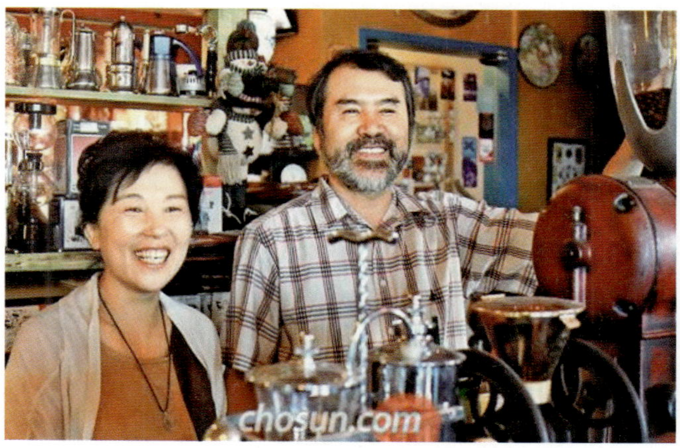

> 매일 첫 테이블 수익과 매월 금요일 매출 전액 기부는 1988년 인사동에서 전통 찻집을 시작할 때부터 계속해 왔다. 네팔이나 방글라데시 아이들에게 옷가지나 학용품도 모아 보냈다. 2009년 지금의 성북동 카페를 연 뒤엔, 한 해 7~8차례 기아돕기 벼룩시장을 열어 매출 전액을 기부한다. (…)
>
> 남편 강씨는 "지지난달에 연 25번째 벼룩시장에선 170만원을 모아 카리타스(가톨릭 원조기구)에 보냈다"고 했다. 부인 김씨는 "사람 마음을 움직이는 게 쉽지 않은 걸 알면서도 벼룩시장을 여는 건 가난하고 덜 가진 사람도 마음만 내면 참여할 수 있기 때문"이라고 했다. "우리 가족도 가정을 꾸리고 아이들 기르면서 할 수 있는 만큼 돕습니다. 다른 가족들도 좋은 일 시작하는 걸 두려워하지 않았으면 좋겠어요."[1)]

1) 조선일보, 2014. 8. 9.

1 사회적 책임 둘러보기

대부분의 대학이 최고 경영자 과정Executive MBA을 운영하고 있다. 학교에 따라 강좌 내용이 다소 다를 수 있으나, 기업의 사회적 책임Corporate social responsibility과 영속적 운영지속성, Sustainability에 대한 내용은 대부분 포함되어 있을 정도로 중요하게 여겨지고 있다. 하지만 이 주제는 그리 오래된 개념은 아니다. 30년 전만 하더라도 경영학 교재 어느 곳에서도 찾아볼 수 없었던 내용이다. 당시에는 사회적 '책임'의 중요성은 물론 이에 대한 관심조차 없었기 때문이다. 하지만 최근에 나온 교재들 중 이 내용을 담지 않은 경우를 찾아보기가 힘들 정도다. 그만큼 기업의 사회적 책임이 중요하다는 것을 반영하는 것이다.

> 수년에 걸친 경험과 몇 달이 걸린 조사를 통해 '착한 일도 하고 성과도 올린다'는 메시지가 단순한 캐치프레이즈 이상이라는 우리의 믿음은 더욱 확고해졌다. 효과적인 기업의 사회참여 사업과 마케팅 전략을 구축하기 위해 열과 성을 다하는 기업은 더 나은 세상을 만드는 데 도움이 될 뿐만 아니라 이를 통해 수익 또한 늘어나게 마련이다.[2)]

미국의 민간 경제 조사 기관인 컨퍼런스보드에서는 700명의 CEO들에게 무엇 때문에 사회적 활동이나 봉사활동을 펼치고 있는지 물어보았다. 그 결과 비즈니스 전략의 일환이라 응답한 경우가 12%, 고객 확보 3%, 고객의 기대에 부응하기 위함이 1%였다. 나머지 84%는 '더 나은 사회를 위하여' '회사의 전통' '개인적인 소신' 등이었다. 어떤 이유에서건 인간 중심적인 비전을 세우고 이를 실천하는 기업들이 사랑받는 시대가 되었다. 사회적 책임은 비단 기업에 국한된 것만은 아니다. 사회를 구성하는 모든 주체들은 각자의 역할에 따른 사회적 책임을 가지고 있다.

1) 개인 차원의 사회적 책임 : 명문가名文家

> 사상의 깊이나 넓이에 있어서 동양이 서양보다 분명 밀리지 않지만 사회제도라는 측면으로 접근하면 상황이 달라진다. 동양이 서양에게 한참 배워야 한다. (…) 아시아 국가가 서구에 밀리는 사회 시스템을 하나 예로 든다면 '노블레스 오블리주'*가 아닌가 싶다. '지도층의 솔선수범'이다. (…) 근세의 영국도 마찬가지다. 상류층 자제들이 다니는 이튼스쿨, 2차 세계대전 당시에 이튼스쿨의 한 학급 출신 전원이 전쟁터에서 사망했다는 얘기를 들었다. 한 사람도 빠지지 않고 모두 말이다. 이 사실은 무엇을 말하는가. 이튼스쿨이 누리는 권위는 입학 성적에서 기인한 것이 아니라 졸업생들이 가슴에 품었던 사회적 책임감에서 발생한 것이다.[3)]

＊노블레스 오블리주
노블레스 오블리제nobless oblige라고 하기도 하며, 사회적으로 지도층의 입장에 있으면 사회에서 혜택을 받은 만큼 사회를 위해 기여를 해야 한다는 의미로, 즉 자신이 누리고 있는 기득권의 일부를 사회에 기부하거나 헌납 또는 희생을 감수하는 자세를 표현하는 말이다.

2) 필립 코틀러 등. 필립 코틀러의 굿워크 전략. 와이즈베리, 2013, p.7
3) 조용헌. 명문가. 랜덤하우스, 2009, p.134

상류층이 곧 특권층임을 의미하고 특권의 배경에는 희생과 헌신보다는 권력과 재력이 더 크게 작용하는 현실에서, 한 학급 전원이 전사했다는 사실은 놀랍기도 하지만 부러움과 감동 또한 상당하지 않은가. 1979년 정치적인 이유로 프랑스로 망명했다가 2002년 대한민국으로 귀국해 언론인, 작가, 교육인 등으로 활동하고 있는 홍세화! 프랑스 망명 생활 중 한동안 택시운전사로 살았던 경험을 바탕으로 쓴 책 〈나는 빠리의 택시운전사〉의 저자이기도 한 그는 한국인이면서도 20여 년간의 영외 거주자 신분이었던 관계로 누구보다 한국 사회를 객관적으로 볼 수 있는 한 사람이다. 그가 오랜 망명 생활을 청산하고 이 땅에 돌아와 느꼈던 한국 사회 구성원들에 대한 느낌을 들어보자.

> 저는 프랑스에서 한국으로 귀국했을 때 이런 느낌을 받았습니다. 한국 사회의 사회 구성원들은 내가 속한 사회를 보듬어야 한다는 사회적 책임감이나 의식이 부족한 듯합니다. 사회보다는 나 자신의 이익이 지나치게 우선되는 것이지요. 게다가 박정희 정권 이후 사회 문제보다는 국가 경제가 우선이라는 생각이 학교 교육을 통해 우리에게 주입되었습니다. 이러한 상황에서 삼성이 세계 반도체 시장의 몇 퍼센트를 점유하고 있다는 성과만 강조하고 있으므로, 삼성의 사회적인 잘못은 용서받고 있습니다.[4]

위 내용 중 밑줄 친 부분의 의미에 대해 생각해 보자.

2) 지식 근로자

피터 드러커가 "생산적 작업이란 개념과 비전을 적용하는 작업, 즉 손보다는 마음$_{\text{mind}}$에 의존하는 작업이다"라고 설파하며 지식 작업$_{\text{knowledge work}}$의 개념을 고안한 것은 반세기도 훨씬 전인 1959년의 일이다. 1966년에는 육체노동자를 주요 생산 요소로 하는 산업사회는 종식되고 새로운 생산 수단, 즉 지식을 휴대하고 다니는 지식 근로자에게 길을 내주고 있다며 지식 근로자$_{\text{knowledge worker}}$의 개념을 제시한 것은 참으로 놀라운 혜안이 아닐 수 없다. 아울러 지식이 가장 중요한 생산 요소가 되는 사회를 자본주의라고 부를 수 없으므로 앞으로의 사회는 지식사회$_{\text{knowledge society}}$라 불러야 한다고 주장한 피터 드러커는 지식 근로자의 사회적 책임에 대해서도 다음과 같이 언급한 바 있다.

> 지식 근로자는 자율적인 비영리 조직에서 '관심과 애정'을 가지고 자원봉사자로 참여하고 공헌할 필요가 있다. 첫째, 가난한 사람들, 장애인, 의지할 데가 없는 사람들과 관계된

4) 홍세화, 김민웅. 열려라 아가리. 일상이상, 2013, pp.78~80

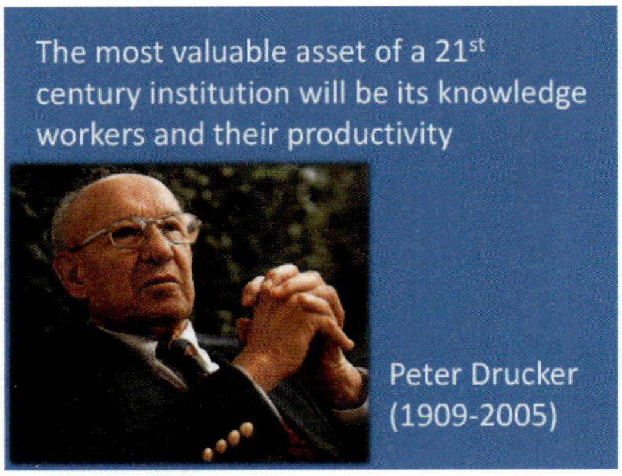

지식 근로자와 이들의 생산성을 강조한 피터 드러커(출처 : http://www.ascrewsloose.com/2013/08/06/knowledge-workers)

전통적인 자선사업 분야, 둘째, 지식 노동으로의 이동에서 뒤처지거나 탈락한 사람들, 세계 곳곳의 엄청난 난민들과 관련된 사회 서비스 제공 분야, 셋째, 노인 문제, 건강 문제, 평생 학습 문제 등에 대한 사회적 요구를 충족시키는 분야 등에 복무할 필요가 있다.

이것이 지식 근로자의 시민으로서의 책임감과 의무감이다. 사실 지식 근로자는 자신의 본업을 잘 수행할수록, 즉 치열한 경쟁에서 계층 상승에 성공할수록, 자신만을 위한 비경쟁적 인생 그리고 외부에 대한 관심사를 개발할 필요가 있다. 인간적으로 사회에 공헌하고 참여하는 것은 삶을 충만하게 하는 방법이 될 것이다.[5)]

피터 드러커가 말한 지식 근로자의 사회적 책임은 무엇인지 정리해 보자.

3) 기업

피터 드러커는 그의 저서 〈미래 경영〉에서 "크든 작든 회사를 경영하는 사람들은 사회적 책임을 가지고 있다고 생각했다. 좋은 제품과 서비스를 고객에게 제공하고 그로부터 이익을 얻는 것이 회사의 존재 이유이긴 하지만, 그와 동시에 사회의 일원으로서 사회의 아픔을 어루만지고, 사회에 공헌하는 것도 잊어서는 안 된다"고 말하며 기업의 사회적 책임에 대하여 언급한 바 있다.[6)]

다음 내용은 〈지금 우리에게 필요한 공부〉라는 책 중에서 '현대 사회를 지배하는 일상의 보이지 않는 기업 권력' 부분 및 '기업의 책임, 물건을 만드는 과정에서 소멸까지'의 일부를 발췌한 것이다. 이 글에서 대담자 중 한 사람인 정란아 씨가 얘기하는 기업의 사회적 책임이 무엇인지 생각해 보자.

정란아 : 기업은 경제를 끌고 가는 큰 원동력이면서 우리 사회를 지탱하는 큰 힘인 건 맞습니다. 하지만 그런 이유로, 잘못을 해도 사회적으로 용인하거나 이해해 주는 측면이 과해서는 안 된다는 게 기본적인 생각입니다. (…) 그런데 그걸 왜 안 지킬까 고민해 보면, 기업이 권력화되어 있기 때문이라는 결론이 나오는 거죠. (…)

하승창 : 권력화된 기업과, 우리 사회의 보편적인 의식 사이의 괴리가 있다는 이야기로

5) 피터 드러커, 이재규 역. 피터 드러커 미래경영. 청림출판, 2001, pp.480~486
6) 이나가키 아츠코. 1평의 기적. 서돌, 2012, p.162

이해하면 되겠네요.

정란아 : 이 문제를 제기하면서 또 하나 고민한 건 '기업권력이 다수의 사람들을 보호하고 있는가?'라는 문제인데, 사실은 그렇지 않다는 거예요. 기업의 직원들을 사회라는 틀로 바라보면 소비자고 시민입니다. 기업의 영역을 벗어나 보면 사회의 기본 가치를 훼손하는 기업의 행위가 기업 구성원의 가족이나 환경, 사회에 좋지 않은 영향을 주고 있다는 걸 볼 수 있죠. (…) 결국 기업의 책임은 물건을 잘 만들어서 잘 파는 것으로 끝나는 게 아니라, 물건을 만드는 과정에서부터 물건이 소멸되는 과정까지, 그리고 그 과정에 개입된 인간과 자연을 다 고려해야 한다는 것입니다.

하승창 : 기업의 사회적 책임을 주제로 한 사회적 논의나 운동이 최근에 조금씩 늘어나는 분위기인데, 실제로는 어떤가요?

정란아 : 국제적인 기준은 한국 사회보다 확실히 진일보한 측면이 있어요. 작년 연말에 ISO26000*이란 사회적 책임 표준이 제정됐어요. 그 표준은 기업에만 해당되는 게 아닌 모든 조직에 대한 사회적 책임을 말하고 있는데, 우선 타깃은 기업일 수밖에 없는 상황입니다.[7]

* ISO

국제표준화기구로 1926년 ISA(International Federation of the National Standardizing Associations)로 출범 후 1947년 2월 23일 현재의 이름으로 공식적인 업무를 시작하였다. 주로 각국의 공업규격을 조정 · 통일하고, 물자와 서비스의 국제적 교류를 유도하며, 과학적 · 지적 · 경제적 활동 분야의 협력을 증진하는 것을 목적으로 활동한다. 다루는 분야는 IEC(International Electrotechnical Commission)의 담당 분야인 전기와 전자 공학 분야를 제외한 모든 부문이며 1987년 최초로 ISO 9000시리즈를 제정하는 등 설립 이래 2000년 당시 1만 2,000건 이상의 광범위한 분야의 국제표준을 제정, 공표하였다.

* ISO26000

159개국이 속한 국제표준화기구인 ISO(International Standards Organization)가 추진하고 있는 사회적 책임(Social Responsibility) 국제표준안의 이름이다. '사회적 책임에 관한 가이드라인'으로도 불린다. 국제표준이 될 ISO26000은 미국 에너지 기업 엔론의 회계부정 사건과 나이키의 아동 노동학대 등을 계기로 국제 사회에서 논의가 시작되어 2005년부터 본격적인 재정 작업에 들어가 2009년 11월부터 도입되었다. 환경, 인권, 노동, 지배구조, 공정한 업무 관행, 소비자 이슈, 지역사회 참여 등 7개 분야에서 300여 개의 지침을 권고하고 있으며 강제 집행사항은 아니지만, 국제 사회의 판단 기준이 될 수 있기 때문에 기업이 국제표준에 어긋난 행동을 했을 경우 무역마찰이나 불이익을 받을 수 있다. 앞으로 이 지수가 국제 상거래 표준으로 자리잡으면 기업경영 평가에 중요한 잣대가 될 전망이다.

4) 정부

다음 글은 〈웰 에이징〉이란 글에서 발췌한 것으로 100세인 등 장수 노인이 많은 지역의 특징에 대해 설명한 부분이다. 이 글에서 밑줄 친 부분에 나와 있는 것처럼 '장수도가 높은 지역의 특성을 살펴보면 개개인의 장수를 위한 사회적 책임의 중요성'을 강조하고 있는데, 여기서 말하는 사회적 책임의 주체는 누구를 말하는 것이며 구체적으로 어떤 내용을 담아야 하는 것인지 생각해 보자.

우리나라의 장수도를 조사하는 과정에서 지역별로 장수도가 높은 곳은 몇 가지 특징을 보여준다. 첫째, 평야나 해안 지대보다는 중산간 지방으로 장수 현상이 이동하고 있다는 점이다. 둘째, 기후가 온난한 지역의 장수도가 추운 지방보다 높다는 점이다. 셋째, 아주 가난한 지역보다는 적어도 중간 정도의 경제적 여건을 갖춘 곳의 장수도가 높다는 점이

7) 하승창. 지금 우리에게 필요한 공부. 상상너머, 2011, pp.188~190

다. 뿐만 아니라 도로망, 상수도 등의 사회 안전망이 적절하게 갖추어진 곳의 장수도가 그렇지 못한 지역보다 높다는 사실이었다. 이러한 장수도가 높은 지역의 특성을 살펴보면 개개인의 장수를 위한 사회적 책임의 중요성을 다시 한 번 깨닫게 된다.

그러나 보다 깊이 지역 주민들의 삶과 생활습관들을 비교하여 보면 더욱 흥미로운 사실들을 보게 된다. 환경적 및 생태적 차이도 중요하지만 주민들의 문화적 · 사회적 생활 패턴의 차이점들도 있다는 사실을 깨닫게 된다. 가족 간의 관계, 부부 관계, 이웃 관계를 비롯한 관계망의 차이는 물론, 식생활 특성, 일상생활 패턴이 지역마다 상당한 차이를 보이고 있어 이러한 차이가 장수에 커다란 영향을 미칠 수 있음을 볼 수 있다.[8)]

5) 의료기관

아래 내용은 병원장인 이노우에 히로유키의 저서 〈배움을 돈으로 바꾸는 기술〉에서 발췌한 것이다. 본문 중에 저자가 '사회적 책임을 완수하는 조직'이란 인정을 받아 무척 흐뭇해하는 부분이 나오는데, 여기서 ① 저자가 말하는 사회적 책임을 완수하는 조직이란 무엇을 뜻하는 것인지 생각해 보자. 아울러 저자가 ② ISO 인증에 특별히 공을 들인 이유는 무엇 때문이라고 생각하는가?

18년 전에 개업한 병원은 중심지에서 멀리 떨어진 외곽에 있는데도 현재는 치료를 받으러 해외에서 찾아와주는 환자가 있을 정도로 좋은 평판을 얻고 있습니다. 지난번에는 'ISO 09001'과 "ISO 14001'도 취득했습니다. 'ISO 09001'은 제품과 서비스를 창출하는 프로세스, 즉 의료기관의 경우에는 환자의 요구에 높은 만족감을 줄 수 있는 의료 서비스를 지속적으로 공급하기 위한 시스템을 갖추고 있는지를 국제적인 등록 기관에 심사, 인가를 받는 인증을 말합니다. "ISO 14001'은 환경 매니지먼트에 관한 규격 심사입니다. 조직 활동이 환경에 미치는 영향을 최소한으로 제한하기 위해 만들어진 규격에 적합한지 심사하는 것이지요. 그 인증을 취득했다는 것은 환경을 배려하며 활동하는, 사회적 책임을 완수하는 조직이라는 인정을 받았다는 의미입니다.

(…) 인증을 받기 위해 구상 단계에서부터 실제로 취득할 때까지 10년 이상이 공을 들였습니다. 이 정도 소규모 병원, 더구나 치과에서 두 가지 인증을 모두 받은 곳은 전 세계에서도 드문 경우일 거라 봅니다. 인증 과정에서는 여러 가지 문서 준비를 비롯하여 방대한 작업이 필요합니다. 특히 실제 심사에 들어갔던 반년 동안은 대단히 힘든 과정이 이어졌습니다. 그에 상응하는 경비도 상당했지요. 하지만 그것이 고통스럽게 느껴지지는 않았습

8) 박상철. 웰 에이징. 생각의 나무, 2009, p.70

니다. ISO 취득은 어떻게 해서든 '하고 싶은' 일이었기 때문이지요.[9)]

①

②

2 사회적 책임의 중요성

하버드대 경영대학원 컨터 교수는 사회적 책임을 발휘하는 기업들이 성과도 좋다고 말하고 있다. 그는 사회적 책임에 열심인 이른바 사회적 기업들은 다음과 같은 4가지 특징을 가지고 있다고 강조하였다.

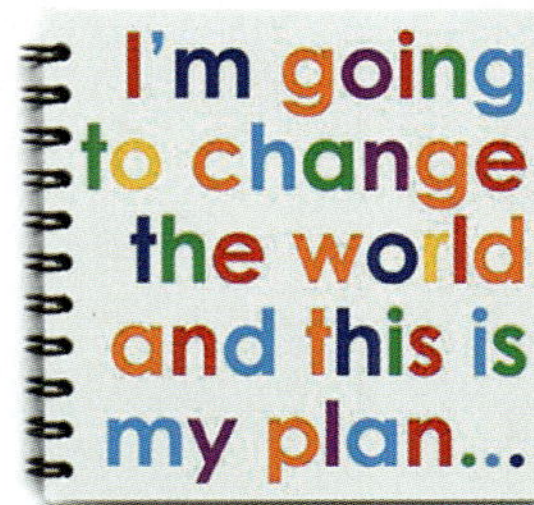
I'm going
to change
the world
and this is
my plan...

세상을 바꾸려는 인재(출처 : http://www.allisonj.org/uncategorized/how-can-colleges-prepare-students-to-change-the-world)

첫째, 기업의 사회적 책임이 기업의 명성을 결정한다. 사회적 책임을 완수할 경우 주주가치도 상승한다.
둘째, 혁신이다. 혁신은 언제나 큰 이익을 내는 지름길이다. 동시에 혁신은 사회에 봉사하는 길이다.
셋째, 파트너십이다. 다른 기업과 네트워크를 구축하지 않는 기업들은 생존하기 힘들다.
넷째, 사람이다. 대학과 MBA를 갓 졸업한 재능 있는 젊은 인재들은 자신들만의 가치체계를 구축하고 이에 따라 행동하기를 원한다. 뭔가 다른 것을 만들어 사회에 공헌할 수 있다고 느낄 수 있는 기회가 주어진다면 여기에 집중한다. 본인의 일을 하면서도 세계를 바꾸는 일change the world이라면 더 많은 인재를 끌어올 수 있다.[10)]

아래 글을 읽고 공란에 여러분의 생각을 추가하여 글을 완성해 보자.

조직은 사회적 책임을 다함으로써 우호적인 생태계를 구축하게 되고 이러한 환경 아래 지속성장에 필요한 성과를 안정적으로 실현하게 되는 것이다. 어디 그뿐인가? 우수한 인재들이 사방에서 몰려들고 그 힘으로 세상을 바꾸는 엄청난 일을 벌일 수도 있다.

9) 이노우에 히로유키. 배움을 돈으로 바꾸는 기술. 예문, 2013, pp.80~81
10) 2010 다보스 리포트 New Normal : 위기 후 변화하는 세계경제지도. 매일경제신문사, 2010, p.148

기업은 물론이며 병원에서도 사회적 책임이 중요한 이슈로 떠오르고 있다. '사회적 책임' 하면 떠오르는 내용을 마인드맵으로 그려 보자.

사회적 책임의 중요성

3 기업의 사회적 책임

1) 벤 앤 제리Ben & Jerry

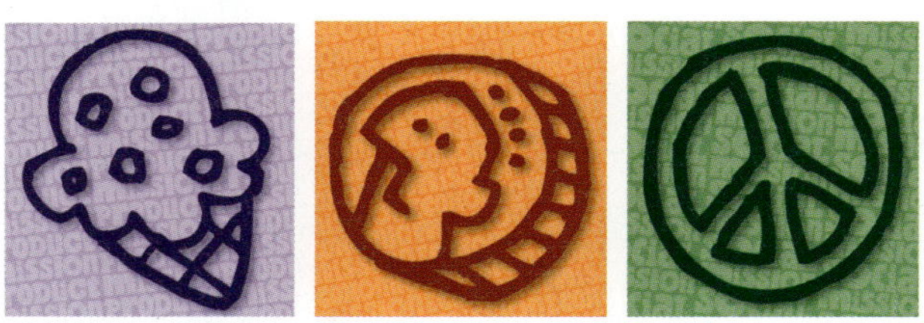

환상적인 아이스크림fantastic ice cream과 안정적 성장sustainable financial growth 그리고 혁신적 방안innovative way을 통해 세상을 더 나은 곳으로 변화시키는 것이 그들의 목표다.(출처 : http://www.benjerry.com/values)

프리미엄 아이스크림 회사 벤 앤 제리! 이 회사의 남다른 점은 사회적 책임 활동의 상당 부분이 이들의 상품이나 서비스 활동에 그대로 녹아들어 있다는 점이다. 벤 앤 제리는 1988년에 회사의 이익 추구를 넘어 지역사회, 소비자, 환경, 사회 문제에 관심을 갖고 이들 이해관계자들과 동반, 성장해 나가는 '연계 번영linked prosperity'이라는 새로운 개념을 담은 비전을 발표했다.

1985년부터 매년 세전 이익의 7.5%를 출연해 '벤 앤 제리 기금'을 만들었다. 이 기금은 미국 내 인종차별,

성차별, 빈곤 문제, 동성연애자에 대한 차별, 환경오염과 같은 사회 문제를 치료하고 더 나아가 근본적인 원인을 제거하는 활동에 쓰이고 있다. 1988년부터 기업의 영역을 넘어 미국 국방예산 1%를 평화 유지 활동에 사용하자는 '1% for Peace' 캠페인을 전개하고 있다. 벤 앤 제리는 이 캠페인의 확산을 위해 'Peace Pops'라는 아이스크림 제품을 새롭게 출시하면서 해당 제품의 수익 중 1%를 평화를 위한 기금으로 쾌척快擲[11] 하고 있다. 아이스크림을 넘어 사회를 밝히는 존재, 스스로의 번영을 넘어 함께하는 더 나은 사회를 꿈꾸는 회사가 바로 벤 앤 제리다.

벤 앤 제리의 공익 상품 목록

아이스크림 이름	공익적인 상품
Peace Pops	매출 1%가 평화운동에 쓰임
Rainforest Crunch	열대 산림 보호에 쓰임
Chocolate Fudge Brownine ice cream	뉴욕시 그리이스톤 베이커리에서 나왔으며 지역 장애인들이 만들어 판매함
Wavy Gravy TM	미국의 유명한 사회 공헌가 이름을 따서 만든 상품으로, 이 상품의 수익금을 아이들의 장학금에 기부함
Phish Food	물고기 보호와 물을 위한 단체들에 기부됨
One Sweet Whirled	2001년도 상품으로 19개의 환경 회사들과 함께 만든 상품 수익금은 지구 온난화 방지를 위한 기부금에 쓰임
Doonesbury	Doonesbury라는 만화에서 이름을 따온 것으로 환경 기금에 기부됨

2) 기업의 사회적 책임 활동 사례 찾아보기

다음 기업(혹은 조직) 중 세 개를 정해 이들의 남다른 '사회적 책임' 활동에 대하여 알아보자. 아울러 아래 빈칸에 여러분이 찾아낸 남다른 사회적 책임 활동을 수행하고 있는 눈여겨볼 사례에 대해 알아보자.

기업의 사회적 책임 활동

순위	기업(조직) 소개	사회적 책임 활동
탐스 슈즈TOMS Shoes		
떡볶이와 튀김 '아딸'		
아름다운 가게		
더바디샵thebodyshop		
돌론드 앤 애치슨D&A		
감자탕 교회		

11) 금품을 마땅히 쓸 자리에 시원스레 내어 줌

4 보건의료 분야의 사회적 책임 사례

1) 제약회사 머크Merck

한때 전 국민을 공포에 몰아넣었던 신종 인플루엔자 탓에, 우리 정부는 치료제인 타미플루의 판매사인 로슈Roche사와 힘든 협상을 해야만 했다. 가격을 낮추기 위한 협상이 아니라 하나라도 더 구입하기 위한 협상이었다. 이러한 현상은 비단 우리나라에 국한된 것이 아니라 전 세계적인 현상이었다. 그 결과 2009년도 타미플루의 매출은 2조원이 넘은 것으로 알려졌다. 우리나라 제약업계의 지존이라 할 수 있는 동아제약의 전체 매출이 7천억 원 정도라는 점을 감안해 보면 타미플루 한 품목이 기록한 매출이 어마어마한 수치임을 알 수 있을 것이다.

물론 제약기업들의 대박 신화는 엄청난 연구비와 수많은 실패를 밑거름 삼아 이룬 것임을 부정할 수는 없다. 안정적인 수익이 보장되지 않는다면 누가 천문학적인 투자를 감행할 것인가. 하지만 높은 비용을 부담하기 힘든 개발도상국들의 원성을 접하다 보면 이들 제약기업의 상업적 성취를 어느 선까지 허용해야 하는가에 대한 고민이 생긴다. 아울러 생명을 담보로 고자세를 취하는 제약기업들에 대하여 근본적인 의문이 제기되기도 한다. 그런 면에서 제약사 머크가 보여준 태도는 아주 놀라웠다.

1978년, 머크는 멕티잔Mectizan이라는 신약 개발에 성공했다. 이 제품은 흑파리 떼에 의해 시력을 잃는 회선 사상충絲狀蟲 예방에 뛰어난 효과가 있었다. 그러나 아프리카 지역에서 주로 발생하는 풍토병이라 머크 입장에선 매력적인 제품이 되지는 못했다. 왜냐하면 이 지역 주민들이 치료약을 구입할 경제력이 없었기 때문이었다. 그럼에도 불구하고 머크는 1987년부터 아프리카 주민들에게 무상으로 약을 공급하기 시작했다.

머크의 이런 결정은 무엇보다도 기부가 장기적인 관점에선 '투자'라는 생각을 가지고 있었기에 가능했다. 경영진들은 지금 당장은 아니더라도 언젠가는 아프리카 주민들도 머크의 중요한 고객이 될 수 있을 것이라는 기대를 갖고 있었다. 다음으로 중요한 점은 직원 만족도였다. 내부 고객인 직원들에게 자부심을 심어 줄 수 있을 때 이들을 통해 다른 외부 고객들도 만족시킬 수 있을 것이라는 생각을 하고 있었던 것이다. 돈이 안 되는 걸 뻔히 알면서도 약을 개발하고 공짜로 나눠준 이유를 묻자 레이먼드 회장은 다음과 같이 대답했다.

> "직원들에게 인류 건강에 도움이 되는 약품을 만들자고 다짐해 놓고 정작 회사가 돈이 안 된다는 이유로 약품 개발을 포기한다면 직원들에게 어떤 메시지를 주겠습니까?"[12)]

기업의 사회적 책임이 그 기업의 명성을 결정한다. 사회적 책임을 다하는 기업의 경우 주주 가치도 상승한다. 실제로 머크는 화이자Pfizer, 글락소 스미스 클라인Glaxo Smith Kline, 브리스톨마이어스 스큅Bristol-Myers Squibb 등 경쟁 업체보다 덩치는 작지만 주가는 2~3배 높다. '사회적 책임을 다하는 기업'이라는 평가가 회사의 주가를 탄탄하게 견인했다. 이에 덧붙여 돈 안 되는 신약 '멕티잔'의 훈훈한 스토리가 제약회사 머크를 돋보이게 해주었다. 이제 여러분의 차례다. 남다른 사회적 책임 활동으로 잘 알려진 사례를 찾아서 아래 빈칸에 적어 보자.

2) 아라빈드 안과병원

적절하고도 열정적이며 양질의 서비스를 통해 실명환자를 구하겠다는 아라빈드 안과병원![13]

인도에서 가장 크고 가장 생산적인 안과 치료 시설인 아라빈드 안과병원은 1976년 닥터 브이Dr. V로 불리는 인도의 안과 의사 고빈다파 벤카타스와미Govindappa Benkataswamy에 의해 설립되었다. 고빈다파 벤카타스와미가 젊었을 때만 해도 인도에서는 2,100만 명의 백내장 환자가 돈이 없어 수술을 받지 못한 채 살고 있었다. 백내장은 혼탁해진 수정체를 투명한 인공 수정체로 교체하는 아주 간단한 시술로 깨끗이 치료될 수 있는 질환이다. 닥터 브이는 백내장 수술비용을 파격적으로 줄일 수 있는 방법을 연구했다. 어느 날 그의 눈에 순식간에 하나씩 포장되어 나오는 맥도날드가 보였다. 빅맥이나 프렌치프라이를 일정한 공정에 맞춰 기계적으로 만들어 내는 것처럼, 표준화 공정에 따라 백내장 환자를 수천 명씩 수술하는 방법은 없을까 하는 생각이 문득 떠오른 것이다.

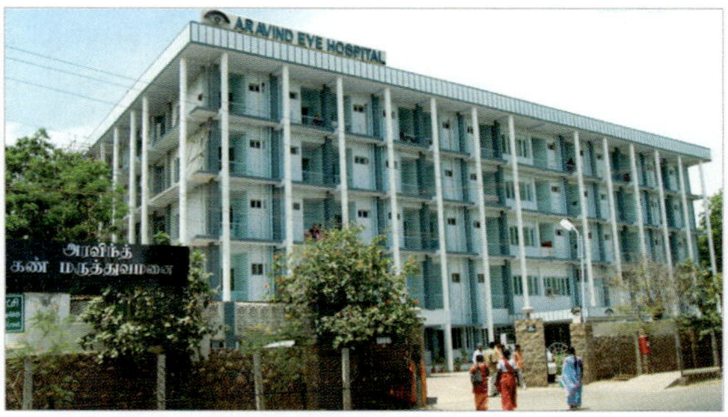

아라빈드 병원 전경(출처 : http://www.jantoo.com/cartoon/07630519)

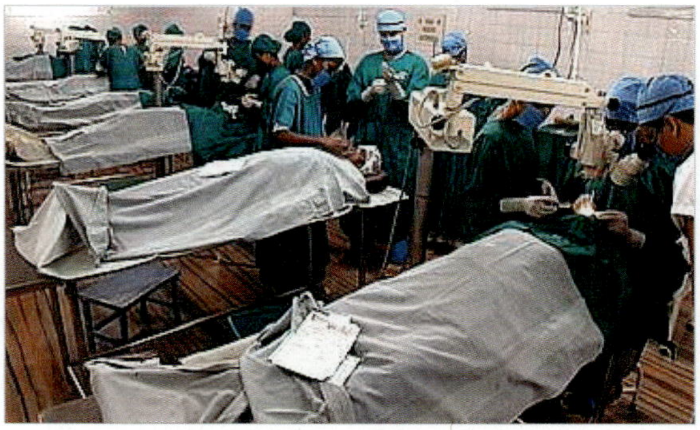
수술실 전경(출처 : http://proxied.changemakers.net/journal/03january/herbst.cfm)

젊은 안과의사의 열정과 아이디어는 마침내 큰 빛을 보게 되

12) 박재홍. 논어 품질경영. 이화여자대학교 출판부, 2007, p.14
13) 병원의 미션은 다음과 같다. 'To eradicate needless blindness by providing appropriate, compassionate and high quality eye care for all.'

었다. 맥도날드처럼 수술을 찍어내는 아라빈드 안과병원이 만들어진 것이다. 아라빈드 안과병원은 의학적으로 완벽하면서도 효율적으로 1년에 23만 명의 환자를 수술한다. 극빈층인 환자들에게 무료로 수술해 주고 여유가 있는 환자에게만 치료비를 받음에도 불구하고, 기업의 사회적 책임을 다하는 한편, 경영면에서도 연간 1,000만 달러의 매출을 올리는 성공 가도를 달리고 있다.

> 수술과 관련된 절차의 일관성은 이 병원의 효율성을 유지하는 핵심 요소다. 집도의가 환자의 손상된 수정체를 신속하고도 능숙한 솜씨로 제거하는 동안 수술실 밖에서는 이미 다음 환자를 위한 준비가 진행되고 있다. 수술을 받은 환자는 골풀로 짜인 매트가 깔려 있는 작은 방에서 하룻밤을 보낸 뒤 다음날 바로 퇴원한다. 서구 사회의 기준에서 보면 호사와는 거리가 멀지만 자신의 집에 있는 침대에서 자는 것처럼 편안한 환경이다. 환자들 가운데 3분의 1 정도는 돈을 내지 않는 '무료 수술'을 받고, 나머지 환자는 3,000루피(약 65달러) 정도의 수술비를 지불한다. 물론 수술비 지불 여부와 상관없이 환자들이 제공받는 의료 서비스의 수준은 동일하다. (…)
>
> 그동안 아라빈드 안과병원은 수백만 명의 환자들에게 의료 서비스를 제공했다. 오로랩의 수익성은 무려 30%에 이를 정도로 높다. 이곳에서 제작된 의료기기는 네팔, 이집트, 말라위, 중앙아메리카 등 세계 곳곳으로 수출된다. 아라빈드의 경영진이 다른 프로젝트를 추진하기 위해 기부 활동을 하는 상황에서도 병원의 운영 구조는 자생력이 높다. 서구 사회의 대다수 의료 시설들처럼 자선단체의 기부에 더 이상 의지하지 않고도 꾸려갈 수 있는 경쟁력을 갖추게 된 것이다.[14)]

사회적 책임을 다하려는 의료기관들의 다양한 활동을 살펴보고 이를 유형별로 구분하여 정리해 보자. 과연 당신이 분류할 수 있는 형태는 얼마나 될까?

의료기관의 사회적 책임 활동

유형	구체적인 소개	대표적인 병원명

3) 세인트 주드 아동연구병원St. Jude Children's Research Hospital

미국 테네시 주 멤피스에 있는 세인트 주드 아동연구병원. 이 병원은 무료로 어린이 암 환자들을 치료하고 있다. 이 병원의 운영 철학은 간단하다. 병원비 지불 능력이 있든 없든 어린이 암 환자는 모두 치료한다는 것이다.

14) 마이클 샌델. 생명의 윤리를 말하다 : 유전학적으로 완벽해지려는 인간에 대한 반론. 동녘, 2010, pp.295~299

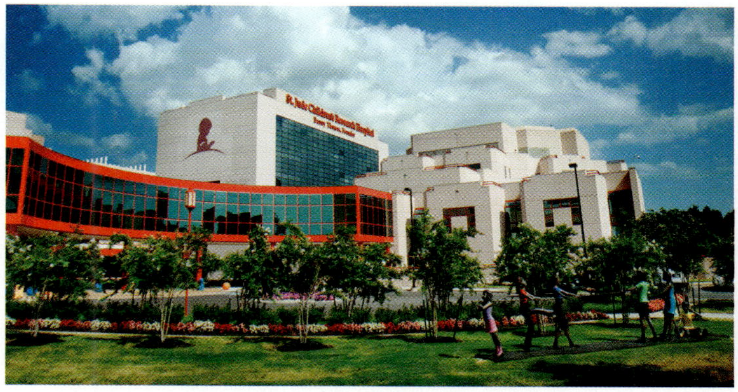

세인트 주드 병원 전경(출처 : http://creightontridelta.com/st-jude-childrens-research-hospital)

1962년 개원 이래 이 병원은 가난한 환자건 부유한 환자건 누구한테도 동전 한 푼 받지 않았다. 비즈니스 세상에서는 바보 같은 짓이라 하겠지만, 병원 입장에서는 이를 아주 당연하다고 생각하며 무엇보다도 올바른 일이라 여기고 있다. 세인트 주드 병원의 이 같은 특별한 행보는 도움이 필요한 사람에게 무료로 도움을 주는 일이 세상에서 가장 큰 수익을 내는 일이라고 병원 스스로 믿고 있기 때문이다.

도움을 주는 것 이상으로 병원 역시 많은 이의 도움으로 운영되고 있다. 변호사 직업을 가진 자원봉사자는 바쁜 시간을 쪼개어 병원 운영을 맡기도 하는 등 세상에서 내로라하는 사람들이 이 병원에서 소리 소문 없이 봉사를 이어가고 있다. 이 점에서는 의사들도 예외는 아니다. 세인트 주드 병원의 의사들 대부분이 다른 곳에 가면 훨씬 더 많은 수익을 챙길 수 있지만, 봉사가 주는 참된 수익을 맛보며 헌신하고 있다. 한마디로 말해 현대 사회에 만연한 '더 많이 챙기기'에 반기를 든 대신 행복과 만족이라는 다른 종류의 부를 선택한 것이다.

에이스 벤츄라, 너티 프로페서, 라이어 라이어, 패치 아담스, 브루스 올마이티 등의 블록버스터 히트 영화로 한때 엄청난 수익을 올렸던 영화감독 톰 섀디악! 전용비행기를 타고 다닐 정도로 큰돈을 벌었으나 그 파괴적인 돈 앞에서 삶의 균형을 잃었고, 이러한 부의 편중이 주변 사람들의 결핍과 불공정을 바탕으로 하고 있다는 깨달음을 얻으며 삶의 방향을 돌린 그였다.[15] 세인트 주드 병원에서 오랫동안 자원봉사자로 일했던 변호사였던 아버지의 영향도 한몫했다.

> 세인트 주드 병원은 사실 '공짜로 받고 공짜로 주는' 자연 경제의 완벽한 예라고 할 수 있다. 그런 세인트 주드 병원은 예외가 아니라 현재의 경제 체제를 더 지속 가능하고 더 공정한 미래로의 길을 가리키는 하나의 이정표로 보아야 한다. 게다가 세인트 주드 모델은 비즈니스와 삶에 더 효과적인 접근 방식을 제시하고 있지 않은가? 행복은 대단한 돈이 아니라 대단한 의미 속에서 찾아지니까 말이다.[16]

의료기관의 사회적 책임 확대를 위한 당신만의 새로운 아이디어를 생각해 보자. 아이디어를 구체화시킬 방법과 시행 과정에서 헤쳐 나가야 할 문제점도 생각해 보자.

---

15) 세인트 주드 병원에서 큰 영향을 받아 나는 현재 내 연예 기획사 '쉐이디 에이커스shady Acres'를 기본적으로 비영리 기관으로 운영하고 있다. -나는 사실 '비영리'라는 말이 난센스라고 생각한다. 다른 사람에게 봉사하는 일은 무한한 이득을 낳기 때문이다!-우리는 여전히 사람의 마음을 움직이고 깨우고 즐겁게 하는 이야기들을 만들지만 세금을 내고 남은 수익은 모두 공공의 이익을 위해 돌려준다. 다큐멘터리 영화 〈아이 엠〉이 우리의 첫 번째 비영리 사업이었다. 〈아이 엠〉 촬영에 참여한 사람들은 모두 각자 필요한 만큼 급여를 받았다. 여기서 '필요한 만큼'이란 생활에 필요한 돈이나 자전거를 사는 일, 그림을 그릴 캔버스를 사는 일 등 각자가 갖고 있는 열정을 추구할 돈을 말한다. 나머지 수익금은 사회로 환원되었다.

16) 톰 섀디악. 두려움과의 대화. 샨티, 2014, pp.168~170

의료기관의 새로운 사회적 책임 활동

새로운 아이디어 및 설명	예상되는 문제점

5 사회적 책임과 일하기 좋은 기업

기업의 사회적 책임을 논함에 있어 내부 구성원들에 대한 기업의 역할 역시 간과되어서는 안 될 것이다. 대부분의 사람들이 평생에 걸쳐 가정보다 더 많은 시간을 보내고 있는 곳이 바로 직장이다. 따라서 구성원들의 즐거운 직장 생활은 이들의 삶의 행복 여부를 결정하는 가장 중요한 요인이 된다. 이러한 차원에서 기업의 사회적 책임 중 하나로 내부 구성원들의 만족을 위한 일하기 좋은 직장 만들기에 대해 살펴보기로 하자.

GWP 로고 및 GWP 주관 행사 로고(위)와 Becker's 병원 평가 로고(아래)

〈포춘〉지가 선정한 2014 일하기 좋은 100대 기업Great Work Palce 100에 병원이 10곳 이상 이름을 올리고 있다. 긴장과 고통을 동반한 근무 환경 속에 일 년 내내 벗어날 길 없는 의료기관이 미국 내 일하기 좋은 직장 100대 기업에 그렇게 많이 포진되어 있다는 사실은 참으로 놀랍지 않은가. 아래 기관들이 바로 그 자랑스러운 이름들이다.

의료기관 부문 Great Work Place

순위	병원명	직원수
18	Southern Ohio Medical Center	2,401
19	Baptist Health South Florida	13,818
24	Scripps Health	12,779
25	Atlantic Health System	8,510
30	St. Jude Children's Research Hospital	3,759
35	Ohio-Health	15,266
39	WellStar Health System	11,347
43	Children's Healthcare of Atlanta	6,758
46	Houston Methodist	13,711
53	Mayo Clinic	44,297
62	Meridian Health	9,977
68	Roche Diagnostics	4,125

출처 : Fortune, Great Work Place 2014

미국 펜실베이니아 대학 와튼 경영대학원의 알렉스 에드먼즈 교수의 2008년 연구에 의하면 일하기 좋은 직장의 수익률은 타의 추종을 불허할 정도라고 한다. 그는 경제 잡지 〈포춘〉이 매년 발표하는 '일하기 좋은 미국 기업'의 주가 수익률을 토대로 1998년부터 2005년까지 분석한 결과 이들 기업의 투자수익률이 연 14%에 이른다는 결론을 내렸다. 이는 동 기간 중 기업 평균의 두 배가 넘는 수치로 직원 만족도가 높은 조직이 수익성도 뛰어나다는 것을 증명해 보인 것이다.

어찌 보면 이는 새로운 사실도 아니다. 동기가 충만해진 직원들이 무엇을 두려워 할 것이며, 우수한 인재들이 더 나은 직장을 좇아 메뚜기나 철새 떼처럼 예고 없이 그만두는 일도 없을 테니 잘되지 않는다면 이게 오히려 이상한 일일지 모른다.

많은 기업들이 구성원들에 대한 내적 동기부여 방안을 놓고 고민하고 있다. 일하기 좋은 직장의 특징은 바로 이 '내적 동기부여'가 충만하다는 점이며 그 구체적 증거가 바로 '낮은 이직률'인 것이다. 더 이상 조직의 경쟁력이 외형이나 시설 장비에 있는 것만은 아니다. 오히려 이보다는 숙련된 사람의 능력에 있는 경우가 더 많다. '안동 간 고등어' 달인은 수십 년째 소금만 치고 있다. 대단한 고등어도 아니요 특별한 소금도 아니지만 그가 손본 간 고등어는 고급 백화점에 한정 납품되고 있다. 뭔가 보이지는 않지만 그의 몸에 체화된 노하우가 존재함을 부정할 수는 없지 않은가! 오랜 경험과 지식으로 무장한 숙련된 직원의 힘은 겉으로 드러난 것 이상의 효과가 있다. 일하기 좋은 직장은 구성원들의 이직률을 낮추고, 이는 다시 오랜 경력의 베테랑 직원 양산으로 이어진다. 그 결과는 앞서 본 바와 같은 다른 기업의 두 배가 넘는 수익률로 이어지는 것이다. 머크는 기업의 사회적 책임을 다하려 했고, 이러한 노력은 자연스레 좋은 직장 문화를 만드는 데 일조했다. 이는 다시 구성원들에게 보이지 않는 자부심으로 작용했고, 그 결과는 앞서 얘기한 바와 같다. 여기에 무슨 말이 더 필요하겠는가.

찾아볼 영상

TED : 이반 오랜스키 <우리는 너무 쉽게 환자가 되고 있는가?>
Ivan Oransky <Are we over-medicalized?>

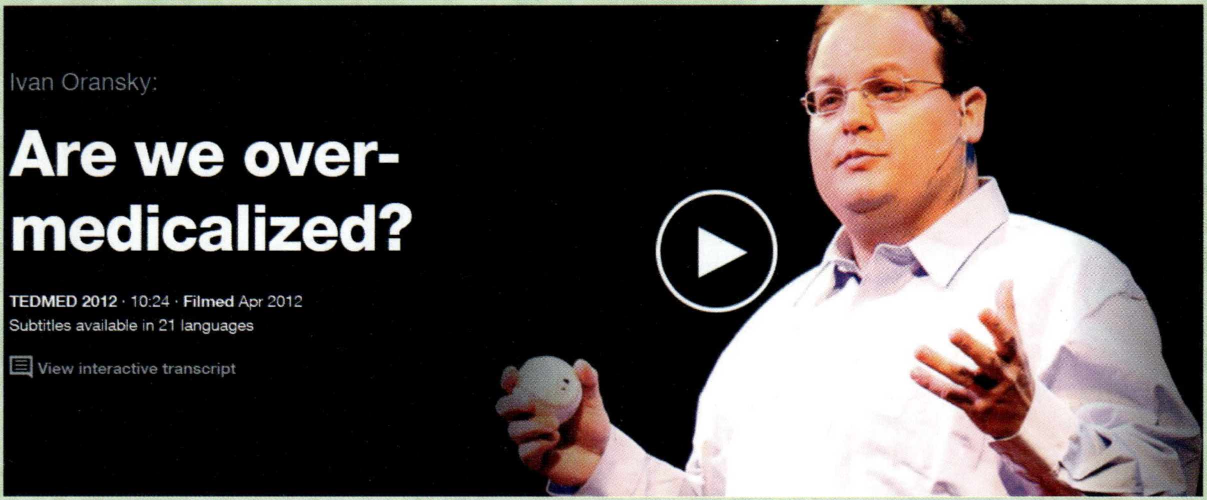
Ivan Oransky:
Are we over-medicalized?
TEDMED 2012 · 10:24 · Filmed Apr 2012
Subtitles available in 21 languages
View interactive transcript

이반 오랜스키는 우리가 몰상식에 가까운 의학적 증세의 시대를 겪고 있을지 모른다고 경고하고 있다. 수천의 사람들이 병의 전 단계라고 진단받고 있고(고혈압 전 단계, 치매 전 단계, 우울증 전 단계 등), 또 잠복된 병에 대해서도 말한다(잠재적 동맥경화증, 잠재적 혈관 응고증, 잠재적 여드름 등).

또한 현재 생활의 모든 면이 의료화되고, 사람들은 조금이라도 병에 걸릴 기미가 있으면 못 견디며 병원에 간다. 병에 걸리지 않으려면 병원에 '꼭' 가야 한다. 특히 놀라운 사실은 아기를 가졌을 때 역시 병원에 가야 한다는 것이다. 임신 기간 중에 첨단 기계를 경험해야 한다. 그 경험이 미숙아나 기형아 출산율을 높이는지도 모르고 말이다.

이 강의는 현재 의료계의 실태에 대해 생각하게 해주었다. 의사들로 돌아가는 현재 의료계는 건강한 사람도 잠재적인 환자로 만드는 아이러니한 상황에 놓여 있다. 병원은 국민의 생명을 지켜내는 일종의 사회적 책임이 있다. 그런데 건강한 사람마저 환자로 만드는 것은 그들의 책임에 위배되는 행동이라 생각한다. －수강 학생의 추천 사유－

위 동영상 자료를 관람한 후 여러분의 느낌을 ① 100자 이내로 정리해 보자. 아울러 이번 장과 관련해 여러분이 발견한 가장 적절한 ② 동영상 자료가 있다면 해당 자료의 출처를 적어 보도록 하자.

①

②

개인 과제

Chapter 12. 병원의 사회적 책임

학번		성명		제출일	

① 이번 장을 한 문장으로 표현해 보자.

② 이번 장과 관련해 스스로 찾아본 것에 대해 자세히 적어 보자. 책은 50쪽 이상 읽은 것만 적을 수 있으며, 영상 자료와 신문 및 기타 내용은 출처나 연도 표기를 정확히 적어 보자.

책	
영상자료	
신문	
기타	

③ 이번 장에 관해 200자 이상의 에세이를 손으로 직접 써 보자.

* 이 페이지는 절취하여 다음 시간에 제출할 것

찾아보기

저자약력

홍 상 진
(daniel@dju.kr)

연세대학교를 졸업하고 대전대학교 병원경영학과에 재직 중이다. 매년 수백 권의 책을 정독하는 독서광이며, 거의 무제한 대출이 가능한 교수 신분을 이용해 관심 분야를 점차 넓혀가고 있다. 문학, 철학, 역사를 아우르는 명실상부한 '르네상스인'을 꿈꾸며, 독서 시간을 확보하기 위해 단조로운 일상과 소박한 생활을 적극 실천하고 있다. 한동안 음악방송 코너를 진행했을 정도로 음악에 대해 관심이 많으며 LP 음반 수집이 취미다. 2만여 장의 음반을 소장하고 있으며 30년 넘은 테니스 경력도 그의 인생에 빼놓을 수 없는 부분이다.

책·음악·테니스로 요약되는 그가 지금까지 출간한 책은 〈이야기 보건학〉 〈보건스포츠 연구방법론〉 〈마케팅, 생각의 천장을 없애라〉(공저) 〈그들은 어떻게 읽었을까〉 〈원룸으로 월세부자되기〉(공저) 등이 있고, 번역서로는 〈병원의 미래 클리블랜드 클리닉〉이 있다. 좋은 책을 쓴 사람으로 기억되길 바라는 그는 오늘도 그 목표를 향해 조금씩 나아가고 있다. 이 책도 그런 과정에서 나온 것이다.

병원과 경영 워크북

2015년 3월 5일 제1판 1쇄 발행
2015년 3월 10일 제1판 1쇄 인쇄

저 자 홍 상 진
발 행 인 권 영 섭
발 행 처 (주)신 영 사
경기도 파주시 심학산로 12(서패동)
등 록 : 1988. 5. 2 / 제406-1988-000020호
전 화 : 031-946-2894(代)
F A X : 031-946-0799
e-mail : sys28945@naver.com
홈페이지 : http://www.shinyoungsa.co.kr

정가 **29,000**원 ISBN 978-89-5501-505-8